R. Schweitzer

Atmungssystem und Sinnesorgane
Die Heilpraktiker-Akademie Band 4

Rudolf Schweitzer

Atmungssystem und Sinnesorgane

Die Heilpraktiker-Akademie Band 4

3. Auflage

ELSEVIER

ELSEVIER
Hackerbrücke 6, 80335 München, Deutschland
Wir freuen uns über Ihr Feedback und Ihre Anregungen an books.cs.muc@elsevier.com

ISBN 978-3-437-58042-0
eISBN 978-3-437-18224-2

3. Auflage 2018

Wichtiger Hinweis für den Benutzer
Ärzte/Praktiker und Forscher müssen sich bei der Bewertung und Anwendung aller hier beschriebenen Informationen, Methoden, Wirkstoffe oder Experimente stets auf ihre eigenen Erfahrungen und Kenntnisse verlassen. Bedingt durch den schnellen Wissenszuwachs insbesondere in den medizinischen Wissenschaften sollte eine unabhängige Überprüfung von Diagnosen und Arzneimitteldosierungen erfolgen. Im größtmöglichen Umfang des Gesetzes wird von Elsevier, den Autoren, Redakteuren oder Beitragenden keinerlei Haftung in Bezug auf die Übersetzung oder für jegliche Verletzung und/oder Schäden an Personen oder Eigentum, im Rahmen von Produkthaftung, Fahrlässigkeit oder anderweitig, übernommen. Dies gilt gleichermaßen für jegliche Anwendung oder Bedienung der in diesem Werk aufgeführten Methoden, Produkte, Anweisungen oder Konzepte. Obwohl alle Werbemittel mit ethischen (medizinischen) Standards übereinstimmen, stellt die Erwähnung in dieser Publikation keine Garantie oder Anerkennung der Qualität oder des Wertes dieses Produkts oder der Aussagen der Herstellerfirmen dar.

Für die Vollständigkeit und Auswahl der aufgeführten Medikamente übernimmt der Verlag keine Gewähr.
Geschützte Warennamen (Warenzeichen) werden in der Regel besonders kenntlich gemacht (®). Aus dem Fehlen eines solchen Hinweises kann jedoch nicht automatisch geschlossen werden, dass es sich um einen freien Warennamen handelt.

Bibliografische Information der Deutschen Nationalbibliothek
Die Deutsche Nationalbibliothek verzeichnet diese Publikation in der Deutschen Nationalbibliografie; detaillierte bibliografische Daten sind im Internet über http://www.d-nb.de/ abrufbar.

18 19 20 21 22 5 4 3 2 1

Um den Textfluss nicht zu stören, wurde bei Patienten und Berufsbezeichnungen die grammatikalisch maskuline Form gewählt. Selbstverständlich sind in diesen Fällen immer Frauen und Männer gemeint.

Planung: Ingrid Puchner, München
Projektmanagement: Ulrike Kriegel, Dagmar Wiederhold, München
Redaktion: Dr. Nikola Schmidt, Berlin
Bildredaktion: Adriane Andreas, München
Herstellung: Ute Landwehr-Heldt, Bremen
Satz: abavo GmbH, Buchloe
Druck und Bindung: Printer Trento, Trento/Italien
Umschlaggestaltung: SpieszDesign, Neu-Ulm
Titelfotografie: © fotolia

Aktuelle Informationen finden Sie im Internet unter **www.elsevier.de**

Vorwort zur 1. Auflage

Das wichtigste Ziel der vorliegenden Lehrbuchreihe besteht darin, den Heilpraktiker-Studenten auf eine Weise zur Prüfung zu begleiten, dass der Weg dorthin trotz aller Anstrengungen Spaß macht. Die Heilpraktikerprüfung hat sich in den zurückliegenden Jahren verändert. Sie wurde um zahlreiche Krankheitsbilder erweitert und hinsichtlich abgefragten Detailwissens erheblich erschwert. Während zuvor vergleichsweise einfache medizinische Grundkenntnisse zum Bestehen der Prüfung ausreichten, geht es nun darum, Erkrankungen unterschiedlichster Fachbereiche nicht nur hinsichtlich ihrer Symptome zu kennen, sondern sie tatsächlich auch in all ihren Aspekten verstanden zu haben. Überprüft wird zunehmend medizinisches Verständnis. Dies muss man nicht bedauern. Der berufliche Alltag des Heilpraktikers kann nur gewinnen, wenn eher vage medizinische Vorstellungen durch Sachverstand ersetzt werden.

Die Heilpraktikerprüfung setzt sich aus einem schriftlichen und einem mündlichen Teil zusammen, wobei in beiden Teilen nahezu ausschließlich schulmedizinische Inhalte abgefragt werden. Es kann demzufolge in der üblichen zwei- bis dreijährigen Ausbildung nicht darum gehen, Teilbereiche der komplementären oder Ganzheitsmedizin zu erlernen. Vielmehr reicht diese Zeitspanne gerade dazu aus, sich die Prüfungsinhalte anzueignen – als Fundament für angestrebte Spezialisierungen im Anschluss an die Prüfung.

Die Lehrbuchreihe ist aus Skripten hervorgegangen, die unterrichtsbegleitend beständig und über viele Jahre an die sich verändernde Prüfungssituation und damit an die jeweils neu zu optimierende Ausbildung angepasst worden sind. Ihr Zweck besteht darin, dem angehenden Heilpraktiker medizinische Lehrbücher an die Hand zu geben, die es ihm ermöglichen, sich den vollständigen Prüfungsstoff aus einem einzigen Werk zu erarbeiten. Die Lehrbuchreihe erhebt den Anspruch, auf jede Frage, die jemals in den Prüfungen gestellt worden ist, eine vollkommen ausreichende Antwort zur Verfügung zu stellen. Sie geht zusätzlich immer dann über dieses Ziel hinaus, wenn ein vollständiges Verständnis medizinischer Inhalte andernfalls nicht hätte erreicht werden können. Von daher werden Sachverhalte so manches Mal eingehender als unbedingt notwendig erörtert, denn Medizin wird genau dann interessant bzw. geradezu spannend, wenn man die Zusammenhänge ganz versteht. Und sie wird mühsam und unbefriedigend, wenn verlangt wird, endlose Auflistungen von Fakten auswendig zu lernen – ganz abgesehen davon, dass auswendig Gelerntes, Unverstandenes sehr schnell in Vergessenheit gerät. Zusätzlich soll das angestrebte Verständnis Reserven für die Heilpraktikerprüfung wie für den nachfolgenden medizinischen Alltag schaffen.

Die Vollständigkeit der Lerninhalte ermöglicht es dem ausgebildeten Therapeuten gleichzeitig, das Lehrbuch in den Folgejahren zum schnellen Nachschlagen zu benutzen, um verloren gegangenes Wissen wieder aufzufrischen. Diesem Ziel dienen zusätzlich einzelne Kapitel, die sich mit wichtigen medizinischen Themen befassen, die (noch) nicht prüfungsrelevant, jedoch auf besondere Weise praxisorientiert sind. Um den Lernenden im Hinblick auf die Prüfung nicht zu überfordern, sind solche Themenbereiche gesondert gekennzeichnet.

Einzelne medizinische Fächer kann man als Puzzlesteinchen betrachten. Sie müssen, um ein Bild zu ergeben, zusammengesetzt werden. Dies beinhaltet auch, dass die Einzelteile zunächst noch kein vollständiges Verständnis erzeugen können, weil dieses Verständnis im Ganzen liegt und nicht in seinen Teilen. Fächer wie Herz/Kreislauf, Atmung, Endokrinologie oder Hämatologie müssen getrennt voneinander erarbeitet werden, doch greifen sie ineinander, sind abhängig voneinander, können im wachsenden Verständnis nicht isoliert bleiben. Von daher benötigt der Studierende zunächst nicht nur Fleiß, sondern auch sehr viel Geduld. Nicht alles wird auf Anhieb verstanden werden. Erst wenn das Bild beginnt, Gestalt anzunehmen, wenn in nachfolgenden Fächern bereits gelernte Inhalte aus neuer Perspektive betrachtet werden, beginnt der eigentliche medizinische Denk- und Lernprozess. Und so besteht ein weiteres Ziel dieser Lehrbuchreihe darin, den Lernenden bis zum Ende seiner Ausbildung dorthin zu führen, wo er begreift, dass Medizin nicht nur spannend ist, sondern letztendlich auch äußerst logisch und in weiten Teilen fast naiv in dem Sinne, dass alles aufeinander aufbaut, das eine aus dem anderen folgt und der Studierende die Symptome einer Krankheit selbst formulieren kann, sobald er ihr Wesen ganz verstanden hat.

Aus dem Erreichen dieses Ziels resultiert gleichzeitig die Befähigung zu medizinisch verantwortlichem Handeln. Ich wünsche den Studenten auf dem Weg dorthin Fleiß und Ausdauer, aber auch sehr viel Freude beim Betrachten des entstehenden Bildes.

Es ist mir ein Bedürfnis, an dieser Stelle denjenigen Dank zu sagen, die auf besondere Weise zum Gelingen der Lehrbuchreihe beigetragen haben. Treffender formuliert wäre sie ohne die Mitwirkung dieser Personen nicht zustande gekommen. Auf Seiten des Verlags ist dies Frau Ingrid Puchner, die das anspruchsvolle Werk von Anfang an in verantwortlicher Position begleitet und mit großem Sachverstand und menschlicher Kompetenz an allen Hindernissen vorbei zum Ziel geführt hat. In besonderer Dankbarkeit blicke ich auch auf die Redaktionsarbeit, für die in Gestalt der geschätzten Kollegin Dr. Gräfin v. Pfeil eine dem Anspruch der Reihe höchst angemessene, ungewöhnlich kompetente Redakteurin gefunden wurde. Die menschliche und fachliche Kompetenz beider Persönlichkeiten finden sich schließlich auch in meiner geliebten Frau Florentine wieder. Sie hat dieses Werk viele Jahre lang mitgetragen, fachliche und sprachliche Unsauberkeiten aufgedeckt, Unverständliches angeprangert und nicht zuletzt klaglos auf zahllose Stunden gemeinsamer Zeit verzichtet.

Bad Wurzach, im Oktober 2011
Rudolf Schweitzer

Vorwort zur 2. Auflage

Die Heilpraktiker-Akademie hat sich in erstaunlich kurzer Zeit zu einem neuen Standard in der Heilpraktiker-Ausbildung entwickelt. Das neuartige Konzept mit der Aufteilung in handliche Einheiten, den zahlreichen Info-Kästen und Zusammenfassungen wurde neben der hochwertigen Ausstattung besonders lobend herausgestellt. Eine geradezu begeisterte Resonanz erfuhr die Tatsache, dass neben der Vollständigkeit der Lerninhalte nun erstmals ein Lehrwerk zur Verfügung steht, welches das Verständnis der Medizin in den Vordergrund rückt, als Alternative zum eher mühsamen Auswendiglernen.

Der Erfolg der Lehrbuchreihe führte dazu, dass früher als geplant eine Neuauflage notwendig wurde. Diese Gelegenheit wurde dazu genutzt, weitere Verbesserungen vorzunehmen, ohne das Konzept des Werkes zu verändern. Besonderes Augenmerk wurde darauf gelegt, die Verständlichkeit der Erklärungsmodelle und medizinischen Zusammenhänge nochmals besser herauszuarbeiten. Die Berücksichtigung der neu hinzugekommenen Prüfungsfragen machte einzelne zusätzlich eingefügte Kapitel und Themenbereiche notwendig. Daneben wurden kleinere Fehler, die scheinbar unumgänglich zu einer 1. Auflage gehören, berichtigt. Zusätzliche Abbildungen dienen dem Verständnis, einzelne fehlerhafte bzw. schwer durchschaubare Abbildungen wurden ausgetauscht. Ergänzt wird die Lehrbuchreihe nun durch einen Gesamtindex, sodass sich die Themen schneller auffinden lassen.

Mein besonderer Dank gilt auf Seiten des Verlags Frau Ingrid Puchner, die auch die 2. Auflage begleitet hat und für die unverändert vertrauensvolle und fruchtbare Zusammenarbeit zwischen Verlag und Autor verantwortlich zeichnet. Für die redaktionelle Bearbeitung der 2. Auflage konnte Frau Dr. Nikola Schmidt gewonnen werden. Ihre fachliche Kompetenz und menschlich angenehme Art erwiesen sich als Bereicherung und Garant harmonischer Zusammenarbeit.

Bad Wurzach, im Mai 2014
Rudolf Schweitzer

Vorwort zur 3. Auflage

Auch für die dritte Auflage wurde die Heilpraktiker-Akademie umfassend überarbeitet und ergänzt, um den aktuellen und zu erwartenden Veränderungen der Heilpraktiker-Prüfung Rechnung zu tragen. Außerdem galt es, die sich in rasantem Tempo entwickelnde Medizin mit ihren faszinierenden Möglichkeiten abzubilden – mit einem Schwerpunkt auf Themen, die für den angehenden Heilpraktiker von Bedeutung sind oder werden könnten.

Das bewährte Konzept der Lehrbuchreihe blieb unangetastet. Ganz im Vordergrund stand deshalb wiederum die ausführliche Darstellung der medizinischen Zusammenhänge, damit dieselben in all ihren Aspekten verstanden werden können. Das dient bekanntermaßen der Freude am Lernen und schafft gleichzeitig Reserven im Hinblick auf kommende Heilpraktiker-Prüfungen.

Zur großen Freude des Autors blieb das bisherige Team beieinander. Mein besonderer Dank gilt deshalb Frau Ingrid Puchner auf Seiten des Verlags und Frau Dr. Nikola Schmidt, die für die redaktionelle Arbeit verantwortlich war. Abgerundet wurde die wiederum ungewöhnlich harmonische und kompetente Zusammenarbeit durch Frau Adriane Andreas, die der umfangreichen Bebilderung des Werks einen bewundernswerten Feinschliff verpasste.

Bad Wurzach, im April 2018
Rudolf Schweitzer

Optimale Nutzung des Buches

Aufbau des Buches

Das Buch gliedert sich in 3 Abschnitte und jeweils 4 Teile:

- Anatomie: vermittelt Aufbau von den Organen des Atmungssystems, des Auges und des Ohrs
- Physiologie: erläutert die Funktionen von Atmung, Sehvorgang, Hör- und Gleichgewichtsorgan
- Untersuchung: liefert eine Anleitung zu den Untersuchungsmethoden der Organsysteme
- Krankheitsbilder: behandelt ausführlich Krankheitsentstehung, Symptomatik, Komplikationen, Diagnostik und Therapie der einzelnen Erkrankungen

Fachbegriffe

Der Einstieg in die medizinische Terminologie ist für den Anfänger schwierig. Dennoch wird von ihm erwartet, dass er sich die Begriffe aneignet. In diesem Buch werden die fachspezifischen Begriffe erklärt und sowohl die deutsche als auch fremdsprachige Bezeichnung angegeben. Im Text wird dann zwischen den Begriffen gewechselt, wenn beide gebräuchlich sind.

Aus didaktischen Gründen werden in diesem Buch außerdem unterschiedliche Schreibweisen bzw. Abkürzungen verwendet (z.B. „s" oder „Sek." oder „Sekunden").

Im Unterkapitel Terminologie des ➤ Bandes Basiswissen sind die wichtigsten Bezeichnungen mit Erklärungen erläutert. In diesem Band finden sich:

- auf der Innenseite des Rückumschlags: die allgemeinen Lagebezeichnungen und Ebenen des menschlichen Körpers
- auf S. IX: alle wichtigen Bezeichnungen für die Dermatologie

Abbildungen und Tabellen

Die Abbildungen und Tabellen sind getrennt voneinander innerhalb jedes Kapitels fortlaufend nummeriert.

Die große Menge an Abbildungen zeichnet dieses Buch aus. Nutzen Sie diese zusätzlichen Informationsquellen – ein Bild sagt häufig mehr als viele Worte, ist einprägsam und macht schwierige Zusammenhänge anschaulicher.

Bei den Abbildungen zusätzlich enthaltene Informationen oder auch Diskrepanzen, die im seltenen Einzelfall gegenüber dem Text entstehen, sollten nicht beachtet werden. Von Bedeutung im Hinblick auf die Heilpraktiker-Prüfung wie auch im Sinn des angestrebten Verständnisses sind allein die Ausführungen des Textes.

Querverweise

Der menschliche Körper ist ein überaus fein abgestimmter Organismus, bei dem unzählige Rädchen ineinander greifen, damit er funktioniert. Verweise finden sich daher auch auf andere Bände dieser Reihe und sind z.B. mit ➤ Fach Dermatologie gekennzeichnet.

Abkürzungen

Die verwendeten Abkürzungen finden sich auf S. VIII.

Kurzlehrbuch

Das Studium der Kästen „Merke" und „Zusammenfassung" ermöglicht stichpunktartig ein rasches Wiederholen des Stoffes kurz vor der Prüfung. Damit können Sie überprüfen, ob Sie die wichtigsten Fakten parat haben.

Kästen

Ein System aus farbigen Kästen erleichtert das Lernen.

Einführung

Hinführung zum Thema

ACHTUNG

Hinweise auf unverzichtbare Notfall- oder Vorsichtsmaßnahmen

PATHOLOGIE

direkter Bezug zu Krankheitsbildern

HINWEIS PRÜFUNG

wichtige Anmerkungen zur Prüfung

MERKE

Informationen zum Einprägen, hilfreiche, interessante Tipps, Hinweise oder Merksätze

Zusammenfassung

fasst die einzelnen Abschnitte kurz zusammen und bildet mit den Merke-Kästen ein optimales stichpunktartiges „Kurzlehrbuch" zur schnellen Wiederholung aller wichtigen Fakten

EXKURS

interessante Informationen, die über das Thema hinausgehen, um Zusammenhänge aufzuzeigen oder herzustellen

HINWEIS DES AUTORS

Erfahrungen des Autors, die über das allgemeine schulmedizinische und prüfungsrelevante Wissen hinausgehen

Abkürzungsverzeichnis

A. (Aa.)	Arteria (Arteriae)
ASS	Acetylsalicylsäure
ATP	Adenosintriphosphat
AVK	arterielle Verschlusskrankheit
BSG	Blutkörperchensenkungsgeschwindigkeit
BWK	Brustwirbelkörper
BWS	Brustwirbelsäule
CRP	C-reaktives Protein
CT	Computertomographie/Computertomogramm (geschichtete Röntgenaufnahmen werden im Computer zu einem Bild hoher Auflösung zusammengesetzt)
h/Std.	Stunden
Hb	Hämoglobin
HWK	Halswirbelkörper
HWS	Halswirbelsäule
IfSG	Infektionsschutzgesetz
M. (Mm.)	Musculus (Musculi)
MCL	Medioklavikularlinie
min/Min.	Minute(n)
MRT	Magnetresonanztomographie (Kernspintomographie)
N. (Nn.)	Nervus (Nervi)
NNH	Nasennebenhöhlen
NSAR	nicht-steroidale Antirheumatika
Proc.	Processus (Fortsatz)
R.	Ramus (Ast, Zweig, z. B. Gefäßast einer Arterie)
s/Sek.	Sekunden
Tbl.	Tablette(n)
V. (Vv.)	Vena (Venae)
ZNS	Zentralnervensystem

Abbildungsverzeichnis

Der Verweis auf die jeweilige Abbildungsquelle befindet sich bei allen Abbildungen im Werk am Ende des Legendentextes in eckigen Klammern.

[A400]	Reihe Pflege Konkret. Elsevier GmbH, Urban & Fischer Verlag.
[E273]	Mir, A. M.: Atlas of Clinical Diagnosis. Elsevier/Saunders, 2. Aufl. 2003.
[E348]	Eisenberg, R. L; Johnson, N. M.: Comprehensive Radiographic Pathology. Elsevier/Mosby, 4. Aufl. 2007.
[E349]	Ter Meulen, D. et al.: Crash Course Imaging. Elsevier/Mosby 2008.
[E402]	Drake, R. et al.: Gray's Anatomy for Students. Elsevier/Churchill Livingstone 2005.
[E426]	Kanski, J.: Clinical Diagnosis in Ophthalmology. Elsevier/Mosby 2006.
[E437]	Salvo, S. G.: Mosby's Pathology for Massage Therapists. Elsevier/Mosby, 2. Aufl. 2008.
[E476]	Zitelli, B. J.; Davis, H. W.: Atlas of Pediatric Physical Diagnosis. Elsevier/Mosby, 4. Aufl. 2002.
[E479]	Pudner, R.: Nursing the Surgical Patient. Elsevier/Bailliere Tindall, 3. Aufl. 2010.
[E487]	Forbes, B. A. et al.: Bailey and Scott's Diagnostic Microbiology. Elsevier/Mosby, 12. Aufl. 2007.
[E748]	Seidel, H. M. et al.: Mosby's Guide to Physical Examination. Elsevier/Mosby, 7. Aufl. 2010.
[E909]	Roberts, J. R.; Hedges, J. R.: Clinical Procedures in Emergency Medicine. Elsevier/Saunders, 5. Aufl. 2009.
[F561]	Sudou, M.; Sugi, K.; Murakami, T.: Bronchioloalveolar carcinoma arising from a congenital cystic adenomatoid malformation in an adolescent: the first case report from the orient. The Journal of Thoracic and Cardiovascular Surgery. Elsevier 2003, Vol. 126, Issue 3, 902–903.
[F562]	Neher, J. R. et al.: Pancratiscopleural fistula in chronic pancreatits: resolution with endoscopic therapy. Gastrointestinal Endoscopy. Elsevier 2000, Vol. 52, Issue 3, 416–418.
[G130]	Pagana, K. D.; Pagana, T. J.: Mosby's Manual of Diagnostic and Laboratory Tests. Elsevier/Mosby, 3. Aufl. 2005.
[G131]	Watson, R.: Anatomy and Physiology for Nurses. Elsevier/Bailliere Tindall, 13. Aufl. 2011.
[G132]	Ruppel, G. L.: Manual of Pulmonary Function Testing. Elsevier/Mosby, 9. Aufl. 2008.
[G133]	Morrison-Valfre, M.: Foundations of Mental Health Care. Elsevier/Mosby, 4. Aufl. 2008.
[G134]	HESI: Comprehensive Review for the NCLEX-PN Examination. Elsevier/Mosby, 2. Aufl. 2008.
[G135]	Jamieson, E. et al.: Clinical Nursing Practices. Elsevier/Churchill Livingston, 5. Aufl. 2007.
[G136]	Raskin, R. E.; Meyer, D. J.: Canine and Feline Cytology. Elsevier/Saunders, 2. Aufl. 2009.
[G157]	Goering R.V. et al.: Mims' Medical Microbiology. Elsevier/Mosby, 4. Aufl. 2008
[L106]	Henriette Rintelen, Velbert.
[L107]	Michael Budowick, München.
[L141]	Stefan Elsberger, Planegg.
[L157]	Susanne Adler, Lübeck.
[L190]	Gerda Raichle, Ulm.
[L216]	Rüdiger Himmelhan, Heidelberg.
[M375]	Prof. Dr. med. Dr. rer. nat. Ulrich Welsch, München.
[M443]	Prof. Dr. med. Olav Jansen, Kiel.
[M552]	Prof. Dr. med. Ertan Mayatepek, Düsseldorf.
[R132]	Classen, M.; Diehl, V.; Kochsiek, K.: Innere Medizin. Elsevier, Urban & Fischer Verlag, 5. Aufl. 2003.
[R168]	Gruber G., Hansch A.: Interaktiver Atlas der Blickdiagnostik, CD-ROM. Elsevier/Urban & Fischer, 2. Aufl., 2005.
[R246]	Gruber, G.; Hansch, A.: Kompaktatlas Blickdiagnosen in der Inneren Medizin. Elsevier/Urban&Fischer, 2. Aufl. 2009.
[S007-22]	Putz, R.; Pabst, R.: Sobotta Anatomie des Menschen. Elsevier/Urban & Fischer, 22. Aufl. 2007.
[T522]	Prof. Dr. med. Thomas Lempert, Berlin
[V761]	Inspire Medical Systems Inc., Maple Grove, Minnesota, USA

Glossar zum Atmungssystem und zu den Sinnesorganen

akut plötzlich einsetzend, kurz dauernd (Gegenteil: chronisch); chronische Krankheiten können primär chronisch, schleichend beginnen, aber auch akut oder „hochakut“, um dann chronisch zu werden

Apnoe Atemstillstand (A ist die Verneinung = nicht vorhandene Atmung)

Alkalose Verschiebung des Serum-pH-Wertes in Richtung alkalisch (> 7,44)

Alveole Lungenbläschen

Anamnese Krankengeschichte (eigentlich „Erinnerung“)

Arteria (A.) Schlagader, Arterie (Plural: Aa. = Arterien)

Aspiration der Vorgang, bei dem sich jemand „verschluckt“ hat, also das Eindringen fester oder flüssiger Fremdstoffe in die Atemwege

Azidose Verschiebung des Serum-pH-Wertes in Richtung sauer (< 7,36); wird auch in zusammengesetzten Wörtern verwendet: Laktatazidose ist die Übersäuerung des Blutes durch Milchsäure (= Laktat)

Bulbus Anschwellung (Bulbus oculi = Augapfel)

Cartilago Knorpel (Cartilago thyroidea = Schildknorpel)

cerebral (zerebral) zum Gehirn gehörend, im Gehirn gelegen

Choana Trichter, hintere Nasenöffnung

chronisch (von Chronos = Zeit) Chronische Krankheiten sind über längere Zeit oder auf Dauer anhaltende Krankheiten (Gegenteil: akut), sie können primär chronisch beginnen oder sich aus der akuten Erkrankung heraus entwickeln.

Cochlea Schnecke (schneckenförmiger Teil des Innenohrs)

Concha Muschel (Concha nasalis = Nasenmuschel)

Corium Lederhaut (mittlere Schicht der Haut)

Cornea Hornhaut des Auges

Diaphragma Zwerchfell (muskuläre Platte zwischen Thorax und Abdomen)

Dilatation – dilatieren Erweiterung – erweitern (M. dilatator pupillae = die Pupille erweiternder Muskel)

Dyspnoe erschwerte Atmung (dys bezeichnet etwas Fehlerhaftes, Verfälschtes)

Epiglottis Kehldeckel (das, was der Glottis aufsitzt)

erythros rot (Erythrozyten = rot gefärbte Blutzellen, „rote Blutkörperchen“)

Eupnoe Normalatmung (eu = wohl, gut, in Ordnung)

Exspiration Ausatmung (spirare = atmen)

Frons Stirn (frontal = vorne, der Stirne zu gelegen; Os frontale = Stirnbein)

Fovea Grube

Glomus Zellhäufchen, Knäuel (Glomus caroticum)

Glottis Stimmritze (Spalt zwischen den Stimmbändern)

Hämoptyse Blutbeimengungen im abgehusteten Sputum

Hilum, Hilus Wurzel, Eintrittsstelle (Hilum pulmonis = Lungenwurzel)

Hyperventilation bezeichnet eine Atmung, bei welcher der Luftaustausch in den Alveolen gegenüber dem eigentlichen Bedarf des Körpers verstärkt wird, also häufigere und/oder tiefere Atemzüge als nötig

Hypoventilation Gegenteil der Hyperventilation

Hypoxie Mangel an Sauerstoff im peripheren Blut

Inspiration Einatmung (spirare = atmen)

Iris Regenbogenhaut des Auges (Iris = griechische Göttin des Regenbogens)

Ischämie Mangeldurchblutung eines Gewebes

Ketoazidose Azidose des Serums aufgrund vermehrter Ketosäurenbildung

Korium (Corium) Lederhaut (mittlere Schicht der Haut)

Lacrima Träne (Glandula lacrimalis = Tränendrüse)

Laktatazidose Azidose des Serums aufgrund vermehrter Milchsäurebildung

Lamina Platte, Scheibe (Lamina cribrosa = durchlöcherte Platte des Os ethmoidale)

Larynx Kehlkopf (Laryngitis = Kehlkopfentzündung)

livide blau-rötliche Verfärbung

Lobus Lappen (Lobus superior pulmonis = Lungenoberlappen)

Macula Fleck

Meatus Gang (Meatus acusticus = Gehörgang)

Mediastinum Raum, der in der Mitte steht (zwischen den Lungenflügeln), „Mittelfell“

Nasus Nase

Oculus, oculi Auge (M. orbicularis oculi = Ringmuskel des Auges)

ophthalmicus zum Auge gehörend (der N. ophthalmicus versorgt einen Teil des äußeren Auges)

opticus das Sehen betreffend (N. opticus = Sehnerv)

orbicularis ringförmig (M. orbicularis oris = Ringmuskel des Mundes)

Orbita Kreisbahn, Augenhöhle

Orthopnoe Atmung in aufrechter Körperhaltung – bezeichnet die Atmung eines Menschen, der nur noch im Sitzen oder Stehen ausreichend Luft bekommt, sich also unbedingt aufrichten muss (orthos = gerade, aufrecht)

Os, ossis Knochen, Bein (Os frontale = Stirnbein)

Palpebra Augenlid (der M. levator palpebrae hebt das Oberlid)

Para -sympathikus Teil des vegetativen Nervensystems, Gegenspieler des Sympathikus

Pharynx Rachen (Epipharynx = oberer Anteil des Rachens)

Pleura Lungenhaut (Pleura visceralis = inneres Blatt der Lungenhaut)

Pneuma, -pneu Wortstamm -pneu oder -pnoe kommt in allen möglichen zusammengesetzten Worten vor und bedeutet soviel wie Luft, Atem, Atmung, aber auch Lunge

Pulmo Lunge (Aa. pulmonales = die beiden Lungenarterien)

skleros hart (Sklera = Lederhaut des Auges)

Sympathikus Teil des vegetativen Nervensystems, Gegenspieler des Parasympathikus

Tachypnoe beschleunigte Atmung (tachys = schnell); > 25 Atemzüge/min

Thorax knöcherner Brustkorb (A. thoracica = Brustkorbarterie)

Thyroidea Schilddrüse (vereinfacht für Glandula thyroidea)

Tonsilla Mandel (Tonsillae palatinae = Gaumenmandeln)

Trachea Luftröhre (Bifurcatio tracheae = Aufzweigung der Trachea in die Stammbronchien)

Truncus Stamm, Gefäßstamm (Truncus pulmonalis = Lungengefäßstamm)

Zyanose livide (= blau-rötliche) Verfärbung der Haut und Schleimhaut

Inhaltsverzeichnis

I Atmungssystem

KAPITEL

1 Anatomie

Einführung

Einzellige Lebewesen wie aerobe Bakterien, Pilze oder Protozoen nehmen **Sauerstoff** (O_2) direkt aus der Umgebung in ihre Zellen auf und geben ihn nach seiner Verstoffwechselung als **Kohlendioxid** (CO_2), als Milchsäure oder Ethanol wieder an die Außenwelt ab. Auch bei vielzelligen Lebewesen einschließlich des Menschen nimmt jede einzelne Körperzelle den Sauerstoff aus ihrer direkten Umgebung auf und gibt das Endprodukt Kohlendioxid wiederum nach außen ab. Hier ist die Umgebung aber nicht die Luft der Außenwelt, sondern Nachbarzelle und Bindegewebe, also der Interzellularraum. Der Weg über die Haut und weitere Gewebeschichten ist hier so groß und hindernisreich, dass eine Diffusion von Sauerstoff direkt aus der Umwelt nicht mehr in Frage kommt. Die höheren Organismen sind also gezwungen, denselben auf anderem Wege neben jede einzelne Körperzelle zu transportieren und das entstandene CO_2 wieder wegzuräumen. Dazu wurden **Kiemen** und **Lunge** entwickelt sowie **Blut** und **Blutgefäße** als Transportvehikel für O_2, CO_2 und weitere Stoffe.

Das, was bei unseren Vorfahren, den Einzellern, so einfach und effektiv begann, wird nun zu einer äußerst komplexen und komplizierten Angelegenheit, die noch dazu auf jeder Stufe des Transports den vielfältigsten Störmöglichkeiten ausgesetzt ist: Beim Menschen unterliegt bereits der erste Schritt, der O_2-Transport von der Nasenspitze bis in die Lunge, zahlreichen Störfaktoren bis hin zum Asthma bronchiale oder der totalen Verlegung der oberen Luftwege in Gestalt einer Fremdkörperaspiration oder eines Glottisödems, bei dem eventuell noch ein gerade ausreichender Luftrest in der Lunge ankommt oder aber bereits der Erstickungstod eintreten kann.

Der Eintritt von Luft in Mund oder Nase erfolgt in der Folge des Sogs der sich entfaltenden Lunge auf die darüber befindlichen Atemwege und damit auf die Luft der Umgebung. Vor allem das Zwerchfell, aber auch zahlreiche weitere Muskeln ermöglichen bzw. erzwingen die Entfaltung der beiden Lungenflügel.

1.1 Nase

1.1.1 Aufbau

Der **vordere Anteil** der Nase besteht aus **knorpeligen** und **bindegewebigen** Anteilen. **Dorsal** wird die Nase **knöchern** aus Anteilen von Maxilla, Os palatinum, Os ethmoidale, Vomer, Concha nasalis inferior und Os nasale aufgebaut (➤ Abb. 1.1; ➤ Fach Bewegungsapparat).

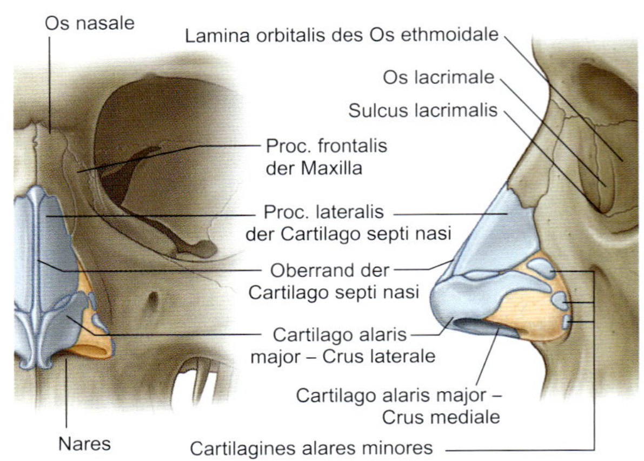

Abb. 1.1 Knorpelige Aneile der Nase und Os nasale [E402]

Der vordere Anteil des Daches der Mundhöhle, der **harte Gaumen** (Palatum durum), bildet gleichzeitig den **Boden** der **Nasenhöhle**, trennt also die beiden Höhlen voneinander. Er besteht aus 2 verschiedenen Knochen – ventral aus Anteilen der **Maxilla** (Oberkiefer) und dorsal aus Anteilen des **Os palatinum** (Gaumenbein) (➤ Abb. 1.2). Der Gaumen wird im Anschluss an den harten durch den **weichen Gaumen** (Palatum molle; ➤ Abb. 1.5) nach dorsal verlängert, der abschließend in das Gaumenzäpfchen **(Uvula)** übergeht.

Das **Dach** der Nase besteht ventral, entsprechend dem gesamten ventralen Anteil, aus **hyalinem Knorpel**. Hieran schließt sich nach dorsal das kleine Nasenbein (Os nasale) an. Den hintersten Anteil des knöchernen Nasendaches bildet schließlich das **Siebbein** (Os ethmoidale), das nach vorne, abgesehen vom Nasenbein, auch an das **Stirnbein** (Os frontale) grenzt bzw. von ihm bedeckt wird.

HINWEIS PRÜFUNG

Die Bezeichnungen der einzelnen Knorpelanteile der vorderen Nasenhälfte (➤ Abb. 1.2) besitzen im Hinblick auf die Heilpraktikerprüfung keinerlei Bedeutung. Das Wissen darum, dass die Nase in ihrem vorderen Anteil knorpelig aufgebaut ist, reicht vollkommen aus.

1.1.2 Nasenscheidewand

In der Mediansagittalen der Nase befindet sich die im **vorderen Anteil knorpelige** Nasenscheidewand (Septum nasi), die den gesamten Nasenraum in eine linke und eine rechte Hälfte aufteilt. Der hintere knöcherne Anteil des Septum nasi besteht im **kaudalen** Abschnitt aus dem **Vomer** (Pflugscharbein) und im **kranialen** Anteil aus einem Ausläufer des **Siebbeins** (Os ethmoidale) (➤ Abb. 1.3). Auf der dem Gehirn zugewandten Seite des Siebbeins liegt der **Bulbus olfactorius** als Umschaltstation des Riechnerven (N. olfactorius) auf und erhält hier zahllose Fasern durch das Os ethmoidale hindurch aus dem hinteren oberen Bereich der Nasenhöhle.

PATHOLOGIE

Der vordere **knorpelige Anteil** der Nasenscheidewand weist häufig kleinere oder größere **Verbiegungen** auf (zumeist nach rechts) und kann damit zu **Behinderungen der Nasenatmung** führen. Dies kann operativ korrigiert werden. In zahlreichen Fällen ist eine solche Verbiegung aber nur die scheinbare Ursache und die behinderte Nasenatmung wird mehr durch eine Anschwellung der Schleimhäute unter Polypenbildung bedingt – ganz besonders beim Atopiker.

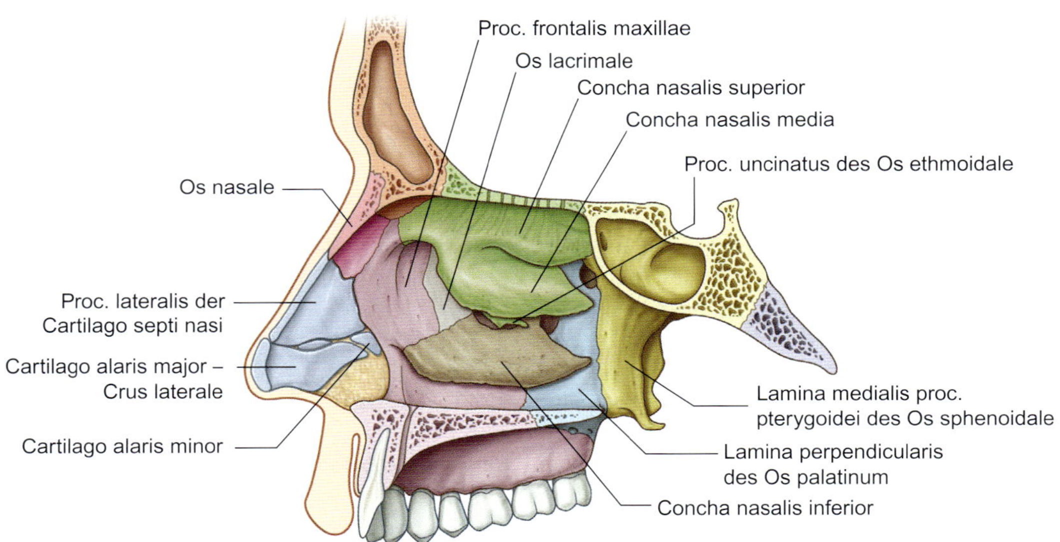

Abb. 1.2 Blick in die rechte Nasenhöhle [E402]

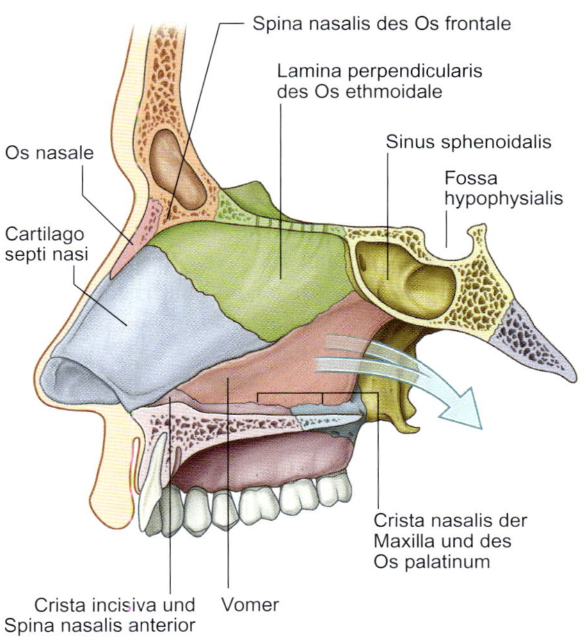

Abb. 1.3 Aufbau der Nasenscheidewand [E402]

1.1.3 Nasenmuscheln und Nasengänge

Im Anschluss an die beiden Nasenlöcher befindet sich beidseits des Nasenseptums eine kleine Höhle, das **Vestibulum nasi**. Dies ist der Raum, in dem sich (natürlich nur in der frühen Kindheit) gerne die Finger aufhalten. Nach dorsal werden die Strukturen etwas komplizierter, da hier von **lateral** her die **3 Conchae nasales (Nasenmuscheln)** den Nasenraum in 3 längs verlaufende, schmale **oberer**, **mittlerer** und **unterer Nasengang** (Meatus nasi) unterteilen (➤ Abb. 1.4). Die eigentlich sehr große Nasenhöhle wird also durch die Nasenmuscheln in 3 relativ **enge Nasengänge** unterteilt. Diese knöchernen Strukturen werden zusätzlich, entsprechend sämtlicher Strukturen der Atemwege, von Schleimhaut überzogen, wodurch sich die für die Atemluft zur Verfügung stehenden Nasengänge noch weiter verengen.

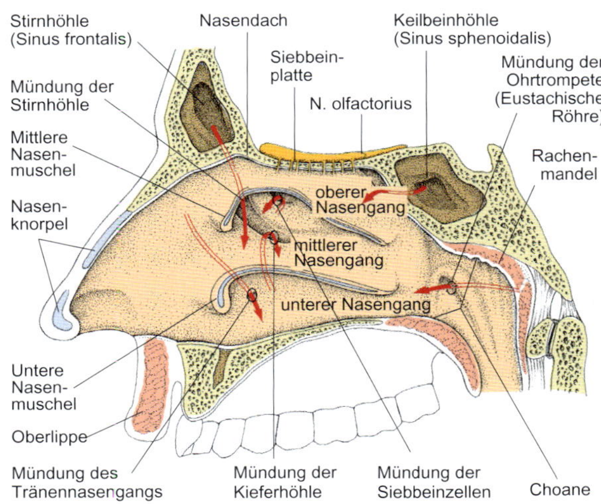

Abb. 1.4 Ausführungsgänge der Nasennebenhöhlen und des Tränennasengangs [L190]

Die **Conchae nasales** sind mit **Schleimhaut** überzogen, bestehen aber im Gegensatz zu den ventralen Anteilen der Nase (= hyaliner Knorpel) aus **Knochen**. Dabei wird die Concha nasalis **inferior** als **separater Knochen** angesehen, während es sich bei der **mittleren** und **oberen** Nasenmuschel um knöcherne Ausstülpungen des **Siebbeins** handelt. In die 3 Gänge zwischen den Nasenmuscheln münden die **Ausführungsgänge** der **Nasennebenhöhlen** (➤ Abb. 1.5) sowie des **Tränennasengangs** (Ductus nasolacrimalis) (➤ Abb. 1.4). Letzterer führt sein Sekret in den Meatus nasi inferior.

PATHOLOGIE

Nasenbluten

Die dem **Nasenseptum** aufgelagerte Schleimhaut ist besonders in dessen **vorderstem, knorpeligen Anteil**, also im Vestibulum nasi, reichlich mit **Blutgefäßen** versorgt, die sehr oberflächlich liegen, häufig auch erweitert sind und schon bei kleineren Reizungen bluten können. Der Ort dieser besonders leicht blutenden Schleimhautregion wird **Locus Kiesselbachi** genannt. Das bei vielen Menschen recht häufige Nasenbluten **(Epistaxis)** erfolgt fast immer aus diesem nach dem HNO-Arzt Kiesselbach benannten Ort.

Ursachen

- mechanische Irritationen, häufiges Naseputzen
- trockene Nasenschleimhaut (Rhinitis sicca)
- Infektionen (grippale Infekte, Virusgrippe u. a.)
- arterielle Hypertonie
- Gerinnungsstörungen: Thrombopenie, angeborener oder erworbener Mangel an Gerinnungsfaktoren bzw. an Vitamin K, Marcumar® (und weitere Gerinnungshemmer), ASS, massiver Mangel an Vitamin C (Skorbut)
- Fraktur der knöchernen Nasenstrukturen, Weichteilverletzungen, Tumoren (selten)

Therapie

Es ist zumeist sehr einfach, ein solches Nasenbluten zu stoppen: Die wichtigste Maßnahme ist, wie bei jedem blutenden Gefäß des Körpers, soweit dies möglich ist, der **direkte Druck** auf das Gefäß am Ort seiner „Undichtigkeit", also der kräftige Druck auf den Nasenflügel im Bereich der Blutung. Diesen Druck sollte man nicht alle 10 s aufheben, um zu sehen, ob es noch blutet, sondern über **mehrere Minuten ununterbrochen aufrechthalten**. Ergänzend kann man **Kälte** auf den **Nacken** des Patienten aufbringen, weil dieselbe reflektorisch auch die Gefäße der Nasenschleimhaut verengt, wodurch die Blutung leichter zum Stehen kommt. Der **Oberkörper** des Patienten sollte sich in **aufrechter** Position befinden, bei leicht nach **vorne geneigtem Kopf**, damit das Blut hydrostatisch an Druck verliert und nicht unbemerkt nach hinten ablaufen kann. Bei schwer zu stillenden Blutungen wird **tamponiert** (Clauden® Gaze). Dies gilt besonders für traumatisch verursachte Blutungen bzw. dorsale Blutungen z. B. aus dem Bereich der Choanen. Ist eine arterielle Hypertonie ursächlich, wird der Blutdruck medikamentös gesenkt. Bei rezidivierender, mechanisch verursachter Epistaxis kann man die Gefäße des Locus Kiesselbachi **koagulieren**.

1.1.4 Nasennebenhöhlen

Bei den **N**asen**n**eben**h**öhlen **(NNH)** handelt es sich um „neben der Nase befindliche", schleimhautausgekleidete, knöcherne Höhlen, die über Ausführungsgänge mit dem Nasenraum in Verbindung stehen und daher **lufthaltig** sind. Die größte dieser Höhlen befindet sich in der Maxilla (Kieferhöhle = Sinus maxillaris), weitere im Stirnbein (Stirnhöhle = Sinus frontalis), im Ethmoid (Siebbeinzellen = Sinus ethmoidalis) und im Keilbein (Keilbeinhöhle = Sinus sphenoidalis) (➤ Abb. 1.5). Berechnet man diese **4 NNH** entsprechend ihrem tatsächlichen Vorkommen **doppelt**, so sind es **8:**

1. 2 **Kieferhöhlen** (Sinus maxillares)
2. 2 **Stirnhöhlen** (Sinus frontales)
3. kommunizierende Hohlräume in 2 Siebbeinen, sog. **Siebbeinzellen** (Sinus ethmoidales oder Cellulae ethmoidales)
4. 2 **Keilbeinhöhlen** (Sinus sphenoidales)

Ausführungsgänge der NNH (➤ Abb. 1.4)

In den oberen Nasengang, Meatus nasi superior, mündet ein Teil der Siebbeinzellen. Die restlichen Siebbeinzellen sowie die Ausgänge von Stirnhöhlen und Kieferhöhlen münden in den Meatus nasi medius. Die Keilbeinhöhlen schließlich münden dorsal der oberen Muschel in den dort wieder breiten gemeinsamen Nasengang.

Die genaue Kenntnis der einzelnen Mündungsstellen ist nicht von allzu großer Bedeutung. Wichtiger ist das Verständnis darum, dass das **Innere der Nase** den **Treffpunkt sämtlicher Nebenhöhlen** darstellt und dass deshalb von hier aus eine in der Nase beginnende Infektion **(Rhinitis)** auch sämtliche NNH in Mitleidenschaft ziehen kann: Es kommt zur **Sinusitis** (Entzündung der NNH). Zumeist ist hierbei auch der ebenfalls schleimhautausgekleidete Verbindungsgang mitbetroffen und angeschwollen, sodass das sich in der Nebenhöhle bildende Sekret nicht abfließen kann.

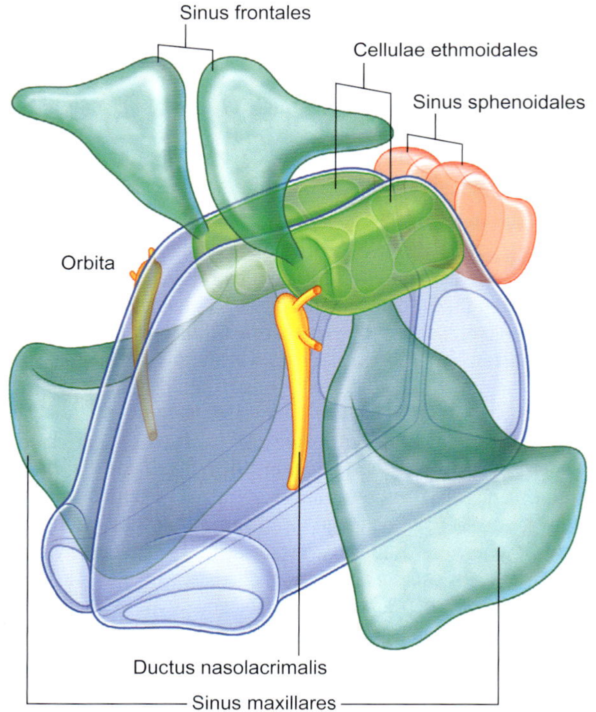

Abb. 1.5 Nasennebenhöhlen und ihre Beziehung zur Nase [E402]

Der **Tränennasengang** sorgt im Verein mit der gut durchbluteten Schleimhaut dafür, dass die Gänge und Höhlen weitgehend mit Wasserdampf gesättigt sind, woraus eine gute **Anfeuchtung der Atemluft** bereits in diesem ersten Abschnitt der oberen Atemwege resultiert.

Ergänzt werden soll, dass der **gesamte Luftraum** von **Rachen**, **Nase** und **NNH** eine Art **Resonanzboden** für die **Stimme** bildet und ihren Klangcharakter beeinflusst.

Choanen

Dort, wo die Conchae nasales dorsal enden, liegen beidseits des knöchernen Nasenseptums die beiden **Choanen** (➤ Abb. 1.4). Mit diesem Begriff werden die **hinteren Nasenöffnungen** bzw. der nun wiederum weiträumige Anteil des dorsalen Nasenraums bezeichnet, der durch das Septum in zwei Hälften getrennt wird. Die Choanen bilden den Übergang in den kranialen Teil des Rachens (Epipharynx).

1.1.5 Aufgaben der Nase

Durch die Terminalhaare im Vestibulum nasi sowie durch die relative Enge in den beidseits 3 Nasengängen werden gröbere Verunreinigungen aus der Atemluft **gefiltert**. Die gut befeuchtete, „klebrige" und mit Flimmerhaaren besetzte Schleimhaut des gesamten Nasenraums filtert, unterstützt durch den Niesreiz, auch kleinere Partikel. Die **Flimmerhaare** bewegen den **Sekretfilm in Richtung Rachen**. Daneben sorgt diese Schleimhaut mit ihrer großen Oberfläche von insgesamt 150 cm^2 (einschließlich Nasennebenhöhlen) für eine erste **Befeuchtung** und **Anwärmung** der Luft.

Die zahllosen Endungen des Riechnervs sorgen außerdem dafür, dass man die Nase dorthin bewegen kann, wo die Luft möglichst gut riecht und, zumeist damit verbunden, möglichst rein ist. Der **Riechnerv** hat also eine deutliche **Warnfunktion** und ist nicht nur für den Genuss eines guten Essens zuständig.

MERKE
Die Funktionen der Nase – Filterung, Luftbefeuchtung, Vorwärmung und Warnfunktion – gehen bei der **Mundatmung** größtenteils **verloren**.

1.1.6 Geruchssinn

Riechnerv und Riechbahn

Die **Sinneszellen (Riechzellen)** am **Dach der Nase** bilden mit ihren Neuriten (Axonen) in ihrer Gesamtheit den Riechnerv **N. olfactorius**. Bei diesem ersten von insgesamt 12 Hirnnervenpaaren handelt es sich also um die Gesamtheit der Axone, die von den **Riechzellen der Nasenschleimhaut** des Meatus nasi superior in etwa 20 kleinen Bündeln

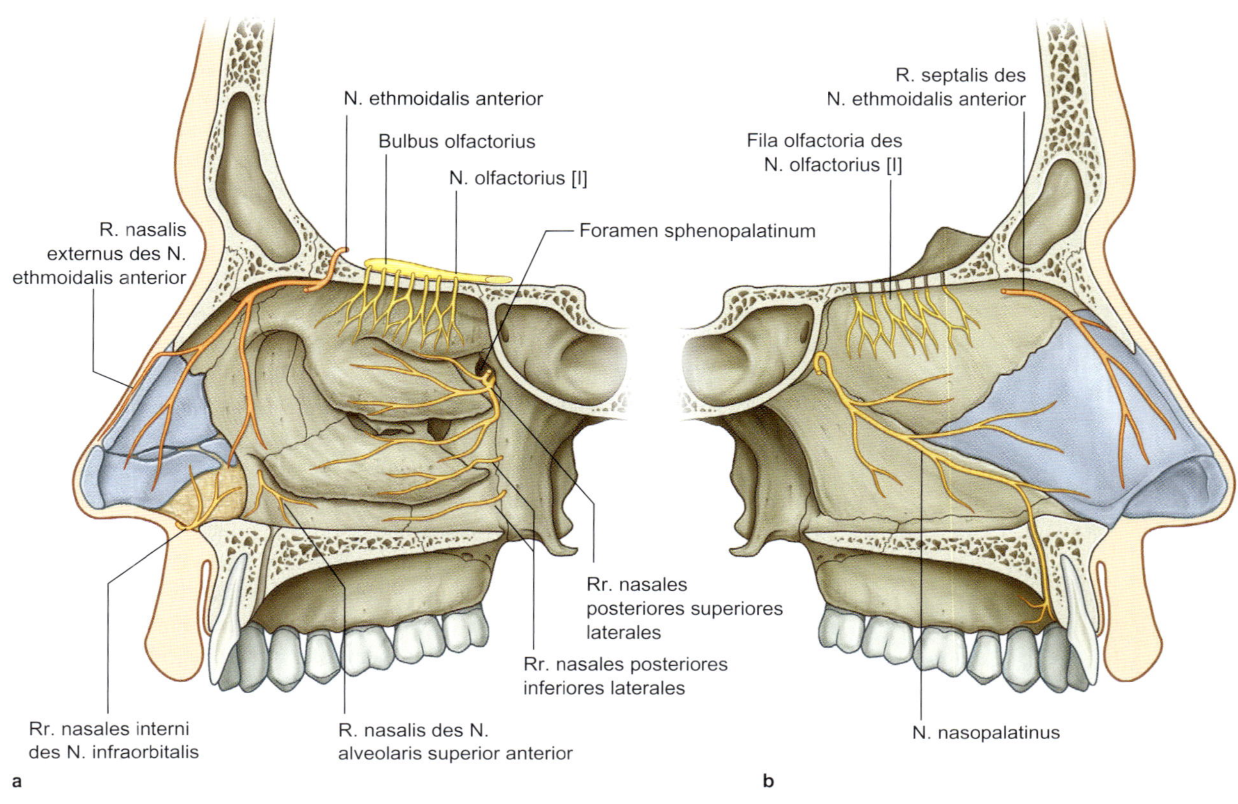

Abb. 1.6 Nervus und Bulbus olfactorius: **a** Blick in die rechte Nasenhöhle. **b** Nasenscheidewand, Öffnungen der Lamina cribrosa. [E402]

(Fila olfactoria) durch ebenso viele knöcherne Aussparungen des Os ethmoidale **(Lamina cribrosa)** in die vordere Schädelgrube ziehen. Hier werden sie im sog. **Bulbus olfactorius** (Riechkolben), (der Lamina cribrosa aufliegend, auf das 2. Neuron umgeschaltet (➤ Abb. 1.6). In der Mitte zwischen den beiden durchlöcherten Platten der Lamina cribrosa befindet sich als oberster, aus der vorderen Schädelgrube vorspringender Anteil des Ethmoids die **Crista galli** (Hahnenkamm). An diesem knöchernen Vorsprung ist die **Falx cerebri** befestigt – eine derbe Duplikatur der harten Hirnhaut (Dura), die von hier aus nach dorsal zieht und sich stabilisierend ein Stück weit zwischen die beiden Großhirnhemisphären stülpt (➤ Fach Neurologie).

Bei der Umschaltung von den 1. Neuronen (Axone der Sinneszellen) auf das 2. Neuron im Bulbus olfactorius konvergieren bis zu 1.000 Sinneszellen, die denselben Duftstoff erkennen, auf einzelne 2. Neurone, die sog. Glomeruli olfactorii. Die Informationen der Riechschleimhaut werden also zu passenden Einheiten zusammengefasst. Vom Bulbus aus laufen dann die Axone dieser Neurone im **Tractus olfactorius** zur **Riechrinde**, in der sie verarbeitet werden.

Wahrnehmungen von Gerüchen sind je nach Intensität und Akzeptanz mit Emotionen verbunden. Dies gilt auch für etliche Geruchsstoffe wie z. B. geschlechtsspezifische Pheromone, die nicht bewusst wahrgenommen werden und doch Reaktionen veranlassen. Von daher erscheint es folgerichtig, dass die zerebralen Rindenfelder, die die Duftstoffe verarbeiten und bewusste und unbewusste Reaktionen steuern, zum **limbischen System** gehören. Sie liegen v. a. in Hippocampus, Gyrus parahippocampalis und den Mandelkernen (Corpus amygdaloideum). Verschaltet sind sie mit der Insula (➤ Fach Neurologie).

Riechschleimhaut

Bei der Riechschleimhaut handelt es sich um ein etwa **5 cm²** umfassendes Areal am **Dach der Nasenhöhle** im Bereich der oberen Nasenmuschel. Hier befinden sich insgesamt rund **10 Millionen Riechzellen** (Riechsinneszellen), die spezialisierte Nervenzellen darstellen (Hunde besitzen **1 Milliarde** Riechzellen) (➤ Abb. 1.7a). Ihre dendritischen Fortsätze ragen in der Form feiner, wenige µm langer Härchen in die Schleimschicht hinein. Auf der Oberfläche dieser Härchen befinden sich Rezeptoren, an denen eine Vielzahl unterschiedlichster Moleküle spezifisch gebunden werden, wobei allerdings die einzelnen Zellen jeweils nur das Molekül erkennen, auf das sie kodiert wurden. Erstaunlich und einmalig für Nervenzellen ist, dass die Riechzellen aus Basalzellen des Riechepithels heraus ständig neu aufgebaut werden, sodass sich das **gesamte Epithel** alle 40–50 Tage **erneuert** – einschließlich ihrer axonalen Verschaltungen zum Bulbus olfactorius.

Begleitet werden die eigentlichen Sinneszellen neben den Basalzellen von Stützzellen (➤ Abb. 1.7b), im Bereich der nicht myelinisierten Axone von Gliazellen. Diese Axone bündeln sich mit den begleitenden Gliazellen zu Fila olfactoria (= N. olfactorius) und ziehen durch die Lamina cribrosa zum Bulbus olfactorius der vorderen Schädelgrube.

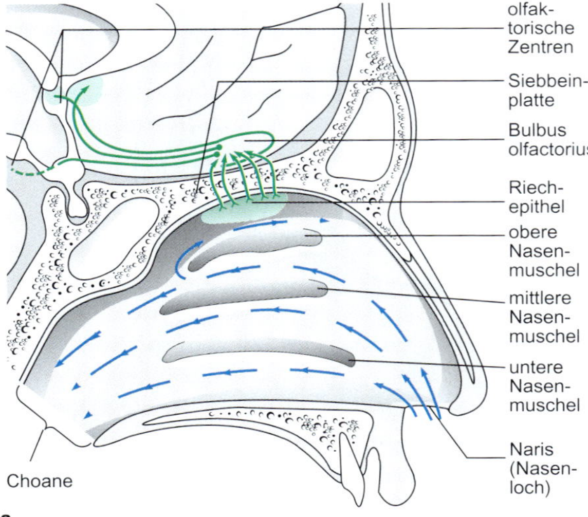

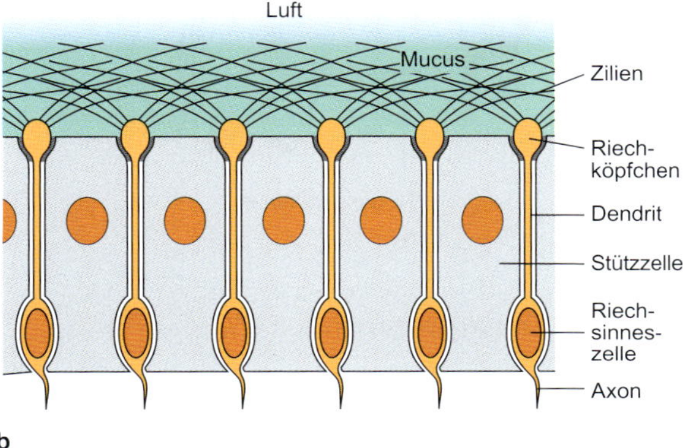

Abb. 1.7 **a** Lage des Riechepithels unter der Lamina cribrosa. **b** Schema seines histologischen Aufbaus. [L106]

Man kennt inzwischen annähernd 2.000 Gene, ein beachtlicher Anteil des gesamten Genoms menschlicher DNA, die für eine entsprechende Zahl an spezifischen Geruchsrezeptoren kodieren. Auf diese Weise lassen sich feinste Nuancen von Geruchsstoffen unterscheiden und spezifischen Ursachen zuordnen, soweit sie durch entsprechende Erfahrungswerte im Lauf des Lebens geprägt worden sind.

Funktionen des Geruchssinns

Der **Geruchssinn** bildet eine **Einheit mit dem Geschmackssinn** der Zunge. Nahrung kann süße, saure, salzige und bittere Anteile enthalten. Sie kann würzig (Umami) schmecken und mehr oder weniger fettige Komponenten enthalten. Auf noch unbekannte Weise sind hier Grundbedürfnisse des Organismus abgebildet, die ständigen Schwankungen unterliegen. Dem Bedürfnis nach Süßem folgt eventuell dasjenige nach Salzigem oder Saurem. Der Geschmack bitter hat eine Warnfunktion und dient dazu, die Nahrung im Zweifelsfall wieder auszuspucken. Alle diese Grundeigenschaften sind im Geschmackssinn der Zunge repräsentiert (➤ Fach Verdauungssystem).

Essen, das lediglich die angeführten Geschmacksrichtungen erkennen lässt, schmeckt fade und gleichartig – z. B. bei einer Rhinitis bzw. Sinusitis mit verstopfter Nase. Der eigentliche Genuss einer guten Mahlzeit entsteht erst durch die ergänzenden Funktionen der Riechschleimhaut. Einzelne **Moleküle** gelangen über die Atemluft zum **Riechepithel** und binden dort spezifisch und direkt, zumeist aber nach Diffusion durch den aufliegenden Schleim an ihre **Rezeptoren**. Dafür müssen diese Moleküle flüchtig sein, also **gasförmig** in die Atemluft gelangen. Dies erfolgt nicht ausschließlich von außen durch das Vestibulum nasi. Auch Duftstoffe derjenigen Nahrungsanteile, die sich bereits in der Mundhöhle befinden, werden bei der Ausatmung wahrgenommen, weil sie dabei durch die Choanen zur Riechschleimhaut gelangen.

Zuckerstrukturen oder Salze bzw. ihre Ionen sind **nicht flüchtig**, können also auch nicht wahrgenommen werden. Süß oder salzig kann man nicht riechen, sondern lediglich schmecken. Das Meer kann man nicht riechen, weil sein Wasser salzhaltig ist, sondern weil ungezählte flüchtige Inhaltsstoffe nebst der besonderen Reinheit der Luft eine besondere Komposition ergeben. Eine Inhalation aus einer Schüssel mit heißem Salzwasser kann hinsichtlich des Salzgehaltes nicht sinnvoll sein. Es muss direkt, z. B. über einen motorisch betriebenen Vernebler bzw. salzhaltige Nasentropfen auf die Schleimhäute aufgebracht werden, um z. B. osmotisch wirksam zu werden.

Neben dem **Genuss einer guten Mahlzeit** besteht die Funktion des Geruchssinns auch darin, die **Atemluft** danach zu **beurteilen**, ob sie verträglich und möglichst rein ist, oder ob sie wahrnehmbare toxische Substanzen enthält, die ein Verlassen des betreffenden Ortes als ratsam erscheinen lassen.

Zusammenfassung

Nase

- im vorderen Anteil **knorpelig**, im hinteren **knöchern** aufgebaut
- der Boden wird vom harten Gaumen gebildet

Nasenscheidewand (Septum nasi)

- teilt den Nasenraum in eine rechte und linke Hälfte
- besteht im hinteren, knöchernen Anteil aus Vomer und Teilen des Ethmoid
- Verbiegungen können zur Behinderung der Nasenatmung führen

Nasenmuscheln, Nasengänge

- 3 knöcherne Nasenmuscheln (Conchae nasales) teilen den Nasenraum von lateral her in 3 schmale Nasengänge (oberen, mittleren und unteren).

Nasennebenhöhlen

Lufthaltige knöcherne Höhlen

- Kieferhöhle (Sinus maxillaris)
- Stirnhöhle (Sinus frontalis)
- Siebbeinzellen (Sinus ethmoidales)

- Keilbeinhöhle (Sinus sphenoidalis)
- Die Ausführungsgänge von Nasennebenhöhlen und Tränennasengang münden in die Nasengänge.

Aufgaben

- Filterung (Haare, „klebrige" Schleimhaut mit Flimmerhaaren, Niesreiz)
- Befeuchtung der Atemluft
- Anwärmung der Atemluft
- Geruchssinn mit Warnfunktion

Nasenbluten (Epistaxis)

Meist aus der Schleimhaut des vorderen Nasenseptums mit ihren oberflächlich liegenden, mechanisch leicht verletzbaren Blutgefäßen (Locus Kiesselbachi)

Geruchssinn

- Die Axone der Sinneszellen (Riechzellen) am Dach der Nase bilden in ihrer Gesamtheit den N. olfactorius (I. Hirnnerv).
- Der Nerv zieht, aufgeteilt in 20 Bündel, bestehend aus insgesamt rund 10 Millionen Axonen pro Seite, durch die Lamina cribrosa des Os ethmoidale zum Bulbus olfactorius (vordere Schädelgrube).
- Die Axone des Bulbus laufen als Tractus olfactorius zur Riechrinde: Teil des limbischen Systems.
- bildet bei Nahrungsaufnahme eine Einheit mit dem Geschmackssinn der Zunge

1.2 Rachen

Der Rachen **(Pharynx)** besteht aus den 3 Anteilen: Epipharynx, Mesopharynx und Hypopharynx (➤ Abb. 1.8). „Epi" heißt „auf" bzw. „obendrauf", „meso" bedeutet „in der Mitte" und „hypo" schließlich „unter bzw. unterhalb".

- Der **Epipharynx (Nasopharynx)** schließt sich dorsal an die Nasenhöhle an. Sein Dach wird vom **Os sphenoidale** (Keilbein) der Schädelbasis gebildet. Die dort liegende Keilbeinhöhle ist durch

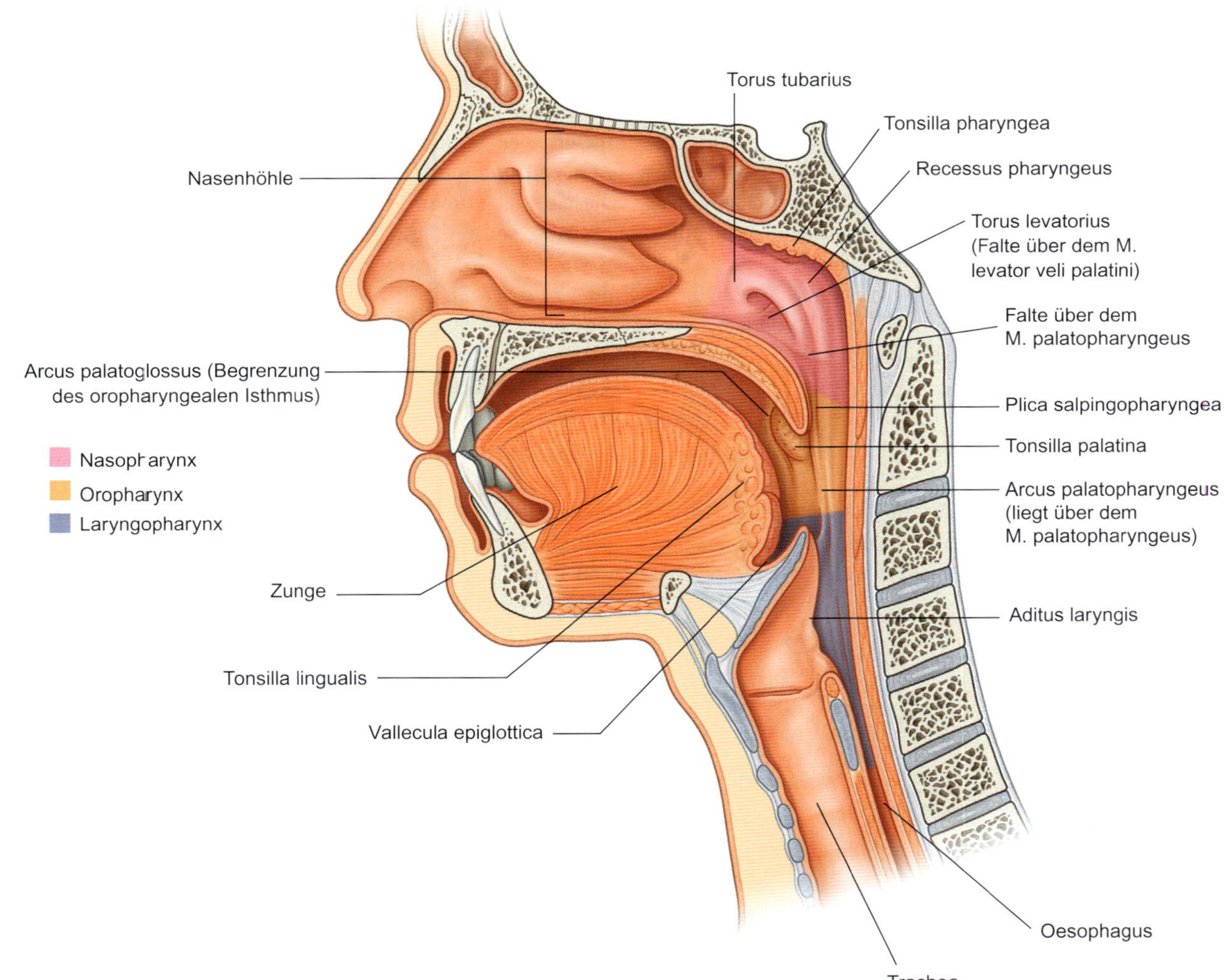

Abb. 1.8 Rachenanteile (Pharynx) und Übergang in den Kehlkopf (Larynx) [E402]

ihre tief im Schädel befindliche Lage als einzige der 4 Nasennebenhöhlen einer direkten, ambulanten Untersuchung nicht zugänglich. Am Dach des Rachens, also noch in direkter Nachbarschaft zur Nasenhöhle, befindet sich die **solitäre Rachenmandel** (**Tonsilla pharyngea** oder pharyngealis = **Adenoide**) und seitlich beidseits davon die Öffnung der **Ohrtrompete** (**Tuba auditiva**, **Eustachische Röhre**; ➤ Abb. 1.4). Die beiden Ohrtrompeten sind aus elastischem Knorpel aufgebaut und dienen der **Belüftung des Mittelohrs**, können allerdings bestehende Infektionen des Nasenrachenraums nach dorthin weiterleiten (→ Otitis media) und/oder selbst zuschwellen und damit den Druckausgleich behindern.

PATHOLOGIE

Die **Rachenmandel** ist im **Kindesalter** häufig **vergrößert** (sog. **adenoide Vegetationen**) und behindert dadurch die **Nasenatmung**. Sie wird in diesen Fällen operativ verkleinert (nicht entfernt). Die Abtragung nennt man Adenotomie (AT), doch berichten die Eltern in der Regel fälschlicherweise von der „Polypenentfernung" bei ihren Kindern. Polypen sind Schleimhautwucherungen z. B. in Nase oder Darm und haben mit lymphatischem Gewebe nichts zu tun.

- Der **Mesopharynx (Oropharynx)** folgt dorsal der Mundhöhle. Seine obere Begrenzung bildet die Uvula (= Gaumenzäpfchen als Teil des weichen Gaumens), seine untere die Epiglottis (Kehldeckel). Zwischen den beiden Gaumenbögen liegen seitlich beidseits die **paarigen Gaumenmandeln** (Tonsillae palatinae).
- Der **Hypopharynx (Laryngopharynx)** liegt direkt dorsal des Larynx (Kehlkopf) und, entsprechend dem gesamten Pharynx, direkt vor der Wirbelsäule. Er bildet lediglich eine schmale Tasche zwischen diesen beiden Strukturen. Nach kaudal geht er in die Speiseröhre (Ösophagus) über. Im Bereich des Hypopharynx **trennen** sich also **Atem**- und **Nahrungswege**.

1.3 Kehlkopf

Der Kehlkopf **(Larynx)** bildet den Beginn der unteren Luftwege. Aufgebaut ist er aus knorpeligen Strukturen, die bindegewebig und muskulär untereinander verbunden sind (➤ Abb. 1.9):

- Schildknorpel
- Ringknorpel
- Stellknorpel
- Kehldeckel

1.3.1 Schildknorpel

Der größte Teil des Kehlkopfs wird vom Schildknorpel **(Cartilago thyroidea)** eingenommen. Es handelt sich um eine breite Platte aus hyalinem Knorpel, die sich in einem Halb- bzw. Zweidrittelkreis **wie ein Schild** ventralseitig um wesentliche Strukturen des Kehlkopfs herumlegt, **dorsalseitig** also **offen** bleibt (➤ Abb. 1.9). In der Mitte des Oberrandes befindet sich ein kräftiger **Einschnitt** (Incisura thyroidea), der sich an der Außenseite des Halses gut tasten lässt. Der gesamte Oberrand einschließlich dieser Inzisur ist beim Mann weit nach ventral verbogen und erscheint auf der Vorderseite des Halses als Vorwölbung („Adamsapfel“). Der insgesamt größere Kehlkopf trägt dazu bei. Die **Mitte** des Schildknorpels projiziert sich beim Erwachsenen etwa auf den **5. HWK** (Halswirbelkörper).

An der Innenfläche des Schildknorpels sind **Kehldeckel** und vorderes Ende der **Stimmbänder** (Lig. vocale) befestigt (➤ Abb. 1.10). Die Stimmbänder stellen keine eigentlichen „Bänder“, sondern Schleimhautfalten dar. Sie liegen in der Betrachtung des Halses von außen etwa 6–8 mm kaudal der Incisura thyroidea. Den gesamten stimmbildenden Raum unter Einschluss der beiden Stimmbänder nennt man **Glottis** (**Stimmritze**; ➤ Abb. 1.11).

1.3.2 Kehldeckel

Der Kehldeckel **(Epiglottis)** besteht aus schleimhautüberzogenem, **elastischem Knorpel**, während alle **anderen** Kehlkopfknorpel **hyalin** sind. Die Epiglottis ragt während der Atmung weit nach kranial aus den übrigen Strukturen des Kehlkopfs heraus (➤ Abb. 1.9), um beim Schluckvorgang nach unten zu klappen und den Eingang des Kehlkopfs gegen die Nahrung abzudichten. Dies ist im Wesentlichen ein passiver Prozess, bei dem der um einige Zentimeter nach kranial tretende Kehlkopf die Epiglottis gegen den Zungengrund und das eingeschobene Fettgewebe presst, wodurch dieselbe nach unten gedrückt wird. Diese Abdichtung ist aber keineswegs vollständig, sodass man aspiriert („sich verschluckt“), wenn versucht wird, während des Schluckvorgangs einzuatmen oder zu sprechen.

1.3.3 Ringknorpel

Der Ringknorpel (**Cartilago cricoidea**, Cricoid) liegt direkt unterhalb des Schildknorpels und ist mit diesem mittels einer kräftigen bindegewebigen Membran **(Membrana cricothyroidea)** verbunden, die sich ventral und lateral zwischen Schildknorpelunterrand und Ringknorpeloberrand ausspannt (➤ Abb. 1.9). Hier kann bei einer Fremdkörperaspiration bzw. bei einem Glottisödem mit vollständiger Verlegung der Atemwege ein lebensrettender Einschnitt **(Koniotomie)** vorgenommen werden. Diese Eröffnungsstelle ist beim Erwachsenen der Tracheotomie im Bereich der 1.– 2. Trachealspange vorzuziehen, weil hier der Isthmus der Schilddrüse noch genügend weit entfernt ist, also nicht verletzt werden kann. Beim Kind stehen die gesamten Kehlkopfstrukturen noch deutlich höher, weshalb der lebensrettende Einschnitt als Tracheotomie durchzuführen ist.

Der Ringknorpel umgibt ringförmig den **Larynx** und stellt dessen **kaudales Ende** dar. Ventral ist er recht niedrig, dorsal wesentlich höher. Er dient neben der Befestigung der Stellknorpel v. a. der Stabilisierung der Kehlkopfstruktur und dem Eingang der kaudal davon liegenden Luftröhre. Dorsal des gut tastbaren Ringknorpels

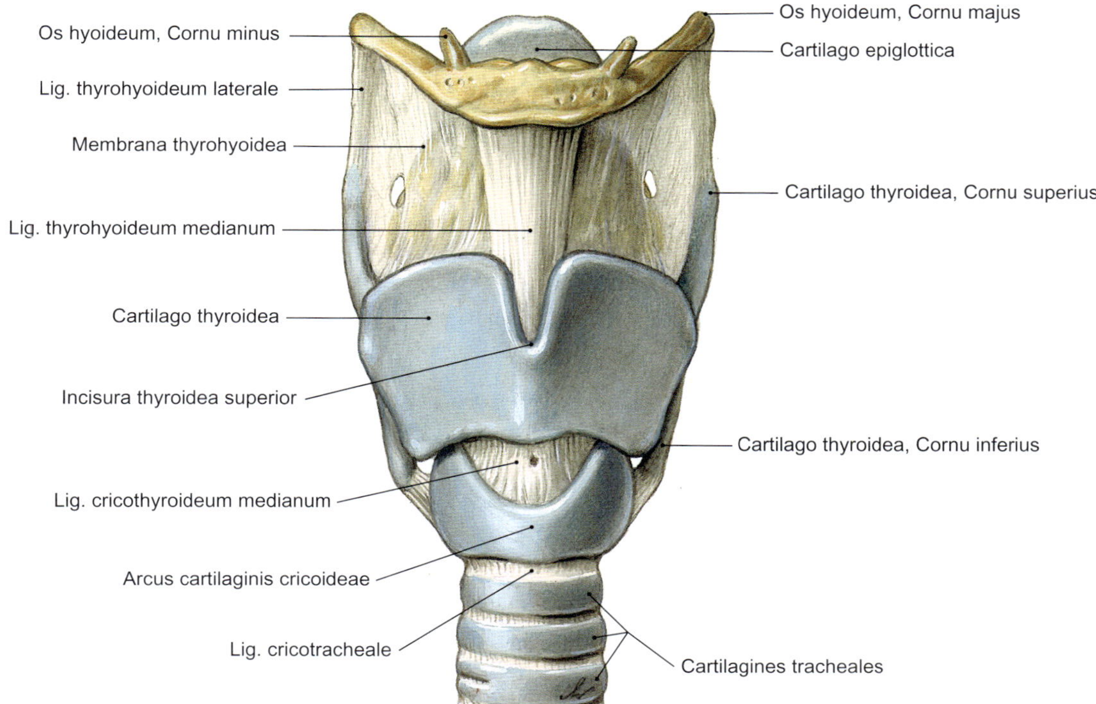

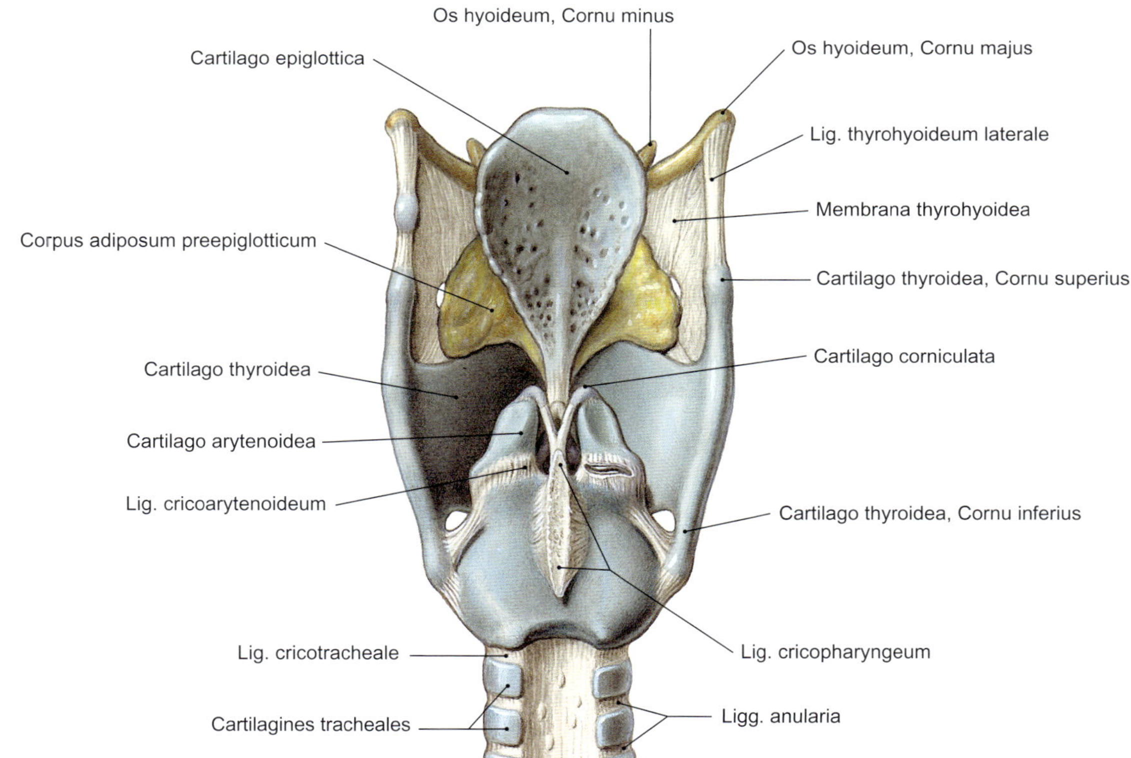

Abb. 1.9 Kehlkopf von ventral (**a**) und von dorsal (**b**) [S007-22]

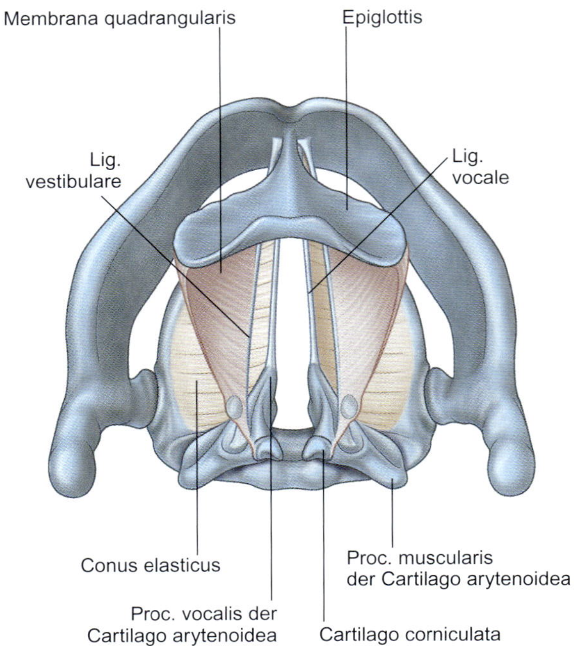

Abb. 1.10 Blick von kranial ventral auf die Strukturen der Glottis [E402]

beginnt auf derselben Höhe (C5/C6) die Speiseröhre (Ösophagus) (➤ Abb. 1.12).

1.3.4 Stellknorpel

Am dorsalen Oberrand des Ringknorpels sind die dorsalen Enden der Stimmbänder über ihre beiden Stellknorpel (**Aryknorpel**, Cartilago arytaenoidea) befestigt (➤ Abb. 1.9, ➤ Abb. 1.10). Die Stellknorpel regulieren durch ihre muskelgesteuerten Drehbewegungen **Spannung** und gegenseitigen **Abstand** der **Stimmbänder** und damit auch die Tonhöhe sowie Atmung und Valsalva-Manöver (Husten, Bauchpresse).

1.3.5 Kehlkopffunktionen

Der Kehlkopf übernimmt verschiedene Aufgaben:

- Zum einen dient er mittels der enthaltenen Stimmbänder der **Stimmbildung**, ermöglicht also Sprache und Gesang, indem die beiden Stimmbänder im durchziehenden Luftstrom wie die Saiten eines Instruments schwingen.
- Zum anderen bietet er die Möglichkeit eines **dichten Verschlusses der Atemwege** und ermöglicht hierdurch die **Nahrungsaufnahme**, die **Bauchpresse** (Stuhlgang, Geburt) und schließlich auch effektive **Hustenstöße**, ohne die eingedrungene Fremdkörper oder der Schleim der Bronchien trotz deren Flimmerepithel nur unzureichend entfernt werden könnten. Hierbei wird nach maximaler Einatmung die Luft zunächst mittels der Exspirationsmuskulatur gegen die geschlossene Stimmritze (Glottis) gedrückt, um dann nach deren schneller Öffnung

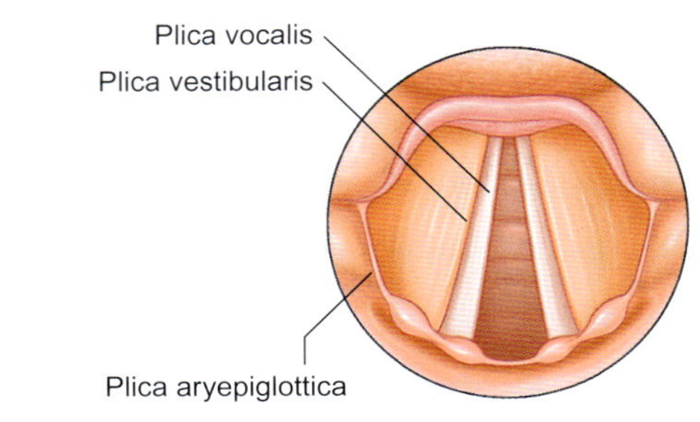

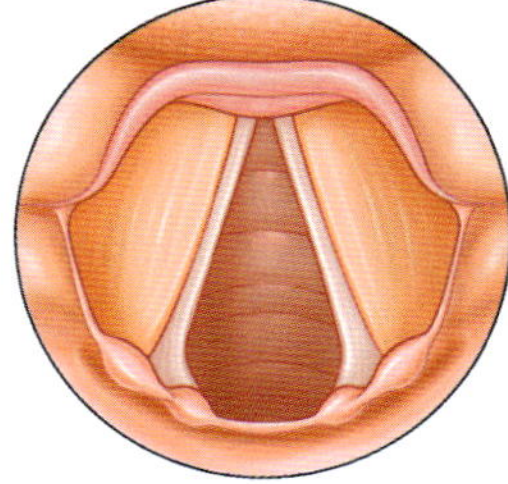

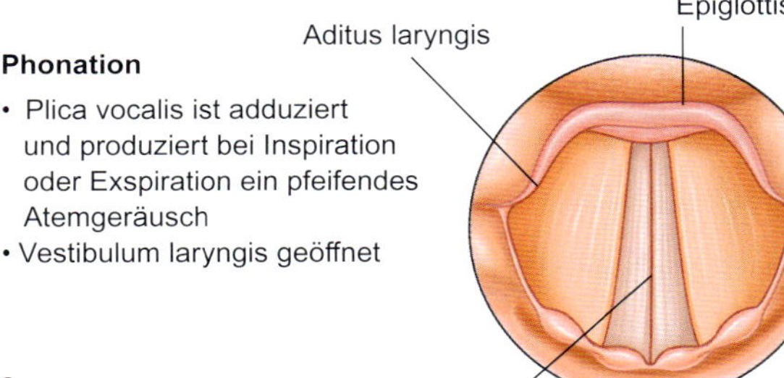

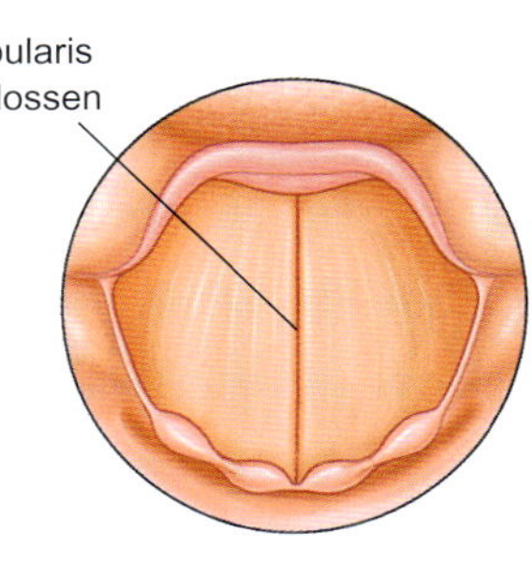

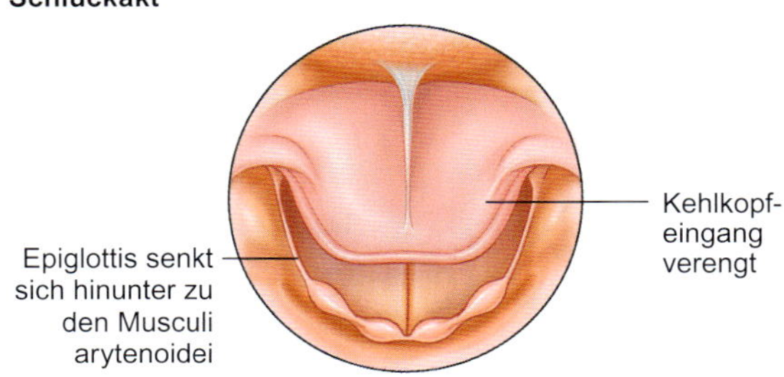

Abb. 1.11 Einstellungen der Glottis und Kehlkopfspiegelung [E402]

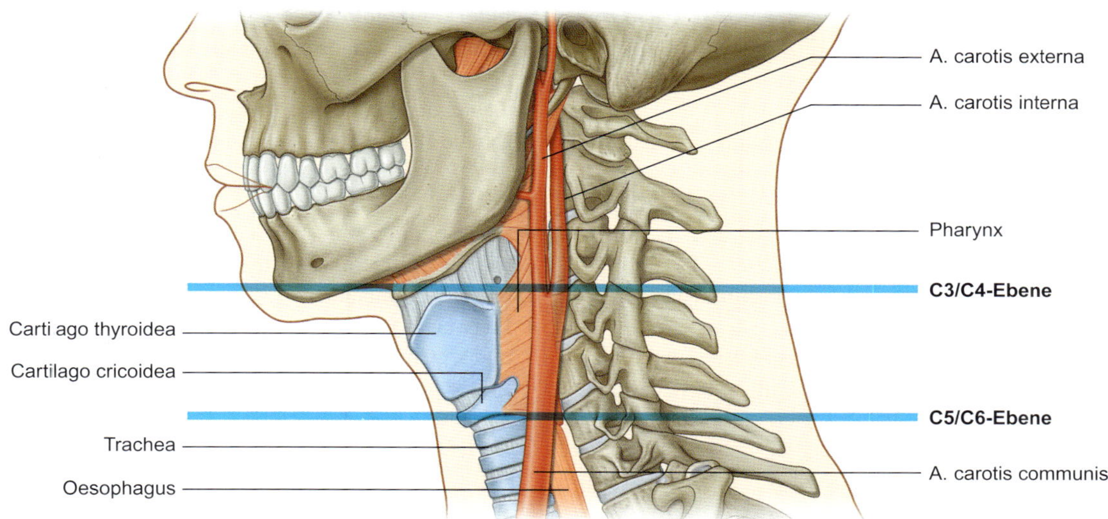

Abb. 1.12 Lage der Kehlkopfstrukturen [E402]

mit nahezu Schallgeschwindigkeit (ca. 1.100 km/h) wieder nach außen zu gelangen und dabei nicht allzu festhaftenden Inhalt mitzureißen.

Da sich der gesamte Kehlkopf im Lauf des Lebens ständig, also nicht nur in der Wachstumsphase, etwas absenkt, insgesamt um etliche Zentimeter, liegt er beim **Säugling** noch **deutlich weiter kranial** (➤ Abb. 1.13). Dies führt zu einem Hochstand von Epiglottis und weiteren Kehlkopfstrukturen, weshalb der Säugling **gleichzeitig trinken und atmen** kann. Dies macht aber gleichzeitig eine effiziente **Mundatmung unmöglich**, sodass gerade in den ersten Lebensmonaten dringend auf eine **unbehinderte Nasenatmung geachtet** werden muss.

MERKE

Die wesentlichen Kehlkopffunktionen werden von Glottis und Epiglottis erfüllt. Während die Epiglottis der etwas unvollständigen Abdichtung der Atemwege bei der Nahrungsaufnahme dient, steht die **Glottis** mit den Stimmbändern für Atmung, Stimmbildung und Gesang sowie eine **vollständige Abdichtung** der Atemwege zur Verfügung, ohne die eine wirksame Bauchpresse (Valsalva-Manöver) nicht möglich wäre. Wie dicht und widerstandsfähig die beiden Stimmlippen aufeinandergepresst werden können, ersieht man an dem beachtlichen thorakalen Druck, der sich direkt vor dem Hustenstoß aufgebaut hat. Allerdings sind an dieser Abdichtung benachbart liegende Schleimhautfalten (Plicae vestibulares) beteiligt.

Stimmbruch

Die Knorpelanteile des Kehlkopfs wachsen bei Jungen in der Pubertät testosteronstimuliert stärker als bei Mädchen, wodurch die **Stimmbänder länger** werden („Stimmbruch"). Gleichzeitig verändert sich mit dem Wachstum des Kehlkopfs auch der Winkel des Schildknorpels, wodurch sich die **Grundspannung** der Stimmbänder **vermindert**. Längere und geringer vorgespannte Stimmbänder lassen die **Stimme tiefer** werden, wobei auch noch die insgesamt größere, schwingende Luftsäule das Klangbild verschiebt.

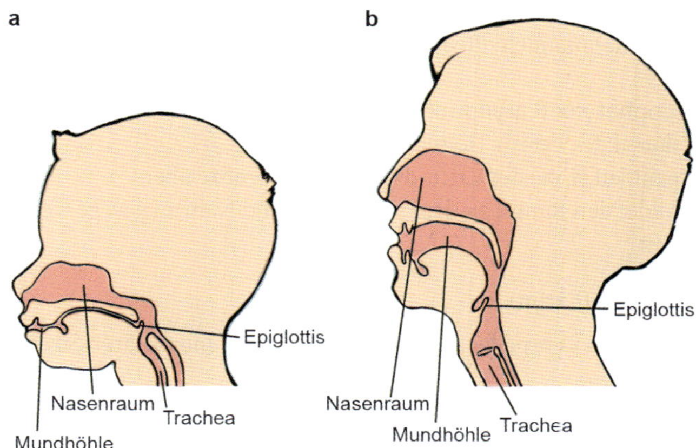

Abb. 1.13 Hoch stehende Kehlkopfstrukturen beim Säugling (**a**) und tiefer stehende beim Erwachsenen (**b**) [L216]

1.3.6 Zungenbein

Das Zungenbein **(Os hyoideum)** liegt direkt kranial des Schildknorpels und ist über zahlreiche Muskeln an Unterkiefer, Schläfenbein, Schildknorpel, Brustbein, Schlüsselbein und Schulter befestigt und gegen diese Strukturen beweglich (➤ Fach Bewegungsapparat; ➤ Abb. 1.10). Daneben ist es über kräftige bindegewebige Membranen mit dem Schildknorpel verbunden. Wenn das Zungenbein beim Schluckvorgang muskulär nach vorne oben gezogen wird, wird der Zug hauptsächlich über diese Membranen auf den Kehlkopf übertragen. Anatomisch gehört das Zungenbein noch nicht zum Hals, sondern ist definitionsgemäß Bestandteil des **knöchernen Schädels**.

MERKE

Das Zungenbein stellt den einzigen Knochen im menschlichen Organismus dar, der keinerlei Kontakt zu weiteren knöchernen Strukturen aufweist.

1

Zusammenfassung

Rachen (Pharynx)

Befindet sich direkt vor der Wirbelsäule, lässt sich in 3 Anteile untergliedern:

Epipharynx (Nasopharynx)

- schließt sich dorsal an die Nasenhöhle an
- beinhaltet die solitäre Rachenmandel (Tonsilla pharyngea, Adenoide)
- Seitlich und unterhalb der Rachenmandel befinden sich die Öffnungen der beiden Ohrtrompeten (Tuba auditiva, Eustachische Röhre) für die Belüftung des Mittelohrs.

Mesopharynx (Oropharynx)

- folgt dorsal der Mundhöhle
- obere Begrenzung: Uvula
- untere Begrenzung: Epiglottis
- Zwischen den beiden Gaumenbögen, eingeschoben zwischen Mundhöhle und Rachen, liegen seitlich beidseits die paarigen Gaumenmandeln (Tonsillae palatinae).

Hypopharynx (Laryngopharynx)

- dorsal des Larynx (Kehlkopf)
- geht auf Höhe des Cricoids in die Speiseröhre über
- bildet den Raum, an dem sich Atem- und Nahrungswege trennen

Kehlkopf (Larynx)

Besteht aus knorpeligen, bindegewebigen und muskulären Strukturen

Schildknorpel (Cartilago thyroidea)

- legt sich ventral um den Kehlkopf herum, bleibt dorsal offen
- Auf der Innenfläche sind Kehldeckel und vorderes Ende der Stimmbänder befestigt.

Ringknorpel (Cartilago cricoidea)

- umgibt ringförmig den Larynx und stellt dessen kaudales Ende dar
- Mit dem Schildknorpel über die Membrana cricothyroidea verbunden; im Bereich dieser Membran kann bei Verlegung der Glottis die Koniotomie erfolgen.
- dient der Befestigung der Stellknorpel und der Stabilisierung der Kehlkopfstruktur

Stellknorpel (Cartilago arytaenoidea)

- sind am dorsalen Oberrand des Ringknorpels befestigt
- dienen der Anheftung der Stimmbänder und regulieren deren Spannung und gegenseitigen Abstand

Kehldeckel (Epiglottis)

- besteht als einzige Struktur des Larynx aus elastischem Knorpel
- dichtet den Kehlkopf beim Schlucken (etwas unvollständig) gegen die Nahrung ab

Aufgaben

- Stimmbildung
- dichter Verschluss der Atemwege beim Aneinanderliegen der beiden Stimmbänder
- Da er beim Säugling höher steht, kann dieser gleichzeitig trinken und atmen.

1.4 Luftröhre

Die Luftröhre (**Trachea**) beginnt im Anschluss an den Kehlkopf und endet an der Aufzweigung in den **rechten** und **linken Hauptbronchus**, der sog. **Bifurkation**. Sie ist **10–12 cm** lang und besteht aus 16–20 halbmondförmigen, **dorsal offenen Spangen** aus **hyalinem Knorpel** (> Abb. 1.14b). Bei tiefer Einatmung (Inspiration) kann sie sich um bis zu 2 cm verlängern. Dies bedeutet, dass das **bindegewebig-muskuläre Gewebe**, das die Knorpelspangen untereinander verbindet, eine gewisse Elastizität besitzt. Dasselbe Gewebe ergänzt dorsal den Zweidrittelkreis der Trachealspangen zu einem „Rohr".

1.4.1 Bronchien

An der sog. Bifurkation endet die Luftröhre und geht hier in die beiden **Hauptbronchien** (Stammbronchien) über. Die **Bifurkation** (Bifurcatio tracheae) projiziert sich beim Erwachsenen etwa auf den **4. BWK** bzw. vorne auf den sternalen Ansatz der **3. Rippe**. Der **rechte** Hauptbronchus (Bronchus principalis dexter) verläuft etwas **steiler** als der linke (Bronchus principalis sinister) und ist auch im Durchmesser etwas **weiter**, weil der rechte Lungenflügel aufgrund der Lage des Herzens den linken an Volumen und Luftbedarf übertrifft. Dies führt dazu, dass aspirierte **Fremdkörper**, die die Engstelle des Larynx überwunden haben, zumeist in den **rechten Hauptbronchus** gelangen (> Abb. 1.14a).

Die beiden Hauptbronchien verzweigen sich bereits am Lungenhilus weiter. Entsprechend der Anzahl der Lungenlappen entstehen aus dem **rechten** die **3 Lappenbronchien** dieser Seite, und aus dem **linken** lediglich **2** für die beiden linken Lungenlappen.

In den jeweiligen Lungenlappen erfolgt die weitere Aufzweigung in die **Segmentbronchien** und schließlich über immer feinere Bronchien in die **Bronchiolen**, die sich noch mehrmals weiter verzweigen. Sie bilden die Endstrecke der Atemwege. An ihren letzten und feinsten Aufzweigungen, den **Bronchioli respiratorii**, sitzen seitlich kleine Ausstülpungen, die **Lungenbläschen (Alveolen)**.

Die letzten Bronchiolen proximal der Bronchioli respiratorii, die noch **keine Alveolen** tragen, nennt man **Bronchioli terminales** (➤ Abb. 1.15, ➤ Abb. 1.16).

Die Bronchioli respiratorii münden in sackartige, blind endende Erweiterungen, die sog. Ductuli oder **Ductus alveolares**. Diese enthalten säckchenartige Ausstülpungen (**Sacculi alveolares**; ➤ Abb. 1.16). Die Wandung der Ductus und Sacculi alveolares besteht nur noch aus **Alveolen** und stellt, gemeinsam mit den Bronchioli respiratorii, den Ort des **Übertritts der Atemgase** in die Kapillaren dar.

MERKE

Während die **Bronchiolen** das Ende der **Atemwege** markieren, gehören die **Ductus alveolares** mit ihren Alveolen anatomisch bereits zur **Lunge**.

Bronchialbaum

Das gesamte **Bronchialsystem** lässt sich sehr anschaulich mit einem **Baum** vergleichen, dessen Stamm der Trachea entspräche, mit 2 dicken Ästen, den Stamm- bzw. Hauptbronchien, von denen insgesamt 5 weitere, bereits deutlich dünnere Äste entspringen (Lappenbronchien), die sich dann entsprechend der Krone eines Baumes in immer dünnere Zweige „verzweigen" (insgesamt > **20 Generationen**). An den letzten und kleinsten Zweigen, den Bronchioli respiratorii und Ductus alveolares, hängen dann entsprechend den Beeren eines Baumes bzw. Busches die Alveolen.

1.4.2 Wandaufbau der Atemwege

Bronchien

Der Aufbau der Wandung ist bis hinab zu den feinsten Bronchien weitgehend identisch: Eine Hülle aus **Bindegewebe** und **glatter Muskulatur** wird durch **Knorpeleinsätze** verstärkt und so am Zusammenfallen gehindert. Die Knorpelstücke bestehen bei den **größeren** Bronchien aus **hyalinem**, bei den **kleinen** aus **elastischem** Knorpel. Innen sind die Bronchialwände mit einer Schleimhaut ausgekleidet, enthalten demnach zahlreiche **Becherzellen**, die gemeinsam mit den **Schleimdrüsen** den Schleim produzieren, und zusätzlich ein **Flimmerepithel**, dessen feinste Haare (Zilien) so kräftig in Richtung Rachen schlagen, dass die Schleimschicht mitsamt eventuell enthaltener Verunreinigungen entgegen der Schwerkraft oralwärts befördert wird (➤ Abb. 1.17). **Fremdkörper** oder eine **Vermehrung** und/oder **Eindickung** des **Schleimes** führen zu **Hustenreiz**.

Bronchiolen

Die Bronchiolen als Endstrecke des Bronchialbaumes enthalten **keine knorpelige Wandverstärkung** mehr. Dies ist gleichzeitig das wesentliche Unterscheidungsmerkmal zwischen Bronchien und Bronchiolen. **Becherzellen** und **Schleimdrüsen fehlen** ebenfalls; Flimmerhaare sind jedoch vorhanden. Das Lumen der Bronchiolen beträgt nur noch knapp 1 mm.

Zusammenfassung

Luftröhre (Trachea)

- beginnt im Anschluss an den Kehlkopf
- ist 10–12 cm lang
- besteht aus 16–20 halbmondförmigen, dorsal offenen Spangen aus hyalinem Knorpel
- Bifurkation: Aufzweigung in den rechten und linken Hauptbronchus, etwa auf Höhe von BWK 4 bzw. dem Ansatz der 3. Rippe

Bronchialbaum

- rechter Hauptbronchus steht etwas steiler und ist im Durchmesser weiter als der linke → Fremdkörper landen meist rechts
- Lappenbronchien → Segmentbronchien → weitere Tochtergenerationen → Bronchiolen → Bronchioli terminales → Bronchioli respiratorii mit Lungenbläschen (Alveolen)

Wandaufbau der Atemwege

- Bindegewebe und glatte Muskulatur mit Knorpeleinsätzen
- Schleimhaut mit Becherzellen, Schleimdrüsen und Flimmerepithel
- Bronchiolen ohne knorpelige Verstärkung, Becherzellen und Schleimdrüsen; enthalten nur noch Flimmerhaare

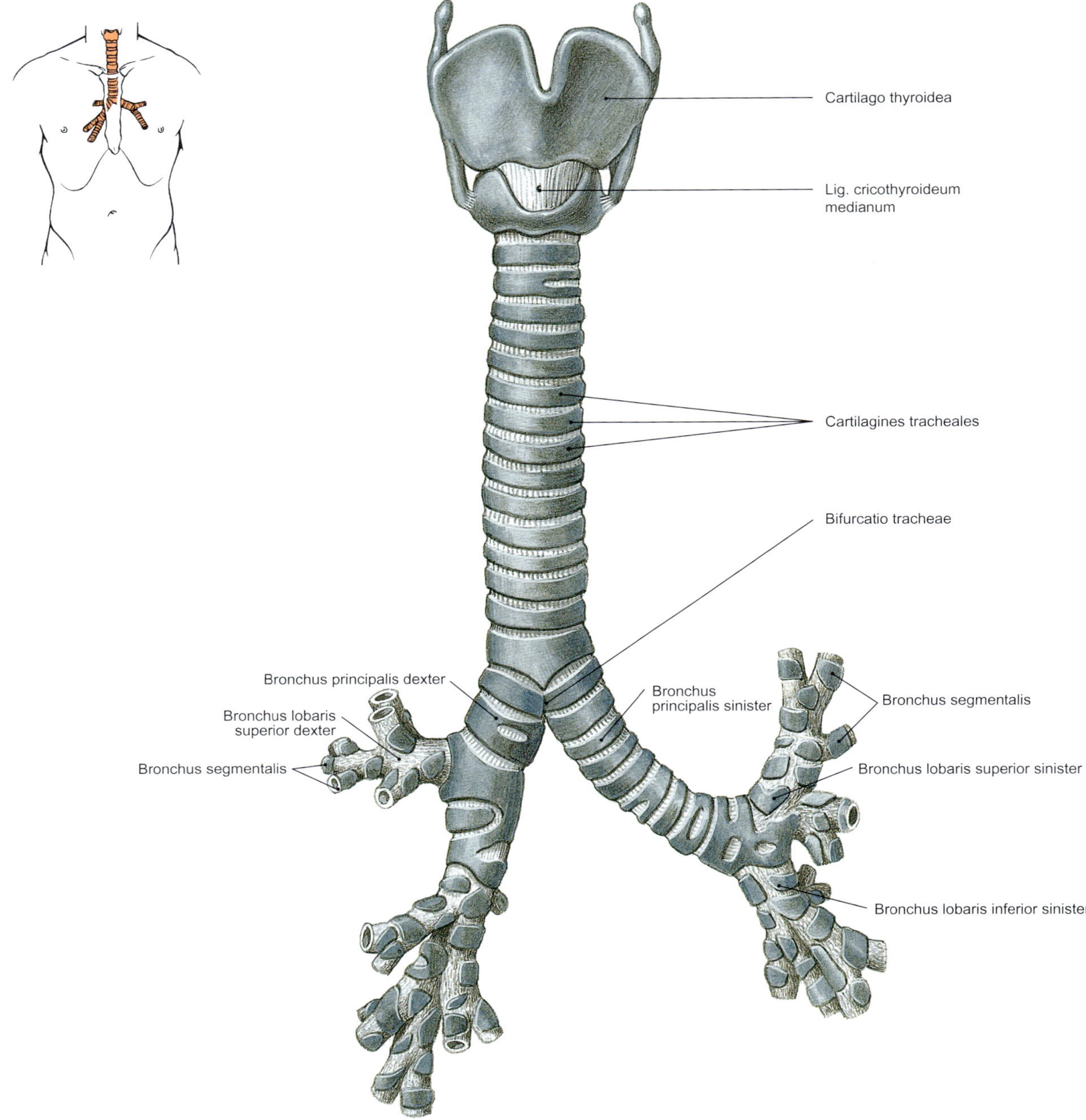

Abb. 1.14a Kehlkopf und Trachea von ventral. Der rechte Hauptbronchus verläuft steiler als der linke. [S007-22]

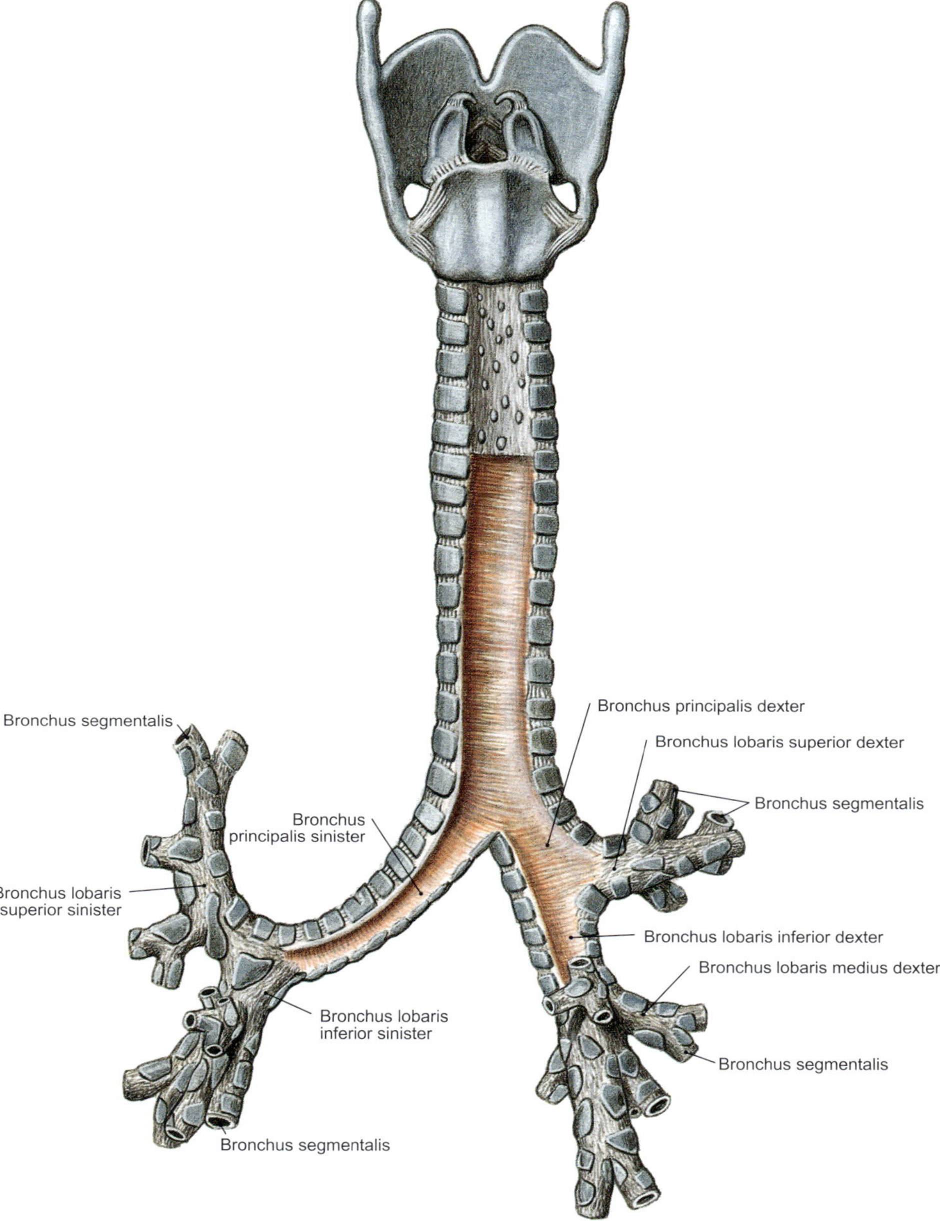

Abb. 1.14b Kehlkopf und Trachea von dorsal [S007-22]

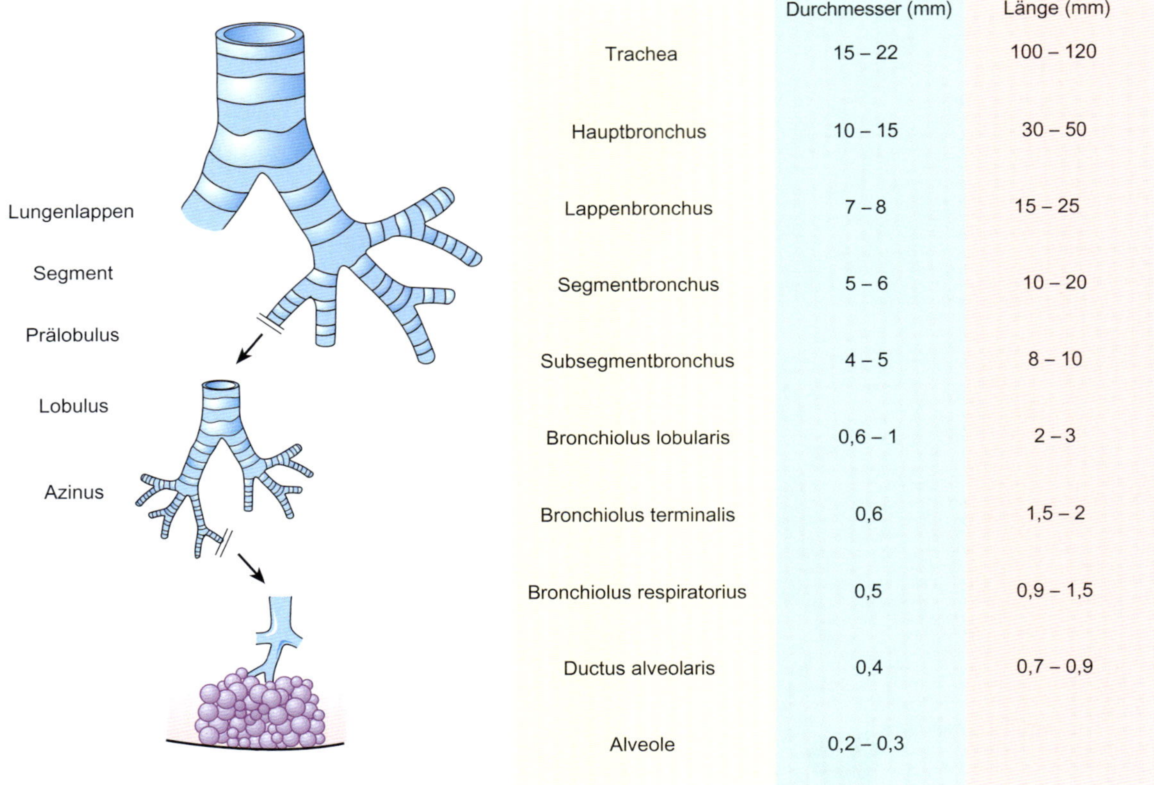

	Durchmesser (mm)	Länge (mm)
Trachea	15 – 22	100 – 120
Hauptbronchus	10 – 15	30 – 50
Lappenbronchus	7 – 8	15 – 25
Segmentbronchus	5 – 6	10 – 20
Subsegmentbronchus	4 – 5	8 – 10
Bronchiolus lobularis	0,6 – 1	2 – 3
Bronchiolus terminalis	0,6	1,5 – 2
Bronchiolus respiratorius	0,5	0,9 – 1,5
Ductus alveolaris	0,4	0,7 – 0,9
Alveole	0,2 – 0,3	

Abb. 1.15 Tochtergenerationen der Hauptbronchien und ihre jeweiligen Größenordnungen (ohne Prüfungsrelevanz) [L106]

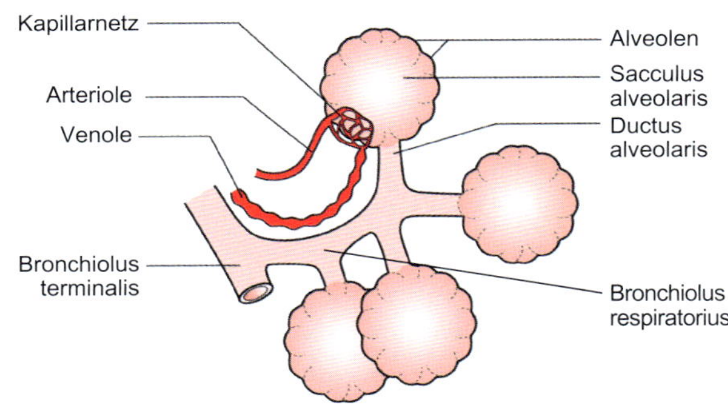

Abb. 1.16 Übergang der Atemwege (Bronchiolus terminalis) in das Lungengewebe [G131]

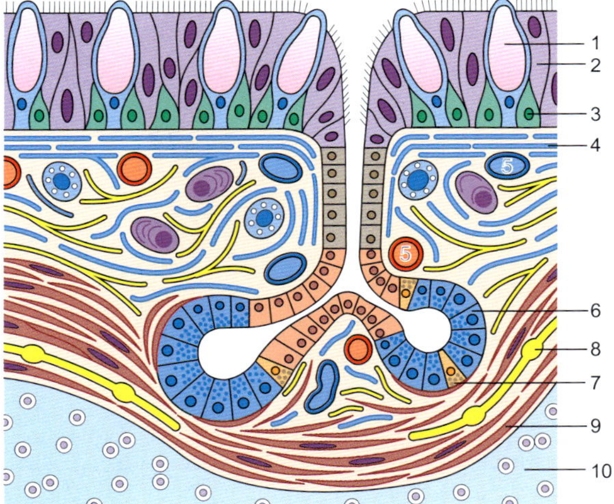

Abb. 1.17 Wandaufbau eines Bronchus. Oberflächenepithel mit Becherzellen (**1**), Flimmerzellen (**2**) und Basalzellen (**3**). **4** Kollagenfibrillen. **5** Blutgefäße. **6** Seromuköse Drüse mit endokrinen Zellen (**7**). **8** Nerv. **9** Glatte Muskulatur. **10** Hyaliner Knorpel. [L107]

1.5 Lunge

1.5.1 Lage

Die Lunge (**Pulmo**; ➤ Abb. 1.18) besteht aus **2 Lungenflügeln**, die retrosternal zwischen sich einen Raum für Herz, Blutgefäße, Trachea mit Stammbronchien, Speiseröhre und weitere Strukturen freilassen. Dieser Raum heißt Mediastinum. Praktisch der gesamte restliche Raum innerhalb des knöchernen Thorax wird von den beiden Lungenflügeln ausgefüllt.

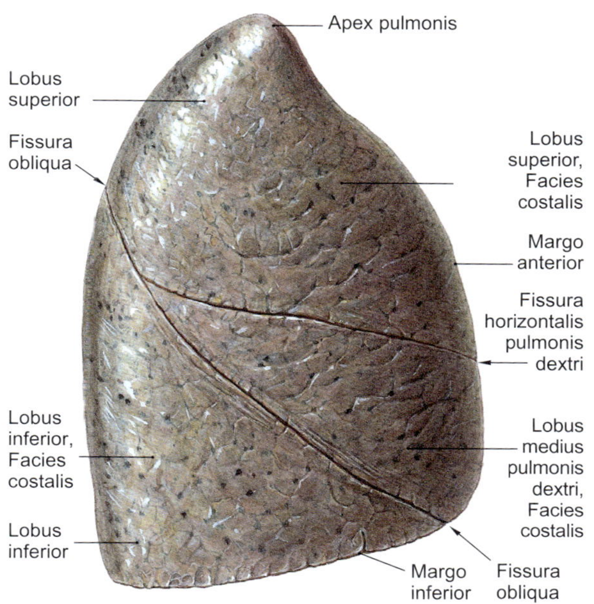

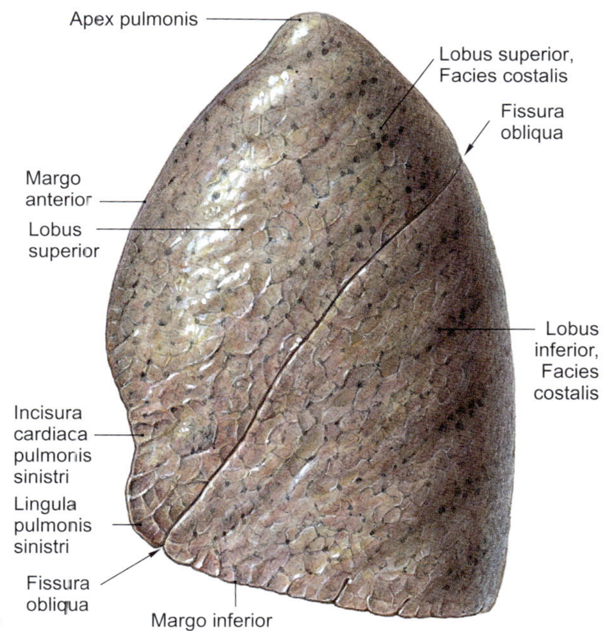

Abb. 1.18 Rechte (**a**) und linke (**b**) Lunge [S007-22]

Die Lunge schließt also dorsal, lateral und ventral direkt an **Wirbelsäule** und **Rippen** an, reicht kranial mit ihrer Spitze (Apex) bis über die Ebene von **Skapula-Oberrand** und **Klavikula** hinaus, kann also noch kranial dieser knöchernen Strukturen verletzt werden, und sitzt kaudal breitbasig auf dem **Zwerchfell** (Diaphragma) auf.

1.5.2 Aufbau

Durch schräg verlaufende, tiefe Einschnitte besteht der **rechte** Lungenflügel aus **3 Lappen** und der **linke** aus **2**. Jeder Lungenlappen lässt sich noch weiter in einzelne **Segmente** unterteilen, die jeweils von einem einzelnen Segmentbronchus versorgt werden und mit diesem und den Blutgefäßen gemeinsam eine Einheit bilden, die auch chirurgische Bedeutung hat. Auf der **rechten** Seite sind dies **10** und auf der **linken** zumeist **9** einzelne Segmente und zugehörige Segmentbronchien (➤ Abb. 1.19).

In der **rechten** Lunge besteht der Oberlappen aus **3**, der Mittellappen aus **2** und der Unterlappen aus **5 Segmenten. Links**, wo der Oberlappen keinen zusätzlichen Mittellappen abgespalten hat, besteht dieser dementsprechend aus **5**, der Unterlappen aber nur aus **4 Segmenten**, weil hier zumeist das **7. Segment** der rechten Seite **fehlt**.

HINWEIS PRÜFUNG

Es ist zu beachten, dass die einzelnen Lungensegmente mit den arabischen Ziffern 1–10 und nicht mit den römischen I–X bezeichnet werden.

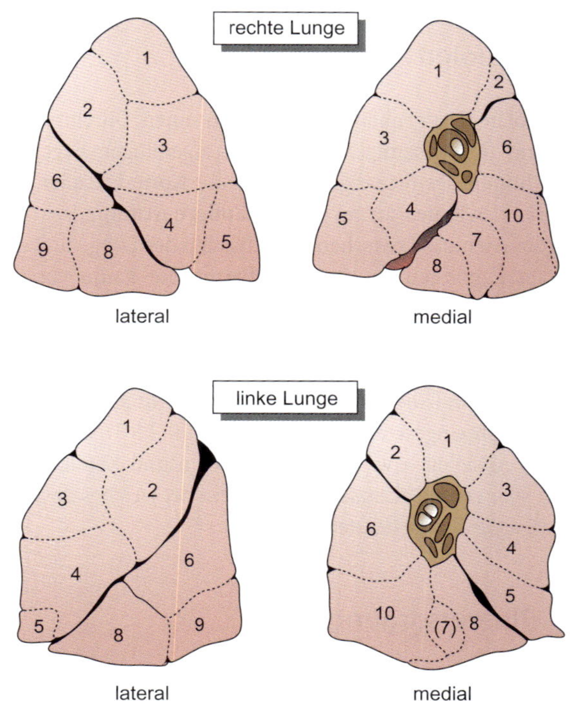

Abb. 1.19 Lungensegmente [L106]

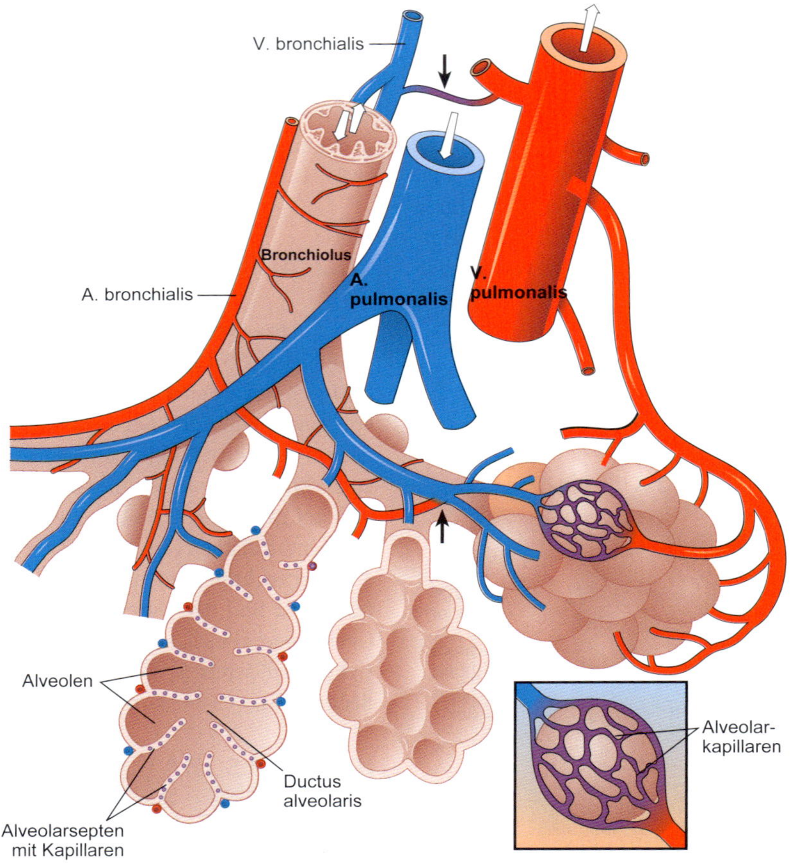

Abb. 1.20 Blutversorgung von Lunge und Bronchien [L141]

1.5.3 Alveolen

Die Alveolen (Lungenbläschen) besitzen einen Durchmesser von ca. 0,3 mm. Ihre Gesamtzahl in beiden Lungenflügeln liegt bei **300–400 Millionen**. Damit vergrößern sie die **Kontaktfläche** mit den Kapillaren des Blutes, an der sich die **äußere Atmung**, also die Diffusion der Atemgase zwischen den Alveolen der Lunge und den anliegenden Kapillaren des Blutes vollzieht, auf kaum vorstellbare **70–100 m²**. Dies entspricht der Größe einer Tennisplatzhälfte (8 × 12 m). Es entspricht gleichzeitig auch etwa dem 50-fachen der gesamten Körperoberfläche (1,7 m²) eines erwachsenen Menschen.

Aufgebaut sind die Alveolen aus einem einschichtigen Epithel mit zusätzlich eingestreuten Zellen (➤ Kap. 2.5.3). Zwischen den einzelnen Alveolen bzw. zwischen Alveolen und Kapillaren findet sich ein sehr zartes, elastisches Bindegewebe, welches das eigentliche Gerüst der Lunge darstellt.

1.5.4 Blutversorgung

Man unterscheidet im Kreislauf des Blutes durch den Körper 2 unterschiedliche Wege – den **großen** Kreislauf bzw. **Körperkreislauf** und den **kleinen** Kreislauf oder **Lungenkreislauf**. Die linke Herzkammer treibt das Blut über die Arterien in den gesamten Körper einschließlich des Gehirns und versorgt dort alle Organe und Strukturen mit Sauerstoff und Nährstoffen. Über die Venen dieser Organe und Gewebe gelangt das Blut, nun zumindest an Sauerstoff weit ärmer als zuvor, zum rechten Herzen zurück, um anschließend in der Lunge wieder aufgesättigt zu werden.

Dieses Blut wäre aber nach seiner Ausnutzung im Körperkreislauf kaum noch in der Lage, die teilweise recht dicke Wandung der Bronchien ausreichend mit Sauerstoff zu versorgen. Auch der in der Atemluft des Bronchienlumens natürlich reichlich vorhandene Sauerstoff vermag lediglich bis zu etwa 1 mm tief in das Gewebe einzudringen. Es gibt daher in der Lunge einzelne Arterien und Venen, die mit dem üblichen Lungenkreislauf nichts zu tun haben. Die **Aa. bronchiales** entspringen also nicht der Lungenarterie mit ihrem sauerstoffarmen Blut, sondern den Arterien des Körperkreislaufs (zumeist direkt der **Aorta** oder der **A. thoracica interna**) und führen von dort aus sauerstoffgesättigtes Blut in die Lunge, wobei sie entlang der Bronchien verlaufen und sich auch gemeinsam mit ihnen verzweigen. Deren Blut wird dann von eigenen Venen (Vv. bronchiales) wieder aus der Lunge herausgeleitet (➤ Abb. 1.20).

Auch die Verzweigungen der beiden **Lungenarterien (Aa. pulmonales)**, die das Blut des rechten Herzens in die Lunge leiten (➤ Fach Herz-Kreislauf-System), laufen gemeinsam mit den Bronchien und schließlich Bronchiolen, um zuletzt an den **Alveolen** ihr **Kapillarnetz** auszubilden. Bronchial- und Lungenarterien besitzen Anastomosen (Verbindungen) zueinander.

1.5.5 Lungenhilus

An der Medialseite der beiden Lungenflügel, dem Herzen benachbart, treten in jeweils recht dichtgedrängter Anordnung sämtliche Strukturen in die Lunge ein bzw. aus ihr heraus, die hier Aufgaben zu erfüllen haben. Man bezeichnet diese Fläche deshalb als **Lungenwurzel** bzw. als **Lungenhilus** (➤ Abb. 1.21). Er projiziert sich in etwa auf die Höhe des **5. BWK**.

Die eintretenden Strukturen sind der jeweilige **Hauptbronchus** und die **Lungenarterie** (A. pulmonalis). Die austretenden Strukturen bestehen aus **2 Lungenvenen** (Vv. pulmonales) und **Lymphgefäßen**. Daneben verlaufen hier die Nerven des **vegetativen Nervensystems**, die v. a. die glatte Muskulatur von Bronchien und Bronchiolen versorgen und bestimmen, ob dieselben eng- oder weitgestellt werden. Dabei führen die **parasympathischen** Anteile zur **Verengung**, die **sympathischen** zur **Erweiterung** des Lumens. Zusätzlich treten noch **A. bronchialis** und **V. bronchialis** am Hilus ein bzw. aus.

Im Bereich des Hilus befindet sich auch eine große Anzahl an Lymphknoten, die sog. **Hiluslymphknoten**, die als Filterstation für Erreger, weitere Fremdstoffe einschließlich der Luftverunreinigungen sowie für ausgeschwemmte Zellen von Lungentumoren fungieren. Auch die stationären Makrophagen der Lunge, die als **Alveolarmakrophagen** hauptsächlich im Lumen der Alveolen ihre immunologische Funktion erfüllen, wandern nach Phagozytose von Fremdmaterial zu diesen Lymphknoten. Da sich in der Lunge selbst zwar Lymphgänge, aber keine Lymphknoten befinden, handelt es sich damit gleichzeitig um die **regionären Lymphknoten der Lunge**. Sie werden im Lauf des Lebens, zumindest bei Rauchern, regelrecht schwarz.

PATHOLOGIE

Lymphknoten sind üblicherweise klein und lassen sich im Röntgenbild nicht darstellen. Vor allem beim **Bronchialkarzinom**, bei **Sarkoidose** (➤ Abb. 1.22) und **Lungentuberkulose** nehmen die Hiluslymphknoten aber an Größe und Konsistenz dermaßen zu, dass sie im Röntgenbild die Form des Hilus verändern und damit Rückschlüsse auf Art und Verlauf der Krankheit zulassen.

Zusammenfassung

Lunge (Pulmo)

- **2 Lungenflügel** im Thorax zwischen Wirbelsäule, Rippen und Mediastinum, sitzen kaudal breitbasig dem Zwerchfell auf.
- Rechte Lunge hat 3 Lappen und 10 Segmente, linke 2 Lappen und 9 Segmente; die Segmente werden mit arabischen Ziffern bezeichnet.
- Der Gasaustausch (äußere Atmung) erfolgt an den Alveolen.
- Blutversorgung der Lunge über den kleinen Kreislauf (rechtes Herz → Aa. pulmonales → Lunge), Versorgung der Atemwege durch die Aa. bronchiales (aus Aorta oder A. thoracica interna)
- Die Folgegefäße der Aa. pulmonales laufen mit den Bronchien und Bronchiolen bis zu den Alveolen, wo sie ihr Kapillarnetz für den Gasaustausch ausbilden.
- **Lungenhilus** etwa auf Höhe des 5. BWK: Am Hilus treten sämtliche Strukturen in die Lunge ein und aus (Hauptbronchus mit den ersten Aufzweigungen, Lungenarterie, Lungenvenen, Lymphgefäße, vegetative Nerven, A. und V. bronchialis); zusätzlich befinden sich hier die regionären Lymphknoten der Lunge (Hiluslymphknoten).

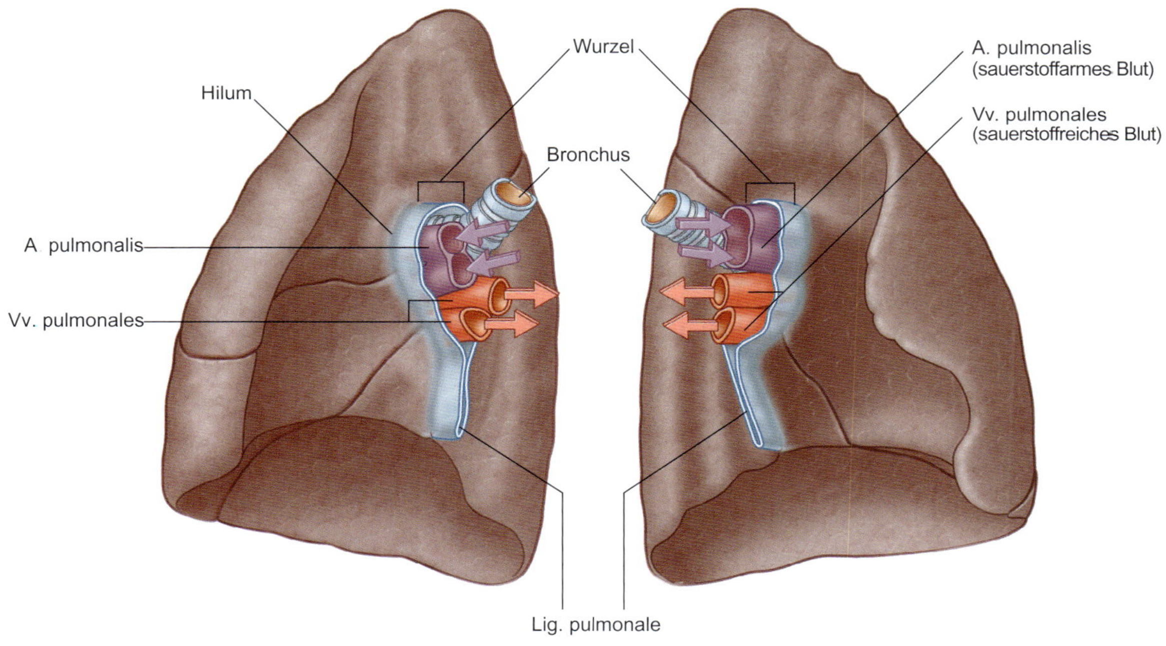

Abb. 1.21 Lungenhilus [E402]

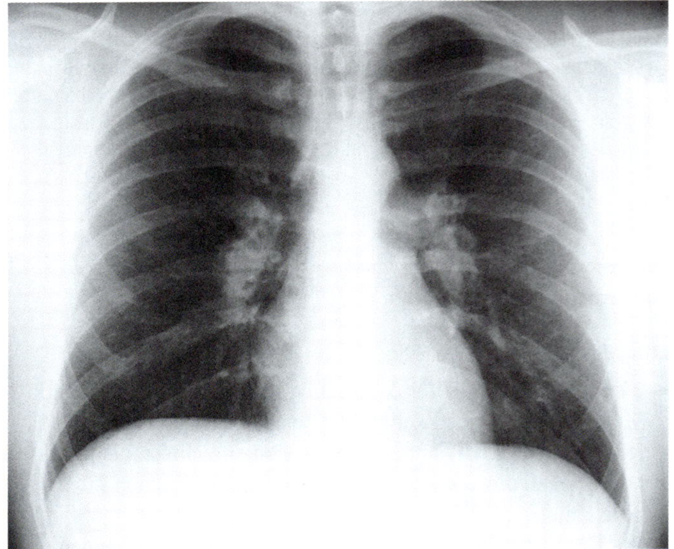

Abb. 1.22 Geschwollene Hiluslymphknoten bei Sarkoidose [R132]

1.5.6 Pleura

Aufbau

So, wie nahezu jeder Muskel des Körpers seine eigene „Haut", die Muskelfaszie, hat und praktisch alle Organe eine ebenfalls bindegewebige Umhüllung, meist als Organkapsel, so wird auch die Lunge von ihrer „Lungenhaut", der **Pleura**, umgeben.

Dieselbe ist mit Ausnahme des Hilus auf der **gesamten Oberfläche der Lunge** festgewachsen („Lungenfell" = **Pleura visceralis**), um dann in der Peripherie des Hilus umzuschlagen und gewissermaßen die Oberfläche der Lunge ein zweites Mal mit einem Pleuraüberzug zu bedecken (➤ Abb. 1.23). Diesmal ist sie allerdings nicht auf ihrem ersten Blatt, und damit wieder direkt auf dem Lungengewebe, sondern auf ihrer Rückseite mit der **inneren Thoraxwand** verwachsen („Rippenfell" = **Pleura parietalis**), kleidet also die gesamte Innenfläche des knöchernen Thorax sowie das basal befindliche Zwerchfell aus.

Aufgebaut ist die Pleura aus einem einschichtigen Epithel und einer dünnen Schicht Bindegewebe, das mit der Lunge (Pleura visceralis) bzw. Thoraxwand (Pleura parietalis) verwachsen ist. Zwischen den beiden aufeinander liegenden Epithelschichten der Pleura verbleibt lediglich ein **sehr schmaler Spalt**, der **Pleuraspalt**. Indem die Epithelien der Pleurablätter einige Tropfen Flüssigkeit in den Pleuraspalt sezernieren, wird deren Oberfläche angefeuchtet und die beiden Blätter gleiten ohne wesentliche Reibung aufeinander entlang.

Der Pleuraspalt ist **luftleer**, woraus zumindest bei Thoraxhebung und Zwerchfellkontraktion ein Unterdruck entsteht. Zusätzlich entsteht durch den Flüssigkeitsfilm eine **gewaltige Sogwirkung**, die man sich am besten verdeutlichen kann, wenn man auf die feuchte Oberfläche einer Glasplatte eine zweite Glasplatte legt und nun versucht, die beiden Platten auseinanderzuziehen. Dies wird kaum gelingen, während ein Verschieben gegeneinander jederzeit möglich ist. Auf diese Weise gleiten auch die beiden Pleurablätter bei den Atembewegungen aneinander entlang, trennen sich aber weder bei der Ein- noch bei der Ausatmung.

MERKE

Die Lunge liegt über den Pleuraspalt der Thoraxinnenfläche sowie dem Zwerchfell direkt auf.

In- und Exspiration

Wenn sich der **knöcherne Thorax** bei der **Inspiration hebt** und **weitet** und sich gleichzeitig das **Zwerchfell** bei seiner Kontraktion nach **kaudal** bewegt, bleibt dem elastischen Lungengewebe aufgrund des Unterdrucks, von dem es allseits umgeben ist, sowie der Adhäsionskräfte des Flüssigkeitsfilms zwischen den beiden Pleurablättern nichts anderes übrig, als sich ebenfalls in alle Richtungen hin auszudehnen. Dabei werden sein Inneres, die luftgefüllten **Hohlräume** der **Alveolen** sowie das **Lumen** von **Bronchien** und **Bronchiolen aufgedehnt**. Der Unterdruck im Pleuraspalt verursacht also einen Unterdruck in dem sich entfaltenden Lungengewebe, wodurch die Luft der oberen Atemwege wie der umgebenden Außenluft in Richtung Lunge gesaugt wird. Diesen Vorgang nennt man **Inspiration** (Einatmung).

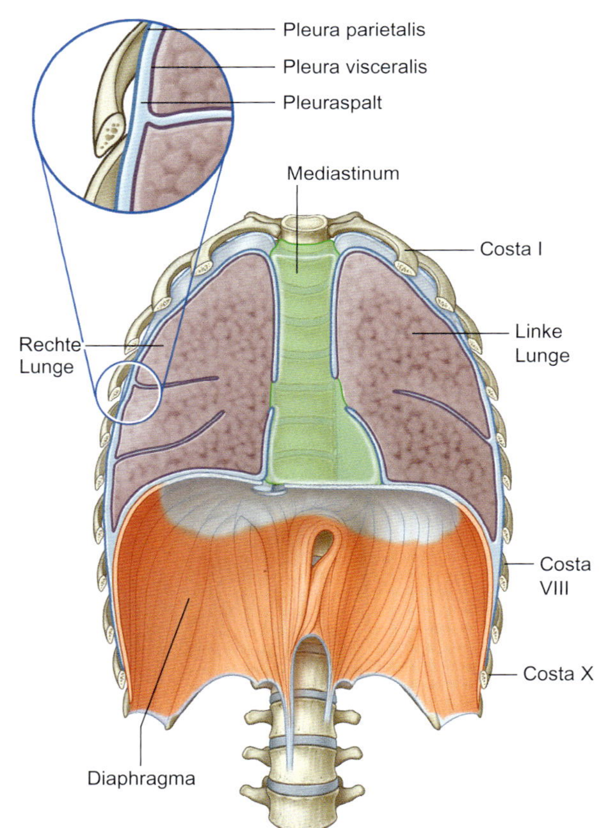

Abb. 1.23 Pleura und Pleuraspalt [E402]

Erschlafft das Zwerchfell und verkleinert sich der intrathorakale Raum wieder, indem der Tonus der Inspirationsmuskulatur nachlässt, zieht sich die Lunge überwiegend aufgrund ihrer eigenen Elastizität und Retraktionskraft wieder zusammen. Dadurch bleibt einem Teil der Luft in ihrem Inneren wiederum nichts anderes übrig, als auf dem einzig offenen Weg über Bronchien, Trachea und obere Atemwege wieder nach draußen zu gelangen. Es kommt zur **Exspiration** (Ausatmung).

Die Hauptarbeit bei der Atmung besteht darin, den knöchernen Thorax entgegen der Schwerkraft zu heben, um sein inneres Volumen zu vergrößern, sowie v. a. den beachtlichen Widerstand, den die Lunge ihrer eigenen Ausdehnung entgegensetzt, zu überwinden (➤ Abb. 1.24). Man braucht hierbei nur an ein kräftiges Gummiband zu denken, das sich nur mit Anstrengung dehnen lässt und das sich umgehend wieder verkürzt, sobald die dehnende Kraft wegfällt. Es wird von daher verständlich, dass der weit überwiegende Anteil der gesamten **Atemmuskulatur** mit der **Inspiration** beschäftigt ist, während zur Mithilfe bei der Exspiration im Normalfall kein Muskel gebraucht wird und auch kaum einer zur Verfügung steht.

Darüber bräuchte man eigentlich nicht zu lamentieren, weil sich im Verlauf der Jahrmillionen nur herausbilden konnte, was sich dann schließlich auch bewährte. Der Emphysem- oder Asthma-Patient dürfte hierzu allerdings eine andere Meinung vertreten: Die geweiteten Lufträume der unelastisch gewordenen Lungen und die eng gestellten Bronchiolen lassen die Luft noch recht gut herein, aber kaum noch hinaus. Solche Patienten empfinden massive Atemnot und nicht unbegründete Todesangst.

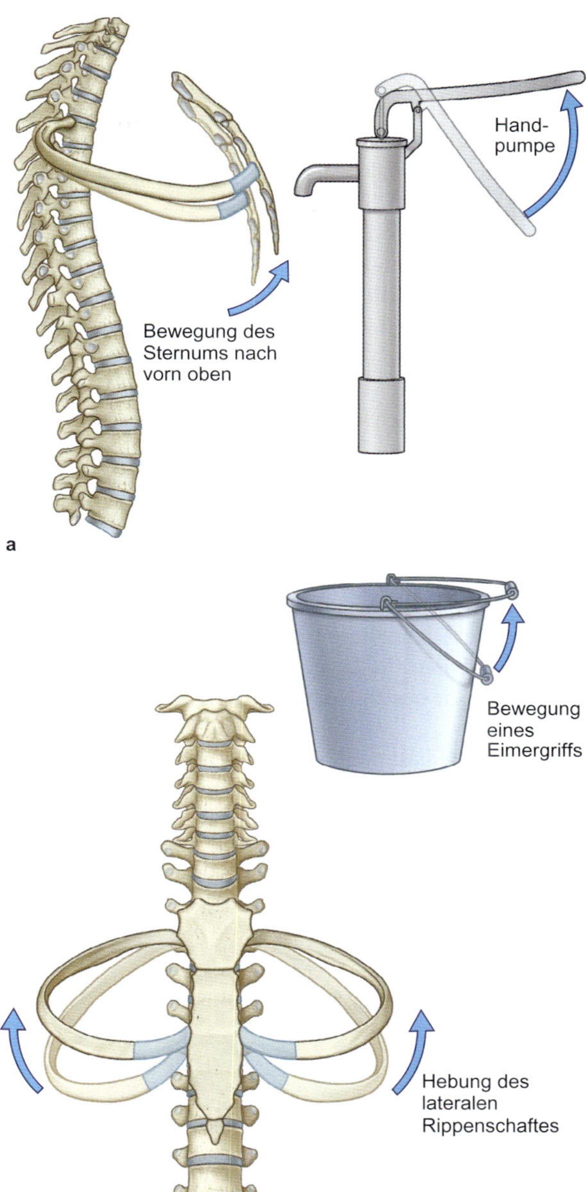

Abb. 1.24 Thoraxbewegung bei der Inspiration. **a** Einer Handpumpe vergleichbare Bewegung des Sternums. **b** Einem Eimergriff vergleichbare Bewegung der Rippen. [E402]

Zusammenfassung

Pleura

- umgibt die beiden Lungenflügel, getrennt voneinander, wie eine „Haut"
- **Pleura visceralis (Lungenfell):** auf der Oberfläche der Lunge festgewachsen, schlägt am Rand des Hilus um in die Pleura parietalis
- **Pleura parietalis (Rippenfell):** mit allen umgebenden Strukturen (innere Thoraxwand, Zwerchfell, mediastinales Bindegewebe) verwachsen
- Zwischen Lungen- und Rippenfell befindet sich der Pleuraspalt, der flüssigkeitsgefüllt, aber luftleer ist → Sogwirkung.

1

1.6 Mediastinum

Der Raum zwischen den beiden Pleurasäcken bzw. Medialseiten der Lungenflügel wird Mediastinum genannt (➤ Fach Herz-Kreislauf-System). „Median" bedeutet „Mitte" und „stinum" kommt von „stare = stehen". Es handelt sich also um einen „Raum, der in der Mitte steht" (➤ Abb. 1.25).

Er ist angefüllt von lockerem, gut durchblutetem Bindegewebe. Die **kaudale** Begrenzung bildet das **Zwerchfell**, die **ventrale** das **Sternum** und die **dorsale** die **Wirbelsäule**. Nach **kranial** gibt es **keine** Begrenzung, sondern einen allmählichen Übergang zu den Weichteilen des Halses. Das bedeutet, dass Prozesse wie Entzündungen, Abszesse oder Tumoren im Bereich des Rachens oder Halses sich leicht der Schwerkraft nach ins Mediastinum absenken können.

Das Mediastinum wird willkürlich, also ohne ein entsprechendes anatomisches Substrat, in 4 einzelne Räume, nämlich ein **vorderes** und ein **hinteres**, ein **unteres** und ein **oberes** Mediastinum unterteilt (➤ Abb. 1.26). Der fiktive Schnittpunkt dieser vier Räume ist die **Bifurkation** der Trachea:

- **Ventral** dieser Grenze liegen das **Herz** mit seinen aus- und eintretenden **Gefäßen**, die **Thymusdrüse**, die **Trachea**, die beiden **Nn. vagi** und die beiden **Nn. phrenici**, die das **Zwerchfell** innervieren.
- Im **hinteren** Mediastinum befinden sich die **Speiseröhre**, der absteigende Teil der **Aorta** und der **Milchbrustgang** (Ductus thoracicus). Die Trachea verläuft direkt vor dem Ösophagus, in engem Kontakt mit ihm. Dieser wiederum liegt in seinem kranialen Anteil direkt vor der Wirbelsäule. Die Aorta zieht aus ihrem Aortenbogen über den linken Hauptbronchus hinweg und verdrängt etwa ab Th7 die Speiseröhre von ihrer Lage vor der Wirbelsäule.

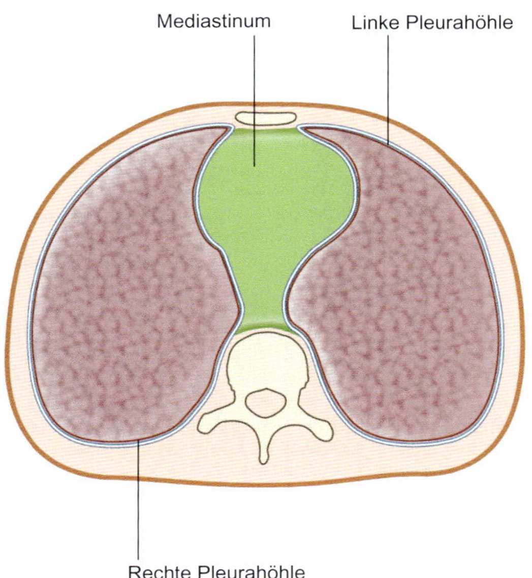

Abb. 1.25 Horizontalschnitt durch den Thorax. Mediastinum zwischen den beiden Lungenflügeln. [E402]

PATHOLOGIE

Der **N. phrenicus** entspringt dem mittleren Halsmark (überwiegend C4). Motorisch gesteuert wird er überwiegend vom Atemzentrum (➤ Kap. 2.7.1). Da er auch **sensible Anteile** aus dem Bereich des Perikards, der Pleura mediastinalis (derjenige Teil der Pleura parietalis, der medialwärts das Mediastinum begrenzt und mit ihm verwachsen ist) sowie des Peritoneums der Zwerchfellunterseite enthält, können Erkrankungen wie Perikarditis, Pleuritis, Peritonitis oder Affektionen der Gallenblase **ausstrahlende Schmerzen** bis in den Bereich der **Schultern** (= Dermatome der mittleren HWS) hervorrufen. Daneben enthält der Nerv auch vegetative Fasern.

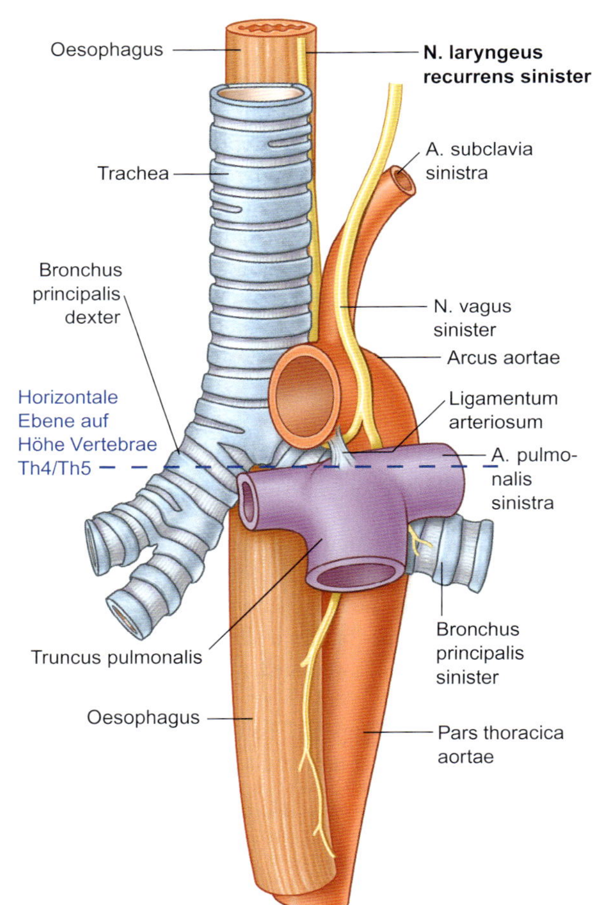

Abb. 1.26 Strukturen des Mediastinums [E402]

KAPITEL

2 Physiologie

Einführung

Äußere und innere Atmung

Man unterscheidet eine äußere von einer inneren Atmung. Unter dem Begriff der **äußeren** Atmung versteht man den **Gasaustausch** in der **Lunge**, unter der **inneren** denselben zwischen **Blut** und **Geweben**.

Zusammensetzung der Atemluft

Die Atemluft enthält im Idealfall **21 % Sauerstoff** (O_2), **78 % Stickstoff** (N_2) sowie etwa **1 % Edelgase** v. a. als **Argon**. Dazu addieren sich geringe Mengen an **Kohlendioxid** (CO_2; ca. **0,03** %), das die tierischen Lebewesen abatmen und das von den Pflanzen aufgenommen, verstoffwechselt und als Sauerstoff wieder an die Umwelt abgegeben wird. Erhebliche Mengen an CO_2 resultieren allerdings zusätzlich aus den Verbrennungsgasen von Autos, aus den häuslichen Schornsteinen und aus industriellen Anlagen. Im Hinblick auf die Heilpraktikerprüfung ist zu beachten, dass **Stickstoff** und **Argon** als normale Bestandteile der Atemluft **keine Schadstoffe** darstellen können!

Luftverschmutzung

Die Luftverschmutzung kann je nach Jahreszeit, Wetterlage und industriellen Gegebenheiten erhebliche Ausmaße annehmen. Hier gilt **Schwefeldioxid** (SO_2) als wesentlicher Toxizitätsparameter. Weitere häufige Luftverunreinigungen, mit Reizung der Atemwege oder sogar als Antagonisten des Sauerstoffs, stellen gasförmige Stoffe wie **Kohlenmonoxid** (CO), **Ozon** (O_3), Stickoxide wie **Stickstoffdioxid** (NO_2) oder **Schwefeltrioxid** (SO_3) dar. Hierzu addieren sich Schwebeteilchen aus industriellen Abgasen, **Rußpartikel** aus Dieselmotoren und **Teerstaub**.

Ozon

Ozon entsteht in der **Atmosphäre** in einer Höhe von etwa 20–35 km durch das **UV-C** der Sonneneinstrahlung. UV-C stellt eine energiereiche Strahlung dar, die in der Lage ist, das O_2-Molekül in die beiden Sauerstoffatome zu spalten. O-Atome können jedoch mit ihren 6 Außenelektronen für sich alleine nicht existieren und sind damit gezwungen, sich direkt im Anschluss an ihre Bildung an irgendeinen potenziellen Partner anzulagern, um eine stabile Achterschale zu erreichen (➤ Fach Chemie). Steht ein weiteres O-Atom zur Verfügung, ist die Reaktion folgerichtig und führt zum stabilen O_2-Molekül. Allerdings steht infolge der schnellen Bewegungen der Atome und Moleküle der ursprüngliche Partner üblicherweise nicht mehr zur Verfügung, sodass es zu einem Notbehelf kommen muss: Das Sauerstoffatom lagert sich an ein benachbartes Sauerstoffmolekül an. Es entsteht ein Molekül aus **3 Sauerstoffatomen**, das Ozon. Dieses Molekül aus Atomen, die jeweils 6 Außenelektronen aufweisen, lässt keine stabile Achterschale für die beteiligten Atome zu. Es stellt damit einen **instabilen Zwischen-**

zustand dar, der lediglich die „Not" von Atomen aufzeigt, ihre Achterschale auf irgendeine, auch „unmögliche" Art und Weise erreichen zu müssen. Ozon zerfällt deshalb umgehend wieder in das O_2-Molekül und O, woraufhin sich das Spiel so lange wiederholt, bis das O-Atom einen Partner gefunden hat, bei dem die Achterschale nicht scheinbar und vorübergehend, sondern tatsächlich erreicht wird und bei dem es deshalb bleiben kann.

Am **Erdboden** wird Ozon v. a. bei **starker Sonneneinstrahlung** aus Luftschadstoffen wie NO_2 gebildet:

$$NO_2 + \text{Energie (Sonne)} \rightarrow NO + O$$

$$O + O_2 \leftrightarrow O_3$$

Der aus dem zerfallenden Ozon freigesetzte **atomare Sauerstoff** (O) oxidiert und schädigt lebende Strukturen, zu denen er Kontakt bekommt, sodass ab einer Konzentration von lediglich **0,2 mg/m³ Luft** bei Kindern oder empfindlichen Personen bereits **Reizungen von Atemwegen** und **Augen** entstehen. Über **Kopfschmerzen, Müdigkeit** und **Dyspnoe** kommt es im Rahmen körperlicher Aktivität oder bei höheren Konzentrationen zu **entzündlichen Lungenveränderungen** bis hin zum **Lungenödem. Asthmaanfälle** nehmen bei prädisponierten Personen an Häufigkeit zu.

Die oxidierende und biologische Membranen schädigende Wirkung des Ozons kann man auch daraus ersehen, dass es häufig anstelle von Chlor für **Desinfektionszwecke** eingesetzt wird. Irgendeinen **Sinn** in einer **Ozon-Therapie** zu erkennen, erscheint auf dem Boden biochemischer und physiologischer Gegebenheiten als **ausgeschlossen.** Ozon schädigt sämtliche lebenden Strukturen, mit denen es in Berührung kommt, ganz unabhängig davon, ob man nun das Blut damit versetzt oder ob es in den Atemwegen landet. Wer ungeachtet dieser Gegebenheiten darauf bestehen möchte, sollte den hochsommerlichen Ozon-Alarm für kostenlose Spaziergänge nutzen, anstatt beim Therapeuten Geld für die gleiche Sache zu bezahlen (➤ Fach Pharmakologie).

2.1 Atemvolumina

2.1.1 Anatomischer Totraum

Die Alveolen stellen den Ort des Übergangs der Atemluft in das Blut der Kapillaren dar. Bevor die eingeatmete Luft aber zu den Alveolen kommt, muss sie zunächst einmal die **Atemwege** passieren. Sie gelangt also über Nase oder Mund in den Rachen, danach in Kehlkopf und Luftröhre, schließlich in die sich immer weiter verzweigenden Bronchien und zuletzt in den Teil der Bronchiolen, der noch keine Alveolen trägt. Da in diesem ganzen System zwar eine **Anwärmung, Filterung** und **Befeuchtung** erfolgen, aber noch **keinerlei Gasaustausch** mit den Lungenkapillaren, bezeichnet man es als **anatomischen Totraum.**

Dieser Totraum enthält beim Erwachsenen etwa **150 ml Luft.** Mit jedem Atemzug gelangen zuallererst diese 150 ml Luft zu den Alveolen, weil sie gewissermaßen vor der einströmenden Frischluft hergetrieben werden. Bei der Benutzung von **Atemhilfen** (z. B. bei Tauchern) **vergrößert** sich der Totraum um den Rauminhalt des benutzten Geräts.

MERKE

Der anatomische Totraum entspricht den Atemwegen. Dabei sind die Luftwege von der Nase bis einschließlich Hypopharynx als obere, und die Strecke vom Kehlkopf bis zu den Bronchioli terminales als untere Atemwege definiert.

2.1.2 Atemzugvolumen

Ein durchschnittlicher Atemzug umfasst beim Erwachsenen in **Ruhe** etwa **500 ml.** Das mittlere Atemzugvolumen liegt also bei 500 ml Atemluft (➤ Abb. 2.1).

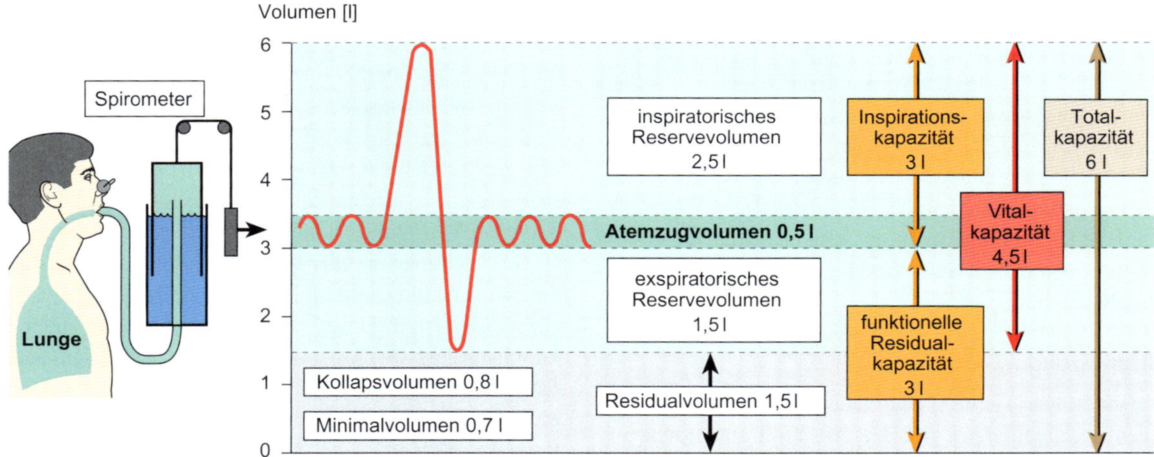

Abb. 2.1 Atemvolumina, gemessen mit dem Spirometer [L106]

Davon gelangen im Anschluss an die 150 ml des Totraums 350 ml bis in den Bereich der Alveolen, während die letzte Portion von 150 ml im Totraum liegen bleibt und bei der folgenden Exspiration als erster Anteil der Ausatemluft wieder nach draußen gelangt. Die 500 ml Atemgase, die mit jedem Atemzug den Alveolarraum erreichen, bestehen also zu ca. **30** % aus Luft des **anatomischen Totraums** und nur zu **70** % aus **Frischluft**.

Man muss sich hierbei vor Augen halten, dass die Luft des Totraums nur im Verlauf der Inspiration aus reiner Frischluft besteht, nach beendeter Exspiration aber aus dem Gasgemisch des Alveolarraums – also angereichert mit CO_2 und verarmt an O_2. Genau diese im Alveolarraum bereits ausgeschöpfte „Altluft" gelangt aber mit Beginn der folgenden Inspiration als erste in die Alveolen zurück.

MERKE

Atemzüge enthalten in körperlicher Ruhe einen Anteil von 30 % (150 ml von 500 ml) bereits teilweise verbrauchter Luft, die dann in den Alveolen mit 70 % Frischluft (350 ml) vermischt werden.

2.1.3 Lungenvolumen

Die **Alveolen** sind nun allerdings nicht luftleer, um sich dann in der Inspiration mit 500 ml Atemgas zu füllen, sondern enthalten am Ende der Ausatmung bzw. am **Beginn der Einatmung** mit ca. **3.000 ml** sogar ein Vielfaches des Atemzugvolumens. Man bezeichnet diesen mit 3 l Gasgemisch gefüllten Raum als **Lungenvolumen**.

Der gesamte Lungeninhalt beträgt am **Ende** einer ruhigen **Inspiration 3,5 l** (3 l Lungenvolumen + 0,5 l Atemzugvolumen), wobei der **Frischgasanteil** lediglich **10** % (350 ml) ausmacht.

Der Inhalt des anatomischen Totraums mit seinen 150 ml ist natürlich im Wesentlichen nicht veränderbar. Sämtliche weiteren Parameter sind dies allerdings schon. Dadurch verändert sich dann auch der prozentuale Anteil der Frischluft, die bis zu den Alveolen kommt: Eine oberflächliche **Hechelatmung** bedeutet, dass aus den 500 ml eines normalen Atemzugvolumens z. B. nur noch 200 ml werden. Hier würden dann die 150 ml des Totraums mit lediglich 50 ml Frischluft angereichert. Der Anteil von 10 % Frischluft am endinspiratorischen Lungenvolumen würde auf einen minimalen Rest zusammenschrumpfen, was durchaus bis zum Kreislaufkollaps führen kann, woran nicht nur der entstehende Sauerstoffmangel, sondern auch die sich ausbildende **respiratorische Azidose** wegen des unzureichend abgeatmeten CO_2 beteiligt ist (s. später).

2.1.4 Reservevolumina

Das Atemzugvolumen kann bei Bedarf (z. B. bei körperlichen Anstrengungen) problemlos und in extremem Maße gesteigert werden, wobei es dazu neben der Steigerung der Atemfrequenz zwei Möglichkeiten gibt, die üblicherweise kombiniert werden:

- **inspiratorisches Reservevolumen:** Zum einen kann über die normale Einatmung hinaus das inspiratorische Atemzugvolumen vergrößert werden, indem die **Inspiration** mit **maximaler Kraft** und so lange durchgeführt wird, bis die Lunge „randvoll" ist. Man nennt dieses zusätzliche, also über das normale Atemzugvolumen hinaus einatembare Zusatzvolumen das inspiratorische Reservevolumen (➤ Abb. 2.1). Es beträgt beim jungen Erwachsenen von etwa 180 cm Körpergröße gut **2,5 l**, der gesamte Atemzug einschließlich der bereits eingeatmeten 500 ml also 3 l. Dies ist das 6-Fache des Umfangs der Ruheatmung und gibt einen ersten Hinweis auf die gewaltigen Reserven, welche im Laufe der Evolution geschaffen wurden.
- **exspiratorisches Reservevolumen:** Die zweite Möglichkeit, das Atemvolumen einem gesteigerten Bedarf anzupassen, besteht darin, das Lungenvolumen mit einer **gesteigerten Ausatmung** zu verkleinern, um den prozentualen Anteil der Frischluft bei der folgenden Inspiration zu vergrößern. Von den 3 l Lungenvolumen am Ende einer normalen Exspiration lassen sich nochmals gut **1,5 l** abatmen (➤ Abb. 2.1). Man bezeichnet dieses Volumen als exspiratorisches Reservevolumen.

Die in der Lunge dann noch verbleibenden **1,2–1,5 l** nennt man **Residualvolumen** (= Restvolumen, Restluft; ➤ Abb. 2.1). Es lässt sich nicht weiter verkleinern, weil die Lunge am Rippenkäfig hängt und der thorakale Raum nicht beliebig immer noch weiter verkleinert werden kann.

2.1.5 Vitalkapazität und Totalkapazität

Zählt man Atemzugvolumen sowie in- und exspiratorisches Reservevolumen zusammen, ergeben sich insgesamt rund **4,5 l** Luft, die man nach maximaler Inspiration ausatmen oder nach maximaler Exspiration einatmen kann, wobei es sich dabei um einen **Mittelwert** handelt, der je nach Alter, Größe, Geschlecht und Training deutlich nach oben oder unten abweichen kann. Man bezeichnet diese **gesamte aus- oder einatembare Luftmenge** als Vitalkapazität (➤ Abb. 2.1).

Der sauerstoffreiche **Frischluftanteil** der Alveolen beträgt bei **Ruheatmung** lediglich **10** %. Atmet der Erwachsene nun mit seiner **gesamten Vitalkapazität**, ergibt sich die folgende Rechnung: Am **Ende der Inspiration** befinden sich rund **6 l** Atemgas in der Lunge (= **Totalkapazität**; ➤ Abb. 2.1). Lediglich 1,5 l (Residualvolumen + Totraumvolumen) davon stellen verbrauchte Luft dar, während etwa 4,5 l, also die dreifache Menge, auf Frischluft entfallen. Hierdurch erhöht sich der **Frischluftanteil** in den Alveolen von 10 % auf nun doch beachtliche **75** %.

Die **Lunge** bietet also dem Sauerstoffbedarf des Körpers **gewaltige Reserven**. Dies zeigt auch, dass man mit nur einem Lungenflügel noch recht bequem atmen, also leben kann, sofern die mediastinalen Strukturen nicht zu sehr verlagert werden.

Mit zunehmendem Lebensalter verkleinern sich die Reserven der Lunge (➤ Abb. 2.2). Ursachen sind Umbauvorgänge in den Lungen wie z. B. ein mäßiges Altersemphysem, eine eingeschränkte Beweglichkeit der Rippenwirbelgelenke und der (hyalinen) Rippenknorpel sowie das Nachlassen der muskulären Leistungsfähigkeit auch in Bezug auf die Atemhilfsmuskulatur. Während sich dabei das Residualvolumen beständig vergrößert, nimmt der Umfang der Reservevolumina ab. Beide Mechanismen beschränken zunehmend die zur Verfügung stehende Menge an Atemluft (Vitalkapazität) und damit an Sauerstoff.

2

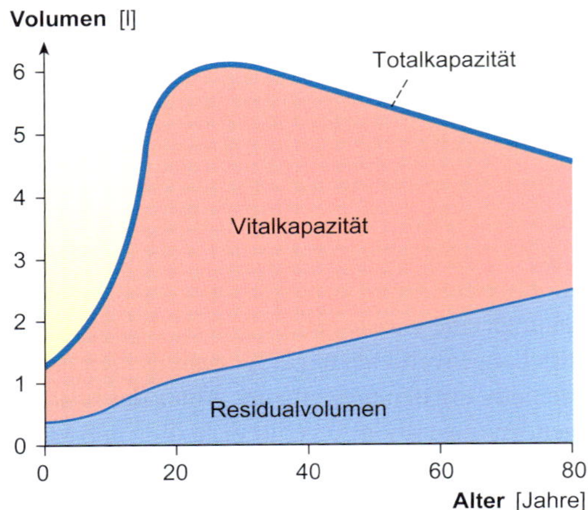

Abb. 2.2 Abnahme der Vitalkapazität mit zunehmendem Lebensalter [L106]

2.1.6 Atemminutenvolumen

Der gesunde Mensch atmet bei fehlender Anstrengung, also fehlender Sympathikusaktivierung, etwa 15–18 Mal in der Minute. Meist wird der Mittelwert 16 für Berechnungen herangezogen.

Bei einer **Atemfrequenz** von **16/min** und einem **Atemzugvolumen** von **500 ml** in Ruhe beträgt das **Atemminutenvolumen** bzw. **Atemzeitvolumen 8 l**. Dies ist unter Zugrundelegung der Vitalkapazität und erhöhter Atemfrequenz auf > **150 l/min** steigerbar (➤ Abb. 2.3).

2.1.7 Einsekundenkapazität

Erfolgt die **Exspiration** bei vollständig gefüllter Lunge **mit maximaler Kraft**, resultiert ein zunächst sehr kräftiger und in der Folge beständig nachlassender Luftstrom bis zum Erreichen des Residualvolumens. Die wesentliche Ursache ist in der Retraktionskraft der Lunge zu sehen, die bei geweiteten Alveolen besonders ausgeprägt und bei kleinen Alveolen nur noch gering vorhanden ist. Außerdem werden bei zunehmender Inspiration mit der Aufdehnung des Thorax auch die intrathorakalen Strukturen gedehnt, sodass der Widerstand für die Ausatemluft durch die geweiteten Bronchien und Bronchiolen zunächst sehr viel geringer ausfällt als im weiteren Verlauf der Ausatmung, bei der das Lumen zunehmend enger wird. Schließlich besitzt auch die Atemhilfsmuskulatur für die Exspiration infolge ihrer Vordehnung und der großen, sich ausbildenden Hebelarme am Beginn der Exspiration eine größere Kraftentwicklung und Wegstrecke als im weiteren Verlauf. Diese Faktoren summieren sich auf eine Weise, dass bereits während der **1. Sekunde** der Exspiration **80 % der gesamten Vitalkapazität** ausgeatmet werden können, während ein Vielfaches an Zeit benötigt wird, um auch noch die restlichen 20 % abzuatmen.

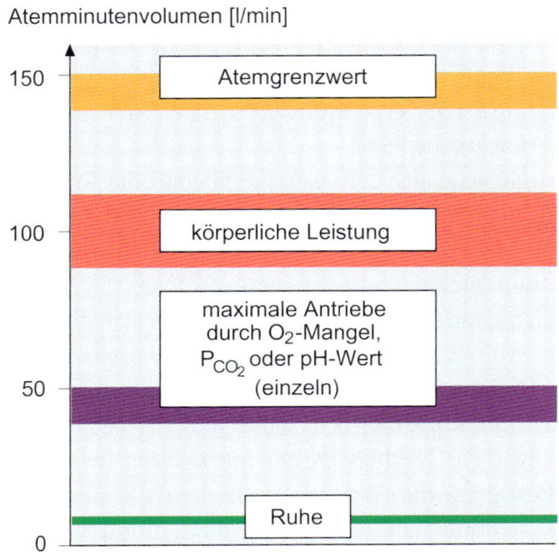

Abb. 2.3 Abhängigkeit des Atemminutenvolumens von unterschiedlichen Einflüssen [L106]

Die Einsekundenkapazität lässt sich sehr einfach mit dem **Peak-Flowmeter** bestimmen (➤ Kap. 3.4.1). Abhängig ist ihre Größe von Elastizität und Retraktionskraft der Lunge, vom Umfang der Vitalkapazität, der Kraft der Atemmuskulatur sowie vom Zustand der Atemwege. Sind dieselben bei Erkrankungen wie COPD oder Asthma bronchiale verengt, wächst ihr Widerstand und die Einsekundenkapazität nimmt ab. Dies gilt physiologischerweise auch für die 2. Lebenshälfte infolge zurückgehender Muskelkraft sowie zunehmender Umbauvorgänge der Lunge mit Vergrößerung ihres Residualvolumens und nachlassender Elastizität. Schließlich ist auch beim Sportler mit seiner gut trainierten Muskulatur (einschließlich der Atemmuskeln) gegenüber dem Untrainierten eine vergrößerte Einsekundenkapazität zu erwarten.

Zusammenfassung

Definitionen der Atemvolumina

- **anatomischer Totraum:** Gesamtraum der Atemwege von Mund bzw. Nase bis hinab zu den kleinsten Bronchiolen, die noch keine Alveolen tragen (Bronchioli terminales) = 150 ml
- **Atemzugvolumen:** Luftmenge, die bei ruhiger Atmung unter Ruhebedingungen ein- bzw. ausgeatmet wird = 500 ml
- **Atemfrequenz:** Anzahl der Atemzüge/min = ca. 16/min (in Ruhe)
- **Atemminutenvolumen:** die bei ruhiger Atmung, also bei der Atmung mit dem Atemzugvolumen, in einer Minute ein- und wieder ausgeatmete Luftmenge. Multipliziert man die durchschnittliche Atemfrequenz von 16/min mit den 500 ml des Atemzugvolumens, erhält man hierfür 8,0 l – steigerbar auf bis zu 150 l/min
- **inspiratorisches Reservevolumen:** Luftmenge, die nach normaler Einatmung unter Ruhebedingungen zusätzlich eingeatmet werden kann = 2,5 l
- **exspiratorisches Reservevolumen:** Differenz zwischen Lungenvolumen und Residualvolumen – also das Volumen, das im An-

schluss an eine normale Ausatmung noch zusätzlich aus der Lunge herausgepresst werden kann = 1,5 l
- **Vitalkapazität:** Gesamtmenge der Atemluft, die nach maximaler Inspiration ausgeatmet bzw. nach maximaler Exspiration eingeatmet werden kann = 4,5 l
- **Lungenvolumen:** luftgefüllter Gesamtraum der Alveolen am Ende einer normalen Ausatmung unter Ruhebedingungen = 3,0 l
- **Residualvolumen (Residualluft, Restluft):** luftgefüllter Gesamtraum der Alveolen am Ende einer maximalen Ausatmung – also die Luftmenge, die auch bei größter Anstrengung nicht mehr abgeatmet werden kann = ca. 1,5 l
- **Totalkapazität:** Gesamtmenge der nach maximaler Inspiration in der Lunge vorhandenen Luft, entspricht also der Summe aus Vitalkapazität und Residualvolumen = 6 l
- **Einsekundenkapazität:** Luftmenge, die nach maximaler Inspiration innerhalb der 1. Sekunde der folgenden, mit maximaler Kraft durchgeführten Ausatmung gemessen werden kann = 80 % der Vitalkapazität

2.2 Diffusion der Atemgase

2.2.1 Grundlagen

Sauerstoff

Sobald die Atemluft den Raum der Alveolen erreicht hat, diffundiert der enthaltene **Sauerstoff** durch die trennende Membran hindurch **ins Blut** der Kapillaren. Hier wird er zu einem geringen Anteil (< 2 %) **physikalisch gelöst**, bevor er in die roten Blutkörperchen (Erythrozyten) gelangt, um nun – an seinem eigentlichen Bestimmungsort – **chemisch an das Eisen** des roten Blutfarbstoffs **Hämoglobin** gebunden zu werden.

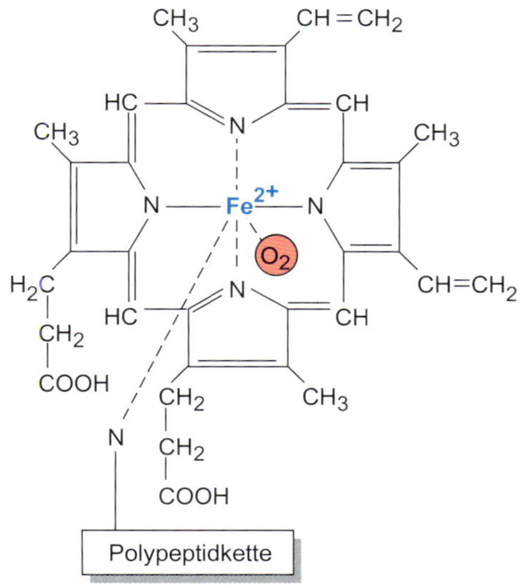

Abb. 2.4 Schematische Darstellung eines Häm-Moleküls, in seine Proteinkette integriert. An das zentrale Fe^{2+}-Atom des Häm ist ein Sauerstoffmolekül chemisch angelagert. [L106]

MERKE
Mehr als 98 % des im Blut insgesamt vorhandenen O_2 sind chemisch in den Erythrozyten gebunden, weniger als 2 % frei im Plasma gelöst. Diese Relation stellt ein **Gleichgewicht** dar, das unter allen Bedingungen **konstant** gehalten wird.

Physikalisch gelöst bedeutet bei einem Gas wie O_2, dass die einzelnen Moleküle sich in der wässrigen Phase des Blutes zumindest prinzipiell genauso frei und mit großer Geschwindigkeit bewegen wie zuvor im Luftraum der Außenwelt oder der Alveolen, während sie bei der **chemischen Bindung** an das Eisen des Hämoglobins gebunden sind und dadurch **unbeweglich werden**.

Hämoglobin ist ein kompliziert aufgebautes Molekül aus 4 Proteinketten (Globin) und **4** daran gebundenen **Häm-Molekülen**, die zentral jeweils 1 Eisenatom als Fe^{2+}, also in zweiwertiger Form enthalten (➤ Abb. 2.4; ➤ Fach Hämatologie). Fe^{3+} ist für die Bindung des O_2 **nicht geeignet**.

Kohlendioxid

Das in den Geweben des Körpers entstandene und zur Lunge transportierte Kohlendioxid nimmt den umgekehrten Weg aus den Blutkapillaren durch die Alveolarmembran hindurch, vermischt sich dort mit der Atemluft und wird bei der nächsten Exspiration abgeatmet.

Weitere Atemgase

Auch die übrigen Bestandteile der Atemluft diffundieren ins Blutplasma hinein. Da es sich bei **Stickstoff** (N_2) und den **Edelgasen** (Argon) aber um **inerte Gase** handelt, also um stabile, unter normalen Bedingungen gar nicht reagierende Substanzen, bleibt dies **ohne Folgen**. Sie werden physikalisch (nicht chemisch) im Blut gelöst und transportiert, stehen mit den Geweben im Gleichgewicht und kommen nach ihrem Kreislauf durch den Körper unverändert wieder in der Lunge an. Da sie also, von Extremsituationen wie Tiefseetauchen einmal abgesehen, keinerlei Rolle spielen, brauchen wir uns auch nicht mit ihnen zu beschäftigen. Von Interesse bleiben ausschließlich das Verhalten und der Transport von O_2 und CO_2 sowie die Wirkungen eventuell vorhandener, schädlicher Luftbeimengungen wie z. B. CO (Kohlenmonoxid).

2.2.2 Kriterien der Diffusion

Diffusionsgleichgewicht

Sind zwei benachbarte Behältnisse lediglich durch eine sog. semipermeable („halbdurchlässige“) Membran getrennt, diffundieren sämtliche Bestandteile beider Behältnisse, sofern sie die Membran durchdringen können, so lange hin und wieder zurück, bis sie auf **beiden Seiten** der Membran genau in der **gleichen Konzentration** vorliegen. Die Diffusion kommt aber auch dann nur scheinbar zum

Stillstand. Vielmehr entspricht dann lediglich der Anteil, der in einer bestimmten Zeit von A nach B diffundiert genau demjenigen, der von B nach A diffundiert, sodass die Menge der Stoffe auf beiden Seiten unter dem Strich unverändert bleibt. Sind auf beiden Seiten jeweils verschiedene Stoffe vorhanden, strebt jeder einzelne davon solange nach diesem Diffusionsgleichgewicht, bis es erreicht ist.

Dieses physikalische Gesetz gilt sowohl für in Wasser bzw. Blutplasma gelöste Moleküle als auch für Gase, die sich in einem Gasraum wie der Lungenalveole oder in einer Flüssigkeit wie dem Blutplasma frei bewegen können. Die uns interessierende **Alveolarmembran** hat allerdings eine **Durchlässigkeit** im Wesentlichen nur für die **Gase** des **Alveolarraums** oder des **Blutplasmas**, soweit sie dort **physikalisch gelöst** sind. Für die **chemisch gelösten** Moleküle des Plasmas ist sie **nicht** permeabel, weil dieselben an die Flüssigkeit gebunden sind.

Diffusionsgeschwindigkeit

Die Diffusionsgeschwindigkeit hängt von verschiedenen Faktoren ab. Die wichtigsten sind einmal die **Eigenschaften** der trennenden **Membran** (Diffusionsstrecke), zum zweiten das **Konzentrationsgefälle** zwischen den beiden Räumen und schließlich auch die **Strömungsgeschwindigkeit** des an den Alveolen vorbeiströmenden Blutes.

Diffusionsstrecke

Die trennende Membran zwischen alveolärem Raum und dem Lumen der Kapillaren muss einen **Kompromiss** bieten zwischen einerseits ausreichender **mechanischer Stabilität** und andererseits ausreichender **Durchlässigkeit** für die Gase Sauerstoff und Kohlendioxid. Sie besteht in der Lunge aus der einreihigen Epithelschicht der Wand der Alveolen, der einreihigen Endothelschicht der Wandung der Blutkapillaren sowie einer dünnen Schicht Bindegewebe dazwischen (➤ Abb. 2.5). Die **Gesamtdicke** dieser drei Schichten beträgt weniger als **100 µm** (< 0,1 mm). Dies ist ein Kompromiss, der unter normalen Bedingungen sehr gut funktioniert und sowohl der Stabilität der Lunge mit ihren Alveolen als auch der benötigten Durchlässigkeit für die beiden Gase gerecht wird.

Dass er aber doch nur einen Kompromiss darstellt, sieht man sowohl an den physiologischen Verteilungsstörungen (➤ Kap. 2.2.3) als auch unter pathologischen Bedingungen. Zum Beispiel ist bei krankheitsbedingter Verdickung des bindegewebigen Anteils **(Lungenfibrose)** die Durchlässigkeit v. a. für Sauerstoff eingeschränkt (Diffusionsstörung). Bei der **Lungenatelektase** kollabieren die Alveolen, wodurch der Sauerstoff noch nicht einmal die Gelegenheit zur Diffusion erhält, weil die Atemluft die betroffenen Alveolen nicht mehr erreicht.

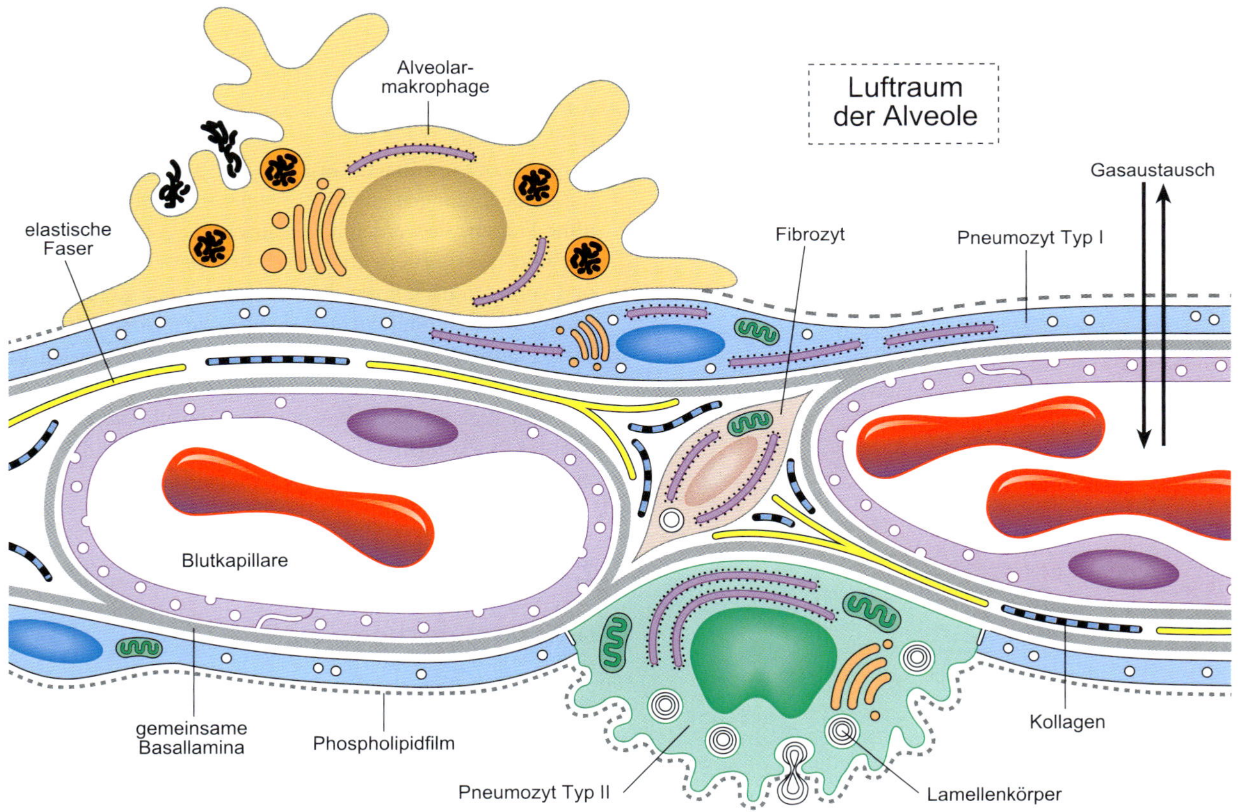

Abb. 2.5 Schema der Blut-Luft-Schranke (Diffusionsstrecke) [L107]

2.2.3 Konzentrationsgefälle und Transport der Atemgase

Kohlendioxid

In der Atemluft liegt die Konzentration des CO_2 nahe bei null (0,03 %). Im peripheren Blut wird aufgrund der Abgabe von CO_2 aus den Geweben ein Gasdruck von etwa **45 mmHg** erreicht. Dieser Druck herrscht (theoretisch) auch im **Blut der Lungenkapillaren** und steht für den Austausch mit der Luft der Alveolen zur Verfügung. Die sehr **unvollständige Abatmung** der Alveolarluft bei der Ruheatmung (0,5 von 3,5 l) führt allerdings dazu, dass hier ein Gasdruck von rund **40 mmHg** für CO_2 **erhalten bleibt**, demnach auch im Blut der Lungenvenen bzw. im arteriellen Blut des Körperkreislaufs vorhanden ist (➤ Abb. 2.6). Es werden also von den gut 45 mmHg des venösen Körperkreislaufs lediglich etwa 5 mmHg Kohlendioxid abgeatmet und beim nächsten Durchlauf durch die Peripherie wieder auf 45 mmHg ergänzt.

Da CO_2 besonders **leicht** durch die trennende Membran **diffundiert** und im Blutplasma **sehr gut** (physikalisch) **löslich** ist, wird das **Gleichgewicht** auch unter ungünstigen Bedingungen **rasch erreicht**. Dies bedeutet auch, dass der üblicherweise in den Lungenvenen verbleibende Druck von 40 mmHg durch eine Veränderung von Atemtiefe und -frequenz schnell an pathologische Situationen angepasst werden kann. Das gilt z. B. für eine Niereninsuffizienz, bei der der pH-Wert des Blutes unter 7,40 fällt (Azidose) und durch verstärkte Abatmung von CO_2 weitgehend ausgeglichen werden kann. In diesem Fall liegt der arterielle Gasdruck von CO_2 im arteriellen Blut der Peripherie dann unter 40 mmHg.

Sehr viel häufiger kommt es zu der Situation, dass als Folge angestrengter körperlicher Tätigkeit der venöse Gehalt an CO_2 die üblichen 45 mmHg überschreitet und beispielsweise 60 mmHg oder darüber hinaus erreicht. Ursache ist der extrem gesteigerte ATP-Bedarf arbeitender Skelettmuskulatur, der aus der Verbrennung zusätzlicher Mengen an Glukose und Fettsäuren gestillt wird – mit adäquatem Anfall von CO_2 (und H_2O + evtl. Milchsäure; ➤ Fach Basiswissen, ➤ Fach Bewegungsapparat). Durch Rückkopplung mit Sympathikus und Atemzentrum (s. später) wird jegliche Zunahme körperlicher und/oder geistiger Aktivität von einer angepassten Steigerung von Atemtiefe und -frequenz begleitet. Dadurch wird die zusätzlich benötigte Menge an Sauerstoff eingeatmet und das vermehrt entstandene CO_2 abgeatmet. Der CO_2-Gehalt des die Lunge verlassenden Blutes bleibt deshalb konstant, wodurch ganz ungeachtet zusätzlich anfallender Säuren auch der pH-Wert des peripheren Blutes konstant gehalten wird. Es wird später noch besprochen, dass dies sogar als vordringlichste Aufgabe des Atemzentrums der Medulla oblongata angesehen werden kann.

Der **Transport** des CO_2 im Blut erfolgt **physikalisch gelöst**, in **Bindung an das Globin** der Erythrozyten sowie durch Reaktion mit Wasser zu **Kohlensäure** (H_2CO_3).

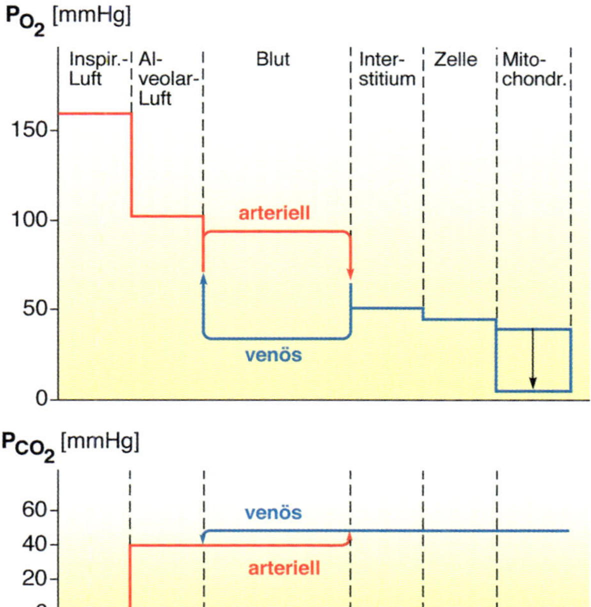

Abb. 2.6 Druck der Atemgase in den verschiedenen Räumen [L106]

Sauerstoff

Sauerstoff vermag nicht ganz so leicht durch Gewebe zu diffundieren wie Kohlendioxid, was aber erst unter pathologischen Bedingungen (Lungenfibrose) Bedeutung erlangt. Die diesbezüglich im Gewebe **mögliche Strecke** beträgt für Sauerstoffmoleküle **maximal 1 mm**. Die physiologisch vorgegebene Entfernung zwischen Alveolarraum und dem Blut der anliegenden Kapillaren beträgt lediglich bis zu 0,1 mm, während bei den narbigen Umwandlungen der **Lungenfibrose** in einzelnen Bereichen Entfernungen von > 1 mm erreicht werden können.

Den ca. 21 % Anteil des O_2 an der Atemluft entspricht ein Gasdruck von gut **150 mmHg**, weil der **Gesamtdruck** aus N_2, O_2 und Argon bei **760 mmHg** liegt (21 % von 760 mmHg → 150 mmHg). Für den Raum der **Alveolen** bleiben nach Durchmischung mit der noch vorhandenen Residualluft etwa **100 mmHg** übrig (➤ Abb. 2.6). Durch die unter physiologischen Bedingungen **vollständige Diffusion** ins Blut der Kapillaren steht dieser Druck annähernd auch im Blut zur Verfügung.

MERKE

Der normale Luftdruck von 760 mmHg (= 1 bar) wird anteilig durch die enthaltenen Moleküle und Atome N_2, O_2 und Ar (Argon) bewirkt, die mit großer Geschwindigkeit umhersausen und im Aufprall auf undurchdringliche Wände diesen (messbaren!) Druck erzeugen.

Im Blut der **Lungenkapillaren** findet sich nach der Ausschöpfung im Körperkreislauf noch eine Konzentration von durchschnittlich **40 mmHg** O_2, abhängig v. a. davon, ob die Muskulatur sich in Ruhe befindet oder Arbeit verrichtet und dadurch eine höhere Sauerstoffausschöpfung der Peripherie bewirkt. Damit ist das **Konzentrationsgefälle** zwischen den beiden Räumen (100 gegenüber 40 mmHg) scheinbar nicht sehr groß. Dabei ist allerdings zu berücksichtigen, dass der **Sauerstoff** im Blutplasma weit niedriger konzentriert ist, da sein Hauptanteil (> 98 %) **chemisch an Hämoglobin gebunden** ist und dadurch für die freie Diffusion gar nicht zur Verfügung steht (➤ Abb. 2.7). Tatsächlich besteht also zwischen den lediglich knapp 2 % im Plasma frei beweglichen O_2-Molekülen und denjenigen im Raum der Alveolen doch ein ganz erhebliches Konzentrationsgefälle, wodurch die Austauschvorgänge beschleunigt werden.

Die Relation von 98 % zu 2 % (Hämoglobin zu Plasma) stellt ein **Gleichgewicht** dar, das **stets konstant** gehalten wird. Strömen aus dem Alveolarraum O_2-Moleküle ins Plasma, gelangen dieselben umgehend und so lange zum Hämoglobin der Erythrozyten, bis dieses Gleichgewicht erreicht ist. Die Konsequenz daraus ist, dass das Konzentrationsgefälle zwischen Alveolarraum und Plasma ununterbrochen erhalten bleibt, sodass sich letztendlich die gesamten 100 mmHg O_2 des Alveolarraums im Gesamtblut wiederfinden, die **Aufsättigung** also **vollständig** erreicht wird. Es bedeutet auch, dass **sämtliche Hämoglobinmoleküle oxygeniert**, also an Sauerstoff gebunden wurden.

Zusätzlich zum Konzentrationsgefälle spielen hinsichtlich der O_2-Diffusion noch andere Faktoren eine Rolle wie z. B. die sog. **O_2-Bindungskurve**, welche die **Affinität** des O_2 zum **Hämoglobin** bei Berücksichtigung von Temperatur, bereits bestehender Vorsättigung usw. beschreibt. Dies braucht aber nicht weiter ausgeführt zu werden. Es wird unten lediglich noch auf die Beeinflussung dieser Bindungskurve durch CO_2 eingegangen.

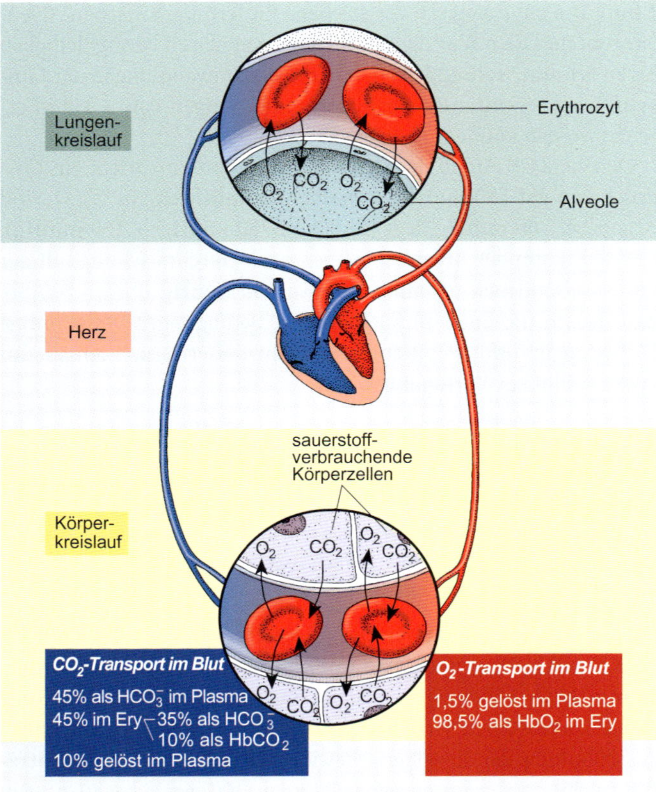

Abb. 2.7 Austauschvorgänge und Transport der Atemgase [L190]

Zeitliche Faktoren und Verteilungsstörungen

Die **Strömungsgeschwindigkeit** des Blutes in den Kapillaren der Alveolenwandung spielt insofern eine Rolle, als die Gase bei einem sehr schnellen Durchfluss kaum Zeit fänden, ein Diffusionsgleichgewicht einzustellen. Nun erreicht allerdings der Blutdruck im kleinen Kreislauf nur einen Bruchteil des Drucks, den die linke Herzkammer für den Körperkreislauf bereitstellt. Systolisch liegt er bei ca. 20–25 mmHg, während im großen Kreislauf physiologischerweise ca. 120–130 mmHg gemessen werden. Im Bereich der **Lungenkapillaren** ist noch mit einem Fließdruck von ca. **10 mmHg** zu rechnen. Das bedeutet, dass das Blut im Lungenkreislauf sehr gemächlich durch Arterien und Kapillaren fließt, wodurch im Bereich der Alveolen genügend Zeit für den Gasaustausch zur Verfügung steht.

Die niedrigen Drücke führen sogar dazu, dass die **Lungenspitze im Stehen** ausgesprochen **schlecht durchblutet** wird, weil hier der hydrostatische Gegendruck der senkrechten Blutsäule dem niedrigen Druck der rechten Herzkammer entgegenwirkt. Dies führt schon unter physiologischen Bedingungen, also bei völlig gesunden Menschen, zu **Verteilungsstörungen**, indem Teile der Lunge im Stehen zwar **gut belüftet**, aber nur **mangelhaft durchblutet** werden, oder umgekehrt Teile der Lunge gut durchblutet, aber nicht mehr gut belüftet sind. Letzteres kann v. a. in den **basalen Anteilen** der Lunge, ebenfalls v. a. **im Stehen**, der Fall sein, weil die mittleren und oberen Bereiche des weichen Lungengewebes auf die basalen drücken und das dünne Lungengerüst soweit zusammendrücken, dass die **Alveolen** hier teilweise **kollabieren** und zum Gasaustausch nicht mehr zur Verfügung stehen, während die **Durchblutung nicht beeinträchtigt** ist.

O_2-Bindungskurve

Die Festigkeit der **Bindung** von O_2 an Hämoglobin ist **nicht konstant**, sondern wird durch eine ganze Reihe von Faktoren beeinflusst. Die für uns wichtigsten sind die gleichzeitige Anwesenheit von **CO_2** oder auch anderer **Säuren**, die Umwandlung des Hämoglobins in **Methämoglobin** sowie die Anwesenheit von **CO** (Kohlenmonoxid) im Blut.

CO_2 ist in wässriger Umgebung eine schwache Säure und verschiebt daher den pH-Wert des Blutes und denjenigen der Erythrozyten in Richtung sauer. Bei seiner Anwesenheit **sinkt** die **Affinität** des Sauerstoffs zum Hämoglobin. Derselbe ist also **weniger fest gebunden** und wird demnach aus seiner Bindung auch **leichter abgegeben**. Ist kein Kohlendioxid oder eine andere Säure vorhanden, ist die Affinität bzw. die Bindung deutlich fester. Dies hat folgende Konsequenz:

- In den Kapillaren der **Lunge** wird das **CO_2 abgegeben**. Die Ansäuerung von Blutplasma und Erythrozyten geht zurück. Die **Affinität** des Hämoglobins gegenüber **O_2 nimmt zu**. Die Beladung mit Sauerstoff geht **besonders leicht** und **schnell** vonstatten, auch wenn sich das eigentliche Gleichgewicht von 98 % zu 2 % hierdurch gar nicht verändern lässt.
- In den peripheren Geweben entsteht aus dem hineindiffundierten Sauerstoff Kohlendioxid – und zwar umso mehr, je aktiver

das jeweilige Gewebe, je höher also sein Sauerstoffbedarf ist. Dieses CO_2 diffundiert aus den Zellen ins vorbeiströmende Blut und **säuert** es an, wodurch der **Sauerstoff** genau im Bereich des Gewebes, das ihn besonders nötig hat, auch am leichtesten aus seiner **Bindung** ans Hämoglobin **gelöst** wird und ins Gewebe übertreten kann. Der Begriff „ansäuern" ist dabei natürlich sehr relativ, denn es ändert sich ja lediglich die zweite Kommastelle: Der pH-Wert 7,40 sinkt auf etwa 7,37–7,38.

MERKE

Es resultiert aus diesem Zusammenhang eine **besonders gute O_2-Aufnahme** in der **Lunge** und eine **besonders leichte Abgabe** in den **Geweben** des Körpers.

Ergänzt werden soll, dass CO_2 nicht nur durch seine ansäuernden Eigenschaften die Affinität des Hämoglobins verändert, sondern auch durch direkte Bindung an den Eiweißanteil des Hämoglobins (= Globin) in der Form des Carbamat -NH–COO⁻.

Kohlenmonoxid

Kohlenmonoxid (CO) entsteht bei Verbrennungsprozessen, bei denen die Menge des vorhandenen Sauerstoffs für eine **vollständige** Verbrennung zu Kohlendioxid (CO_2) **nicht** ausreicht. Es bindet genau wie Sauerstoff an das **Eisen des Hämoglobins**. Seine **Affinität** zu dem Molekül ist allerdings rund **300-fach stärker**, sodass es den **Sauerstoff** aus seiner Bindung am Hämoglobin **verdrängt**. Das bedeutet, dass bereits geringe Mengen CO im Blutplasma ausreichen, um dessen Transportfähigkeit für O_2 erheblich einzuschränken und dadurch einen mehr oder weniger ausgeprägten Sauerstoffmangel in den Geweben auszulösen, der bis zum **„inneren Ersticken"** führen kann.

Glücklicherweise diffundiert das CO-Molekül nicht besonders leicht durch die Alveolarmembran, sodass die üblicherweise im Zigarettenrauch oder den Autoabgasen enthaltenen Mengen kurzfristig nicht zu ernsthaften O_2-Defiziten führen können. Andererseits genügt bereits ein Anteil von lediglich 0,01 % an der Atemluft, um Gesundheitsstörungen auszulösen. Steigt der Anteil über einen längeren Zeitraum auf > **0,1** %, ist dies **letal**, weil oberhalb dieser Konzentration weniger als 50 % der Erythrozyten oxygeniert sind.

MERKE

Die Bindung von Kohlenmonoxid an Hämoglobin verändert die **Farbe des Blutes** in Richtung **kirschrot** (ein kräftiges, nicht allzu helles Rot mit einer Nuance Violett). Man kann deshalb die Vergiftung eines Patienten zumindest bei kritischen Blutkonzentrationen an dessen **Hautfarbe** erkennen oder zumindest vermuten.

Methämoglobin

Das Methämoglobin enthält statt des zweiwertigen **dreiwertiges Eisen**, also Fe^{3+}, das zur **Bindung** von **O_2 nicht geeignet** ist, in der Lunge also auch keinen Sauerstoff aufnimmt. Es entsteht durch Oxidation des zwei- zum dreiwertigen Eisen, wobei als Oxidationsmittel **Medikamente** wie (das frühere) Phenacetin, Sulfonamide, Nitroglycerin oder Chinin, ganz besonders auch das **Nitrit** (NO_2^-) der Nahrung fungieren können. Nitrit wird u.a. von **Bodenbakterien** gebildet, u.a. aus Nitrat, und kann so in die Nahrung gelangen. Es ist in **gepökelten Fleischwaren** enthalten und entsteht zusätzlich auch im Organismus aus **Nitrat** (NO_3^-), z. B. durch bakterielle Einwirkungen in der Mundhöhle.

EXKURS

Nitrat (und **Phosphate**) finden sich gerade in Deutschland als Folge der ungebremsten landwirtschaftlichen Überdüngung in großen Mengen im Grund- und damit auch im Trinkwasser. Langjährige Abmahnungen der EU-Kommission konnten das Landwirtschaftsministerium bisher nicht dazu ermutigen, das Problem in Angriff zu nehmen. Im Herbst 2016 wurde die Bundesrepublik verklagt, weil sie permanent gegen die EU-Nitratrichtlinie verstößt. Doch scheint bisher (Mitte 2017) immer noch kein Handlungsbedarf entstanden zu sein, obwohl das Trinkwasser vielerorts bereits mit Quellen weiterer Regionen vermischt werden muss, um wenigstens die ohnehin schon ungewöhnlich hohe deutsche Obergrenze von 50 mg/l einhalten zu können.

Reinigungsversuche, Ausfall einzelner Regionen und Vermischungen mit weniger belastetem Wasser verursachen ungewöhnlich hohe Kosten, die weder den Verursachern noch dem zuständigen Landwirtschaftsministerium, sondern dem Verbraucher in Rechnung gestellt werden. Entsprechendes gilt für monströse Mengen an Antibiotika aus der Tierzucht, die so gut es eben geht aus dem Trinkwasser entfernt werden müssen. Dabei bedeutet ungeachtet aller Kosten „so gut wie" leider „unzureichend", sodass der Verbraucher für sein überteuertes und nitratbelastetes Wasser wenigstens ein paar Antibiotika umsonst erhält.

ACHTUNG

Für **Schwangere und Säuglinge** ist das Trinkwasser vielerorts **nicht zum Trinken geeignet**! In betroffenen Regionen sollte auf Mineralwasser ausgewichen werden. Hochgradig geeigneter Ansprechpartner für Beschwerden ist der Landwirtschaftsminister. Zuständig für das aus demselben Grund (Überdüngung der Gewässer mit Nitrat und Phosphaten) zu beobachtende **Artensterben** ist das Umweltministerium.

Ein **geringer Anteil** des Blutes an Methämoglobin ist **üblich** und nicht weiter tragisch. Größere Mengen reduzieren aber ihrem prozentualen Anteil entsprechend den Sauerstoffgehalt.

Eine gewisse, jedenfalls grundsätzlich mögliche Oxidation des Eisens durch Umweltfaktoren war evolutionär offensichtlich bekannt. **Erythrozyten** enthalten deshalb ein spezifisches **Enzym (Methämoglobin-Reduktase)**, welches das entstandene dreiwertige Eisen im Methämoglobin wieder zu Fe^{2+} reduziert, aus dem Methämoglobin also wieder „normales" Hämoglobin herstellt. Beim **Säugling** wird dieses Enzym in den ersten Lebensmonaten noch **nicht ausreichend** gebildet, weshalb man ihm nach Möglichkeit keine nitrathaltige Nahrung geben sollte – von nitrithaltiger ganz zu schweigen. Er wäre sonst größeren Mengen an gebildetem Methämoglobin hilflos ausgeliefert, würde zyanotisch und müsste im Extremfall ersticken (bei einem Anteil des Blutes von > 50 %).

2

Zusammenfassung

Diffusion der Atemgase

Atemgase

- **Sauerstoff:** 98 % in den Erythrozyten an das Eisen des roten Blutfarbstoffs Hämoglobin gebunden, 2 % frei im Plasma gelöst; gelangt aus den Alveolen ins Blut und wird über die Kapillaren des Körperkreislaufs ins Gewebe abgegeben
- **Kohlendioxid:** entsteht im Gewebe aus der Verbrennung von Kohlenstoff (Glukose, Fettsäuren), wird zur Lunge transportiert und dort (unvollständig) abgeatmet
- **Stickstoff, Edelgase:** inerte Gase ohne Bedeutung für den Organismus

Diffusion

Hängt von den Eigenschaften der trennenden Membran, dem Konzentrationsgefälle und der Strömungsgeschwindigkeit des Blutes ab

- Kohlendioxid: diffundiert leicht durch Membranen, gut löslich → Gleichgewicht wird auch unter ungünstigen Bedingungen schnell erreicht
- Sauerstoff: diffundiert weniger leicht durch Membranen
- Bindungsfestigkeit von O_2 an Hämoglobin nicht konstant, sondern abhängig von Kohlendioxid (oder weiteren Säuren) und Kohlenmonoxid:
  - Ist viel CO_2 vorhanden, ist der Sauerstoff weniger fest gebunden und wird leichter abgegeben (z. B. im Gewebe).
  - Ist wenig CO_2 vorhanden, ist die Bindung des Sauerstoffs fester.
  - In der Lunge wird CO_2 abgegeben, die Affinität des Hämoglobins gegenüber O_2 nimmt zu.
- Niedrige Strömungsgeschwindigkeit im Lungenkreislauf und den Lungenkapillaren → es verbleibt genügend Zeit für die Diffusion der Atemgase, andererseits ist deshalb die Lungenspitze im Stehen schlecht durchblutet.

Kohlenmonoxid

- bindet wie Sauerstoff an das Eisen des Hämoglobins
- hat eine deutlich stärkere Affinität als Sauerstoff, sodass es diesen verdrängt
- verändert die Farbe des Blutes und damit der Haut → Hautfarbe wird kirschrot

Methämoglobin

- enthält dreiwertiges Eisen, das zur Bindung von O_2 nicht geeignet ist
- Erythrozyten enthalten Methämoglobin-Reduktase, die dreiwertiges Eisen im Methämoglobin wieder zu Fe^{2+} reduziert (bei Säuglingen noch nicht ausreichend vorhanden).

2.3 Farbe des Blutes

Die Anlagerung von $\mathbf{O_2}$ ans Hämoglobin, den „roten Blutfarbstoff", **verändert dessen Farbe** und damit die Farbe des Blutes insgesamt:

- **Sauerstoffreiches** Blut, also das Blut der Körperarterien und Lungenvenen, ist **hellrot**.
- **Sauerstoffarmes** Blut ist **bläulich-dunkelrot**.

Man sieht dies sehr deutlich, wenn man aus der Vene entnommenes Blut mit demjenigen einer Arterie vergleicht. Auch venöses Blut ist je nach seinem Restgehalt an Sauerstoff mal heller und mal dunkler. Ist bereits das Blut, das in die Kapillaren strömt, an Sauerstoff verarmt, weil es in der Lunge nicht mehr ausreichend beladen worden ist, verfärben sich v. a. die Gewebebezirke, die ein dichtes Kapillarnetz enthalten und für das Auge sichtbar sind (Lippen, Ohren, Nagelbett, Schleimhäute), **livide** (blau-rötlich). Dies bezeichnet man als **Zyanose**, die den Sauerstoffmangel des Gewebes für das Auge sichtbar werden lässt.

EXKURS

Die Ursache für die Farbänderungen ist in dem System aus vier 5er-Ringen (Pyrrolringen) des **Häm-Moleküls** mit dem zentralen Sauerstoffatom zu sehen. Wie man an der ➤ Abb. 2.4 gut erkennen kann, wechseln sich in diesem großen Molekül Einfach- und Doppelbindungen miteinander ab, wodurch ein sog. **mesomeres System** entsteht. In solchen Systemen sind die in den Doppelbindungen enthaltenen, gegenüber Einfachbindungen zusätzlichen Elektronen nicht streng lokalisiert bzw. ortsständig, sondern können gewissermaßen zur anderen Seite wechseln (umklappen), sodass dort aus der Einfach- eine Doppelbindung entsteht und aus der ursprünglichen Doppel- eine Einfachbindung. Diese Elektronen sind damit nicht mehr fixiert, sie **schwingen** vielmehr im gesamten System hin und her.
Mesomere Systeme lassen sich besonders leicht oxidieren, machen dadurch beispielsweise Radikale unschädlich und schützen damit benachbarte Strukturen vor deren Oxidation. Die **Vitamine E** und **A** (bzw. die **Carotinoide**) weisen solche Systeme auf und dienen damit im Organismus als **Radikalenfänger**. Gleichzeitig absorbieren mesomere Systeme einen Teil des Lichtspektrums (beim Hämoglobin die Wellenlänge für grün), wodurch nur noch der übrig bleibende Teil des ursprünglich auftreffenden Lichtspektrums, der sog. komplementäre Teil, emittiert wird und für das Auge als Farbe sichtbar wird. Werden also der „Farbe" weiß, in der **sämtliche Frequenzen** des sichtbaren Lichts, vom Violett bis zum Rot des Regenbogens, enthalten sind, die Frequenzen für die Farbe grün entzogen, bleibt die Farbe rot übrig. **Hämoglobin** ist deshalb für das Auge **rot**.
Abhängig davon, ob am zentralen Eisenatom Sauerstoff gebunden ist oder nicht, bzw. ob als Ersatz für Sauerstoff z. B. CO gebunden wird, verschiebt sich die Frequenz des absorbierten Lichtanteils um Nuancen, weil sich damit gleichzeitig auch die Wirkung des Eisenatoms auf das mesomere System um eine Kleinigkeit verschiebt. Als Resultat dieser Vorgänge verändert sich die für das Auge sichtbare Komplementärfarbe **rot** in Richtung **heller** oder **dunkler** bzw. bekommt bei der Zyanose sogar einen **Blaustich**.
Entsprechendes gilt für die große Gruppe der **Carotinoide**, die teilweise dem Vitamin A als Vorstufe (Provitamin) dienen. Ihre mesomeren Systeme ähneln sich stark, sind jedoch nicht vollkommen identisch. Aus diesem Grund besitzen Pflanzen, die reichlich Carotinoide enthalten (Tomaten, Paprika, Mais, Möhren, Wassermelonen, Spinat etc.) ein großes Spektrum unterschiedlicher Farben – u.a. grün, rot, gelb, orange usw.

Eine Zyanose entsteht immer dann, wenn der Anteil des **reduzierten**, also **sauerstofffreien Hämoglobins** etwa **5 g/100 ml** Blut

überschritten hat. Bei einem Hämoglobingehalt von 15 g/100 ml Blut entsteht also eine sichtbare Zyanose, sobald im Bereich der Kapillaren zumindest ein Drittel des Sauerstoffs abgegeben worden ist bzw., wenn dieser Anteil schon vor dieser kapillären Endstrecke gefehlt hatte. Dementsprechend kann man eine zentrale Zyanose von einer peripheren unterscheiden:

- **zentrale Zyanose:** Diese Form entsteht in der Regel bei **Erkrankungen** der **Lunge** (keine ausreichende Aufsättigung mit O_2) oder des **Herzens** (Rechts-Links-Shunt bei angeborenen Herzfehlern), sodass von vornherein > 5 g/dl des Hämoglobins des Aortenblutes keinen Sauerstoff führen. Sind wie z. B. beim Asthmaanfall oder durch eine weitgehende Stenosierung der Glottis die **Atemwege** massiv **verengt**, entsteht eine vergleichbare Situation.
- **periphere Zyanose:** Sie entsteht bei sauerstoffreichem Blut erst in der **Peripherie**, wenn Haut oder Schleimhaut einen besonders hohen Bedarf haben, oder wenn die Durchblutung im Bereich der Haut derart gering ist, dass O_2 im Bereich der Kapillaren besonders intensiv ausgeschöpft wird. Dies ist z. B. bei **kalten Umgebungstemperaturen** der Fall, wenn die Hautdurchblutung sistiert und sich die Haut, zumindest aber Nagelbett und Lippen, livide verfärben. Man sieht dies bekanntlich bei Kindern, die sich zu lange im kalten Schwimmbad aufgehalten haben. Ein weiteres Beispiel für eine periphere Zyanose stellt die fortgeschrittene **Herzinsuffizienz** dar, bei der die linke Kammer zwar sauerstoffgesättigtes Blut aus der Lunge bekommt, dieses Blut aber dann nicht in ausreichendem Maße austreiben kann, sodass in der Peripherie zu wenig ankommt.

Natürlich gibt es auch **Mischformen**, bei denen eine nur mäßig ausgeprägte Lungenerkrankung erst bei erhöhten peripheren Anforderungen zur Zyanose führt. Auch ein entsprechender Anteil des Blutes an **Methämoglobin** führt zur **Zyanose**.

Schleimhäute befinden sich im Körperinneren und weisen deshalb angenähert die Temperatur des Körperkerns auf. Sie können demnach von einer Mangeldurchblutung beispielsweise aufgrund kalter Umgebungstemperaturen oder Einflüsse des Sympathikus nicht wesentlich betroffen sein, sodass eine **periphere** Zyanose nur die **Oberhaut** betrifft, bei rosigen Schleimhäuten. Dieses Unterscheidungsmerkmal täuscht lediglich bei einer fortgeschrittenen Linksherzinsuffizienz, weil die mangelhafte Durchblutung der Peripherie mit eigentlich ausreichend oxygeniertem Blut selbst die Schleimhäute livide verfärben kann.

Bei einer **extremen Anämie** (z.B. < 7 g Hämoglobin/100 ml Blut), bei der der Sauerstoff in den Geweben *prozentual* **besonders intensiv** entnommen wird, entsteht so lange **keine Zyanose**, wie der notwendige Blutgehalt von > 5 g reduziertem Hämoglobin noch nicht erreicht wird bzw. von vornherein nicht mehr erreichbar ist. Es kommt also nicht auf den relativen (prozentualen) Anteil von reduziertem zu oxygeniertem Hämoglobin an, sondern ausschließlich auf die **absolute Menge** des reduzierten, **sauerstofffreien Hämoglobins**.

Die Abhängigkeit der Zyanose vom **absoluten Gehalt** des Blutes an sauerstofffreiem Hämoglobin im Verlauf der Kapillaren lässt sich am besten verstehen, wenn man den folgenden Bezug herstellt: Eine zu geringe Menge an Farbe (livide) wird durch die Hautschichten hindurch nicht sichtbar bzw. hebt sich nicht ausreichend von der Umgebungsfarbe (z. B. rötlich) ab. Erst wenn deren Menge ein gewisses absolutes Minimum (5 g/dl) überschritten hat, wird sie erkennbar. Dabei gilt es allerdings zu beachten, dass die Ausschöpfung des Blutes auf > 5 g/dl reduziertes Hämoglobin nur dann zur Zyanose führt, wenn sie frühzeitig bereits **am Beginn der Kapillaren** erfolgt, weil nur durch deren dünne Wandungen hindurch die Blutfarbe überhaupt erkennbar wird. Die Endstrecken der Kapillaren ergeben in ihrer Summe keine ausreichende „Farbfläche" mehr. Bei einem **vollständigen Sistieren der Durchblutung**, z. B. anlässlich eines arteriellen Verschlusses, kann **keine Zyanose** entstehen. In diesen Fällen kann das Blut venös abfließen, doch läuft arteriell nichts mehr in die z. B. betroffene Extremität hinein, sodass es gleichgültig ist, ob das, was nicht hineinströmt, rot oder livide gewesen wäre. Die Haut erscheint in diesen Fällen **blass** und **kalt**. Ist jedoch noch eine, wenn auch geringe Restdurchblutung vorhanden, wird die Extremität zyanotisch.

Zusammenfassung

Farbe des Blutes

Sauerstoffreiches Blut ist hellrot, sehr sauerstoffarmes bläulich-dunkelrot (livide), dazwischen sieht man die entsprechenden farblichen Übergänge.

Zyanose

Bläulich-rote (livide) Verfärbung der (Schleim-)Haut bei Sauerstoffmangel des Gewebes (> 5 g/dl reduziertes Hämoglobin)

- v. a. sichtbar an Lippen, Ohren, Nagelbett, Schleimhäuten
- **zentral:** Erkrankungen der Lunge oder des Herzens, massiv verengte Atemwege
- **peripher:** kalte Umgebungstemperatur, fortgeschrittene Linksherzinsuffizienz, lokale Ischämie

2.4 Kohlendioxid als Säure

Wenn man das Gas CO_2 in Wasser bzw. ins Blutplasma einleitet, bleibt es hier nicht entsprechend dem Sauerstoff chemisch unverändert, sondern es **verbindet sich** in geringem Umfang mit den **H_2O-Molekülen** des Wassers nach folgender Gleichung:

$$CO_2 + H_2O \leftrightarrow H_2CO_3 \leftrightarrow HCO_3^- + H^+$$

Kohlendioxid + Wasser ↔ Kohlensäure ↔ Bikarbonat + Proton

EXKURS

Die Pfeile in dieser Gleichung zeigen in beide Richtungen, weil es sich nicht um einen statischen, sondern um einen dynamischen Prozess handelt. So, wie aus Kohlendioxid und Wasser Kohlensäure entsteht, kann die Kohlensäure auch wieder in Kohlendioxid und Wasser zerfallen. Das bedeutet (wie immer!), dass **jede Reaktion** zwischen verschiedenen Atomen und Molekülen, die **theoretisch möglich** ist, bei der also sämtliche beteiligten Atome eine stabile **Achterschale** erhalten, **auch eintreten wird**. Erst bei der Überlegung, in welchem Umfang die Moleküle miteinander reagieren, ob sie beispielsweise alle miteinander ein neues großes Molekül bilden oder lieber zum überwiegenden Teil getrennt voneinander verbleiben, stellt sich die zusätzliche Frage, ob das **große** Molekül **chemisch stabiler** ist oder doch eher die getrennten potenziellen Partner. Es **wird** also ausnahmslos alles miteinander reagieren, was miteinander reagieren **kann**, aber eben jeweils nur genau in dem Umfang, der die molekulare Stabilität der möglichen Ergebnisse widerspiegelt. Dies nennt man **chemisches Gleichgewicht**. Dieses Gleichgewicht einer jeden beliebigen Reaktion ist **unveränderbar**, weil sich die gegenseitige Stabilitäts-Relation nicht verändern lässt.

Bei der obigen Formel bildet sich demnach ein **Gleichgewicht** aus sämtlichen 5 beteiligten Stoffen, wobei dieses Gleichgewicht allerdings sehr weit auf der **linken Seite**, also auf der Seite des **unverändert bleibenden CO_2** liegt, weil die Moleküle CO_2 und H_2O sehr, sehr viel stabiler sind als das Molekül H_2CO_3. Selbst die geringe Menge entstehender Kohlensäure zerfällt ihrerseits wiederum nur in einem geringen Umfang in Bikarbonat und Protonen, weil in diesem Fall die Kohlensäure stabiler ist. In der Summe entsteht demzufolge aus der Verbindung von Kohlendioxid und Wasser eine nur minimale Anzahl an Protonen H^+, weshalb **Kohlendioxid** in wässriger Lösung eine sehr **schwache Säure** ist (etwa pH 6).

H^+ säuert sowohl das Blutplasma als auch die Erythrozyten in geringem Umfang an, was zu dem oben beschriebenen Effekt einer erleichterten Sauerstoffabgabe führt. Ein Teil des CO_2 bindet an das Globin des Hämoglobins, wodurch die Sauerstoffabgabe zusätzlich erleichtert wird. Die Abpufferung der Kohlensäure erfolgt durch Natriumbicarbonat ($NaHCO_3$), den wesentlichen Puffer des Blutes, sowie durch die Proteine des Plasmas, sodass das venöse Blut nicht die Säure der Kohlensäure von pH 6 erreichen kann (das wäre mit dem Leben ohnehin nicht vereinbar), sondern der pH-Wert im peripheren Blut lediglich ganz leicht von 7,40 auf 7,38, maximal 7,36 absinkt.

EXKURS

Die **Reaktion** von CO_2 mit H_2O erfolgt **sehr langsam**, während die entstehende Kohlensäure sehr schnell weiter zerfällt, soweit es das entstehende Gleichgewicht zulässt. Um die **Reaktion** des Kohlendioxid mit Wasser zu Kohlensäure, die bis zur Gleichgewichtseinstellung mehrere Minuten benötigt, **zu beschleunigen**, gibt es entsprechend den Geweben in Niere oder Magen (Belegzellen → Salzsäure) und in anderen Organen auch in Blutplasma und Erythrozyten das Enzym **Carboanhydrase** (= Carboanhydratase). Unter dessen Katalyse erfolgt die Einstellung des Gleichgewichts so **schnell**, dass praktisch gleichzeitig mit der Diffusion des Kohlendioxids von den Zellen in Interstitium und Blut auch schon Protonen gebildet werden und dadurch die Abdiffusion des **Sauerstoffs ins Gewebe erleichtert und beschleunigt** wird. Wie die anderen Enzyme des Körpers oder die Katalysatoren der Chemie beeinflusst auch die Carboanhydrase selbstverständlich nicht das Gleichgewicht zwischen CO_2 und H_2O und dem entstehenden H_2CO_3. Es beschleunigt lediglich dessen Erreichen. Nach wie vor liegt also weit überwiegend Kohlendioxid und nicht Kohlensäure oder gar H^+ vor.

Es sei bei dieser Gelegenheit nochmals daran erinnert, dass **alles**, was wir essen, aus **Kohlenstoff (C)** und **Wasserstoff (H)** besteht, dass es also im Hinblick auf das „chemische Ergebnis der Energiegewinnung" keinerlei Bedeutung besitzt, ob C und H der Nahrung eines Veganers entstammen oder z. B. aus tatsächlich ungesundem rotem Fleisch, sofern die aufgenommene Gesamtenergiemenge identisch ist. Immer entsteht aus jedem Kohlenstoffatom in den Geweben des Körpers durch die Oxidation mit dem eingeatmeten Sauerstoff **CO_2** und aus diesem die Säure **H_2CO_3**, deren H^+ dann im Blut durch Pufferbasen wie **Bikarbonat** oder auch das **Hämoglobin** der Erythrozyten so lange abgefangen wird, bis **CO_2** über die Lunge, und kleinere Mengen an **H^+** über die Niere wieder aus dem Körper ausgeschieden wurden.

Auf diese Weise entstehen **physiologischerweise** Tag für Tag ungeheure Mengen an **Säure**. Dies sind im Durchschnitt bei „Mischköstlern" wie Veganern, also ganz und gar **unabhängig** von der **Zusammensetzung der Nahrung**, mehr als 24.000 mmol, entsprechend etwa **1 kg CO_2**. Der Organismus produziert also aus den rund 500–800 g fester Nahrung (ohne Wassergehalt), die der Mensch täglich zuführt, nach Oxidation mit dem eingeatmeten Sauerstoff, nicht weniger als **1 kg an „saurem Gas" CO_2**, das der Organismus zunächst abpuffern und danach zur Ausscheidung bringen muss. Genau dafür ist die Lunge da und genau aus diesem Zusammenhang heraus wurde das ganze System evolutionär entwickelt. Die Anhänger der „Übersäuerungstheorie" sollten sich überlegen, ob es da überhaupt noch auf ein paar Säuren oder Basen, die wir in der Nahrung gegeneinander austauschen, ankommen kann. Man kann lediglich durch gezielte Auswahl pflanzlicher Nahrung **zusätzliche Basen** zuführen, für deren Ausscheidung allerdings überwiegend die **Niere** zuständig ist, sodass der Urin alkalisch wird und der so wichtige Säureschutz der Harnwege verloren geht. An der CO_2-Bildung mit anschließender Abatmung über die Lunge hat man damit nicht das Geringste verändert. Ausführlich diskutiert wird dies im ➤ Fach Biochemie und ➤ Fach Urologie.

2.5 Atemmechanik

Die Lunge besitzt eine große Elastizität und **Retraktionskraft**. Diese Kraft, sich zusammenzuziehen, ist so stark, dass sie vollkommen ausreicht, eine vollständige Exspiration zu erzwingen, sobald der Tonus der Inspirationsmuskulatur nachgelassen hat. Sie reicht sogar dazu aus, die Rippen des knöchernen Thorax über ihren eigentlichen Ruhepunkt hinaus noch weiter nach unten zu ziehen, sodass die spärlich vorhandene Hilfsmuskulatur für die Exspiration während einer ruhigen Atmung gar nicht benötigt wird.

2.5.1 Atemmuskulatur

Inspiration

Die **Inspirationsmuskulatur** ist sehr **kräftig** ausgebildet, um die Retraktionskraft der Lunge zu überwinden und den Thorax aufzudehnen, wodurch die Inspiration überhaupt erst möglich wird. Diesbezüglich sei an das Atemnotsyndrom des Frühgeborenen erinnert (s. unten), auch wenn dabei die Retraktionskraft nochmals gesteigert ist. Der mit Abstand wichtigste Muskel für die Inspiration ist das **Zwerchfell (Diaphragma)**. Das Zwerchfell verursacht über die Dehnung der Lunge nach kaudal das, was man unter

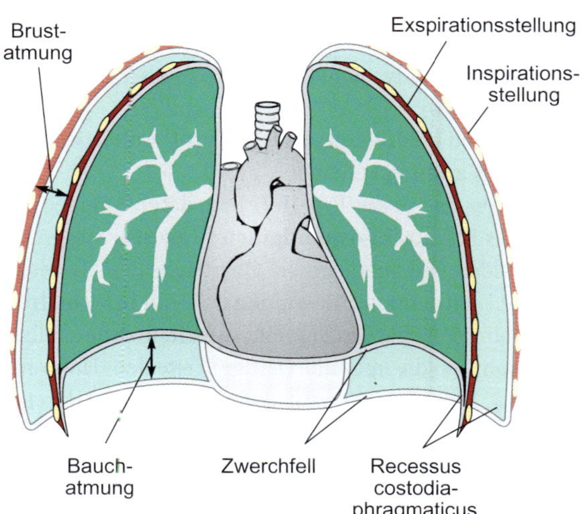

Abb. 2.8 Schema der Bewegungen von Thorax, Zwerchfell und Lunge bei In- und Exspiration [L106]

Bauchatmung versteht (➤ Abb. 2.8), bleibt aber genauso im Einsatz, wenn man mittels weiterer Muskeln den knöchernen Thorax hebt und weitet und damit die Lunge noch weiter aufdehnt, als es mit der alleinigen Bauchatmung möglich wäre.

Für eine ruhige Atmung unter **Ruhebedingungen** werden lediglich Zwerchfell (Einatmung) und Retraktionskraft (Ausatmung) benötigt! Damit stellt das Zwerchfell den **eigentlichen Atemmuskel** dar. Als sog. **Atemhilfsmuskeln** für einen **erhöhten** Sauerstoffbedarf stehen eine Reihe weiterer Muskeln zur Verfügung. Die wichtigsten **Hilfsmuskeln** für die Thoraxatmung der **Inspiration** sind die 3 **Mm. scaleni**, die an den beiden obersten Rippen ansetzen und dadurch den gesamten Thorax nach oben ziehen, sowie die **Mm. intercostales externi**, die durch Aufdehnung der Zwischenrippenräume auch den Thorax dehnen (➤ Abb. 2.9). Daneben helfen bei weiter erhöhten Anforderungen M. sternocleidomastoideus sowie M. pectoralis minor, M. trapezius (oberer Anteil), M. serratus posterior superior und M. levator scapulae – im Notfall, z. B. beim Asthmatiker, zusätzlich noch bei festgestelltem Schultergürtel und Armen die Muskulatur, die vom Thorax auf die Oberarme übergreift (v. a. M. pectoralis major).

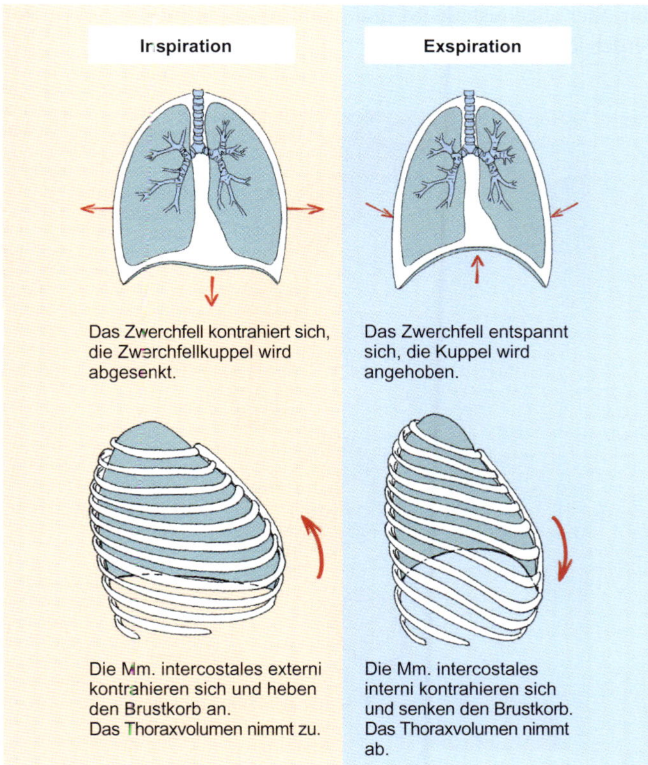

Abb. 2.9 Atemmechanik. Da die Lunge elastisch ist, folgt sie passiv den Exkursionen des Brustkorbs bei den Atembewegungen. [A400]

Exspiration

Die Ausatmung wird lediglich bei **erhöhten Anforderungen** aktiv durch die **Mm. intercostales interni** sowie durch die **Muskeln der Bauchpresse** (M. rectus abdominis, Mm. obliquus externi und interni) verstärkt, indem durch diese die Rippen nach unten gezogen und gleichzeitig durch Erhöhung des intraabdominellen Drucks das Zwerchfell und damit die Lunge nach oben geschoben werden. Auch der M. serratus posterior inferior ist (überwiegend) ein Hilfsmuskel für die Exspiration.

MERKE

Genauer besprochen werden die Atemmuskeln im ➤ Fach Bewegungsapparat.

Wie kräftig die Retraktionskraft der Lunge an den sie umgebenden Strukturen zieht, ersieht man nicht nur an der in körperlicher Ruhe fehlenden Beteiligung der Exspirationsmuskeln, sondern auch an der Inspirationsmuskulatur, die noch während der *Aus*atmung einen nur allmählich nachlassenden Tonus aufrechterhält, um die Bewegungen von Thorax und Zwerchfell weich und fließend zu gestalten.

Angefügt werden soll, dass die **Exspiration** in der Ruhe deutlich **länger** dauert als die Inspiration, weil die Aktivierung der Inspirationsmuskulatur auf einmal geschieht, während ihre Kontraktion danach nur langsam nachlässt und bis in die Phase der Exspiration hineinreicht. Zusätzlich ist die Exspirationsmuskulatur von geringerer Wirksamkeit und die Retraktionskraft wird im Verlauf der Ausatmung auch noch zunehmend schwächer. Der physiologische Sinn ist darin zu sehen, dass durch diesen Mechanismus die **Kontaktzeit** der **Luft gut gefüllter Alveolen** mit dem **Blut der Kapillaren verlängert** wird, wodurch die Austauschvorgänge begünstigt werden.

2.5.2 Retraktionskraft

Die **Elastizität** des Lungengewebes, das die ausgeprägten Bewegungen ermöglicht, ist durch **elastische Fasern** in seinen bindegewebigen Septen verursacht. Die große Kraft sich zusammenzuziehen, die **Retraktionskraft**, hat aber als wesentlichste Ursache die

2

Oberflächenspannung der Alveolen, während die Elastizität der Fasern vergleichsweise wenig beiträgt. Um die nachfolgende physikalische Gesetzmäßigkeit besser zu verstehen, sei daran erinnert, dass die Wandung der Alveolen angefeuchtet ist, weil an die Außenseite der Zellmembran der alveolären Zellen, wie dies für alle menschlichen Zellen gilt, die **Zuckerstrukturen der Glykokalyx** angebunden sind und weil Zuckerstrukturen Wasser binden, weshalb alle Zellmembranen feucht sind. Das für die Befeuchtung der Innenwände der Alveolen notwendige Wasser resultiert aus der Dampfsättigung der Atemluft spätestens ab den unteren Atemwegen. In anderen Körperregionen geht die Zellaußenseite ohnehin in die flüssige Phase des interstitiellen Raums bzw. in die Schleimschicht einer Schleimhaut über. Lediglich in den Alveolen der Lunge entsteht eine besondere Konsequenz, weil dort der interstitielle Raum durch ein Gasgemisch ersetzt wurde. Die physikalische Gesetzmäßigkeit, die zur Retraktionskraft der Lunge führt, kann so beschrieben werden:

An einer **gekrümmten Membran** wie der kugeligen Wand der **Alveolen**, an der die Flüssigkeitsphase der Wandung mit der Gasphase des inneren Hohlraums in Kontakt steht, besteht eine ausgeprägte **Spannung** bzw. ein Druck, der **von außen nach innen** gerichtet ist und **den Innenraum zum Kollabieren** bringt, sofern ihm nicht entgegengewirkt wird. Dieser Druck wird umso stärker, je größer der gasgefüllte Hohlraum ist und demgemäß umso schwächer, je kleiner dessen Durchmesser wird. Man kann sich dazu, auch wenn die Ursachen nicht übereinstimmen, einen Luftballon vorstellen, den man gegen Widerstand aufgeblasen hat. Sobald man das Einblasventil öffnet, entweicht die enthaltene Luft mit großer Geschwindigkeit und der Ballon kollabiert.

Das Bestreben und die Kraft des Lungengewebes, sich zusammenzuziehen, wird umso stärker, je mehr bei der Inspiration die 300–400 Millionen Alveolen aufgedehnt werden und dadurch ihren gasgefüllten Innenraum vergrößern. Selbst bei vollständiger Ausatmung und sehr kleinen Alveolen (ca. 0,1–0,2 mm Durchmesser) ist aber diese Kraft noch so groß, dass nur der luftleere und mit einem Flüssigkeitsfilm versehene Pleuraspalt zwischen der Pleura visceralis und der Pleura parietalis die Alveolen und damit die gesamte Lunge am Zusammenfallen hindert. Sobald Luft in den Pleuraspalt gelangt, die Stabilisierung durch den Zug des knöchernen Thorax also wegfällt, kollabiert die Lunge.

PATHOLOGIE

Beim **Pneumothorax**, bei dem Luft in den Pleuraspalt eindringt und zu einer gegenseitigen Ablösung der beiden Pleurablätter führt, zieht sich die Lunge durch ihre eigene Retraktionskraft und entsprechend der Menge eingedrungener Luft zusammen, sodass dabei im Extremfall **sämtliche Alveolen kollabieren** und dadurch nahezu die gesamte Luft aus ihrem Inneren gepresst wird (➤ Kap. 4.4).

2.5.3 Surfactant

Es gibt einen wichtigen Mechanismus, um hinsichtlich der Retraktionskraft des Lungengewebes in Gestalt seiner Alveolen eine **Feinabstimmung** zu erreichen und die Arbeit der **Inspirationsmuskulatur zu erleichtern**. Gemeint ist die Wirkung des sog. **Surfactant**.

Die Wandung der Alveolen besteht aus 2 unterschiedlichen Zelltypen (➤ Abb. 2.10):

- Zum einen sind dies die „normalen" **Typ-I-Zellen**, welche die eigentliche **Wandung** aufbauen.
- Zum anderen sind es die **Typ-II-Zellen**, deren Aufgabe es ist, ein flüssiges Fett aus **Phospholipiden** (weit überwiegend **Lecithin**) zu bilden und an die innere Oberfläche der Alveolen abzugeben. Die Lecithinmoleküle **binden** dort mit ihrer **hydrophilen Seite** (Cholinphosphat) an den **Flüssigkeitsfilm** der Zellmembranen, während die lipophile (fettige) Seite dem Hohlraum zugewandt ist. Diese Schicht wird als Surfactant bezeichnet. Der Fettüberzug **setzt** die **Oberflächenspannung** der Alveolen **herab** und damit gleichzeitig auch ihre **Retraktionskraft**, weil die Grenzfläche Flüssigkeit/Gas dadurch abhandenkommt bzw. durch eine Grenzfläche Fett/Gas ersetzt wurde. Daneben schützt der Fettfilm die Alveolenwandung vor Austrocknung und aktiviert die Alveolarmakrophagen.

Lecithin ist ein amphiphiles Molekül, ein Molekül mit einem hydrophilen und einem lipophilen Anteil (amphi = „sowohl als auch"). Wegen dieser Eigenschaft ist es wesentlicher Bestandteil sämtlicher Zellmembranen. Es baut gemeinsam mit Cholesterin die vollkommen wasserundurchlässige Hülle jeder tierischen Zelle auf (➤ Fach Biochemie). Gleichzeitig stellt es eine Art Seife, ein **Syndet** dar, das fettige Moleküle in einem wässrigen Umfeld in Lösung bringen kann. Sobald beim **Lungenödem** seröse Flüssigkeit in die Alveolen gelangt, bildet sich aus diesem Grund **Schaum** (→ Wasser, Seife, Luft), der abgehustet wird und damit das Lungenödem erkennbar werden lässt.

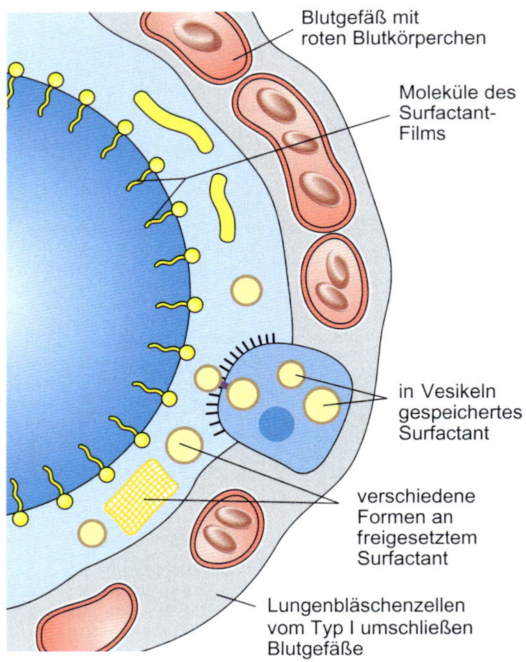

Abb. 2.10 Alveolenwandung mit Typ-I-Zellen und Typ-II-Zellen mit Surfactant [L106]

MERKE

Es ist zu beachten, dass der Schaum die **Lungenbeteiligung beweist**, weil es in den Atemwegen keinen Surfactant, mithin auch keine „Seife" gibt, die Schaum erzeugen könnte.

Die Moleküle des **Surfactant** überziehen nur bei geringem Luftgehalt der Lunge und damit **kleinen Alveolen** deren **gesamte Wandung** und **vermindern** dadurch in diesem Zustand die **Retraktionskraft** besonders stark, wodurch sich nach der Exspiration bei Ruheatmung leichter ein Gleichgewicht zwischen der geringen noch verbliebenen Retraktionskraft und dem Widerstand des Rippenkäfigs einstellt. Bei zunehmendem Alveolen-Durchmesser der Inspiration entstehen Lücken im Fettfilm des Surfactant, wodurch seine retraktionsmindernde Wirkung zunehmend schwächer, die Eigenkraft der Lunge zur selbsttätigen Ausatmung also immer stärker wird (➤ Abb. 2.11).

PATHOLOGIE

Atemnotsyndrom des Frühgeborenen

Wie wichtig diese Feinabstimmung für die Atmung ist, sieht man beim **Atemnotsyndrom** des **Frühgeborenen**, bei dem infolge mangelnder Lungenreifung noch **kein oder zu wenig Surfactant** gebildet worden ist. Dadurch steigt die Retraktionskraft der Lunge so weit an, dass dem kleinen Menschen die **Einatmung**, also die Dehnung der Lunge und ihrer Alveolen gegen den Widerstand der Oberflächenspannung, **ungeheuer schwer** fällt. Hier muss maschinell beatmet werden. Zusätzlich gibt man **Cortisol**, um die Lungenreifung zu beschleunigen, wobei man berücksichtigen sollte, dass der hohe mütterliche Cortisol-Serumspiegel der Spätschwangerschaft diese Aufgabe auch physiologischerweise erfüllt.

Im umgekehrten Fall, wenn beim **Ertrinken** oder beim fortgeschrittenen **Lungenödem** Wasser statt Gas in den Alveolen vorhanden ist, nimmt die Retraktionskraft der Lunge beträchtlich ab, weil es hier keine Grenzschicht Gas/Wasser mehr gibt und damit auch keine Oberflächenspannung. Die geringe noch verbleibende Retraktionskraft wird dann im Wesentlichen nur noch von den elastischen Fasern des Lungengerüsts aufrechterhalten. Beim Lungenödem muss dementsprechend die **Exspirationsmuskulatur** kräftig bemüht werden, was dem Betroffenen als **Dyspnoe** („Schweratmigkeit") ins Bewusstsein tritt.

Behindert wird die **Inspiration** in geringerem Maße auch durch den **Strömungswiderstand** in den oberen und unteren Atemwegen. Etwa die Hälfte dieses Widerstandes wird alleine durch die **Nase** verursacht. Bei stärkerer Anstrengung und demnach vermehrtem Sauerstoffbedarf und beschleunigter Atmung umgeht man dieses Hindernis, indem man den **Mund** zur Atmung benutzt.

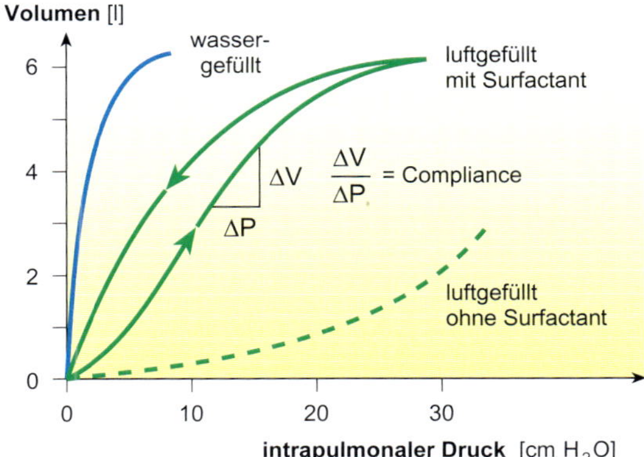

Abb. 2.11 Ruhedehnungskurve der Lunge [L106]

Zusammenfassung

Atemmechanik

- Die Lunge besitzt eine große Elastizität und v. a. Retraktionskraft, d. h. Kraft, sich selbsttätig zusammenzuziehen.

Inspiration

- Die Inspirationsmuskulatur ist sehr kräftig ausgebildet, um die Retraktionskraft der Lunge zu überwinden.
- Wichtigster Muskel ist das Zwerchfell – gleichzeitig der einzige Atemmuskel, der grundsätzlich und ausnahmslos im Einsatz ist, also keinen Hilfsmuskel darstellt.
- Hilfsmuskeln: Mm. scaleni, Mm. intercostales externi, bei erhöhten Anforderungen auch M. sternocleidomastoideus sowie M. pectoralis minor, M. trapezius (oberer Anteil), M. serratus posterior superior und M. levator scapulae, in Notfällen (Asthmaanfall) zusätzlich M. pectoralis major

Exspiration

Dauert länger als die Inspiration

- Muskeln werden nur bei erhöhten Anforderungen benötigt, in Ruhe reicht die Retraktionskraft der Lunge aus.
- Hilfsmuskeln: Mm. intercostales interni, Muskeln der Bauchpresse (M. rectus abdominis, Mm. obliquus externi und interni), M. serratus posterior inferior

Surfactant

Fettfilm aus Lecithin (ein Syndet bzw. Emulgator)

- wird von den sog. Typ-2-Zellen der Alveolen gebildet
- setzt die Oberflächenspannung der Alveolen herab und vermindert damit deren Kraft, sich selbsttätig zusammenzuziehen
- bei Frühgeborenen noch nicht (ausreichend) gebildet → Atemnotsyndrom, bei dem die Inspiration erschwert ist bzw. unmöglich wird; Therapie: Beatmung und Cortisolgaben bis zur Lungenreifung

2.6 Innere Atmung

Während der Begriff der äußeren Atmung den Austausch der Atemgase zwischen Alveolen und Lungenkapillaren beschreibt, versteht man unter der inneren Atmung den Austausch von Sauerstoff und Kohlendioxid zwischen den peripheren Geweben und dem Blut ihrer Kapillaren (➤ Abb. 2.12).

Die Diffusionsstrecke durch die Alveolarmembran in der Lunge ist sehr kurz (< 0,1 mm) und bereitet den Atemgasen keine Probleme. In den verschiedenen **Geweben des Körpers** ist diese Strecke deutlich länger. Die Schicht besteht dort ebenfalls aus dem Endothel der Kapillaren und aus der Zellmembran der zu versorgenden

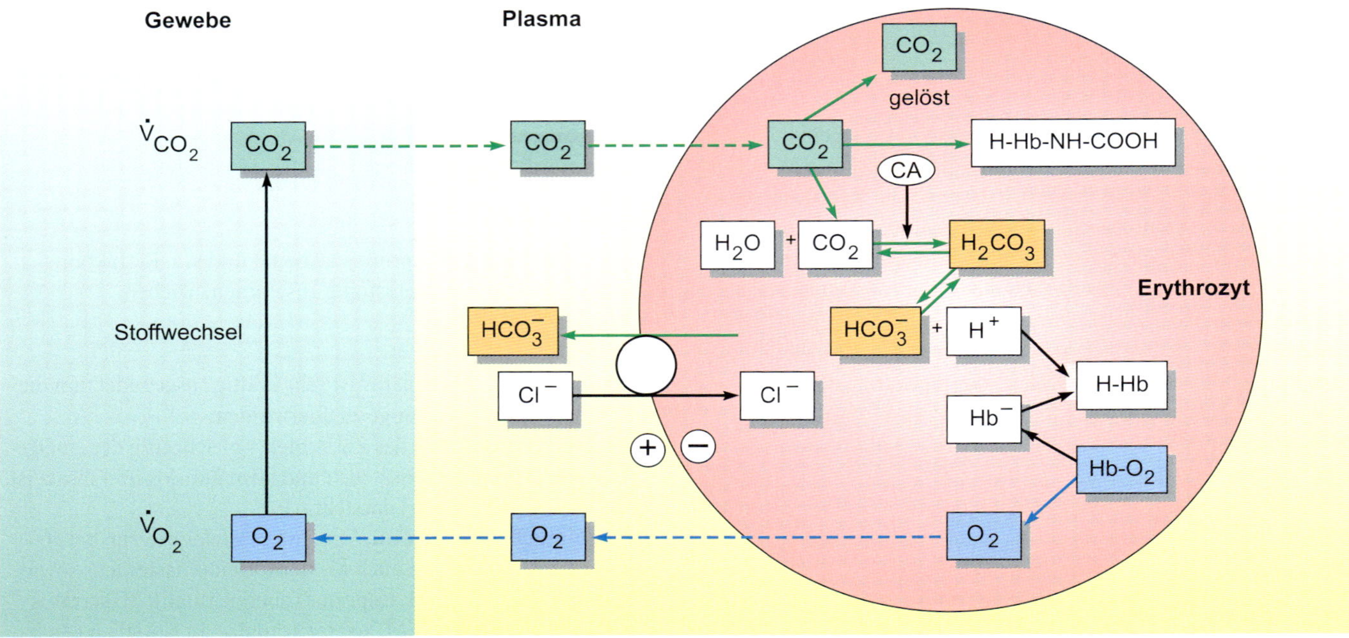

Abb. 2.12 Innere Atmung: Gasaustausch (Sauerstoff und Kohlendioxid) zwischen Erythrozyten, Plasma und Gewebe [L106]

Gewebezellen. Allerdings befindet sich zwischen diesen Strukturen vergleichsweise mehr interstitielles („flüssiges") Bindegewebe sowie eventuell weitere Zellschichten, die ebenfalls Bedarf an Sauerstoff haben. Nicht jede Gewebezelle verfügt über eine eigene Blutkapillare zu ihrer Versorgung, wie dies z. B. im Herzmuskel der Fall ist. Vielmehr müssen sich häufig kleinere Zellgruppen eine einzelne Kapillare „teilen", wodurch die **O_2-Konzentration** mit zunehmendem **Abstand von der Kapillare** immer weiter **abfällt**.

Schließlich ist auch an das **Gefälle in der Kapillare selbst** zu denken: O_2 diffundiert bereits am Beginn der kapillären Wegstrecke ins Gewebe, sodass am Ende der Kapillare weniger Sauerstoff zur Verfügung steht als an deren Anfang. Dies betrifft allerdings lediglich die Gesamtmenge an Hämoglobin-gebundenem Sauerstoff, während die Konzentration des physikalisch gelösten sich kaum verändert, sodass dieser Punkt bei ausreichender Funktion von Herz und Lunge keine Bedeutung besitzt. Zusätzlich ist der **Bedarf an Sauerstoff** selbst in den am weitesten von der Kapillare entfernten Zellen im Bereich deren Endstrecke immer noch **weit geringer** als die tatsächlich **ankommende Menge**, was dazu führt, dass dem Blut üblicherweise und unter Ruhebedingungen lediglich 25–40 % des vorhandenen Sauerstoffs entnommen werden. Die aufgezählten Erschwernisse spielen deshalb erst unter pathologischen Verhältnissen eine Rolle, indem dann gerade dieser zuletzt versorgte Gewebeanteil in eine Sauerstoffmangelsituation geraten kann.

EXKURS

Sauerstoff vermag lediglich rund **1 mm** weit in solides Gewebe einzudringen bzw. entsprechend voluminöse Gewebeanteile zu durchqueren. Zum besseren Verständnis im Hinblick auf die Transportwege in der Peripherie, die durchaus derartige Streckenanteile aufweisen können, sei an dieser Stelle nochmals an die **Funktion des Interstitiums** erinnert: Das Interstitium bildet nicht nur einen flüssigkeitsgefüllten Raum, in dem sich der Sauerstoff „physikalisch bewegen" kann; diese Flüssigkeit befindet sich, angetrieben vom Fließdruck des strömenden Blutes, zusätzlich auch noch in einer Bewegung, die vom Gefäß in Richtung perivasalem Gewebe gerichtet ist. Letztendlich können sich die Zellen dadurch genauso problemlos, wie sie der vorbeiströmenden Flüssigkeit die benötigten Nährstoffe entnehmen können, auch am Sauerstoff bedienen – mit dem weiteren Vorteil, dass bei seiner Diffusion über das Zytoplasma zu den Mitochondrien ebenso wenig Probleme entstehen können.

Abgabe des Sauerstoffs

Zur Wiederholung: Der **Sauerstoff** bleibt nach seiner Diffusion durch die Alveolarmembran zu weniger als **2** % im Blut **physikalisch**, also ohne chemische Bindung, **gelöst**. Nur aus diesen knapp 2 % des gesamten, im Blut vorhandenen Sauerstoffs wird der Bedarf des Gewebes im Körperkreislauf gestillt. Genau genommen steht diese Menge an Sauerstoff den Geweben **beständig zur Verfügung**, weil der von den Zellen entnommene Anteil aus dem durchströmenden Blut heraus ununterbrochen **ergänzt und stabil gehalten** wird.

Die Bindung des Sauerstoffs an das Eisenatom des Häms ist nicht allzu fest, sodass es sehr schnell an Blutplasma und Gewebe abgegeben werden kann. Es stellt sich also, wie mehrfach ausgeführt, ein **Gleichgewicht** zwischen dem **chemisch ans Hämoglobin** gebundenen und dem **physikalisch in Blutplasma** und perivasalem Raum vorhandenen Sauerstoff ein, sodass letztendlich auch der hämoglobingebundene Sauerstoff so lange ins umliegende Gewebe diffundiert, bis dessen Bedarf gestillt ist.

MERKE

Der Anteil von 2 % physikalisch vorhandenen Sauerstoffmolekülen ist im **Blut** der Kapillaren, in **Interstitium** und **Zellen** ständig vorhanden, stellt also ein **Kontinuum** dar, das unter physiologischen Bedingungen niemals auch nur 1 Sekunde lang unterbrochen wird.

Aufnahme des Kohlendioxids

Für CO_2 sind die teilweise langen Wegstrecken im peripheren Gewebe ohne Bedeutung, da es sehr leicht durch Membranen und Gewebe diffundiert und unterwegs auch nicht aufgenommen und teilweise verbraucht wird wie der Sauerstoff. Letztendlich entsteht hier dasselbe Kontinuum wie beim Sauerstoff, weil das in jeder Millisekunde in den Mitochondrien entstehende Kohlendioxid einen einheitlichen Raum zu den Blutgefäßen und zur Lunge bildet bzw. im Blut der Gefäße lediglich kurzfristig an weitere Strukturen gebunden wird, damit die vollständige Säurewirkung der Kohlensäure nicht zum Tragen kommt.

2.7 Atmungsregulation

Hierunter versteht man die **Anpassung der Lungenbelüftung** an die jeweiligen Bedürfnisse des Stoffwechsels. Wie wichtig diese Mechanismen sind, kann man besonders deutlich an der Skelettmuskulatur erkennen: Der Skelettmuskel schöpft das angebotene Sauerstoffpotenzial in Ruhe lediglich zu etwa 25 % aus. Während normaler Arbeit steigt dieser Wert bereits auf 80 %. Bei schwerer Arbeit wird die Durchblutung in der beanspruchten Muskulatur bis auf das 20-Fache, und der gesamte O_2-Verbrauch auf das 70-Fache gesteigert. Aus diesem Beispiel ergeben sich bereits die **Mechanismen** des Körpers zur **Anpassung** an einen **gestiegenen O_2-Bedarf:**

- Erhöhung der Durchblutung
- vermehrte Ausschöpfung des Blutsauerstoffs
- besseres Angebot durch vermehrte Atemtätigkeit

2.7.1 Atemzentrum

Während die Erhöhung der Durchblutung überwiegend durch die Herztätigkeit und die glatte Muskulatur der Blutgefäße beeinflusst wird und die Höhe der O_2-Ausschöpfung von den betroffenen Geweben selbst, obliegt die **Regulation der Atemtätigkeit** überwiegend dem **Atemzentrum** in der **Medulla oblongata** (verlängertes Mark) des Hirnstamms (direkt oberhalb des Halsmarks), wobei dieses „Zentrum" eigentlich aus verstreut liegenden Zellansammlungen bis hinunter ins obere Halsmark besteht.

Das Atemzentrum enthält – ähnlich wie der Sinusknoten und weitere Gewebe – **autonome Strukturen**, die durch **regelmäßige Impulse** (15–18/min) und deren Weiterleitung an die Inspirationsmuskulatur (v. a. Zwerchfell) einen regelmäßigen Grundrhythmus der Atmung erzeugen. Daneben gibt es aber zahlreiche Faktoren, die dem Atemzentrum über dessen eigene Blutversorgung oder auch durch nervale Übertragung gemeldet werden und diesen **Rhythmus verändern** (➤ Abb. 2.13).

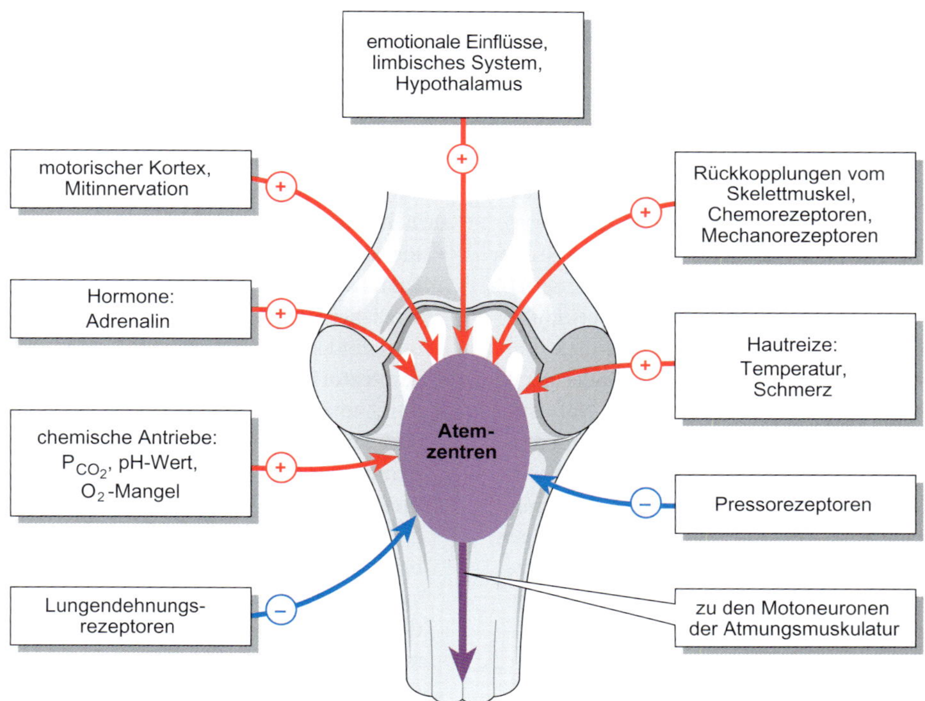

Abb. 2.13 Beeinflussung des Atemzentrums [L106]

2

2.7.2 Beeinflussung des Atemzentrums

Zahlreiche Faktoren interagieren mit dem Atemzentrum und beeinflussen oder steuern seine Tätigkeit. Während dies üblicherweise und ausnahmslos unbewusst, reflexartig geschieht, ist es auch möglich, alle diese Mechanismen willentlich zu überstimmen und dem Atemzentrum seinen Rhythmus vorzuschreiben. Die Kehrseite der willentlich gesteuerten Atmung besteht darin, dass es dabei sehr schnell zu erheblichen Abweichungen des pH-Werts oder zu Sauerstoffmangelzuständen kommen kann. Vor allem die **pH-Wert-Änderungen** bewirken allerdings „glücklicherweise" ebenso zügig **Bewusstseinsstörungen** bis hin zum Koma, wodurch die Automatismen nun in der Lage sind, die physiologischen Erfordernisse wiederherzustellen.

Die **wichtigsten Steuerungsmechanismen** des Atemzentrums sind das Vegetativum und Abweichungen im CO_2-Gehalt bzw. pH-Wert des Serums:

- Der **Sympathikus** bewirkt über seinen Überträgerstoff **Noradrenalin** eine **Zunahme** von **Frequenz** *und* **Atemtiefe**. Dies ist folgerichtig, weil der Sympathikus üblicherweise dann im Einsatz ist, wenn die körperliche und/oder zerebrale Leistungsfähigkeit erhöht werden muss, woraus dann auch ein erhöhtes Sauerstoffangebot resultieren sollte bzw., als Einheit damit, ein vermehrtes Abatmen von CO_2 erforderlich wird.
- Das **Adrenalin** des Nebennierenmarks als Reserve für den nervalen Sympathikus führt zur nochmals verstärkten **Aktivierung**, zusätzlich über sog. β_2-Rezeptoren (➤ Fach Endokrinologie) auch zur **Weiterstellung** der **Bronchien** und **Bronchiolen**, wodurch der Gesamtwiderstand in den Atemwegen abnimmt und die Mehratmung nicht behindert.
- Neben der willentlich oder sympathisch gesteuerten Atmungsregulation ist der wichtigste modulierende Faktor nicht etwa ein Mangel an O_2, sondern vielmehr ein **Überangebot an CO_2 (= Hyperkapnie)**, das zu einer wesentlich **vertieften** *und* **beschleunigten Atmung** führt. Diese bewirkt in der Konsequenz ein verstärktes Abatmen des Überangebots und damit eine Normalisierung des arteriellen Kohlendioxids. Um die Zusammenhänge besser zu verstehen, sollte man sich in Erinnerung rufen, dass CO_2 **sowohl als CO_2** als auch in Teilen **als H^+** vorhanden ist. Der **CO_2-Anteil** bedingt dabei eine **Zunahme der Frequenz**, der **H^+-Anteil** dagegen eine **Zunahme der Atemtiefe** ohne Beeinflussung der Frequenz.
- Eine **Erniedrigung des Sauerstoffgehalts** oder Veränderung des **pH-Wertes** (bei normalem CO_2!) lösen ebenfalls eine Antwort des Atemzentrums aus, die sich nun allerdings nicht mehr auf die Atemfrequenz, sondern lediglich auf die **Atemtiefe** auswirken. Dabei führt ein **Sauerstoffmangel** ebenso wie ein **Überangebot an Säure** (metabolische Azidose) zu **tieferen Atemzügen**, während ein **Mangel an H^+** (= Alkalose) eine **oberflächlichere Atmung** bedingt. Ein Überangebot an Sauerstoff ist unter physiologischen Bedingungen nicht möglich, weil das Blut in der Lunge zu 100 % aufgesättigt wird und mehr als 100 % nicht erreichbar sind.

MERKE

Die **einzige Ursache** für eine **beschleunigte** Atmung, sofern sie vom Atemzentrum und nicht willentlich herbeigeführt wurde, kann also immer nur ein **Überangebot an CO_2** oder eine Aktivierung durch den **Sympathikus** sein. Dagegen wirken sich pH-Wert-Veränderungen oder ein Sauerstoffmangel **ausschließlich** auf die **Atemtiefe** aus, bei gleichbleibender Frequenz.
Eine Frequenzsteigerung auf **> 25 Atemzüge/min** wird als **Tachypnoe** bezeichnet.

pH-Wert-Veränderungen

Der **physiologische pH-Wert** der Körperflüssigkeiten wird außerordentlich exakt auf den schwach alkalischen Wert von **7,40** eingestellt und penibel überwacht, weil bereits gröbere Abweichungen der **2. Kommastelle** zu Störungen der Körperfunktionen führen – u. a. deshalb, weil zahlreiche Enzyme, Pumpen oder Carrier-Systeme nur noch eingeschränkt oder schließlich überhaupt nicht mehr funktionieren würden. Selbst die Ionenkonzentrationen verschieben sich bereits bei kleinsten Abweichungen der 2. Kommastelle. Ändert sich die 1. Kommastelle um lediglich eine Einheit (7,40 → 7,30 oder 7,50), befindet sich der Mensch im Koma. Es gehört zu den vorrangigen Aufgaben von **Atemzentrum** und **Niere**, kleinste Abweichungen zu registrieren und in Gemeinschaftsarbeit umgehend wieder zu beseitigen (➤ Fach Urologie) (➤ Abb. 2.14). Deutliche Abweichungen sind deshalb so lange nicht möglich, wie diese beiden Strukturen nicht erheblich geschädigt sind oder wie nicht weitere massive Störungen des Stoffwechsels durch z. B. einen Diabetes mellitus Typ 1 solche Abweichungen erzwingen. Dies bedeutet u. a. auch, dass ein Mensch, der ohne derart erhebliche Erkrankungen seinen Alltag bestreitet, nicht „übersäuert" sein kann, denn im interstitiellen Raum kann schon deshalb kein abweichender pH-Wert vorliegen, weil die beiden Räume eine Einheit darstellen. Aus diesem Grund braucht lediglich das Blut penibel auf den pH-Wert, den Gehalt an Glukose und ungezählten weiteren Bestandteilen einreguliert zu werden.

Pathologische pH-Wert-Abweichungen und ihre wichtigsten Ursachen sind:

- **metabolische Azidose** (pH < 7,36): H^+-Vermehrung, z. B. als Laktatazidose, diabetische Ketoazidose oder im Schock (mit zusätzlicher Sympathikusaktivierung) → **vertiefte Atmung** bei unveränderter Frequenz
- **respiratorische Azidose** (pH < 7,36): H^+- *und* CO_2-Vermehrung durch unzureichende Abatmung bei Asthma bronchiale, COPD oder fortgeschrittener Lungenfibrose → **vertiefte beschleunigte Atmung**
- **metabolische Alkalose** (pH > 7,44): z. B. sinnloser Kampf gegen die „Übersäuerung" des Organismus mit basischen Substanzen; bei Hypokaliämie bzw. Hyperaldosteronismus oder bei rezidivierendem Erbrechen → **oberflächliche Atmung** (Hypoventilation) normaler Frequenz zur Anreicherung von CO_2, mit der möglichen Folge einer vorübergehenden Hypoxie (Mangel an Sauerstoff)

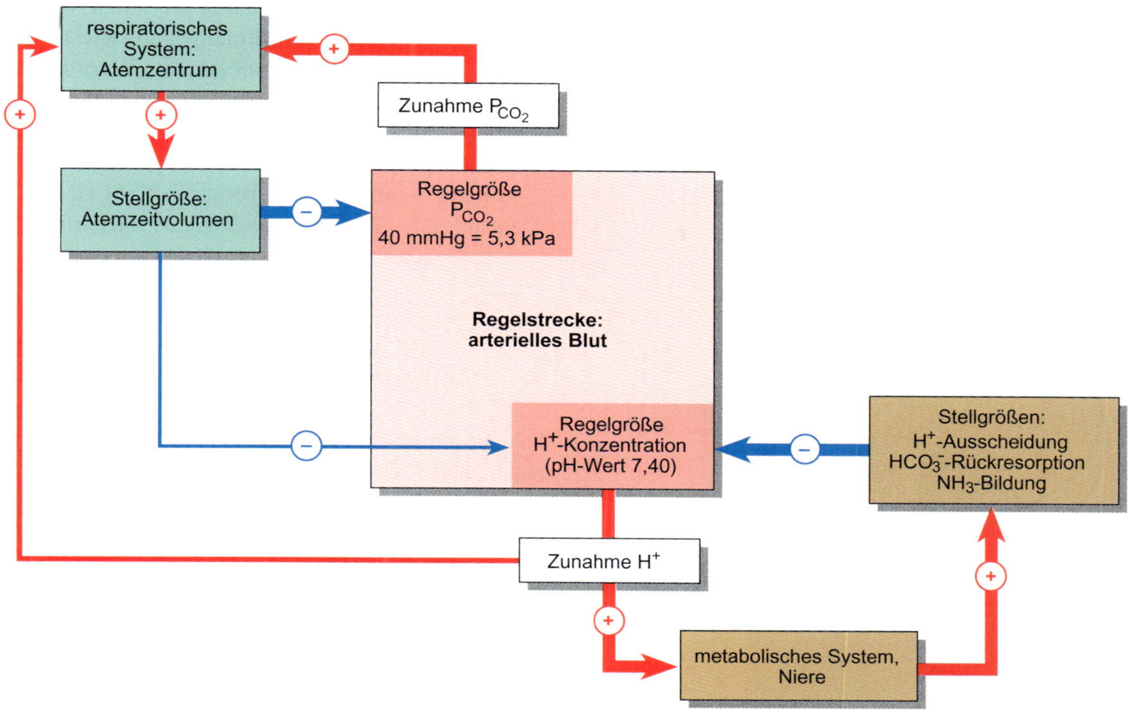

Abb. 2.14 Regelung der Atemtätigkeit in Abhängigkeit von pH-Wert und CO_2 [L106]

- **respiratorische Alkalose** (pH > 7,44): willentlich oder emotional gesteuerte Hyperventilation mit vermehrtem Abatmen von CO_2 (-> Hypokapnie) → **oberflächliche** *und* **verlangsamte Atmung**, sobald die willentliche bzw. emotionale Beeinflussung unterbrochen wird (z. B. durch Bewusstseinsverlust). Der dabei vorübergehend entstehende O_2-Mangel ist aus „Sicht" des Atemzentrums ohne Bedeutung bzw. wird zur Kenntnis genommen, sobald der pH-Wert wieder stimmt.

Hering-Breuer-Reflex

Bronchien und Trachea enthalten Rezeptoren, die auf eine mechanische **Dehnung** ansprechen und diesen Reiz über den **N. vagus** ans Atemzentrum weiterleiten. Von hier aus erfolgt dann eine **Hemmung des Zwerchfells**. Je mehr sich also die Lunge einschließlich der enthaltenen Atemwege bei einer besonders tiefen Inspiration weitet, desto stärker erfolgt durch diesen Reflex der Befehl des Atemzentrums ans Zwerchfell, es nun dabei bewenden zu lassen und seine Kontraktion zu beenden. Dies wird als **Hering-Breuer-Reflex** bezeichnet (➤ Abb. 2.15). Gleichzeitig **verengt** der **Parasympathikus** in diesem Zusammenhang efferent die kleinen **Bronchien** und Bronchiolen und wirkt damit ebenfalls der Aufdehnung entgegen.

Glomus caroticum

Im Glomus caroticum, einer Zellansammlung in der Wandung der **A. carotis** im Bereich ihrer Aufteilung in A. carotis externa und A. carotis interna, daneben auch im **Aortenbogen**, befinden sich weitere Rezeptoren, die ebenfalls auf alle 3 Veränderungen reagieren und steuernde Impulse ans Atemzentrum weitergeben. Diese Rezeptoren reagieren nun allerdings überwiegend auf **Veränderungen des O_2** und weniger auf die weiteren Parameter, sodass es hier auch zu Unstimmigkeiten mit dem Atemzentrum kommen kann. Dasselbe hat als übergeordnete Zentrale allerdings **„das letzte Wort"** in Sachen Atmungssteuerung.

Weitere Beeinflussungen

In den gesamten Atemwegen bis hinunter zu den Alveolen befinden sich Rezeptoren, die auf lokale Reize reagieren und den Hustenreflex auslösen. **Temperaturveränderungen** und **emotionale Ereignisse** sind mit dem Atemzentrum verschaltet und vermögen hier Veränderungen auszulösen. Schließlich enthält die Großhirnrinde Areale, die mit dem Atemzentrum verschaltet sind und die verschiedenen Automatismen überstimmen können. Man kann sogar bei **Zerstörung des Atemzentrums** über den **Willen weiteratmen**, benötigt dann allerdings im Schlaf Unterstützung durch eine maschinelle Beatmung, um nicht zu ersticken (sog. **Undine-Syndrom**).

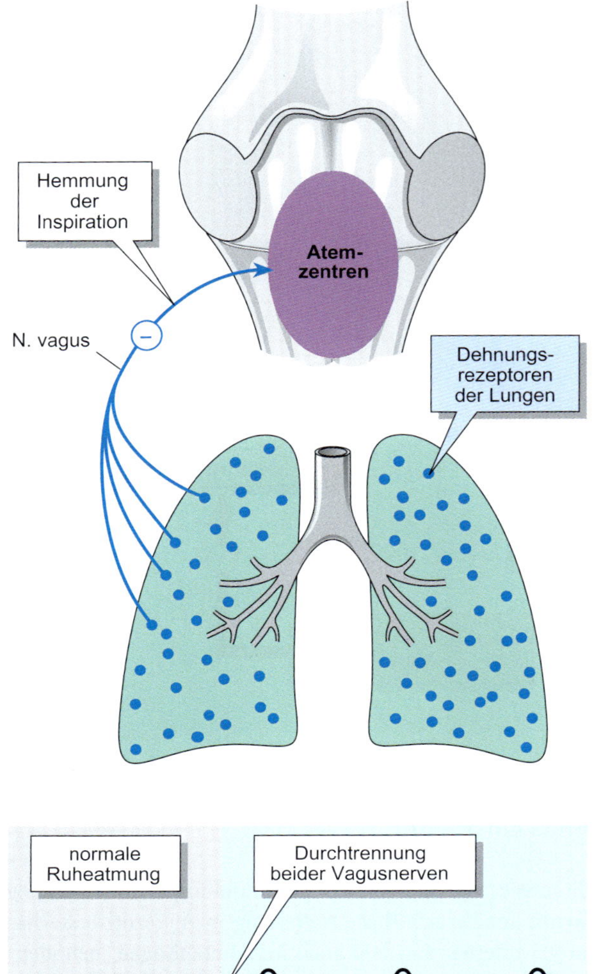

Abb. 2.15 Hering-Breuer-Reflex [L106]

2.7.3 Abweichungen vom Atemrhythmus

Die primäre Abhängigkeit der Atmung vom arteriellen CO_2-Druck ist nicht immer ideal:

- Eine **Vermehrung** von **CO_2** löst unabhängig von seiner Ankurbelung der Atmung auch ein subjektives Gefühl der Beklemmung und Atemnot aus (= **Dyspnoe**), das den automatischen Atemantrieb durch den gleichgerichteten Willen unterstützt und eine vermehrte Atemtätigkeit verursacht. Dies ist physiologisch sinnvoll.
- Im Gegensatz dazu führt ein **Sauerstoffmangel** eher zu einem **Wohlbefinden** bis hin zur sog. **hypoxischen Euphorie („Höhenrausch“)** – beispielsweise bei Segel- oder Drachenfliegern in großer Höhe. Der Sauerstoffmangel führt zu einem Atemantrieb, der aber durch das Atemzentrum wieder abgebremst wird, damit der Mangel an CO_2 nicht zu groß wird. Es kommt im Ergebnis zu einer nur **mäßig vertieften Atmung** mit weiterbestehendem **Sauerstoffmangel** und leicht erniedrigtem CO_2 bei **Fehlen jeglicher subjektiven Warnung**. Segel- und Drachenfliegen waren demnach in der Evolution nicht vorgesehen.
- Eine **Ansäuerung** des Blutes führt auch dann zu einer **vertieften Atmung**, wenn nicht ein Überangebot an CO_2 mit den hieraus entstehenden Protonen, sondern eine vollkommen andere Säure diese Ansäuerung verursacht. Wesentlich ist eben nur, dass es dabei zu keiner Beschleunigung der Atmung kommt.

Kussmaul-Atmung

Beim insulinpflichtigen **Diabetes mellitus** (Typ 1) kann bei zumeist nur mäßigen Blutzuckererhöhungen von etwa 300–500 mg/dl wegen des Insulinmangels eine **Ketoazidose** mit Ansäuerung des Blutes durch kurzkettige Fettsäuren bzw. Ketosäuren resultieren. Aus einer Azidose (= pH < 7,36) entsteht ab einem pH-Wert von etwa 7,3 eine Bewusstlosigkeit (Coma diabeticum). Ein aus diesem Grunde Bewusstloser hat durch die Ankurbelung des Atemzentrums eine **vertiefte**, **gleichmäßige**, bei normalem CO_2 nicht beschleunigte Atmung, die sog. Kussmaul-Atmung (➤ Abb. 2.16).

Hierbei sind zwei Dinge zu beachten: Zum einen wird durch die vertiefte Atmung vermehrt CO_2 abgeatmet. Daraus entsteht eine Erniedrigung des CO_2 im Blut (Hypokapnie), weshalb sich die Atmung **trotz der Azidose** bei unveränderter Tiefe in der Folge sogar **verlangsamen** kann. Zum anderen ist die Kussmaul-Atmung zwar die Atmung des diabetischen (ketoazidotischen) Koma, doch ist sie dafür **nicht beweisend**, weil sie lediglich *irgendein* azidotisches (säurebedingtes) Koma anzeigt, von denen das diabetische lediglich das häufigste ist. Nur die Übersäuerung durch Hyperkapnie kommt differenzialdiagnostisch nicht in Betracht, weil die vertiefte Atmung dabei nicht verlangsamt, sondern beschleunigt wäre.

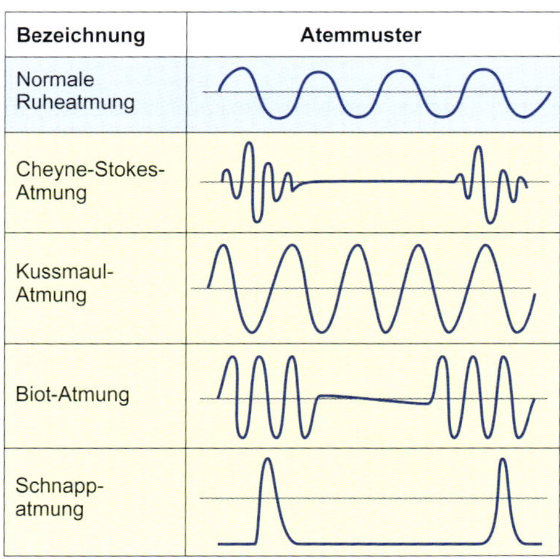

Abb. 2.16 Pathologische Atmungsmuster [L157]

Cheyne-Stokes-Atmung

Mögliche Ursachen einer Cheyne-Stokes-Atmung (➤ Abb. 2.16) sind z. B. ein Aufenthalt in **sehr großer Höhe** oder eine **Schädigung des Atemzentrums** durch Hirndruckerhöhung etwa nach Verletzung oder Enzephalitis.

Dem massiven **O_2-Mangel** in großer Höhe folgt eine **vertiefte Atmung**, die jedoch vom entstehenden **CO_2-Mangel** alsbald wieder gebremst wird und sogar in einer **Atempause** mündet. Der noch weiter zunehmende **O_2-Mangel** wie die jetzt allmählich durch die Atempause entstehende **Hyperkapnie** führen zum Wiedereinsetzen der sich so lange steigernden **Atmung**, bis trotz Sauerstoffmangel die sich ausbildende Hypokapnie die Atmung erneut verlangsamt und schließlich für die nächste Pause „beendet". Es handelt sich also im Wesentlichen um eine Steigerung des Mangels, der z. B. bei Segelfliegern in geringerer Höhe entsteht, wobei hier aber in der Regel gleichzeitig eine gewisse Vorschädigung oder Labilität des Atemzentrums angenommen werden muss. Die Beeinträchtigung von Hirnstammstrukturen wird allerdings bereits durch die ausgeprägte Hypoxie selbst erzeugt.

Weitere mögliche Ursachen für diesen Atemtypus sind eine weit **fortgeschrittene Linksherzinsuffizienz** mit ebenfalls massivem O_2-Mangel, ein **besonders niedriger Blutdruck** oder eine **Überdosierung** von **Morphin** oder **Barbituraten**. Morphin verursacht allerdings auch oftmals eine Atemdepression mit nur noch seltenen Atemzügen und resultierender Zyanose.

Biot-Atmung

Die Biot-Atmung (➤ Abb. 2.16) findet sich **ausschließlich** bei **Schädigungen des Atemzentrums**, entweder direkt (traumatisch) oder als Folge einer Hirndrucksteigerung bei Meningitis oder Enzephalitis oder auch bei Frühgeborenen, bei denen das Atemzentrum noch nicht vollständig ausgereift ist. Hier ist die übliche CO_2-Steuerung nicht mehr bzw. noch nicht vorhanden, sodass das Atemzentrum v. a. auf einen **Sauerstoffmangel** bzw. auf Impulse aus dem Glomus caroticum mit **tiefen** und **gleichmäßigen Atemzügen** reagiert. Sobald der Mangel ausgeglichen ist, folgt eine längere **Atempause** bis zu Eintritt und Meldung des nächsten Sauerstoffmangels. Es ist zu beachten, dass die Atmung nicht wie bei der Cheyne-Stokes-Atmung zunimmt, um schließlich wieder abzuflachen und in die nächste Atempause zu versanden. Bei der Biot-Atmung wird entweder geatmet (Sauerstoffmangel) oder eben nicht (Apnoe bei noch ausreichendem Sauerstoffvorrat).

Inverse Atmung

Senkt sich bei einer tiefen Inspiration das Zwerchfell, wölben sich dadurch die Bauchdecken vor. Gleichzeitig hebt und weitet sich der Thorax. Erfolgt die **Inspiration** aber **ohne gleichzeitige Luftzufuhr**, wie dies beim **Glottisschluss** oder einer pathologischen **Obstruktion der oberen Atemwege** (Aspiration, Glottisödem, Epiglottitis der Kleinkinder) möglich ist, entsteht über den Sog des Zwerchfells ein thorakaler Unterdruck und deswegen begleitend zur Hebung der Bauchdecken eine **Absenkung des knöchernen Thorax**. Entsprechend erfolgt bei der darauf folgenden **Exspiration** unter Einsatz der Bauchpresse eine Einziehung des Bauches und, wegen der Erschlaffung des Zwerchfells, **Hebung des Thorax**.

Die **Bewegungen** von **Bauchdecken** und **Thorax** erfolgen also gegenläufig bzw. **„umgedreht"** (invers). Die Betroffenen sind komatös und zyanotisch; auskultatorisch sind keine Atemgeräusche mehr zu vernehmen. Die inverse Atmung wird manchmal auch der paradoxen Atmung zugeordnet.

Paradoxe Atmung

Die Lunge zieht mit ihrer Retraktionskraft gleichmäßig an allen Anteilen des knöchernen Thorax. Ebenso bewegt sich der **Thorax** beim Einsatz der Atemhilfsmuskulatur (Mm. scaleni usw.) während einer tiefen **Inspiration als Ganzes nach oben**. Dabei kommt es durch das Tiefertreten des Zwerchfells mit Verkleinerung des abdominellen Raums synchron mit dem Heben des Thorax auch zum Heben der Bauchdecken. Wenn diese Symmetrie gestört ist, spricht man von einer paradoxen Atmung:

- Bei einer **Rippenserienfraktur** wird der **betroffene Abschnitt** wie üblich von der Lunge nach innen gezogen, aber von der Hilfsmuskulatur **nicht mehr beeinflusst**, weil er den Zusammenhang mit dem restlichen Thorax verloren hat. Dadurch bleibt er während der Inspiration gegenüber den übrigen, sich weitenden und hebenden Thoraxanteilen zurück, um sich bei der Exspiration relativ zum übrigen Thorax nach außen zu bewegen. Ein Teil des Thorax bewegt sich also paradox. In der Folge der thorakalen Schmerzen kommt es dabei auch teilweise zu einer überwiegenden Bauchatmung, die paradox als **Schaukelatmung** imponieren kann, indem sich die **Bauchdecken** bei der **Inspiration senken**, und bei der **Exspiration heben**.
- Bei der einseitigen **Lähmung des N. phrenicus**, der das Zwerchfell innerviert, entsteht eine paradoxe Atmung, indem das Zwerchfell während der Inspiration auf der **gelähmten Seite oben verbleibt**, während es auf der gesunden Seite zu den physiologischen Bewegungen der Bauchdecke kommt.

Nasenflügelatmen

Das Nasenflügelatmen bezeichnet eine Mitbewegung der Nasenflügel, verursacht durch eine **besonders ausgeprägte Atemnot** überwiegend bei **Säuglingen** und **Kleinkindern**. Zugrunde liegende Erkrankungen sind v. a. **Bronchiolitis** und **bakterielle Pneumonie**.

Schnappatmung

Bei der Schnappatmung bestehen **lange Atempausen**, unterbrochen durch sporadische Atemzüge (➤ Abb. 2.16). Ursache ist eine schwere und präfinale **Schädigung zerebraler Strukturen**, die ohne intensivmedizinische Hilfestellung zum Tod des Patienten führt.

2

Zusammenfassung

Atmungsregulation

Anpassung der Lungenbelüftung an die jeweiligen Bedürfnisse des Stoffwechsels

- 15–18 Atemzüge pro Minute unter Normalbedingungen
- **Atemzentrum** in der Medulla oblongata

Stimulierung des Atemzentrums

- Vertiefung der Atmung: metabolische Azidose des Serums (H^+), Sauerstoffmangel
- Erhöhung der Atemfrequenz: emotional, willentlich
- Verlangsamung der Atemfrequenz: willentlich, Überwiegen des Parasympathikus gegenüber dem Sympathikus (z. B. im Schlaf)
- Stimulation von Atemtiefe *und* Frequenz: Sympathikus, willentlich, Hyperkapnie (CO_2)
- Verlangsamung von Atemtiefe *und* Frequenz: willentlich, Hypokapnie

Hering-Breuer-Reflex

Die zunehmende Weitung der Lunge bei Inspiration informiert über den N. vagus das Atemzentrum → Hemmung des Zwerchfells und Beendigung der Einatmung.

Glomus caroticum

Zellansammlungen in A. carotis und Aortenbogen, die mit dem Atemzentrum verschaltet sind und v. a. auf einen Mangel an O_2 reagieren

Abweichungen vom Atemrhythmus

- **Kussmaul-Atmung:** vertiefte, gleichmäßige, nicht beschleunigte Atmung; bei jeder metabolischen Azidose (z. B. Ketoazidose bei Diabetes mellitus)
- **Cheyne-Stokes-Atmung:** anschwellende und wieder versandende Atmung mit Atempausen; bei Aufenthalt in sehr großer Höhe, Schädigung des Atemzentrums, fortgeschrittener Linksherzinsuffizienz, besonders niedrigem Blutdruck, Überdosierung von Morphin oder Barbituraten
- **Biot-Atmung:** tiefe und gleichmäßige Atemzüge mit eingeschobenen längeren Atempausen; bei Schädigungen des Atemzentrums
- **inverse Atmung:** bei Inspiration Hebung der Bauchdecken und Absenkung (statt Hebung) des knöchernen Thorax, bei Exspiration Einziehung des Bauches und Hebung des Thorax; bei Verlegung der oberen Atemwege
- **paradoxe Atmung:** Symmetrie der Thorax- und Bauchdeckenbewegung gestört; bei Rippenserienfraktur, Lähmung des N. phrenicus
- **Nasenflügelatmen:** Mitbewegung der Nasenflügel beim Atmen; bei besonders ausgeprägter Atemnot überwiegend bei Säuglingen und Kleinkindern
- **Schnappatmung:** lange Atempausen, unterbrochen durch sporadische Atemzüge; bei präfinaler Schädigung zerebraler Strukturen

KAPITEL

3 Untersuchung

Einführung

Die **Lunge** ist von den inneren Organen dasjenige, das einer Untersuchung mit am besten zugänglich ist. Der Therapeut kann über die **Perkussion** und **Palpation** die Hände benutzen und über die **Auskultation** das Ohr. Das Auge erkennt bereits im Rahmen der **Inspektion** Atemfrequenz und Atemtiefe, die bevorzugte Körperhaltung (z. B. eine Orthopnoe) und die Zyanose. Über das **Röntgenbild**, die **Bronchoskopie** oder die **Mediastinoskopie** können sogar Strukturen von Lunge oder Bronchien erfasst werden, und über die Menge und Beschaffenheit des **Sputums** mögliche Ursachen ihrer Veränderungen. Selbst der **Geruchssinn** lässt sich einsetzen, indem z. B. im diabetischen (ketoazidotischen) Koma der aromatische, obstartige Geruch der Ausatemluft, verursacht durch die enthaltenen Ketonkörper, wahrgenommen wird.

Man kann die verschiedenen **Atemvolumina** samt ihrer Zusammensetzung **messen** und damit die **Lungenfunktion** und den Erfolg einer etwaigen Therapie überprüfen. Das **arterielle Blut** zeigt den Gehalt an Sauerstoff und Kohlendioxid und dadurch ziemlich exakt die Funktion der Lunge, sofern das Herz nicht gleichzeitig geschädigt ist.

Schließlich steht auch das subjektive Urteil des Patienten in weit besserem Ausmaß als bei den meisten anderen Organen zur Verfügung, solange man daran denkt, dass ein subjektiver „Lungenschmerz" zumeist nicht von Lunge oder Pleura, sondern eher vom knöchernen Thorax, u.a. einer Blockade der BWS herrührt.

3.1 Auskultation

MERKE

Die wichtigste Untersuchung für den medizinischen Alltag ist die Auskultation der Lunge.

3.1.1 Durchführung

Bei der Auskultation mit dem Stethoskop ist zunächst daran zu denken, dass **ventral** nur **Ober-** und **Mittellappen** (rechts) beurteilt werden können, während zur Untersuchung des **Unterlappens** beider Lungenflügel der seitliche Thorax (kaudale Anteile) und v.a. der **Rücken** des Patienten benötigt wird (➤ Abb. 3.1). Das Stethoskop ist flächig und mit ausreichendem Druck, **unter Verdrängung der Weichteile**, auf dem knöchernen Thorax aufzusetzen. Dies gelingt problemlos und bei angemessener Vorsicht für die Patientin schmerzfrei auch in den Randbereichen der Mamma. Bei der ➤ Abb. 3.1 ist zu beachten, dass die beiden Lungenflügel etwas zu klein eingezeichnet wurden.

Des Weiteren ist zu beachten, dass sowohl Kleidungsstücke als auch Körperhaare zwischen Thoraxwand und Stethoskop Nebengeräusche verursachen können und dadurch die Untersuchung stören und verfälschen. Kleidung kann man ablegen, Körperhaare im Allgemeinen nicht. Man sollte dieselben bei stark behaarten Männern notfalls eincremen oder zumindest mit Wasser befeuchten, bevor man rabiatere Methoden in Erwägung zieht.

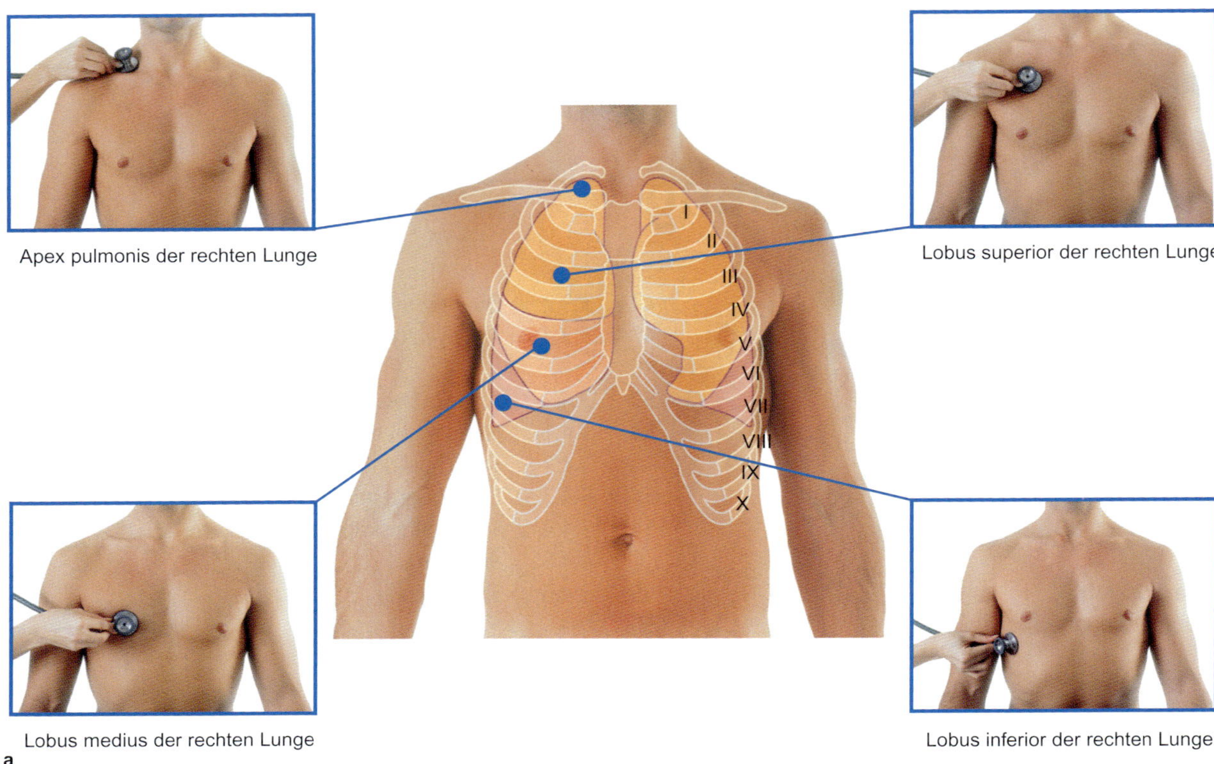

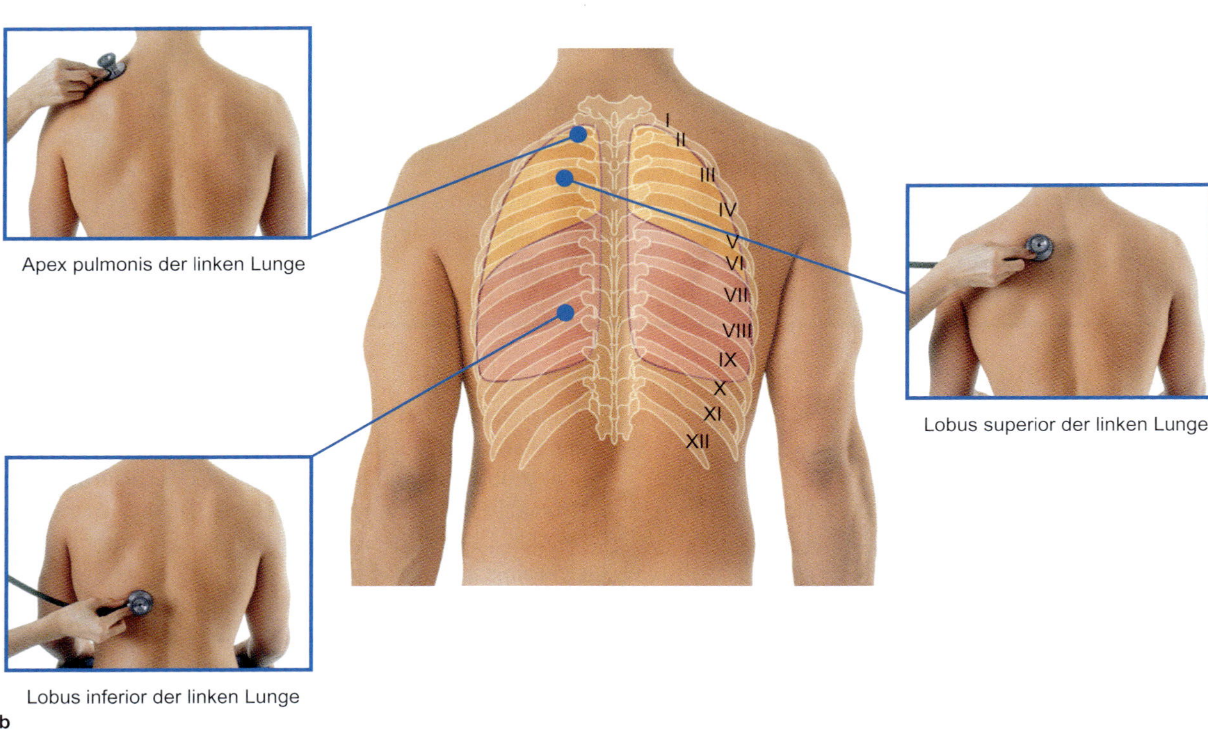

Abb. 3.1 Auskultationsstellen der Lunge [E402]

Damit das Atemgeräusch deutlich hörbar wird, muss die Luft mit ordentlichem Druck in die Lunge strömen. Der Patient sollte also **durch den Mund** und **tiefer als üblich atmen**, wobei aber wiederum eine übermäßige Hyperventilation zu vermeiden ist, weil dadurch mehr oder weniger schnell aus der resultierenden Hypokapnie und respiratorischen Alkalose Kreislaufprobleme mit Schwindel entstehen könnten.

Der Raum darf schließlich auch nicht zu kalt sein, weil das Muskelzittern des frierenden Patienten wiederum Geräusche verursacht, die ins Stethoskop gelangen und die Atemgeräusche überlagern und verfälschen, wobei es daneben auch selbstverständlich ist, dass sich der Patient so wohl fühlen sollte, wie es in der Untersuchungssituation möglich ist. Dazu gehört auch ein **gut beheiztes Zimmer**. Muskelzittern entsteht im Übrigen im unbekleideten Zustand bereits bei einer Umgebungstemperatur von 27 °C!

MERKE

Manchmal wird eine Reihenfolge der Auskultation empfohlen, doch ergibt das keinen Sinn, sodass sich jeder seine **eigene Reihenfolge** festlegen kann, um keinen der 5 Lappen zu vergessen. Diese Lappen wird man abhängig von der Fragestellung bzw. möglicher Vorerkrankungen eng- oder grobmaschig auskultieren.
Zumindest bei älteren Patienten sollte man die **basalen Lungenanteile** nicht vergessen, weil sich die Rasselgeräusche eines milden, kardial verursachten Lungenödems am ehesten dort nachweisen lassen. Auch an die Lungenspitzen oberhalb der Clavicula sollte man denken. Bettlägerige Patienten sind nach Möglichkeit **im Sitzen** zu untersuchen. Diese Position bietet sich auch bei allen weiteren Personen an, weil es im Stehen eher zu Unsicherheiten aufgrund der notwendigen Hyperventilation kommen kann und „folgsame" Patienten durchaus so lange weiteratmen, bis sie umkippen.

3.1.2 Physiologische Atemgeräusche

Vesikuläratemgeräusch

Bei der **gesunden** Lunge des **Erwachsenen** hört man über **allen Anteilen** das sog. Bläschenatmen (Vesikuläratmen). Es klingt im Stethoskop wie der zarte, säuselnde Hauch einer Brise Luft, was es ja auch darstellt. Verursacht wird es weit überwiegend von der Luftströmung der bewegten Luft in den unteren Atemwegen, also zwischen Kehlkopf und Bronchiolen. Die Luftbewegung in den sich weitenden Alveolen ist sicherlich nicht mehr besonders kräftig, doch dürfte sie durch deren ungeheure Anzahl von 300–400 Millionen ebenfalls in sehr geringem Umfang zum Atemgeräusch beitragen, auch wenn dieser Beitrag heute eher verneint wird.
Das vesikuläre Atemgeräusch entsteht folgendermaßen:

- In den **weiteren Anteilen** der unteren Atemwege, also in Trachea, Haupt-, Lappen- und Segmentbronchien mit etwa noch 2 weiteren Teilungsgenerationen, wird die **Luft** sowohl bei der In- als auch bei der Exspiration **kräftig verwirbelt**. Das entstehende Geräusch besteht aus Frequenzen von etwa **400–4.000 Hertz**, enthält also niederfrequente, **tief klingende** sowie höherfrequente, **hellere Anteile**.

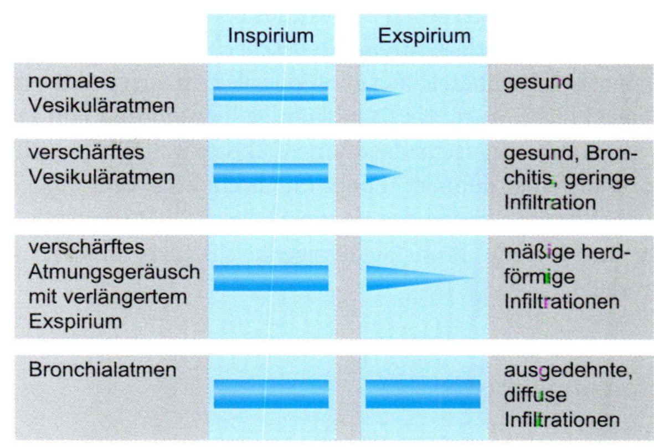

Abb. 3.2 Relative Vernehmbarkeit der Auskultationsgeräusche unter physiologischen und pathologischen Zuständen [L106]

- Etwa ab der 5. Bronchiengeneration, in den **kleineren Bronchien und Bronchiolen**, herrscht keine turbulente Strömung mehr, sondern eine gleichmäßige, an den Wänden entlang streichende sog. **laminare Strömung**, die nur noch Schallphänomene mit einer Frequenz von ca. **400–600 Hertz** verursacht.

Das **Lungengewebe leitet** die **tieferen Anteile** des Gesamtspektrums **bis etwa 600 Hertz** sehr gut bis zur Thoraxwand, während die **höheren Anteile** v.a. von der **Luft** des lufthaltigen Lungengewebes **absorbiert** („verschluckt"), also auch nicht wahrgenommen werden.

MERKE

Das **vesikuläre Atemgeräusch** beinhaltet lediglich Frequenzen **zwischen 400 und 600 Hz** und ist dementsprechend **tieffrequent** und **leise**. Es ist während einer tiefen Inspiration ausreichend gut zu hören, um während der Exspiration wieder zu verschwinden (➤ Abb. 3.2).

Das Abklingen im Verlauf der Exspiration hängt in erster Linie mit der Größe der Alveolen und dem von ihnen erzeugten Luftstrom zusammen, der bei anfangs hoher Retraktionskraft und damit schnell abnehmender Alveolengröße mehr Druck entwickelt als im weiteren Verlauf, in dem sich die Lücken im Film des Surfactant zunehmend schließen (➤ Kap. 2.5.3). Dadurch geht auch die Strömung in den Atemwegen im Verlauf der Exspiration immer weiter zurück und verursacht dadurch auch immer weniger Geräusche. Zusätzlich muss berücksichtigt werden, dass die **Weiterleitung** eines Geräusches bevorzugt **in Strömungsrichtung** erfolgt, während der Inspiration also in Richtung Thoraxwand und während der Exspiration **oralwärts** und eben nicht zur Lungenperipherie.

Pueriles Atmen

Das physiologische Atemgeräusch des Vesikuläratmens ist so leise, dass es beim Adipösen im Extremfall durch die aufliegenden Schichten so weit gedämpft sein kann, dass es weitgehend unhörbar wird. Umgekehrt erscheint es beim mageren Menschen verschärft und bildet hier einen Übergang zum noch weiter verschärften **phy-**

siologischen Atemgeräusch des **Kindes** bzw. schlanken **Jugendlichen**, das sich anhört, als streife ein frischer Wind durch die Bäume eines Waldes. Man bezeichnet es als pueriles Atmen (pueril = kindlich, jugendlich). Auch das **Exspirium** ist hier **gut und laut zu hören**, wozu wohl einerseits die dünnere Thoraxwand ihren Teil beiträgt als auch die „dünnere" Lunge mit ihrem insgesamt weit geringeren Luftgehalt, welche das proximal durch die turbulente Strömung entstehende Bronchialatemgeräusch auch weniger stark abschwächt.

Entfaltungsknistern

Von den unten besprochenen, pathologischen Rasselgeräuschen (➤ Kap. 3.1.3) ist das eigentlich physiologische Entfaltungsknistern zu unterscheiden. Es handelt sich dabei um das Knistern kleinster **Bronchiolen** und anschließender **Alveolen**, die bis dahin kollabiert und deshalb **nicht belüftet** waren. Zu erinnern ist an die bereits erwähnten Verteilungsstörungen (➤ Kap. 2.2.3). Besonders häufig zu vernehmen ist es bei der Auskultation von Menschen, die **sehr oberflächlich atmen**, sozusagen nur Teile ihrer Lunge belüften. Betroffen sind also überwiegend **bettlägerige Patienten**, die im Rahmen der Auskultation nun erstmals wieder tiefere Atemzüge machen und dabei auch bisher mangelbelüftete Bezirke mit Atemgas füllen. Sehr **typisch** für das Entfaltungsknistern ist daher sein **Verschwinden nach wenigen Atemzügen**, weil sich die geringgradigen „Verklebungen" bzw. Adhäsionen dabei gelöst haben, während ein pathologisches Rasseln auch weiterhin zu auskultieren ist.

Auch die Klangqualität unterscheidet sich: Es handelt sich um ein **trockenes Knistern**, da sich keine Flüssigkeit in Bronchiolen oder Alveolen befindet, und es erscheint völlig ohne begleitendes Giemen oder Pfeifen oder Brummen, weil es mit Schleimfetzen in den Atemwegen nicht das Geringste zu tun hat.

3.1.3 Pathologische Atemgeräusche

Bronchialatmen

Werden zusätzlich zu den tiefen **auch** die **hohen Frequenzen** bis 4.000 Hz zur Thoraxwand fortgeleitet und wahrgenommen, ist dies ein Hinweis auf eine **Erkrankung der Lunge**, die mit einem **verminderten Luftgehalt** einhergeht, wodurch die hohen Frequenzen nicht mehr bzw. weniger stark herausgefiltert werden. Gleichzeitig muss die Luft durch **Flüssigkeit** ersetzt worden sein, weil Wasser die Schallwellen besonders gut, fast ohne Verluste leitet. Tatsächlich ist der Luftgehalt der Lunge bei akuten Erkrankungen überwiegend dann vermindert, wenn ein **flüssiges Infiltrat** die Luft teilweise oder vollständig verdrängt hat wie z. B. bei der bakteriellen **Pneumonie** oder beim ausgedehnten **Lungenödem**.

Dieses pathologische Atemgeräusch wird als Bronchialatemgeräusch oder auch (**nur** bis zur Prüfung!) als „Röhrenatmen" bezeichnet, weil es in den größeren Bronchien („Röhren") mit ihrer turbulenten Strömung entsteht. Es enthält überwiegend höhere Frequenzen und erinnert im Stethoskop entfernt an das Fauchen einer Katze, ist also deutlich **heller** und **schärfer** als das vesikuläre Atemgeräusch. Es ist aufgrund seiner Lautstärke und im Gegensatz zum vesikulären Atemgeräusch nicht nur während der **Inspiration** und frühen Exspiration, sondern während der **gesamten Exspiration** zu auskultieren (➤ Abb. 3.2).

Physiologisch, also auch beim Gesunden hörbar, ist das Bronchialatemgeräusch im Bereich des oberen Mediastinum **über Trachea** und **Hauptbronchien**, weil hier die Weiterleitung nicht von lufthaltigem Lungengewebe unterbunden werden kann. Man spricht in diesem Zusammenhang inzwischen auch vom **zentralen Atemgeräusch** und stellt es dem **peripheren Atemgeräusch** gegenüber, das im physiologischen Fall synonym als Vesikuläratmen und pathologisch als Bronchialatmen bezeichnet wird. Es gibt also nun gewissermaßen ein peripheres Atemgeräusch a) und b), wobei „b)" sowohl ursächlich als auch klanglich dem zentralen Atemgeräusch entspricht, aber eben nun eine andere Bezeichnung erhalten musste.

ACHTUNG

Es wurden neue Begrifflichkeiten eingeführt, die zwar keinerlei Beitrag zu irgendeiner Art von Verständnis leisten, aber wohl genau deswegen bereits von verschiedenen Quellen sehr unterschiedlich verwendet werden. Davon sollte man sich nicht irritieren lassen. Korrekt definiert

- ist das **periphere Atemgeräusch** (über peripheren Lungenanteilen)
  - im physiologischen Fall ein Vesikuläratmen,
  - im pathologischen Fall ein Bronchialatmen.
- ist das **zentrale Atemgeräusch** das Auskultationsergebnis über Trachea und Hauptbronchien sowie den direkt an den Lungenhilus angrenzenden Lungenanteilen („zentrale Bronchien" der ersten Tochtergenerationen). Es entspricht der Klangqualität des pathologischen, peripheren Bronchialatmens.

Bei der **Lungenfibrose** ist die Lunge in Teilen bindegewebig umgewandelt (vernarbt), demnach ebenfalls weniger lufthaltig. Gleichzeitig mit dem Lungengewebe und dessen Alveolen geht dabei allerdings auch derjenige Teil der Atemwege verloren, der diese Lungenanteile ursprünglich belüftet hatte. Zusätzlich wird die Luft durch Bindegewebe und nicht durch Flüssigkeit ersetzt. Bei der Lungenfibrose entsteht aus diesen Gründen kein verschärftes, sondern ein gegenüber dem leisen Vesikuläratmen noch weiter **abgeschwächtes Atemgeräusch**. Dasselbe gilt für die Auskultation über einer **Atelektase**, in deren Bereich die Alveolen kollabiert und eventuell bereits narbig umgewandelt worden sind.

Amphorisches Atemgeräusch

Das amphorische Atemgeräusch wurde früher auch als **Höhlenatmen** oder **Krugatmen** bezeichnet, weil es über höhlenartig aufgeweiteten, glattwandigen **Hohlräumen der Lunge** entsteht, z. B. über einer **tuberkulösen Kaverne** oder einer **Abszesshöhle**. Es handelt sich um ein **helles** und **lautes**, **metallisch klingendes**, teilweise auch „musikalisches" Geräusch, das dem Geräusch ähnelt, das beim schrägen Anblasen eines Flaschenhalses entsteht. Kavernen sind nicht belüftet. Die Luft streicht an ihren „Flaschenhälsen" vorbei zum benachbarten belüfteten Gewebe, sodass das Geräusch auch ursächlich dem entspricht, was man mit dem Anblasen eines Flaschenhalses nachahmen kann.

Über **Emphysemblasen** entsteht dieses Atemgeräusch **nicht**, weil deren **Eingang** nicht breit wie bei der Kaverne, sondern besonders **eng** ist. Der Patient mit **Lungenemphysem** zeigt deshalb ein **abgeschwächtes Atemgeräusch** – und dies desto ausgeprägter, je fortgeschrittener die Erkrankung ist, je weniger belüftetes Lungengewebe also noch zur Verfügung steht.

Rasselgeräusche

Zu den pathologischen Atemgeräuschen gehören neben dem Bronchialatmen und dem amphorischen Atmen die sog. Rasselgeräusche, die **trocken** oder **feucht** sein können – je nachdem, ob die Luft durch flüssige Phasen strömt oder nicht. Rasselgeräusche sollen inzwischen bevorzugt als **Atemnebengeräusche** bezeichnet und in **kontinuierliche** (= trockene) und **diskontinuierliche** (= feuchte) unterschieden werden. Aktuell und erfahrungsgemäß bis auf Weiteres (mehrere Jahrzehnte!) sind sämtliche Begrifflichkeiten parallel im Gebrauch.

EXKURS

Das Durcheinander erinnert an die Ablösung der „Pferdestärken" (PS) bei Automotoren durch die Einheit Watt bereits in den 1970er-Jahren – mit dem Ergebnis, dass die meisten immer noch die PS ihrer Autos vergleichen. Oder die Ablösung der medizinischen Angaben z. B. für Serumkonzentrationen unterschiedlicher Stoffe, bei denen die bisher üblichen Einheiten (z. B. g/dl) durch SI-Einheiten (z. B. mmol/l) ersetzt werden sollten. Diese „offizielle Verpflichtung" liegt nun zwar auch schon über 30 Jahre zurück, wird jedoch „inoffiziell" nach wie vor wenig bis gar nicht beachtet. Eine mögliche Ursache besteht darin, dass man sich unter der Angabe 100 mg Glukose in 100 ml Flüssigkeit die tatsächliche Konzentration recht gut vorstellen kann, während Molekulargewichte auf den jeweiligen Stoff bezogen werden müssen und deshalb jeglicher Vorstellungskraft entgehen.
Wollte man z. B. 1 Mol Kochsalz (NaCl) oder 100 mmol Glukose umrechnen, um eine subjektiv verständliche Konzentration dieser Stoffe zu erhalten, müsste man die Atomgewichte von Natrium und Chlorid bzw. diejenigen von C, O und H, daneben auch noch die Formel der Glukose im Kopf haben bzw. irgendwo nachschlagen, weil man es auf andere Weise nicht ausrechnen kann. Natürlich könnte man auch gleich das Molekulargewicht der Glukose (180) googeln, wüsste dann aber immer noch nicht, wie viel Gramm das nun sein sollen. Die SI-Einheiten beinhalten also ein übergroßes Maß an Absurdität und Praxisfremdheit, woraus verständlich wird, dass sich außer denen, die das müssen (z. B. Laborärzte), keiner an diese Vorgabe hält.

Trockene Rasselgeräusche

MERKE

Trockene Rasselgeräusche = kontinuierliche Atemnebengeräusche

Trockene Rasselgeräusche (bronchitische Geräusche) entstehen in den **Bronchien** durch **Membranen** oder **Fäden aus Schleim**, wobei dieser zumeist sehr zähe Schleim das Lumen nie vollständig ausfüllt, da in einem solchen Fall keine Luft vorbeiströmen und Geräusche hervorrufen könnte.

- Verursacht die Luft an flottierenden, an der Wandung **größerer Bronchien** haftender Schleimgebilde **niederfrequente (tiefe)** Geräusche, bezeichnet man dies als **Brummen**.
- **Höherfrequente** Geräusche entstehen in **kleinen Bronchien** und **Bronchiolen**, wobei sich ursächlich zu den Schleimvermehrungen meist noch Stenosierungen durch Konstriktion der glatten Muskulatur der Wandungen addiert haben, sodass der Luftdurchlass sehr eng geworden ist. Die Geräusche imponieren als **Pfeifen** oder **Giemen**. Während Pfeifen mehr für einzelne, hohe oder „quietschende" Töne steht, besteht Giemen aus einem Sammelsurium unterschiedlich schwingender Töne mit einem teilweise durchaus musikalischen Klangbild.

Tiefere Geräusche (Brummen) sind typischerweise sowohl beim **Ein-** als auch beim **Ausatmen** zu hören, können aber durchaus verschieden stark sein oder auch in einer Atemphase fehlen. Die hochfrequenten Geräusche (Giemen, Pfeifen) der Endstrecke der Atemwege sind dagegen in aller Regel **nur** während der **Exspiration** zu vernehmen. Besonders typisch sind sie für das Asthma bronchiale und die fortgeschrittene COPD, weil in diesen Fällen die glatte Muskulatur der Wände mit Lumeneinengungen beteiligt ist. Vor allem beim chronischen **Asthma bronchiale** erscheinen sie als beständige „Begleitmusik" und können dann aufgrund ihrer Lautstärke zumeist schon ohne Stethoskop gehört werden. Hier spricht man auch vom **exspiratorischen Stridor** (➤ Kap. 4.1).

Bei der **akuten Bronchitis** sind trockene Rasselgeräusche v.a. in den Fällen zu hören, bei denen es zur vermehrten Bildung eines **zähen Schleims** kommt. Zuvor ist das entzündliche Sekret allerdings häufig dünnflüssig-serös, woraus dann feuchte Rasselgeräusche resultieren, soweit die Sekretmenge dafür ausreicht. Andernfalls muss bei der akuten Bronchitis, vielleicht mit Ausnahme eines etwas rauen Atemgeräusches, überhaupt nichts Pathologisches zu hören sein, sodass auskultatorisch keine Diagnose möglich ist.

Analog zum Asthma bronchiale, bei dem nicht nur zähes Sekret und Schleimhautverdickungen, sondern zusätzlich auch eine **Spastik** das Lumen von Bronchiolen und kleinen Bronchien einengt und dadurch die Entstehung des Pfeifens und Giemens fördert, treten die trockenen Rasselgeräusche auch bei der **akuten Bronchitis** von **atopischen Kindern und Erwachsenen** verstärkt in Erscheinung. Gerade bei Kindern ist dies ein ernst zu nehmender **Hinweis** auf die Gefahr eines sich später entwickelnden **Asthma bronchiale**, der durch geeignete Maßnahmen begegnet werden sollte (➤ Kap. 4.13).

Feuchte Rasselgeräusche

MERKE

Feuchte Rasselgeräusche = diskontinuierliche Atemnebengeräusche

Die feuchten Rasselgeräusche lassen sich differenzieren in die **grob-, mittel-** und **feinblasigen** Rasselgeräusche. Daneben können sie **klingen** oder **nicht klingen**. Sie entstehen ganz allgemein, wenn

3

Luft durch ein **dünnflüssiges Sekret** (Ödem, Blut, dünner Eiter, entzündliches Exsudat) strömt.

Das Geräusch und den Entstehungsmechanismus kann man sich vor Augen führen, indem man sich an seine Kindheit zurückerinnert bzw. den eigenen Kindern zuhört, wenn sie mit einem Trinkhalm Luft in ein Glas mit Flüssigkeit blasen. Je nachdem, ob der Halm sehr weit oder sehr eng ist, werden die in die Flüssigkeit perlenden Luftblasen durch die unterschiedliche Größe mal höher und mal tiefer klingen:

- Die **großen Blasen** entstehen aus dem weiten Trinkhalm bzw. den **größeren Bronchien**. Sie klingen **tiefer** und entstehen in einer **langsamen Abfolge**.
- Die **kleinen Bläschen** entstehen aus den dünnen Halmen, also aus **dünnen Bronchien und Bronchiolen** bis hinab zu den **Alveolen**. Sie klingen **höher** und besitzen eine höhere Frequenz, erscheinen im Stethoskop also in **schnellerer Abfolge**.

MERKE

Die **feinblasigen** Rasselgeräusche entstehen in der **Endstrecke der Atemwege**, in den flüssigkeitsgefüllten Bronchiolen und Alveolen, die **grobblasigen** in den **größeren Bronchien**, die theoretisch noch abgrenzbaren **mittelblasigen** in den Etagen dazwischen.

Trockene Rasselgeräusche entstehen grundsätzlich in den **Atemwegen**, weil es ausschließlich dort zu Stenosierungen oder zur Schleimbildung kommen kann. Dagegen können **feuchte** Rasselgeräusche sowohl in den **Atemwegen** (mittel- bis grobblasig) als auch in den Alveolen der **Lunge** (feinblasig) entstehen, z. B. beim Lungenödem.

Klingende Rasselgeräusche

Die luftgefüllte Lunge filtert hohe Frequenzen, sodass das normale Atemgeräusch des Vesikuläratmens nur aus tiefen Frequenzen um 400–600 Hz besteht. Die klingenden Rasselgeräusche haben nun allerdings **höhere Frequenzen**. Sie klingen **heller** und daneben auch sehr **„ohrnah"** – so als ob sie beinahe erst im Ohrstück des Stethoskops entstehen würden. Das bedeutet, dass das Lungengewebe, das sie zur Thoraxoberfläche leitet, flüssigkeitsgetränkt sein sollte, weil nur eine flüssige Transitstrecke zwischen Stethoskop und dem Entstehungsort der Geräusche dieselben verlustfrei überträgt. Entsprechend hat man es beim Vorliegen klingender Rasselgeräusche mit **infiltriertem Lungengewebe** zu tun – zumeist mit einer bakteriell verursachten Lungenentzündung **(Lobärpneumonie)**, welche die Lufträume der Alveolen durch flüssiges, entzündliches oder eitriges Exsudat ersetzt hat, das zusätzlich auch noch den bindegewebigen Raum des Lungengerüsts durchtränkt. Ergänzt werden diese klingenden Rasselgeräusche deshalb durch das helle und scharfe Atemgeräusch des **Bronchialatmens**.

Nicht klingende Rasselgeräusche

Beim **Lungenödem** ist die Luft der Alveolen in der Regel nur unvollständig durch Flüssigkeit ersetzt, mit Schwerpunkt in den abhängigen (basalen) Bereichen. Auch das Bindegewebe ist bei Weitem nicht vollständig bis in periphere Abschnitte durchtränkt. Dies bedeutet, dass die Luft wohl durch die Flüssigkeit der Alveolen und kleinen Bronchiolen geatmet wird, sodass (meist feinblasige) Rasselgeräusche entstehen, dass die Weiterleitung aber weniger ungehindert erfolgt als bei der Lobärpneumonie. Die Rasselgeräusche sind daher **„ohrfern"** und **nicht klingend**. Das Atemgeräusch kann im Einzelfall etwas verschärft sein. Steigt das Sekret eines alveolären Lungenödems in den Atemwegen oralwärts, kann es in ausgeprägten Fällen auch zu mittel- oder sogar grobblasigen Rasselgeräuschen kommen.

HINWEIS PRÜFUNG

In der Literatur werden dem Lungenödem häufig von vornherein grobblasige Rasselgeräusche zugeordnet und dementsprechend auch für die Prüfung übernommen. Dies entspricht allerdings einem grundlegenden Irrtum: Das Lungenödem betrifft in milden Fällen lediglich das interstitielle Lungengerüst und verursacht in diesen Fällen überhaupt keine Atemnebengeräusche. Bei einem ausgeprägteren **alveolären Lungenödem** befindet sich das Sekret in Alveolen, die je nach Atemzustand einen Durchmesser von etwa 0,2–0,4 mm aufweisen und damit sogar noch feiner sind als die terminalen und respiratorischen Bronchiolen. Wer dabei grobblasige Geräusche zu hören glaubt, dem sei ein Besuch beim HNO-Arzt dringend empfohlen. In der Prüfung sollte man hier natürlich trotzdem ein Kreuzchen an der erwarteten Stelle machen – es sei denn, die feinblasigen RGs tauchten als Alternative auf (was üblicherweise nicht der Fall ist).

Knisterrasseln

Ähnlich wie das Entfaltungsknistern klingt das Knisterrasseln, das v.a. im Rahmen einer **Pneumonie** oder einer entzündlichen **Fibrosierung** dann entsteht, wenn sich verklebte Bronchiolen und Alveolen entfalten. Im Gegensatz zum Entfaltungsknistern **verschwindet es nicht** während der Auskultation, weil sich die entzündliche Verklebung nicht vollständig löst.

Lederknarren

Eine bis zur Pleura visceralis („Lungenfell") fortgeleitete Entzündung führt dort zu einem **Exsudat** in den **Pleuraspalt**. Typisch ist dies für die **Lobärpneumonie**, also die bakterielle Entzündung eines ganzen Lungenlappens (Lobus = Lappen). Ein solches Exsudat enthält Eiweiß, darunter auch Fibrin. Es entsteht die **Pleuritis exsudativa**. Das Exsudat wird in der Folge zumeist (je nach der Pleuritis-Ursache) wieder absorbiert, wobei dann aber teilweise Verklebungen mit der Pleura parietalis („Rippenfell") übrig bleiben. Es entsteht die **Pleuritis sicca** (sicca = trocken).

Die **Pleuritis exsudativa** muss **keine Geräusche** machen, solange keine Verklebungen oder Auflagerungen auf den Pleurablättern entstanden sind. Sie schwächt jedoch das Atemgeräusch, weil der Weg zwischen Stethoskop und Lungengewebe länger wird. Die **Pleuritis sicca** dagegen verursacht schabende **Reibegeräusche** bzw. in ausgeprägten Fällen das typische **Lederknarren**, das an eine neue, nicht allzu weiche Lederjacke erinnert. Es kommt zu knarrenden Reibegeräuschen im Rhythmus der sich nach unten und wieder zurück bewegenden Lunge, die nicht nur zu hören, sondern unter den aufgelegten Händen häufig auch zu fühlen sind. Obwohl eine Pleuritis in jedem Teil der Pleura entstehen kann, sind die Geräusche typischerweise nur in den **basalen und mittleren Lungenanteilen** zu hören, weil dort die Atembeweglichkeit besonders groß ist.

Die Pleura parietalis ist gut mit Nerven versorgt. Das Bewegen der entzündeten Pleurablätter aufeinander ist demnach für den Patienten in aller Regel **schmerzhaft**, weshalb er eine oberflächliche und einseitige **Schonatmung** bevorzugt. Für die Zeit der Auskultation sollte er möglichst trotzdem vertiefte Atemzüge durchführen, weil das Reiben oder Knarren andernfalls nicht zu hören ist.

Eine **Perikarditis** (Entzündung des Herzbeutels) kann **ähnliche Geräusche** verursachen. Die Unterscheidung gelingt durch den differenten Rhythmus der beiden Organe: Was im Takt des Herzschlags knarrt, muss vom Herzen kommen. Was im Takt der Atemfrequenz knarrt, muss auch mit der Atmung zu tun haben.

Abgeschwächtes Atemgeräusch

Zu beachten ist, dass die Lunge bei einer Flüssigkeitsansammlung im Pleuraspalt der inneren Thoraxwand nicht mehr anliegen kann, sondern je nach Flüssigkeitsmenge mehr oder weniger weit zurückgewichen sein muss. Dasselbe gilt für den Fall, dass Luft zwischen die Pleurablätter eingedrungen ist **(Pneumothorax)** oder sich, wie z. B. bei der Tuberkulose, eine dicke **Pleuraschwarte** gebildet hat. In jedem Fall hat sich die Lunge ein Stück weit von der Thoraxwand entfernt, sodass das **Atemgeräusch** im Stethoskop ganz unabhängig von der eigentlichen Ursache **abgeschwächt** sein muss; möglicherweise ist es sogar **aufgehoben**.

Weiterhin ist zu beachten, dass es nicht dasselbe ist, ob sich Flüssigkeit im Pleuraspalt (Pleuraerguss) oder im Lungengewebe selbst (Pneumonie) angesammelt hat. Im einen Fall weicht einfach eine evtl. unveränderte Lunge immer weiter vom aufgelegten Stethoskop zurück, bis ihr Geräusch sozusagen in der Ferne verschwindet; im anderen Fall liegt eine infiltrierte Lunge der Thoraxwand direkt an und leitet die entstehenden Geräuschphänomene auch direkt (und verstärkt) an sie weiter.

Zusammenfassung

Physiologische Atemgeräusche

Vesikuläratmen
- physiologisches Atemgeräusch des Erwachsenen

Pueriles Atemgeräusch
- beim Kind

Bronchialatmen (= zentrales Atemgeräusch)
- über dem Mediastinum und Lungenhilus

Entfaltungsknistern
- trockenes, vorübergehendes Knistern (beim Bettlägerigen)

Pathologische Atemgeräusche (Atemnebengeräusche)

Bronchialatmen
- helles, lautes Atemgeräusch bei flüssiger Infiltration der Lunge

Trockene Rasselgeräusche (kontinuierlich)
- Giemen, Pfeifen, Brummen bei zähem Schleim und/oder Stenosierung in den Atemwegen

Feuchte Rasselgeräusche (diskontinuierlich)
- grobblasig: Flüssigkeit in den großen Bronchien
- mittelblasig: Flüssigkeit in den kleinen Bronchien
- feinblasig: Flüssigkeit in Alveolen und Bronchiolen
  - klingend, ohrnah: Leitung durch flüssigkeitsgetränktes Lungengewebe (Lobärpneumonie)
  - nicht klingend, ohrfern: infiltriertes Lungengewebe, das noch lufthaltig ist (Lungenödem)

Amphorisches Atemgeräusch
- hell, metallisch klingend, über tuberkulösen Kavernen oder Abszesshöhlen

Knisterrasseln
- trockenes, anhaltendes Knistern verklebter Bronchiolen und Alveolen, bei Pneumonie oder Lungenfibrose, solange dieselbe noch entzündliche Anteile enthält

Reibegeräusche, Lederknarren
- Pleuritis sicca, evtl. verbunden mit einseitiger Schonatmung

Abgeschwächtes Atemgeräusch
- Zurückweichen der Lunge von der Thoraxwand: Pleuraerguss, Pneumothorax, Pleuraschwarte
- funktionell verringertes Lungengewebe: Emphysem, Lungenfibrose, Atelektase

Akute Bronchitis
- normales Atemgeräusch oder trockene (zäher Schleim) oder feuchte Rasselgeräusche (entzündliches bzw. eitriges Exsudat)

3.1.4 Bronchophonie

Bei der Bronchophonie lässt man den Patienten während der **Auskultation** mit **Flüsterstimme** Worte mit **Zischlauten**, z. B. die Zahl **66** sagen. Flüsternd gesprochene Worte mit Zischlauten enthalten einen relativ großen Anteil hoher Frequenzen, die physiologischerweise von der Luft des gesunden Lungengewebes verschluckt werden. Ist nun das Gewebe unter dem Stethoskop **flüssig infiltriert**, werden diese Frequenzen zur Thoraxwand **fortgeleitet**.

Man auskultiert also die Lunge des Patienten, während derselbe seine Zischlaute produziert. Bestehen umschriebene oder großflächige Infiltrationen wie v.a. bei einer Pneumonie, erklingen die Zischlaute in diesem Bereich deutlich und scharf, während sie über normalem Lungengewebe kaum zu hören sind.

HINWEIS PRÜFUNG

Die Bronchophonie ist prüfungsrelevant, bietet aber für den Praxisalltag keine Vorteile, weil ihre Veränderungen lediglich dem entsprechen, was mit einer normalen Auskultation auch in Erfahrung zu bringen ist.

3.2 Palpation

3.2.1 Stimmfremitus

3

Zur Prüfung des Stimmfremitus werden die **Hände flach auf den Thorax** des Patienten gelegt, während derselbe mit möglichst **tiefer Stimme** spricht, z. B. die **Zahl 99**. Die Schwingungen der Luftsäule werden dabei auf die Thoraxwand übertragen und versetzen sie in Vibration. Das Ausmaß der Vibration wird dann im Seitenvergleich beurteilt und bei Abweichungen möglichen Ursachen zugeordnet.

Hohe Frequenzen werden von einem gesunden, luftgefüllten Lungengewebe weitgehend verschluckt, während die tiefen Frequenzen bis zur Thoraxwand übertragen werden. Dieser Zusammenhang gilt auch für die Stimme, die zwar überwiegend mittels Zunge und Stimmbändern gebildet wird, dann aber den gesamten Luftraum der Atemwege einschließlich der Nasennebenhöhlen als Resonanzboden benutzt. Dementsprechend werden die **tieffrequenten Anteile** in den **gesamten luftgefüllten Anteil des Thorax** bis zu seiner Wandung **weitergetragen**.

Man erkennt mit dem Stimmfremitus Veränderungen im Bereich der Lunge, die mit **Veränderungen** in deren **Luftgehalt** einhergehen, oder auch Veränderungen zwischen Lunge und Thoraxwand, welche die **Weiterleitung** auf die Thoraxwand **unterbrechen**. Wichtig ist dabei nicht das absolute Maß der Schwingung, das individuell sehr unterschiedlich ist, sondern der direkte **Seitenvergleich** am Patienten. Die Hände müssen also immer vergleichend auf beide Thoraxhälften aufgelegt werden.

- **Abgeschwächt** oder **aufgehoben** ist der Stimmfremitus über dem Bereich einer ausgeprägten **Pleuritis exsudativa**, eines **Pneumothorax** oder auch eines Lungenbezirks, der nicht mehr belüftet ist **(Atelektase, Fibrose)** und demzufolge auch keine Schwingung über die darüber befindlichen Luftwege erhalten kann. Dies gilt sogar für das Lungenemphysem, weil die Schwingung über die „schmalen Flaschenhälse" kaum zu den Emphysemblasen gelangt.
- **Verstärkt** durch den zusätzlichen Anteil höherer Frequenzen ist er über Lungenbezirken, die **flüssige Infiltrate** aufweisen wie z. B. bei der **Pneumonie** oder beim ausgeprägten **Lungenödem**.

Da der Stimmfremitus tiefer Frequenzen bedarf, ist er bei **Frauen** häufig **nicht allzu deutlich**, und bei **Kindern** so gut wie **nie** auslösbar. In jedem Fall sollten sich Patient/Patientin um eine möglichst tiefe Stimme bemühen und damit dann z. B. die Zahl 99 sprechen.

HINWEIS PRÜFUNG

Der Stimmfremitus ist prüfungsrelevant, bietet aber gegenüber der Auskultation keinerlei Vorteile. Bronchophonie (➤ Kap. 3.1.4) und Stimmfremitus verändern sich in ihren Qualitäten (Abschwächung, Verstärkung) stets gleichsinnig zur Auskultation, weil ihren Phänomenen dieselben Ursache-Wirkungs-Beziehungen zugrunde liegen. Sie besitzen deshalb auch im medizinischen Alltag (nach der Prüfung) nicht die allergeringste Bedeutung.
Zu beachten ist, dass ausgerechnet die Prüfer, denen der Stimmfremitus sehr ans Herz gewachsen ist, nicht immer und ausnahmslos verstanden haben, wann er sich in welche Richtung verändert. So tauchte tatsächlich im Oktober 2015 eine Frage auf, nach der der Stimmfremitus über verdichtetem Gewebe (Lungenfibrose) unverändert oder verstärkt sein sollte! Glücklicherweise war eine weitere mögliche Antwort (Trommelschlägelfinger bei chronischem Sauerstoffmangel) „noch richtiger", sodass man die Möglichkeit zum Ankreuzen der **erwarteten Antwort** erhielt. Wenigstens sind derartige Fragen, bei denen man sich zwischen medizinisch korrekten Antworten entscheiden muss, in den letzten Jahren zunehmend selten geworden.

Zusätzlich gilt für den Stimmfremitus, dass aufgrund der **unterschiedlichen Größe** der beiden Lungenflügel mit entsprechend divergierendem Luftgehalt die empfundene Schwingungsintensität unter den aufgelegten Händen ohnehin **nie exakt übereinstimmt**. Aber wann ist eine Differenz nun physiologisch und wann pathologisch? Darüber hinaus wären bei Patientinnen, die diese Untersuchungsmethode nicht kennen, Missverständnisse vorstellbar, wenn man nicht von vornherein weite Lungenbereiche ausschließen möchte. Sofern man also ein Stethoskop zur Hand hat, sind **Bronchophonie und Stimmfremitus** (nach der Prüfung) **mehr als entbehrlich**.

Zusammenfassung

Bronchophonie

- Auskultation, während der Patient Worte mit hohen Frequenzen (Zischlauten) produziert – z. B. die Zahl 66 flüstert
- über gesunden Lungenanteilen kaum zu hören
- deutlich über flüssig infiltriertem Gewebe
- prüfungsrelevant, aber im medizinischen Alltag vollkommen entbehrlich

Stimmfremitus

- erspüren der Thoraxschwingung unter den beidseits symmetrisch aufgelegten Händen, während der Patient mit möglichst tiefer Stimme spricht – z. B. die Zahl 99
- über gesunden Lungenanteilen gut zu spüren, zumindest bei männlichen Patienten
- über flüssig infiltriertem Gewebe im Seitenvergleich verstärkt
- abgeschwächt, wenn die Lunge von der Thoraxwand verdrängt wird (Pneumothorax, Pleuraerguss, Pleuraschwarte) oder wenn die Lunge minderbelüftet ist, ohne dabei flüssiges Infiltrat zu enthalten (Fibrose, Emphysem, Atelektase)
- prüfungsrelevant, liefert jedoch gegenüber der Auskultation keinerlei zusätzliche Informationen

3.3 Perkussion

3.3.1 Durchführung

Zur Perkussion wird der Zeige- oder Mittelfinger der einen Hand **flächig** und **mit Druck** auf die zu untersuchende Körperregion aufgelegt (sog. **Plessimeter-Finger**). Der Mittelfinger bzw. (besser!) 2 oder sogar 3 nebeneinander liegende Finger der anderen Hand werden zum Klopfen auf den aufgelegten Finger verwendet. Während der Plessimeter-Finger flächig und gleichmäßig auf dem Gewebe aufliegt, sollten die anderen Finger dieser Hand keinen Kontakt zum Gewebe behalten, also **abgehoben** sein, um den Klang nicht zu verändern bzw. abzuschwächen. Wichtig ist, dass die Klopfbewegung nicht starr, sondern **locker** aus dem Handgelenk heraus durchgeführt wird, weil die Schallphänomene bei steifem Handgelenk verfälscht werden. Dies gilt auch für den Fall, dass die perkutierenden Finger nicht mit den Kuppen, sondern flächig mit den Fingerbeeren auf dem Plessimeter-Finger auftreffen. Dies sollte also vermieden werden.

Von dieser sog. **indirekten** oder **abgrenzenden Perkussion** ist die **direkte** (vergleichende) Perkussion zu unterscheiden, bei der **ohne Plessimeter** direkt mit Fingern oder Perkussionshammer ein Klopfschall erzeugt wird (➤ Abb. 3.3). Während ein **Plessimeter** benötigt wird, um **Organgrenzen** zu erkennen, also unterschiedliche Gewebe gegeneinander abzugrenzen, soll die **direkte** Perkussion angeblich besser für einen **Vergleich innerhalb von Organen** geeignet sein, z. B. um den Zustand verschiedener Lungenanteile miteinander zu vergleichen. Dies darf in Frage gestellt werden.

Die **Eindringtiefe** der Perkussion beträgt bis zu etwa **6 cm**, direkt **abhängig** von der **Stärke** des Klopfens. Will man ein Gewebe beurteilen, das an der Thoraxoberfläche liegt, sollte die Perkussion sanft, also mit wenig „Durchschlagskraft" durchgeführt werden, weil man sonst zu tief eindringt und das Gewebe in der Tiefe beurteilt. Dies spielt z. B. eine Rolle, wenn man den oberen und unteren Leberrand perkutiert und dadurch die Größe der Leber bestimmen möchte: Der untere (dünne) Leberrand liegt sehr oberflächlich unter der Bauchdecke bzw. auf Höhe des Rippenbogens, der obere mehr in der Tiefe mit Lungenanteilen davor:

Zur Bestimmung des **unteren Leberrandes** wird in der MCL **sehr sanft** vom lufthaltigen Bauchraum in Richtung Rippenbogen perkutiert, bis die Dämpfung des Klopfschalls die Lebergrenze anzeigt. Klopft man zu kräftig, erkennt man nicht den eigentlichen Leberrand, sondern erst kranialere Abschnitte, in denen das Lebergewebe sehr viel voluminöser geworden ist. Die Untersuchung zur Bestimmung der Lebergröße in der MCL verliert damit ihren Sinn.

Zum Erkennen des **oberen Leberrandes** wird in der MCL von kranial nach kaudal **sehr kräftig** perkutiert, bis der sonore Lungenschall in die Dämpfung der Leber übergeht. Klopft man zu sanft, wird die Leber erst in kaudaleren Abschnitten erkannt, in denen sie nicht oder fast nicht mehr von Lungengewebe bedeckt wird. Macht man beides falsch, verbleiben anstatt einer beim Gesunden üblichen Ausdehnung von rund 10 cm nur noch 4 oder 5 cm, entsprechend einer Leberzirrhose im Endstadium.

MERKE

Die Abhängigkeit der Eindringtiefe direkt von der Stärke des Klopfens ist der Grund dafür, dass man **grundsätzlich** mit den **3 Fingern D2–D4** perkutieren sollte: Mit 3 Fingern kann man sowohl sehr sanft als auch sehr kräftig klopfen, mit einem einzelnen lässt sich zur Beurteilung tief liegenden Gewebes kein ausreichender Druck erzeugen.

3.3.2 Qualität des Klopfschalls

Sonorer Klopfschall

Der **normale Lungenschall** ist sonor, also **klingend**, **nachschwingend** und **laut**. Er klingt musikalisch bzw. wohltönend mit tieffrequenten Anteilen. Verursacht wird er von der Luft des Lungengewebes, die durch das Beklopfen in Schwingungen versetzt wird.

Gedämpfter Klopfschall

Fehlt die **Luft** unter dem klopfenden Finger wie bei der **Pneumonie**, dem fortgeschrittenen **Lungenödem**, der **Atelektase**, einer **dicken Pleuraschwarte** oder einem **Pleuraerguss**, bei fortgeschrittener **Lungenfibrose** oder einem umfangreicheren **Tumor**, wird der Schall **gedämpft und leise**. Er ist dann vergleichbar mit dem Perkussionsgeräusch, das man über einem Muskel, z. B. im Bereich des Oberschenkels, erhält und heißt deswegen auch **Schenkelschall**.

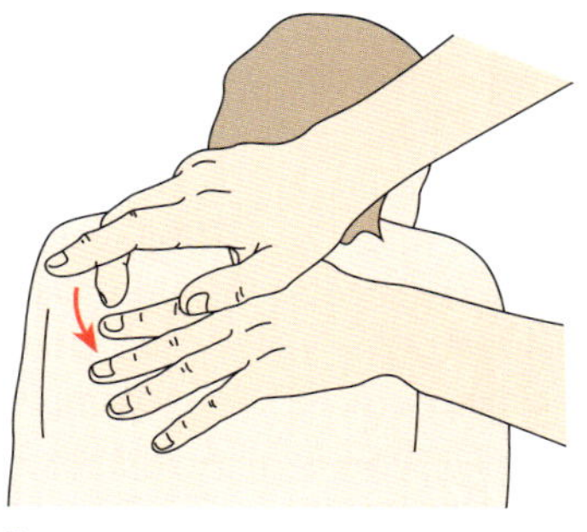

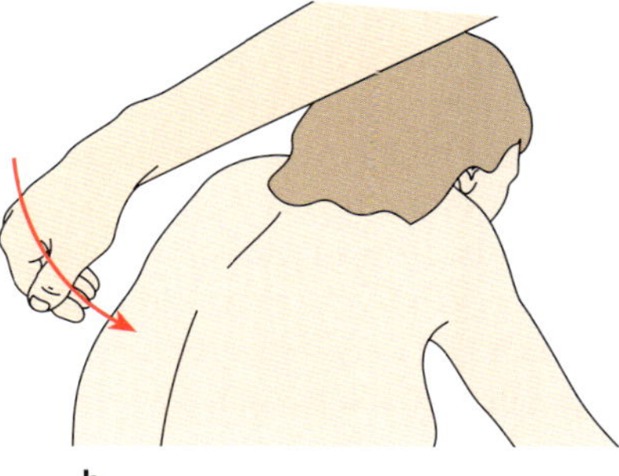

Abb. 3.3 **a** Indirekte (abgrenzende) Perkussion mit einem Plessimeter-Finger. **b** Direkte (vergleichende) Perkussion. [L106]

Hypersonorer Klopfschall

Ist der **Luftanteil vermehrt** wie beim **Lungenemphysem** oder **Pneumothorax**, bei dem die zusammengeschnurrte Lunge zwar weniger Luft enthält als zuvor, dafür aber zwischen ihr und der Thoraxwand jede Menge zusätzliche Luft eingedrungen ist, perkutiert man den hypersonoren Klopfschall. Dieser ist **lauter** als der sonore Klopfschall und schwingt auch **länger** nach. Eine veraltete Bezeichnung für dieses Schallphänomen ist die Bezeichnung **Fassschall**. Man kann sie sich merken, wenn man daran denkt, dass der Patient mit Lungenemphysem einen „Fassthorax" aufweist (➤ Kap. 4.15).

Tympanitischer Klopfschall

Über einer **überblähten Darmschlinge** perkutiert man den tympanitischen Klopfschall, der auch als **Schachtelton** bezeichnet wird. Er klingt wie ein kleiner Paukenschlag, schwingt **länger** und **gleichmäßiger** als der sonore oder hypersonore Klopfschall und lässt seinem Namen entsprechend auch tatsächlich an eine darunter liegende (hohle) **Schachtel** denken. Im Bereich der Lunge erscheint er praktisch nur über **sehr großen Hohlräumen** wie einer sehr ausgedehnten **Lungenkaverne** oder auch über einem weitgehend **vollständigen Pneumothorax**, bei dem der hypersonore in einen tympanitischen Schall übergeht. Hierbei muss allerdings klar sein, dass subjektiv empfundene Phänomene auch immer subjektiv, also unterschiedlich beurteilt werden; was für den einen noch hypersonor ist, das erklingt dem nächsten bereits tympanitisch.

3.3.3 Atemverschieblichkeit der Lunge

Man benutzt die Perkussion auch dazu, **Organe** gegeneinander **abzugrenzen**, sofern diese einen **unterschiedlichen Luftgehalt** haben. Man erkennt damit also die **Grenzen** zwischen Lunge und Leber, Lunge und Herz, Leber und Darm usw. sowie den **dorsalen** Unterrand der Lunge an der Grenze zur Rückenmuskulatur.

Die **Lungengrenze** liegt auf der **linken Seite** etwas **tiefer** als auf der rechten, weil dort das Herz mit seinem Gewicht dem Zwerchfell aufsitzt, während rechts die Leber dem Zwerchfell direkt von kaudal anliegt und dasselbe eher etwas nach oben schiebt. Die Lungengrenze wird am **Rücken** des Patienten definiert, weil es ventral keine eindeutig zu bestimmende Grenze gibt. Hier geht das lufthaltige Lungengewebe in den Bauchraum mit seinen mehr oder weniger lufthaltigen Darmschlingen über, bietet also keine klare Schallveränderung an der Lungengrenze. Beim Gesunden ist die hintere Lungengrenze in der **Atemruhelage** bei **Th10** zu erwarten, nach vollständiger Inspiration deutlich tiefer.

Je nach Atemzustand gibt es zwei unterschiedlich tiefe Lungengrenzen, deren Differenz man als **Atemverschieblichkeit** der Lunge oder auch als **Zwerchfellverschieblichkeit** bezeichnet. Es ist die **Differenz der Vitalkapazität**, also die Differenz zwischen maximaler In- und Exspiration, welche die beiden Grenzen festlegt. Beim Gesunden tritt die Lunge bei maximaler Inspiration etwa **4–6 cm** tiefer als nach maximaler Exspiration. Bei Erkrankungen wie dem **Lungenemphysem**, bei dem eine bereits geweitete, tiefer stehende Lunge vorliegt, **verringert** sich die Atemverschieblichkeit.

Zur Bestimmung der Atemverschieblichkeit befindet sich der (sitzende) Therapeut hinter dem stehenden Patienten. Perkutiert wird zunächst die Lungengrenze nach maximaler Inspiration und bei angehaltenem Atem. Hier kann man die Grenze mit einem Stift markieren. Anschließend perkutiert man nach maximaler Ausatmung mit wiederum angehaltenem Atem und markiert die erhaltene Höhe. Die Differenz zwischen den beiden Strichen wird schließlich gemessen und beurteilt.

ACHTUNG

Patienten sind „folgsam" und halten auch dann noch den Atem an, wenn es nicht mehr erforderlich wäre. Der Therapeut sollte also direkt nach erfolgter Definition der Lungengrenze zum Weiteratmen auffordern. Es bietet sich aus diesem Zusammenhang heraus auch an, zunächst die Atemmittellage bei ruhiger Atmung des Patienten zu bestimmen, weil sich daraus die beiden Lungengrenzen grob abschätzen lassen. Man kann dieselben dadurch in der Folge wesentlich schneller bestimmen, weshalb die Atmung weniger lang angehalten zu werden braucht.

Eine ähnliche Aussage über die Elastizität von Lunge und Thorax wie mit der Bestimmung der Atemverschieblichkeit kann man auch dadurch treffen, dass man den **Thoraxumfang** sowohl bei maximaler Inspiration als auch bei maximaler Exspiration mit dem **Maßband** misst und die erhaltene Differenz in Bezug zur Norm setzt. Diese **Umfangsdifferenz** beträgt bei gesunden jüngeren Menschen etwa **4–6 cm**, liegt also exakt in derselben Größenordnung wie die Atemverschieblichkeit. Gemessen wird bei Männern im Bereich der Mamillen, bei Frauen am Brustansatz, also direkt **oberhalb** der Brust.

Zusammenfassung

Perkussion

- Plessimeter-Finger gleichmäßig, flächig und mit Druck aufsetzen; restliche Hand ohne Kontakt zum Gewebe
- Perkussion aus lockerem Handgelenk mit den Fingern D2–D4
- Die Finger klopfen mit den Kuppen, nicht mit den Fingerbeeren.
- leichtes Klopfen zur Beurteilung oberflächlichen, kräftiges Klopfen zur Beurteilung tief liegenden Gewebes
- **sonorer Klopfschall (Lungenschall):** gesunde Lunge
- **hypersonorer Klopfschall:** Vermehrung der Luftanteile – entweder in der Lunge selbst (Emphysem) oder zwischen Thoraxwand und Lunge (Pneumothorax)
- **tympanitischer Klopfschall:** große Lufträume unter den perkutierenden Fingern bei sehr umfangreichem Pneumothorax oder über einer großen tuberkulösen Kaverne
- **gedämpfter Klopfschall:** Verminderung bzw. Fehlen der Luftanteile – entweder in der Lunge selbst (Pneumonie, Fibrose, Atelektase) oder zwischen Thoraxwand und Lungengewebe (Pleuraerguss, Pleuraschwarte)

3.4 Apparative Untersuchungen

HINWEIS PRÜFUNG

Apparative Untersuchungen stellen keinen eigentlichen Prüfungsstoff dar und sind auch für das Verständnis der Zusammenhänge nicht unbedingt erforderlich. Sie werden deshalb nur kurz vorgestellt.

3.4.1 Lungenfunktionsprüfung

Mit dem **Spirometer** lassen sich die diversen Atemvolumina messen, also **Atemzugvolumen**, **exspiratorisches** und **inspiratorisches Reservevolumen** und die **Vitalkapazität**. Das Residualvolumen lässt sich so nicht feststellen, da es nicht in das Gerät abgeatmet werden kann. Mit manchen Geräten kann man auch die Zusammensetzung der Atemgase messen.

Im **Atemstoßtest** lässt sich die **Einsekundenkapazität** bestimmen – also das Volumen, das bei einer **Ausatmung mit maximalem Druck** innerhalb der **ersten Sekunde** ins Gerät strömt. Es liegt bei **80 %** der gesamten ausatembaren Luftmenge. Bezeichnet wird dieses Volumen auch als **FEV**$_1$, also als **f**orciertes **e**xspiratorisches **V**olumen, bezogen auf **1** Sekunde. Seine Bestimmung kann mit dem **Peak-Flowmeter** (➤ Abb. 3.4) einfach und schnell in jeder Praxis durchgeführt und dem Ansprechen einer etwaigen Therapie zugeordnet werden. Besondere Bedeutung erhält der Atemstoßtest bei Stenosen der Atemwege (Asthma bronchiale, COPD) bzw. zur Beurteilung des Therapieerfolgs bei diesen Erkrankungen.

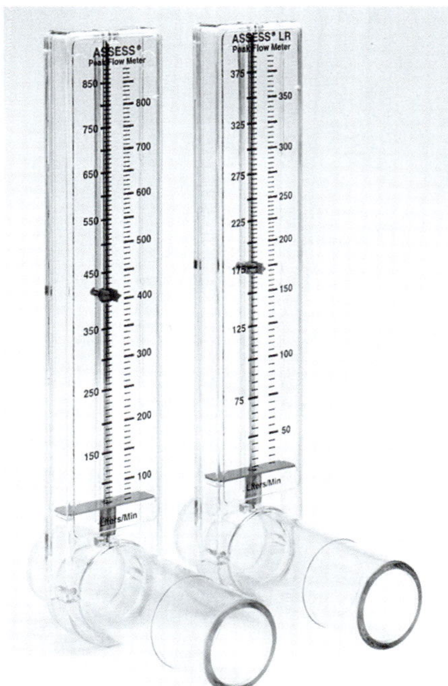

Abb. 3.4 Peak-Flowmeter zur Messung des FEV$_1$ (Einsekundenkapazität) [G132]

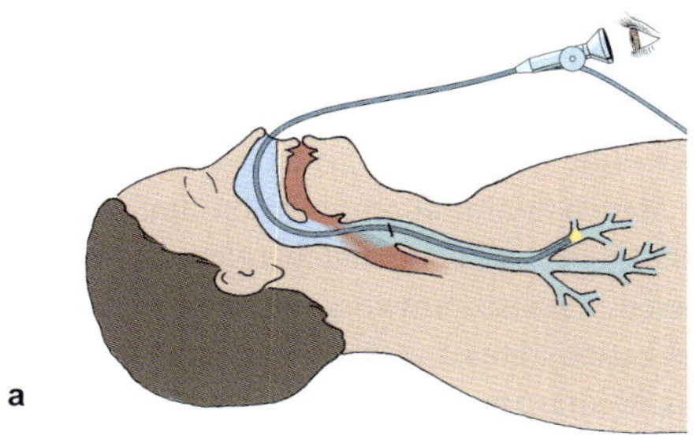

a

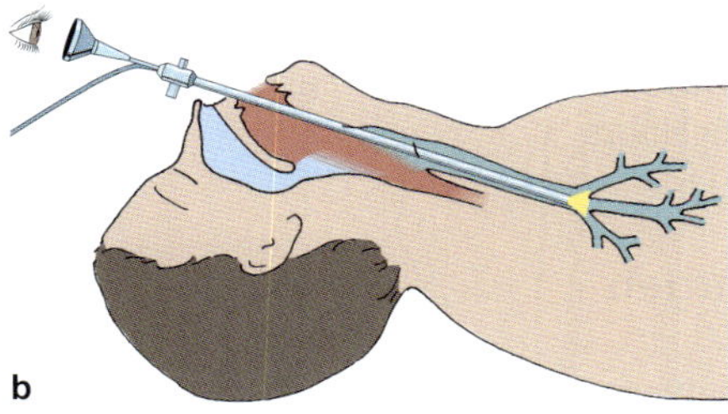

b

Abb. 3.5 Bronchoskopie mit einem flexiblen (**a**) und starren (**b**) Bronchoskop [L190]

3.4.2 Bronchoskopie

Die Bronchoskopie erlaubt die **direkte Sicht** in das Bronchialsystem bis etwa zur 7. Teilungsgeneration, also noch bis zu Tochtergenerationen der Segmentbronchien. Die Bronchoskope aus Fiberglas sind starr oder flexibel – je nachdem, ob man einen hoch sitzenden Fremdkörper entfernen will oder ob man (in Kurznarkose) tiefer liegendes Gewebe inspizieren möchte (➤ Abb. 3.5). Ihr Durchmesser liegt heute, trotz Lichtquelle und integriertem Instrumentarium, bei wenigen Millimetern, sodass die Belastung für den Patienten nicht mehr sehr groß ist. **Komplikationen** in Gestalt von Blutungen, Arrhythmien oder einem Pneumothorax gibt es etwa bei 0,1 % der Fälle. Dies ist für eine invasive Methode **wenig**.

Bedeutung besitzt die Bronchoskopie bei **unklaren Blutbeimengungen** im Sputum (Hämoptyse), zur Gewinnung von **Gewebeproben** beim Verdacht auf einen Tumor, bei langandauerndem **Husten ohne erkennbare Ursache** oder zur **Entfernung von aspirierten Fremdkörpern**.

3.4.3 Bronchographie

Bei der Bronchographie wird, zumeist über eine Bronchoskopie, wasserlösliches **Kontrastmittel** in einen **Teil des Bronchialsystems** gegeben, wodurch sich das Lumen von Bronchien und Bronchiolen in diesem Bereich über ein nachfolgendes **Röntgenbild** darstellen lässt.

3.4.4 Mediastinoskopie

Bei **unklaren Prozessen im Mediastinum**, z. B. vergrößerten Lymphknoten ohne erkennbare Ursache oder zur bioptischen Abklärung von Mediastinaltumoren, benutzt man zur Untersuchung die Mediastinoskopie, bei der eine Fiberglasoptik in das weiche Gewebe des oberen Mediastinum vorgeschoben wird (➤ Abb. 3.6).

Die Komplikationsrate ist wesentlich höher als bei der Bronchoskopie, da das Mediastinoskop dabei nicht in vorgeformten Hohlräumen bewegt wird, sondern Weichteile durchstoßen und verletzt werden. Es kann dabei u.a. auch zu Verletzungen der großen Gefäße, des Ductus thoracicus oder des N. recurrens kommen. Die Untersuchungsmethode wird deshalb nur bei **sehr dringender Indikation** durchgeführt.

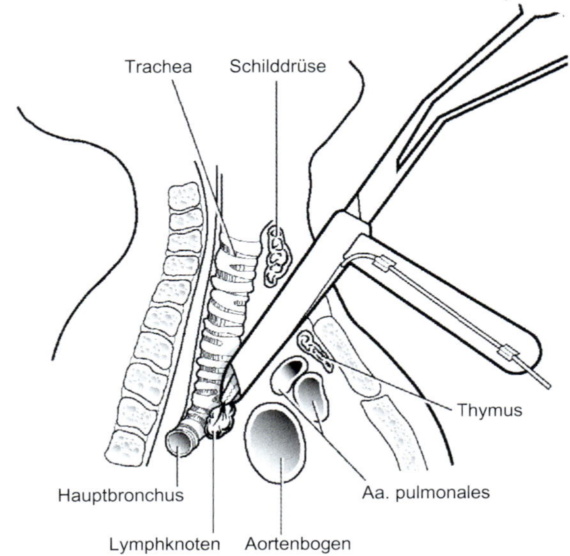

Abb. 3.6 Mediastinoskopie [E479]

3.4.5 Röntgen

Auf Röntgenuntersuchungen braucht nicht detailliert eingegangen zu werden, obwohl sie ein wichtiges Instrument zur Beurteilung der Lunge und ihrer Erkrankungen darstellen, verfeinert häufig als Computertomographie (CT). Man erkennt im normalen Röntgenbild (➤ Abb. 3.7) Verdichtungen des Lungengewebes etwa ab einer Größe von knapp 1 cm, eine erhöhte oder verminderte Strahlentransparenz (Lungenemphysem, Lungenfibrose), eventuell Gefäßabbrüche bei der Lungenembolie bzw. die Mehrdurchblutung der Gegenseite, ganz allgemein Mehr- oder Minderdurchblutungen anhand der sichtbaren Gefäßzeichnung oder auch Tumoren bzw. Lymphknotenvergrößerungen im Bereich des Hilus.

MERKE

Sowohl die moderne digitale Röntgentechnik als auch die CT arbeiten mit ungleich niedrigeren Strahlenbelastungen als in früheren Jahren. Man kann davon ausgehen, dass gelegentliche Untersuchungen keine erwähnenswerten Belastungen mehr darstellen – jedenfalls nicht mehr, als einer Bergwanderung in geringer Höhe (unterhalb 2.000 m) entspricht.

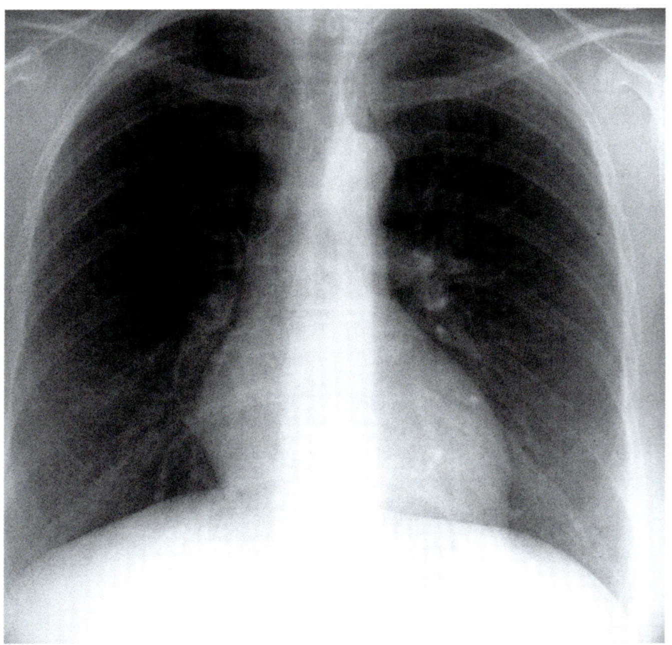

Abb. 3.7 Röntgenbild der Lunge [E349]

3.4.6 Szintigraphie

Die Szintigraphie der Lunge diente in früheren Jahren und zum Teil auch heute noch dem Nachweis von **Embolien** z. B. der Lunge (➤ Abb. 3.8). Nach der intravenösen Injektion einer sehr kleinen Menge **radioaktiv strahlenden Materials** mit kurzer Halbwertszeit verteilt sich dieses auf alle **durchbluteten Partien der Lunge**, aber nicht auf den nicht mehr durchbluteten Bereich jenseits des Embolus. Dieser Bezirk lässt sich nun mittels einer sog. Gamma-Kamera erfassen.

Während nicht oder wenig durchblutete Bezirke Aussparungen oder Minderungen der Strahlungsintensität zeigen, findet man über Tumoren, Tumormetastasen oder Entzündungen infolge der Mehrdurchblutung Anreicherungen der strahlenden Substanz.

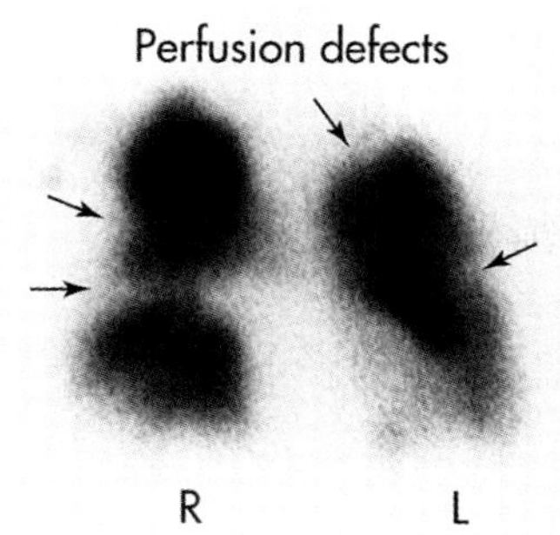

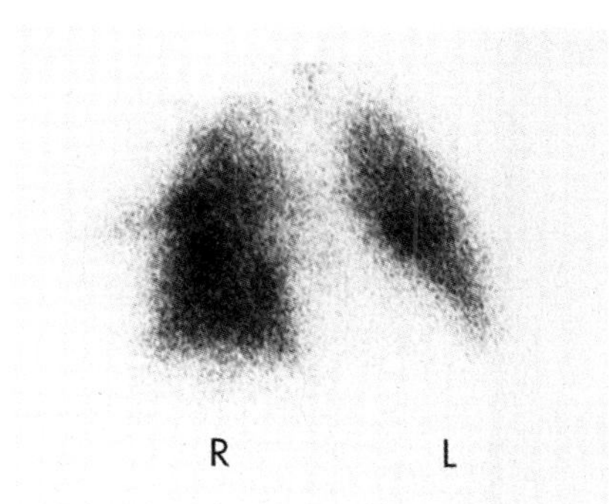

Abb. 3.8 Szintigraphie der Lunge bei multiplen Lungenembolien (links). Im rechten Bild Normalbefund. [G130]

KAPITEL

4 Krankheitsbilder

HINWEIS PRÜFUNG

Die Themenbereiche Zyanose, Dyspnoe, Husten, Heiserkeit, Hämoptyse, Lungenödem und Thoraxschmerzen werden im ➤ Fach Leitsymptome ausführlicher besprochen.

4.1 Stridor und Fremdkörperaspiration

Kennzeichnend für den Stridor ist, dass man zu seiner Feststellung **kein Stethoskop** benötigt. Er ist bereits aus einiger Entfernung als pfeifendes oder brummendes, mehr oder weniger „musikalisches" Geräusch der In- und/oder Exspiration zu vernehmen. Allerdings erscheinen bei Lumeneinengungen des Mesopharynx oft eher wenig musikalische Schnarchgeräusche.

Krankheitsentstehung

Die Ursache des Stridor ist immer eine **Einengung (Stenose) des Lumens der Atemwege** ab dem Bereich des Nasopharynx bis hinab zu den kleinen Bronchien und ersten Generationen der Bronchiolen, wobei der Bereich der oberen Atemwege weit überwiegt. Die an dem mehr oder weniger großen Hindernis vorbeiströmende Luft verursacht das Geräusch.

Allein die Zuordnung eines Stridor zur Atemphase gestattet im Allgemeinen bereits eine Höhenlokalisation der Stenose:

- Der rein **inspiratorische** Stridor wird von Stenosen verursacht, die sich in **oberen Atemwegen und Trachea** befinden. Bei einer behinderten Nasenatmung entsteht der Stridor als „Schniefen". Die **Schnarchgeräusche** des Oropharynx werden bei Kehlkopfstenosierungen häufig zu einem **Pfeifen**, während im Bereich von Trachea und Hauptbronchien meist ein inspiratorisches **Brummen** vorherrscht.
- Etwa ab den Hauptbronchien bis in den Bereich der **mittleren Bronchien**-Generationen kommt es bei Lumeneinengungen zu in- *und* exspiratorischem Stridor, wobei der **inspiratorische** desto mehr überwiegt, je **höher** die Stenose lokalisiert ist.
- Ab den **kleineren Bronchien** besteht dann überwiegend nur noch ein **exspiratorischer** Stridor, z. B. bei der Verengung von Bronchiolen und kleinen Bronchien des Asthma bronchiale oder einer fortgeschrittenen COPD. Der exspiratorische Stridor (bzw. das nur im Stethoskop hörbare Atemgeräusch) erscheint bevorzugt als **Giemen**.
- Man kann auch pauschalieren, dass eine **Verlegung der Atemwege** durch Fremdkörper (Aspiration, Tumor) zu einem überwiegend **inspiratorischen** Stridor führt, während der **exspiratorische Stridor** auf eine **obstruktive Lungenerkrankung** weist (Asthma bronchiale, COPD, Bronchiolitis), also periphere, spastisch-entzündliche Ursachen hat.

Ursächlich für die Abhängigkeit entstehender Geräusche von den Atemphasen und der Höhenlokalisation ist in erster Linie die **Stärke des Luftstroms**, der bei der Inspiration wesentlich kräftiger ist als bei der Exspiration, sodass bis zur Peripherie auch mehr Druck übrig bleibt, inspiratorische Geräusche also weiter nach aboral reichen als exspiratorische nach oral. Dies liegt allerdings nicht nur an der kräftig ausgebildeten Inspirationsmuskulatur, sondern auch am Lumen der kleineren Bronchien und Bronchiolen, die durch den allseitigen Zug auf ihre Wandung bei der Aufdehnung des Thorax dem Luftstrom weniger Widerstand entgegensetzen als bei ihrer zunehmenden Kompression im Verlauf der Ausatmung.

HINWEIS DES AUTORS

Die bei der Inspiration kräftigere Luftströmung bei geringerem Gesamtwiderstand hat zur Folge, dass entgegen üblicher Definition der **Stridor** (= trockene Rasselgeräusche) des **Asthmapatienten** manchmal nicht nur während der Ausatmung, sondern in beiden Atemphasen zu vernehmen ist.

MERKE

Man kann dem Stridor noch den sog. **Stertor** gegenüberstellen, womit ein **röchelndes Atemgeräusch** bei **Schleimansammlungen** größerer Bronchien bezeichnet wird. **Schnarchgeräusche** aus dem Bereich des Pharynx, z. B. bei Schlafapnoe oder muskulären Lähmungen (Schlaganfall) werden manchmal ebenfalls als Stertor bezeichnet. Insgesamt jedoch wurde der Begriff inzwischen eher ungebräuchlich.

Eine Stenose im Bereich des **Kehlkopfs** wird verursacht durch:

- ein **Ödem der Glottis** oder **Epiglottis** (anaphylaktische Reaktion)
- eine bakterielle **Epiglottitis** oder **Kehlkopf-Tuberkulose**
- die Belag bildende **Diphtherie (Krupp)**
- eine virusbedingte Entzündung (**Laryngitis, Pseudokrupp**)
- einen **Laryngospasmus**
- die vollständige **Lähmung der Stimmbänder** durch beidseitige Lähmung des N. recurrens **(Rekurrensparese)**
- **Tumoren** des Kehlkopfs

Ein solcher Stridor entsteht je nach der Ursache vom einen Augenblick zum nächsten (Spasmus) bzw. innerhalb weniger Minuten (Glottisödem bei Anaphylaxie) oder langsam zunehmend über Wochen oder Monate (Tumor, Tbc).

Die Stenose im Bereich der **Trachea** wird überwiegend verursacht durch **Tumoren** von Trachea und Nachbarorganen oder durch große **Strumen** (Vergrößerung der aufliegenden Schilddrüse mit Lumeneinengung und Verdrängung der Trachea).

Stenosen in der **Peripherie** des Bronchialbaums mit exspiratorischem Stridor werden abgesehen von Asthma und COPD im Einzelfall auch einmal von **Tumoren** oder sehr kleinen **Fremdkörpern** verursacht.

Aspirierte **Fremdkörper** bestehen überwiegend aus kleineren oder größeren Nahrungsbestandteilen. Bei Kleinkindern kommt nahezu alles in Frage; besonders häufig sind es **Nüsse**, angesichts moderner industrieller Vorgaben nur noch selten Kleinteile von Spielsachen. Bei vollständiger Lumenverlegung im Bereich des Larynx kommt es zum Ersticken, falls der Fremdkörper nicht zügig entfernt werden kann oder, wenn dies nicht gelingt, durch eine umgehende Koniotomie die Frischluft unterhalb der Stenose in die Atemwege gelangt.

Falls der Fremdkörper die Engstelle des Larynx passiert, kann er sich in der Trachea festsetzen oder in den (zumeist **rechten**) **Hauptbronchus** fallen. Dort führt er dann zum Stridor und eventuell zu einer Minderbelüftung der entsprechenden Lungenseite, die auskultatorisch durch die Abschwächung des Atemgeräusches nachgewiesen werden kann. Ein völlig **aufgehobenes Atemgeräusch** einer Seite ist bei **vollständiger Verlegung** möglich, wobei dann natürlich **kein Stridor** mehr entsteht. Bei entsprechender Anamnese muss in einem solchen Fall auch an einen Pneumothorax (➤ Kap. 4.4) gedacht werden. Bei einer vollständigen Verlegung der Glottis kann ebenfalls kein Stridor entstehen. In diesem Fall fehlt das Atemgeräusch über beiden Lungenflügeln, der Patient ist zyanotisch und komatös.

Symptomatik

Der Stridor stellt selbst nur das Symptom einer Vielzahl von möglichen Ursachen dar, kann aber von weiteren Symptomen begleitet werden. Je nach der Größe des Fremdkörpers oder Tumors besteht eine mehr oder weniger ausgeprägte **Dyspnoe** bis hin zu **Bewusstseinsstörungen** bzw. **Koma** und **Zyanose**.

ACHTUNG

Kleine Fremdkörper oder Tumoren in den distalen Atemwegen müssen weder Dyspnoe noch Geräusche verursachen, führen jedoch fast regelmäßig zu anhaltendem **Hustenreiz**. Zusätzlich kann es zu rezidivierenden **lokalen Entzündungsreaktionen** kommen, eventuell begleitet von bakteriellen, fieberhaften Superinfektionen. An den Zusammenhang mit aspirierten **Fremdkörpern** ist ganz besonders bei **Kleinkindern** oder sehr **alten Menschen** zu denken, bei denen zunächst keine Ursache für die rezidivierenden Hustenattacken zu finden ist.

Diagnostik

Der Nachweis der Ursache eines Stridor im Rachen- oder Kehlkopfbereich muss, sofern die Anamnese keinen ausreichenden Hinweis liefert, der Zustand des Patienten dies zulässt und bei der Inspektion des Rachens nichts gefunden wurde, über eine HNO-ärztliche **Kehlkopfspiegelung** erfolgen. Bei tiefer liegenden, Stridor verursachenden Erkrankungen wird man vor der Tracheoskopie bzw. Bronchoskopie eine **Röntgenaufnahme** (➤ Abb. 4.1) zu Rate ziehen, wobei allerdings zahlreiche Fremdkörper (z. B. Nüsse) oder Erkrankungen damit nicht darstellbar sind. Bei entsprechendem Verdacht muss auf das **CT** ausgewichen werden.

ACHTUNG

Beim Verdacht auf eine **Epiglottitis** eines Kleinkindes sollte eine **Racheninspektion unterbleiben** und das Kind in Intubationsbereitschaft in die nächste Kinderklinik eingewiesen werden. Es besteht hier die Gefahr eines reflektorischen Atemstillstands.

Therapie

Ein Aspirat, das vom Patienten nicht abgehustet werden kann und das bereits zu ausgeprägter Dyspnoe und Zyanose geführt hat, wird idealerweise mit dem **Heimlich-Handgriff** entfernt (➤ Fach Notfallmedizin). Dabei wird der stehende oder sitzende Patient von hinten im Bereich der unteren Rippen umfasst, wobei die Hände im Epigastrium gedoppelt werden. Daraufhin wird eine plötzliche Druckerhöhung im Thorax des Patienten dadurch erzeugt, dass der Helfer seine Hände ruckartig nach schräg hinten oben zu sich heranzieht (➤ Abb. 4.2a). Liegt der Patient eingetrübt oder bewusstlos auf dem Boden, kniet sich der Helfer über den Patienten und presst seine wiederum epigastrisch gedoppelten Hände ruckartig nach schräg oben, um den erforderlichen Überdruck zu erzeugen (➤ Abb. 4.2b). Diese Variante ist allerdings wenig erfolgversprechend.

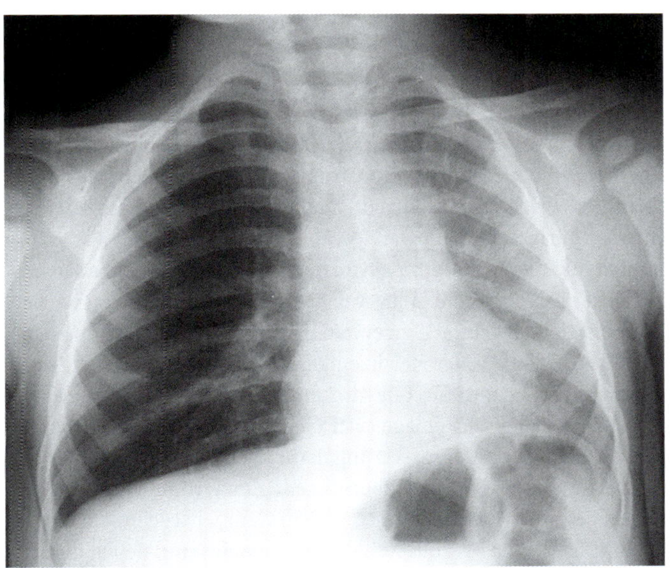

Abb. 4.1 Kleinkind mit Fremdkörperaspiration im rechten Hauptbronchus (nicht sichtbar): Überblähung der rechten Lunge und leichte Mediastinalverlagerung nach links [M552]

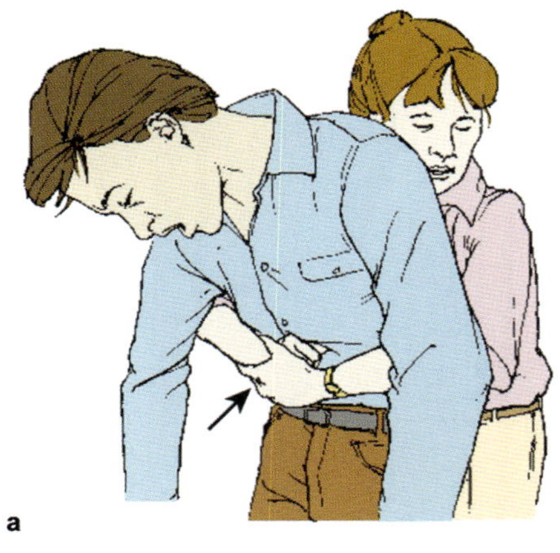

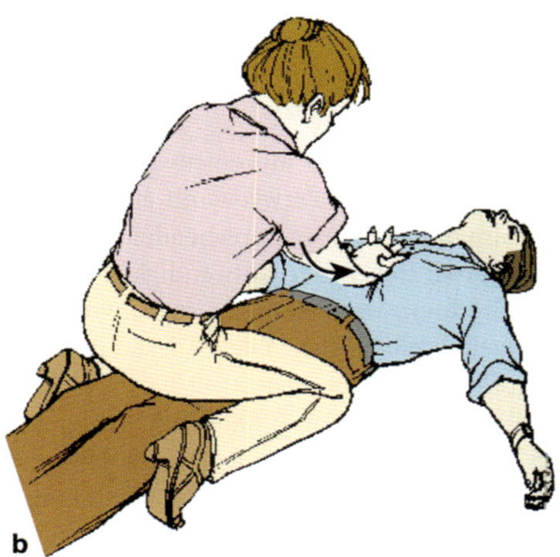

Abb. 4.2 Heimlich-Handgriff beim wachen (**a**) und beim bewusstlosen Patienten (**b**) [E909]

Mögliche **Komplikationen** des Heimlich-Handgriffes bestehen in Verletzungen von Rippen oder Oberbauchorganen, sodass nach seiner erfolgreichen Durchführung eine entsprechende Kontrolle zu erfolgen hat. Wegen dieser potenziellen Gefährdung des Patienten wird der Heimlich-Handgriff **für Laienhelfer nicht mehr empfohlen**. Stattdessen sollen dem Patienten bei **vornübergebeugtem Oberkörper Schläge** mit der flachen Hand **zwischen die Schulterblätter** verabfolgt werden.

Gelingt die Entfernung des Fremdkörpers auf diese Weise nicht, bleibt als lebensrettende Maßnahme beim bereits komatösen Patienten nur noch die **Koniotomie**. Koniotomie bedeutet Durchtrennung der **Membrana cricothyroidea** direkt unterhalb des Schildknorpels, also **zwischen Schild- und Ringknorpel** – notfalls mit einem Taschenmesser (➤ Abb. 4.3). Diese Membran liegt sehr oberflächlich, die Blutungsgefahr ist vergleichsweise gering. Der Isthmus der Schilddrüse liegt im Bereich der 2.–3. Trachealspange, ist also genügend weit entfernt, sofern nicht gerade ein sog. Lobus pyramidalis vorliegt, der aber getastet werden könnte. Der Kopf sollte rekliniert sein. Der Erfolg der Maßnahme ist direkt wahrnehmbar, indem die Luft zischend in die Lunge strömt und der Patient das Bewusstsein wiedererlangt.

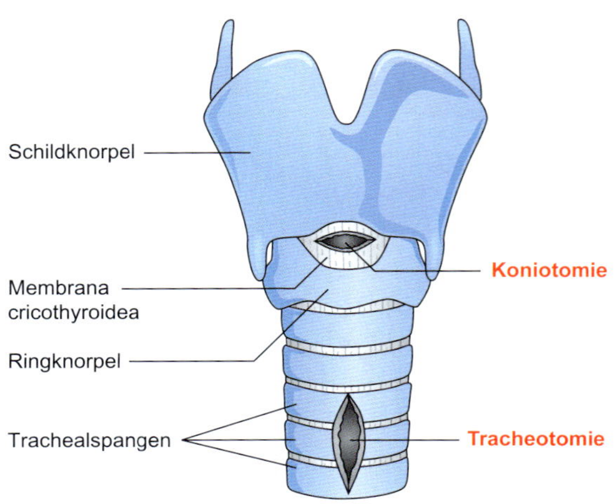

Abb. 4.3 Koniotomie zwischen Schild- und Ringknorpel [L106]

Die erhaltene Öffnung muss mit einem geeigneten Gegenstand **offen gehalten** werden – idealerweise mit einem Stück Schlauch, einem Trinkhalm oder einem entsprechenden Gegenstand. In früheren Jahren wurde, wegen der Notwendigkeit des Offenhaltens, bereits für die Eröffnung der Membrana cricothyroidea das vordere Ende eines Kugelschreibers empfohlen. Diese Empfehlung gilt aus verschiedenen Gründen als obsolet.

Aspirierte Fremdkörper, die bei stabilen Patienten keine Notfallmaßnahmen erforderlich machen, lassen sich HNO-ärztlich oder mit dem **Bronchoskop** entfernen. Weitere Erkrankungen mit dem Symptom eines Stridor werden entsprechend ihrer Ursache therapiert.

Zusammenfassung

Stridor

Pfeifendes, brummendes Atemgeräusch der In- und/oder Exspiration – inspiratorisch bei einem Hindernis in Trachea und oberen Atemwegen, rein exspiratorisch (als Giemen) ab den kleinen Bronchien, gemischt in den Etagen dazwischen

Ursachen
- Aspiration
- stenosierende Laryngitis (Krupp, Pseudokrupp)
- Epiglottitis, Kehlkopf-Tuberkulose
- Glottisödem (Anaphylaxie)
- Tumoren
- Recurrensparese
- obstruktive Bronchitis (COPD), Asthma bronchiale

Zusätzliche Symptome
- Dyspnoe
- Husten
- Zyanose
- Heiserkeit (Laryngitis)
- kloßige Sprache und hohes Fieber (Epiglottitis)

Diagnostik
- Anamnese
- Racheninspektion, Kehlkopfspiegelung
- Röntgen, CT, Bronchoskopie

Therapie
- mechanische Lockerung bei vornüber geneigtem Oberkörper
- bei Misslingen Heimlich-Handgriff
- im äußersten Notfall Koniotomie
- Bronchoskopie
- entsprechend der Ursache

4.2 Schlafapnoe-Syndrom und Schnarchen

4.2.1 Schlafapnoe-Syndrom (SAS)

Das Syndrom ist charakterisiert durch **nächtliche Apnoephasen** von **mehr als 10 Sekunden** Dauer. Üblich sind Atempausen mit einer Dauer von 20–30 Sekunden. Die Apnoephasen können sich Nacht für Nacht hundertmal oder öfter wiederholen. Betroffen sind nach aktueller Datenlage (2017) insgesamt 9 % der Männer und 4 % der Frauen, besonders bevorzugt **adipöse Männer** in der **2. Lebenshälfte**. Bei Männern jenseits des 65. Lebensjahres sollen bis zu 50 % betroffen sein, im hohen Lebensalter bei beiden Geschlechtern über 80 %. Selbst **Kinder** im Alter zwischen etwa 3 und 8 Jahren leiden nicht so selten an dem Syndrom, weil sich in diesem Lebensabschnitt Tonsillenvergrößerungen zu den anatomisch noch recht engen Strukturen im Nasen-Rachen-Raum dazuaddieren. In aller Regel bilden sich die Symptome später vollständig zurück. Die Adipositas gilt zwar beim Erwachsenen als wesentlichste bzw. häufigste Voraussetzung für das Syndrom, doch können auch sehr schlanke Personen, erst recht normalgewichtige betroffen sein.

Krankheitsentstehung

Als **Ursache** für die Atempausen definiert man hauptsächlich **zwei Formen**, eine mechanische (obstruktive) und eine zentrale (regulatorische), welche das Atemzentrum betrifft. Teilweise scheinen gemischte Formen vorzuliegen:

- **obstruktives Schlafapnoesyndrom (OSAS):** Die **mechanische** Form führt aufgrund eines **muskulären Hypotonus** von Rachen und weichem Gaumen zu einem **inspiratorischen Kollaps des Mesopharynx**, unter gleichzeitigem **Zurückrutschen der Zungenwurzel** – zumindest in **Rückenlage** des Patienten. Allerdings begünstigt die Rückenlage zwar die Entstehung des Syndroms, ist jedoch keine Voraussetzung dafür. Der inspiratorische Kollaps des Rachens betrifft überwiegend den **Oropharynx** bzw. den gesamten Bereich zwischen dem Gaumensegel mit seiner dorsalen Uvula bis zum Kehldeckel. Beteiligt sind neben dem Zungengrund auch die Rachenseitenwände, sodass ein weitgehender oder eventuell sogar vollständiger Verschluss der Atemwege entsteht.

Verstehen lässt sich der Kollaps einerseits aus dem **pulmonalen Unterdruck** mit seiner **Sogwirkung** auch auf die oberen Atemwege. Andererseits nimmt im Schlaf die **Aktivität** derjenigen Muskeln, die den Rachen offenhalten, **ab** und schafft damit erst die Voraussetzung für das muskuläre Kollabieren. Der während der Apnoe-Phasen ansteigende CO_2-Serumspiegel führt über das Atemzentrum zur Weckreaktion und zur Aktivierung der Motoneurone, wodurch sich im Zuge der wiedereinsetzenden Atmungsaktivität auch die Atemwege öffnen. Dabei ist die Weckreaktion überwiegend nicht vollständig, sodass die Patienten nicht erwachen, sondern lediglich in ihrer Schlafqualität massiv eingeschränkt sind.
Begünstigend wirkt eine **behinderte Nasenatmung**, z. B. als Folge nasaler Polypen, einer chronischen Sinusitis oder einer Verbiegung des Septums, weil in diesen Fällen der inspiratorische Sog verstärkt werden muss. Auch Stenosierungen im Bereich des Mesopharynx, u.a. durch **Fetteinlagerungen** in die Rachenwand bei Adipositas oder durch **vergrößerte Tonsillen** tragen zu einem OSAS bei. Beim Kind (s. oben) kommen in erster Linie **adenoide Vegetationen** mit Verlegung des hinteren Naseneingangs infrage. **Fehlstellungen der Zunge** u.a. aufgrund eines kleinen oder nach hinten abweichenden Unterkiefers oder die seltene „zu große Zunge" (**Makroglossie**) – anlagebedingt oder u.a. bei Akromegalie, Amyloidose und Hypothyreose, werden als weitere Faktoren genannt. Bei **sehr adipösen Menschen** entsteht als Sonderform das sog. **Pickwick-Syndrom** (➤ Abb. 4.4), bei dem nicht nur der Bereich des Rachens, sondern auch die Umgebung der Lunge durch **Fettablagerungen** eingeengt wird. Die Förderung des Syndroms durch **Schlafmittel** und **Alkohol** lässt sich aus deren zusätzlicher Verstärkung der muskulären Relaxation einschließlich der Zungenmuskulatur ableiten. Daneben gibt es **familiäre Häufungen**, wobei die verursachenden Gene noch nicht identifiziert sind.

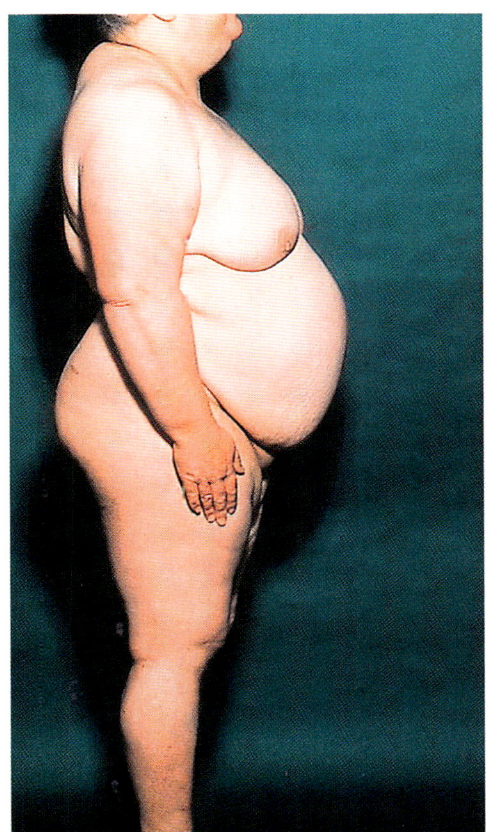

Abb. 4.4 Pickwick-Syndrom [G133]

Während man die Apnoe-Phasen in früheren Jahren den Tiefschlafphasen zuordnete, stehen heute die **REM-Phasen** im Vordergrund. Die Verknüpfung des OSAS besonders mit den Traumphasen dürfte damit zusammenhängen, dass dabei zwar Atmung und Puls beschleunigt, Blutdruck und Hirnstoffwechsel gesteigert sind, das **ARAS** (**a**ufsteigendes **r**etikuläres **a**ktivierendes **S**ystem; ➤ Fach Neurologie) mit seinen T-förmigen Axonen jedoch in seiner Aktivität noch weiter **herabgesetzt** ist, sodass nicht nur sensorische Informationen in ihrer zerebralen Wahrnehmbarkeit gedämpft werden, sondern parallel hiermit auch der **Tonus** der quergestreiften Muskulatur (Ausnahme Augenmuskelkerne).

EXKURS

Nicht zwingend zur Theorie des OSAS passend scheint zunächst die Tatsache, dass die einzelnen Apnoephasen häufig mit einer besonders **tiefen, seufzenden Inspiration** beginnen, der dann sehr flache Atemzüge und die Atempause nachfolgen. Dies erinnert an den Typus einer **Cheyne-Stokes-Atmung**, sodass man den eigentlichen Mechanismus evtl. leicht verändert darzustellen hat: Die **allmählich zunehmende**, jedoch **unvollständige** Stenosierung der Atemwege erzeugt einen **O_2-Mangel**, dem mit tiefen, aufgrund der Stenose schnarchenden und schließlich seufzenden, jedenfalls **stridorösen** Atemzügen begegnet wird. Aufgrund der sich ausbildenden **Hypokapnie** versandet die Atmung ungeachtet des O_2-Mangels in die folgende Atempause, möglicherweise mitverursacht durch eine hypoxische Einschränkung der Funktion des Atemzentrums. Dieser Zusammenhang erscheint physiologisch **stimmiger** als eine anhaltende Atempause in der Folge einer vollständigen Obstruktion, denn jede abrupte Stenosierung der Atemwege ohne vorausgehende, sozusagen vorbereitende Hypokapnie würde eine ebenso abrupte Weckreaktion erzwingen. Und ein akuter Kollaps des Rachens würde vorausgehende tiefe Inspirationen verunmöglichen.

MERKE

Damit erfüllt das **OSAS** sowohl die Bedingungen (massiver Sauerstoffmangel, u.a. in großer Höhe) als auch das Muster einer **Cheyne-Stokes-Atmung**.

- **Regulationsstörung:** Als zentrale Ursache wird eine **Schädigung des Atemzentrums** im Rahmen von Infektionen (z. B. Neuroborreliose), Mangeldurchblutungen und Tumoren im Bereich des Hirnstamms oder in der Form eines **unvollständigen Undine-Syndroms** angenommen, bei dem es bei Ausfall der willkürlichen Atmung zu Apnoe-Phasen kommt. Merkwürdig an dem hergestellten Bezug zum Undine-Syndrom ist allerdings, dass die übliche Steuerung tagsüber ganz offensichtlich nicht beeinträchtigt ist, eine willentliche Beeinflussung also gerade nicht vorliegt. Darüber hinaus sind familiäre Formen eines SAS bekannt, bei denen der Schrittmacher oder die O_2-Steuerung nicht funktioniert, aber wenigstens die CO_2-Steuerung eine automatische Atmung ermöglicht und im Schlaf zur Weckreaktion führt. Schließlich entsteht die zentrale Form manchmal auch in großen Höhen (oberhalb 3.000 m), sodass auch an dieser Stelle die zentrale Form mit der obstruktiven verknüpft ist bzw. der Sauerstoffmangel für den Teilausfall des Atemzentrums (Apnoe) mitverantwortlich scheint.

Man geht davon aus, dass die **obstruktive Form** (OSAS) **weitaus am häufigsten** ist, während die Schädigung des Atemzentrums oder die Kombination aus beiden Ursachen vergleichsweise selten vorkommen.

EXKURS

In der griechischen Sage zerstörte die Nixe Undine ihrem untreuen Mann die autonome Steuerung des Atemzentrums, sodass er nur noch über den Willen weiteratmen konnte und keinesfalls einschlafen durfte. Menschen mit angeborenem oder durch Schädigungen des Atemzentrums erworbenem Undine-Syndrom müssen nachts maschinell beatmet werden, um nicht zu ersticken. Zahlreiche Männer dürften große Dankbarkeit dafür empfinden, dass Nixen inzwischen als ausgestorben gelten.

Symptomatik und Folgen

Das hervorstechendste Symptom bei der überwiegenden Mehrzahl der betroffenen Patienten besteht in **lautem und unregelmäßigem Schnarchen**, in ebenso unregelmäßigen Abständen unterbrochen von **Atempausen**. Sympathisch (durch den Sympathikus) verursachter **Nachtschweiß**, **Mundtrockenheit** und eine aufgrund der häufigen Aufwachphasen lediglich scheinbare **Nykturie** sind nicht so selten. Weitere Symptome und mögliche Folgen sind (nächtliche) **Herzrhythmusstörungen** wegen des kardialen Sauerstoffmangels, eine ausgeprägte **Tagesmüdigkeit** mit **Reizbarkeit**, **Konzentrationsstörungen** und **Kopfschmerzen**, **Polyglobulie** sowie eine **pulmonale** und meist auch **periphere Hypertonie**. Als schwerwiegendste Folge der Tagesmüdigkeit besteht ein stark erhöhtes Risiko für den sog. **Sekundenschlaf**, der besondere Gefährdungen u.a. im Straßenverkehr oder bei der Bedienung von Maschinen mit sich bringt. Daraus lassen sich „im Fall des Falles“ auch rechtliche Konsequenzen für den Betroffenen ableiten. **Persönlichkeitsveränderungen** sind möglich. In der Folge der pulmonalen Hypertonie kann sich eine **Rechtsherzinsuffizienz** (Cor pulmonale) entwickeln. Einen guten Hinweis auf die ganz erhebliche Beeinträchtigung der Lebensqualität liefert die Tatsache, dass das SAS als körperliche **Behinderung** anerkannt wird. Soldaten, die ein OSAS entwickeln, werden ausgemustert.

MERKE

Bei Patienten mit nächtlichem Schnarchen und auffallender Tagesmüdigkeit sollte grundsätzlich an ein OSAS gedacht und eine entsprechende Diagnostik eingeleitet werden.

Pulmonale Hypertonie

In der Folge der meist zahlreichen Apnoe-Phasen (bis zu > 30/Stunde!) entwickelt sich eine **allnächtliche Hypoxämie** mit rezidivierenden Sauerstoffsättigungen des arteriellen Blutes von **weniger als 50 %**. Nur die gleichzeitig entstehende **Hyperkapnie** führt zur Weckreaktion und zum Wiedereinsetzen der Atmung (➤ Abb. 4.5). Die Weckreaktion stört, auch wenn sie nicht bewusst wird, das Schlafmuster bzw. verunmöglicht die Tiefschlafphasen (N2 und N3), weil der Patient sie nicht mehr erreicht.

Die **Minderbelüftung der Alveolen** mit entsprechender Verringerung des Sauerstoffdrucks führt in der **Lunge** im genauen **Gegensatz zur Peripherie** zu einer **Engstellung der Arteriolen** mit resultierender Minderdurchblutung und **Erhöhung des Gesamtwiderstands**. Dieser Mechanismus der Lungengefäße ist sehr folgerichtig, denn nicht belüftete Lungenanteile können zur Aufsättigung des Blutes keinen Beitrag leisten, sodass das Blut sinnvollerweise zu den belüfteten Bereichen umgeleitet werden muss. Die gibt es allerdings bei der Schlafapnoe nicht, weil sämtliche Alveolen und damit **sämtliche Gefäße** von der Sauerstoffnot betroffen sind. Der **rechte Ventrikel** reagiert auf den massiv erhöhten Widerstand der Lungengefäße im Verlauf der Zeit mit einer **Hypertrophie**, die letzt-

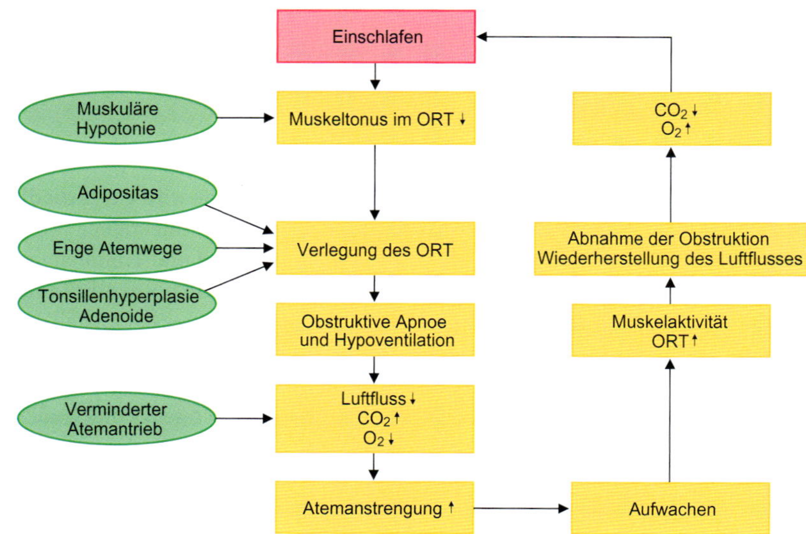

Abb. 4.5 Allnächtlicher Kreislauf des OSAS (obstruktives Schlafapnoesyndrom) [L141]

endlich in eine **pulmonale Hypertonie** und ein **Cor pulmonale** mündet.

Arterielle Hypertonie

Der **periphere** Hochdruck, der **zusätzlich** zum **pulmonalen Hochdruck** entsteht und neben der **Rechtsherzhypertrophie** auch eine Hypertrophie des **linken Ventrikels** entstehen lässt, ist gut zu verstehen: Die Funktion des sympathischen Nervensystems besteht darin, Höchstleistungen zu ermöglichen und genau deswegen einem Mangel hinsichtlich überlebensnotwendiger Faktoren vorzubeugen. Diese essenziellen Faktoren bestehen in **Glukose**, **Sauerstoff** und einem ausreichenden **Blutdruck**. Beim Schlafapnoe-Syndrom führt der anhaltende nächtliche Sauerstoffmangel zu seiner Aktivierung. Dies bedeutet gleichzeitig, dass allnächtlich über mehrere Stunden auch das **RAAS stimuliert** wird, weil die beiden Systeme als Einheit zu verstehen sind (➤ Fach Endokrinologie). Das RAAS nun führt über eine Zunahme des Blutvolumens unter Verengung der peripheren Widerstandsgefäße zur arteriellen Hypertonie, die sich am Folgetag zunehmend nicht mehr zurückbilden kann, weil dieses System bereits in der jeweils nachfolgenden Nacht erneut über etliche Stunden stimuliert wird. Die Situation entspricht weitgehend der Blutdruckerhöhung des Leistungssportlers, nur dass derselbe in der Regel bei Tag und nicht im Schlaf trainiert.

Die Wirkungen des Sympathikus lassen sich nicht voneinander trennen. Ebenso gilt, dass seine Wirkungen nicht von der Art seiner Aktivierung abhängen. Dies bedeutet, dass er auch dann Blutdruck und Atmung stimuliert, wenn ein Glukosemangel zugrunde liegt, oder dass er eben den Serumglukosespiegel auch dann anhebt, wenn ein Sauerstoffmangel ursächlich war. Hierdurch bedingt wird beim Schlafapnoe-Syndrom allnächtlich der Glukose-Serumspiegel erhöht, wodurch in Verbindung mit einer Adipositas ein latenter oder manifester **Diabetes mellitus** entstehen kann. Entsprechendes gilt für die Erhöhung der Blutfette.

Diagnostik

Die Verdachtsdiagnose ergibt sich aus der Anamnese – idealerweise natürlich unter Einschluss des Partners – in Verbindung mit der Tagesmüdigkeit und weiteren Symptomen. Hinweisende Laborparameter gibt es nicht. Die Polyglobulie ist vieldeutig. Selbst die Sauerstoffsättigung des Blutes ist tagsüber normal. Gesichert wird die Diagnose in aller Regel über die sog. Polygraphie, in Zweifelsfällen mittels einer **Polysomnographie** im **Schlaflabor**.

Bei der **Polygraphie**, angewendet meist von HNO-Ärzten oder Pulmologen, wird dem Patienten ein tragbares Gerät nach Hause mitgegeben, das über verschiedene Sensoren, vom Patienten abends selbst anzubringen, Parameter wie Atmung und Puls, Wachheitszustand, Schnarchgeräusche und Sauerstoffsättigung des Blutes misst.

Therapie

Zur Therapie wird adipösen Patienten eine **Gewichtsreduktion** angeraten. Abendlicher **Alkoholgenuss** sollte vermieden, zumindest eingeschränkt werden. Dasselbe gilt für **Schlaftabletten**. **Theophyllin-Präparate** zur (sympathischen) Erweiterung der Atemwege nebst Stimulation des Atemzentrums wurden versucht, sind jedoch inzwischen aufgrund ihrer unzureichenden Wirksamkeit und kardialen Nebenwirkungen (Tachykardie, Blutdruckerhöhung) unüblich geworden.

In ausgeprägten Fällen muss nachts mit **nasalem Überdruck** (sog. **nCPAP-Maske** = **n**asaler **c**ontinuous **p**ositive **a**irway **p**ressure) **beatmet** werden. Dies kann gleichzeitig in der Therapie des OSAS als **Goldstandard** gelten, soweit die durch den Patienten selbst durchführbaren Maßnahmen nicht greifen. Dabei baut ein Beatmungsgerät – mit Gesichtsmaske über Nase, Mund oder in Kombination – in den Atemwegen einen geringen Druck auf, der bei der Einatmung das Kollabieren der Rachenmuskulatur verhindert, allerdings auch in der Ausatemphase erhalten bleibt („continuous“). Die Exspiration ist dadurch für den Patienten erschwert, was zur Inakzeptanz führen kann. Die Mehrzahl der Patienten (etwa 60 %) gewöhnt sich allerdings an die Apparatur nebst der verursachten Geräusche.

Als Alternative zur kontinuierlich anhaltenden Druckerhöhung der CPAP-Geräte in den Atemwegen gibt es Geräte (**BIPAP**, BiPhase, BiLevel), welche den Gegendruck in der Exspirationsphase, wo er nicht gebraucht wird, weitgehend absenken, also *biphasisch* und **nicht** *kontinuierlich* arbeiten. Die Anpassung von CPAP und BIPAP an die beim Patienten erforderlichen Drücke bzw. seinen Atemrhythmus (BIPAP) erfolgt meist im Schlaflabor. Insgesamt ist die Therapie bei gut zwei Dritteln der Patienten erfolgreich, während ein Drittel u.a. aufgrund der Schläuche oder des immer noch erheblichen Geräuschniveaus der Geräte nicht damit zurechtkommt.

Alternativ zu den Beatmungsgeräten können **Bissschienen (Protrusionsschienen)** versucht werden, die Unterkiefer und Zunge während des Schlafs um einige Millimeter nach vorne zwingen, wodurch der im Mesopharynx zur Verfügung stehende Raum vergrößert wird. Sie müssen individuell vom Zahnarzt angepasst werden, besitzen aber insgesamt eine eher bessere Compliance als die CPAP-Geräte und sind von vergleichbarer Wirksamkeit.

Neuerdings sind als weitere Alternative **Nasopharyngeal-Stents** im Gebrauch. Sie bestehen aus einem weichen maschendrahtähnlichen Geflecht, das abends vom Patienten von nasal eingeführt wird. Dadurch, dass die Stents bis in den Bereich des Mesopharynx reichen, verhindern sie das inspiratorische Anliegen der erschlafften Uvula an der Rachenhinterwand, wodurch eine vollständige oder weitgehende Stenosierung nicht mehr möglich ist.

Für die Fälle, bei denen die im Vordergrund stehenden Maßnahmen nicht in Frage kommen bzw. nicht ausreichend wirksam sind, stehen **operative Maßnahmen** zur Verfügung. Sie haben eine Reduzierung des Weichteilgewebes im Rachen oder eine Korrektur des Nasenseptums, Entfernung evtl. vorhandener Nasenpolypen oder Verkleinerung der Nasenmuscheln zum Ziel. Auch Kieferkorrekturen werden vereinzelt durchgeführt.

Vergleichsweise neu (2014) ist die Methode der sog. **Hypoglossus-Stimulation**, bei welcher der N. hypoglossus (XII. Hirnnerv), zuständig für die motorische Innervation der **Zunge**, über einen eigenen Schrittmacher stimuliert wird (➤ Abb. 4.6). Das eigentliche Gerät wird wie bei einem Herzschrittmacher im Bereich der Pectoralismuskulatur implantiert und mit der Elektrode verbunden. Es

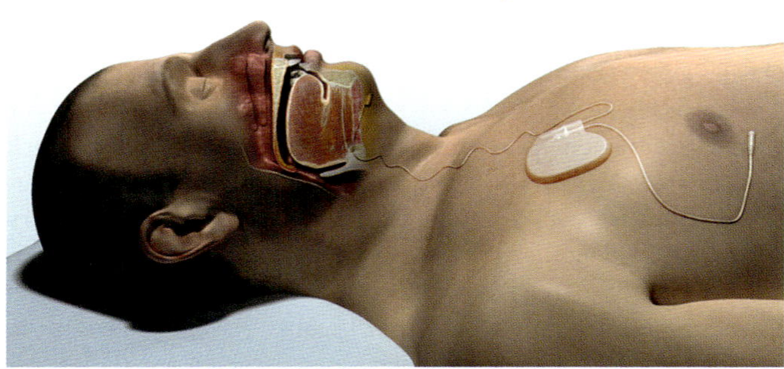

Abb. 4.6 Schema der Hypoglossus-Stimulation [V761]

4

sendet bei Bedarf Impulse zum N. hypoglossus und verhindert damit das nächtliche Erschlaffen und Zurückfallen der Zunge. Die bisherigen Erfolge sind durchaus beeindruckend. Implantiert wird der (sehr teure) Schrittmacher bei Patienten, die mit den üblichen Methoden nicht zurechtkommen.

MERKE

Ein erfolgreich therapiertes Schlafapnoe-Syndrom hat überaus positive Auswirkungen selbst auf bereits manifeste kardiale oder metabolische Erkrankungen, erhöht ganz entscheidend die Lebensqualität und kann die Lebenszeit selbst in bereits fortgeschrittenen Stadien deutlich verlängern.

Zusammenfassung

Schlafapnoe-Syndrom

Nächtliche Apnoephasen von mehr als 10 Sekunden Dauer; obstruktive Form (OSAS) und zentrale Form bei Schädigung des Atemzentrums (selten); besonders häufig im vorgerückten Lebensalter, jedoch manchmal auch bei Kindern (reversibel)

Ursachen (OSAS)

- Muskulärer Hypotonus der Muskulatur von Rachen, Zungenwurzel und weichem Gaumen mit inspiratorischem (unvollständigem) Kollaps, begünstigt durch Übergewicht, Schlaftabletten und abendlichen Alkoholkonsum. Zusätzliche Einengung der oberen Atemwege durch Fettablagerungen, Tonsillenhypertrophie, Makroglossie, nasale Polyposis oder Septumdeviation.
- Der entstehende Sauerstoffmangel führt im Verein mit der Hypokapnie im Atemzentrum der Medulla zur Apnoe.
- Weckreaktion durch den nachfolgend ansteigenden CO_2-Spiegel (Hyperkapnie)
- ursächlich bei schlanken Menschen mit fehlendem Alkohol- und Tablettenkonsum oft unklar; evtl. familiäre Disposition

Symptome

- lautes und unregelmäßiges Schnarchen
- Atempausen (> 10, meist 20–30 Sekunden), definitionsgemäß in einer Minimalfrequenz von > 5/Stunde
- nächtliches Schwitzen (Sympathikusaktivierung)
- vorwiegend scheinbare Nykturie aufgrund der Aufwachzeiten
- Tagesmüdigkeit, Konzentrationsstörungen, Sekundenschlaf
- Kopfschmerzen
- Wesensänderungen, Depressionen
- Impotenz

Folgen

- pulmonale und periphere Hypertonie
- beidseitige Herzhypertrophie, Insuffizienz bis hin zum Herzversagen
- Herzrhythmusstörungen (v.a. nachts)
- Polyglobulie
- Anstieg der Serumglukose bis hin zum Diabetes mellitus

Diagnostik

- typische Anamnese
- Abklärung (Hinweisdiagnose) beim Facharzt
- Polygraphie, bei Bedarf Polysomnographie im Schlaflabor

Therapie

- Gewichtsreduktion bei Adipositas
- Verzicht auf Schlaftabletten und abendlichen Alkoholgenuss
- Überdruckbeatmung (nCPAP- oder BIPAP-Maske) als Goldstandard
- Protrusionsschienen
- Nasopharyngeal-Stents
- Hypoglossus-Stimulation
- notfalls operative Korrekturen

4.2.2 Schnarchen

Gewissermaßen als Vorstufe bzw. als **Minimalvariante des Schlafapnoe-Syndroms** kann das übliche Schnarchen betrachtet werden, das mit zunehmendem Alter, auch bei Frauen, immer häufiger wird.

Krankheitsentstehung

Ursachen sind, wiederum begünstigt durch **Alkohol** oder **Schlaftabletten**, eine verstopfte, evtl. **polypöse Nase**, vergrößerte **Gaumentonsillen**, die in Rückenlage **zurückfallende Zunge**, das **erschlaffte Gaumensegel** (Uvula), das im Luftstrom flattert, oder ein **eingeengter Rachen** (Adipositas, muskulär, Fehlbildungen). Einen guten Hinweis auf „schnarchförderndes Fettgewebe“ geben Kragenweiten oberhalb 43 cm.

Teilweise können, in leichterer Ausprägung, die beim Schlafapnoe-Syndrom beschriebenen Auswirkungen auf den nachfolgenden Tag bzw. auf Lunge und Herz gesehen werden. Der wesentliche Unterschied besteht darin, dass beim OSAS die Rachenmuskulatur mehr oder weniger vollständig kollabiert, während beim üblichen Schnarchen ein ausreichendes Lumen erhalten bleibt. Hypoxämie und Hypokapnie bleiben dadurch begrenzt, jedenfalls unterhalb der Schwelle zur Cheyne-Stokes-Atmung.

Therapie

Abhilfe gelingt häufig durch **Hilfsmittel**, die den **Kopf** des Schläfers **in Seitenlage zwingen** – z. B. ein sog. **Anti-Schnarch-Kissen** oder eine **„Pyjamaeinlage"** in Gestalt eines Tennisballs, den man, eingewickelt in ein Taschentuch, zwischen den Schulterblättern am Pyjama festnäht. Entsprechendes wird auch konfektioniert als **„Schlafrucksack"** bzw. **„Schlafgürtel"** angeboten. Die **Kissen** weisen mittig eine Erhöhung auf, weshalb der Kopf gewissermaßen automatisch zur Seite rollt. **Protrusionsschienen**, Mundstücke oder **Nasenklammern** bzw. **-Pflaster**, welche die Nasenatmung verbessern sollen, sind ebenfalls im Gebrauch.

In den Apotheken gab es über Jahre **„Antischnarchtropfen"**, die z. B. ätherische Öle enthielten und zum gründlichen Mundspülen und Gurgeln vor dem Schlafengehen benutzt werden sollten. Eine gewisse Wirksamkeit wurde zwar überwiegend bestätigt, doch sind die Tropfen des ungeachtet wieder aus dem Angebot verschwunden.

HINWEIS DES AUTORS

Nicht wenige Ehefrauen berichten, dass ihre Männer seit einer **Schlafplatzsanierung** (Bettumstellung) nicht mehr oder kaum noch schnarchen würden, sodass der Autor in der **Geopathie** eine mögliche Mitursache für Schnarchen und Schlafapnoe vermutet. Dazu passt, dass eines der **geopathischen Kardinalsymptome**, sich morgens „fühlen wie gerädert", uneingeschränkt auch auf Patienten mit SAS bzw. ausgeprägte Schnarcher zutrifft.

4.3 Hyperventilationssyndrom

Hyperventilation bedeutet eine Atmung, die **über das eigentlich erforderliche Maß** hinausgeht, also weder dem tatsächlichen Sauerstoffbedarf noch dem pH-Wert des Serums entspricht.

Krankheitsentstehung

Die **Ursachen** sind zumeist psychischer Natur **(Angst)**. **Schädigungen des Atemzentrums** (Trauma, Meningitis, Enzephalitis) können ebenfalls eine Hyperventilation auslösen. Schließlich kann sie **willentlich** erzwungen werden.

Die wesentliche **Folge** der Hyperventilation ist in der **verstärkten Abatmung von CO_2** zu sehen, die zur **Hypokapnie** führt. Da Kohlendioxid in wässriger Lösung eine Säure darstellt, führt deren Mangel zur Alkalisierung des Blutes, also zur **respiratorischen Alkalose** mit einem pH-Wert **oberhalb 7,44**. Selbst diese geringe Verschiebung des Blut-pH gegenüber dem Normalwert von 7,40 reicht aus, um einen Teil des zuvor in ionaler Form gelösten, also freien Serum-Calcium (Ca^{2+}) nun zusätzlich an die Eiweiße des Serums zu binden, sodass der **freie Calcium-Spiegel abfällt**. Es resultiert ein (scheinbarer) Calciummangel mit angeblicher Destabilisierung der Natriumkanäle, weil für deren Funktion Calcium benötigt wird.

EXKURS

Die **Proteine des Serums** wie z. B. Albumin stellen in Bezug auf deren Gehalt an sauren Aminosäuren (Asparaginsäure, Glutaminsäure) **Polyanionen** dar. Ursache ist die beim Serum-pH von 7,40 teilweise erfolgende Abdissoziation des H^+ von deren Carboxylgruppen, sodass **ein Teil** der COOH-Gruppen als COO^- vorliegt. Das positiv geladene Ion Ca^{2+} bindet an einen Teil dieser Negativladungen, sodass lediglich rund die Hälfte des Serum-Calciums in freier, die andere Hälfte aber in gebundener Form vorliegt. Man kann dies als chemisches Gleichgewicht betrachten, indem bei einer vorgegebenen Zahl an Negativladungen ein gewisser Anteil dieser Ladungen vom positiven Calcium besetzt wird.

Sämtliche Wirkungen des Calciums – von seiner Beteiligung an der Blutgerinnung (Faktor IV) über diejenige bei der Muskelkontraktion oder der Freisetzung des Neurotransmitters an den Synapsen bis hin zur Sekretion exokriner Drüsen – werden vom **freien Anteil** übernommen. Die **gebundene** Hälfte steht hierfür **nicht** zur Verfügung.

Wenn also im Rahmen einer metabolischen oder respiratorischen **Alkalose** zusätzliche Protonen (H^+) von COOH-Gruppen abdissoziieren und dadurch zusätzliche Negativladungen COO^- an den Proteinen entstehen, verschiebt sich die Relation des freien zum gebundenen Anteil. Derjenige Teil des Calciums, der jetzt zusätzlich an die neu entstandenen COO^--Anionen der Proteine bindet, steht als freies Ca^{2+} nicht mehr zur Verfügung. Daraus geht auch hervor, dass die Symptome eines tatsächlichen Calciummangels (Hypokalzämie) sich nicht von denen eines scheinbaren bei Alkalose unterscheiden können. Lediglich die notwendige Therapie muss sich verändern.

Auch das **Magnesium** des Serums ist als zweiwertiges Ion (Mg^{2+}) an einen Teil der Negativladungen der Proteine gebunden und deshalb über denselben Mechanismus von der Alkalose betroffen. *Eine* Funktion der freien Magnesiumionen besteht in der Stabilisierung der präsynaptischen Vesikel der Nervenendungen sämtlicher Synapsen. Ein Mangel an Magnesium – scheinbar oder als echte **Hypomagnesiämie** – **destabilisiert** die **präsynaptischen Vesikel**, sodass deren Neurotransmitter Aktionspotenziale erzeugen, z. B. an der motorischen Endplatte, obwohl der physiologische Befehlsmechanismus überhaupt nicht ausgelöst worden war. Auf diese Weise entstehen die nächtlichen Wadenkrämpfe oder Parästhesien und weitere Störungen.

Symptome der Alkalose

Die **Hypokalzämie** wird also von einer **Hypomagnesiämie** begleitet und führt damit zu einer **Übererregbarkeit** der **muskulären** und **neuronalen Elemente**, in deren Folge **Parästhesien** (häufig im Gesicht) bzw. sogar **muskuläre Krämpfe** entstehen. Es kommt zu **tonischen Krämpfen (Tetanie)** zunächst typischerweise an den Händen und/oder Füßen, zu **Schwindel** und zu **Synkopen** bzw. **Absencen**. An der glatten Muskulatur können **kolikartige Schmerzen** auftreten (z. B. Gallekolik), was zeigt, dass die Hypokalzämie nicht im Vordergrund der Symptome stehen kann: An der glatten Muskulatur gibt es keine schnellen Natriumkanäle, die beim Calciummangel destabilisiert werden könnten. Die Destabilisierung zerebraler Synapsen kann im Einzelfall sogar zu **epileptischen Krämpfen** führen.

Die muskulären Krämpfe **(Karpopedalspasmen)** an Händen und Füßen führen an den Händen zu einem typischen Verziehen

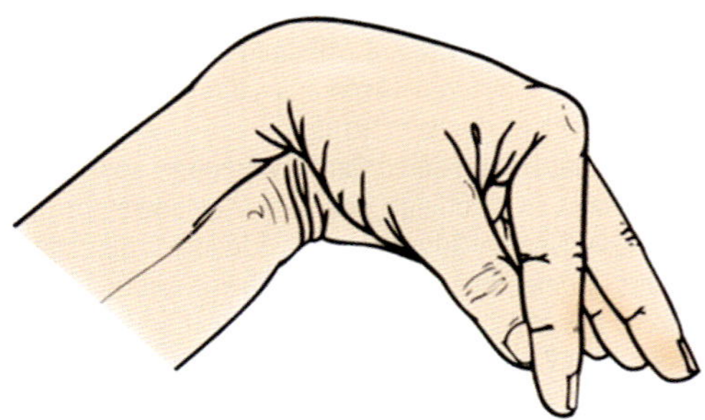

Abb. 4.7 Trousseau-Zeichen bzw. Pfötchenstellung bei Hyperventilationssyndrom [G134]

der Finger: Die Finger werden in den Grundgelenken angebeugt und in den weiteren Gelenken gestreckt, der Daumen adduziert. Gleichzeitig verzieht sich auch das proximale Handgelenk in Beugestellung. Dadurch ergibt sich insgesamt das Bild der **Pfötchenstellung** (➤ Abb. 4.7).

Diagnostik

Sofern die Hyperventilation einschließlich der nachfolgenden Karpopedalspasmen nicht direkt aus der Beobachtung des Patienten offenkundig werden, stehen weitere diagnostische Zeichen zur Verfügung:

- **Trousseau-Zeichen:** Die **Pfötchenstellung** (= Geburtshelferstellung) lässt sich bei Patienten, die anamnestisch an derartigen Symptomen leiden, erzeugen, wenn man den Oberarm komprimiert und damit eine Ischämie erzeugt. Die auf diese Weise hervorgerufene Pfötchenstellung wird als Trousseau-Zeichen bezeichnet.
- **Chvostek-Zeichen:** Beim **Beklopfen des N. facialis** im Bereich der Parotis, also präaurikulär, entstehen muskuläre Zuckungen der zugehörigen Gesichtshälfte.
- **Zungenphänomen:** Beim **Beklopfen** der **herausgestreckten Zunge**, z. B. mit dem Reflexhammer, kommt es infolge muskulärer Kontraktionen zu Dellen und Wulstbildungen.

Zu beachten ist, dass die Bestimmung der Ionen des Serums selbst im muskulären Anfall ohne verwertbares Ergebnis bleibt, weil im Labor der **Gesamtgehalt** und nicht der Gehalt an freien Ionen gemessen wird.

Therapie

Die Therapie besteht aus einem **beruhigenden Gespräch** und in der vorübergehenden **Rückatmung** in eine **Plastiktüte**, die der Patient vor das Gesicht hält. Durch die nunmehr erzwungene neuerliche Einatmung des zuvor in die Tüte ausgeatmeten CO_2 normalisiert sich der pH-Wert des Blutes. Eine i.v. Calciumgabe ist **nicht indiziert**. Der Notarzt, falls gerufen, wird evtl. zusätzlich zur Beruhigung des Patienten **Diazepam** (Valium®) spritzen.

Zusammenfassung

Hyperventilationssyndrom

Der körperlichen Situation unangemessen gesteigerte Atmung (willentlich oder emotional) mit Erzeugung einer respiratorischen Alkalose

Folgen

- Verschiebung der freien zweiwertigen Ionen (Calcium, Magnesium) aus dem Serum zum gebundenen Anteil → scheinbare Hypokalzämie und Hypomagnesiämie mit Destabilisierung der Synapsen

Symptome

- Parästhesien, oft frühzeitig im Gesicht
- tonische Muskelkrämpfe (Tetanie) z. B. als Karpopedalspasmen (→ Pfötchenstellung der Hände, evtl. unter begleitenden Krämpfen der Füße)
- Schwindel
- evtl. abdominelle Koliken
- evtl. epileptische Krämpfe

Therapie

- beruhigendes Gespräch
- Rückatmung
- Diazepam (Notarzt)

4.4 Pneumothorax

Pneuma heißt im Griechischen Hauch oder Luft. Pneumothorax bedeutet also das Eindringen von **Luft** in den **Thorax** (nicht in die Lunge, in der sie ohnehin vorhanden ist).

Krankheitsentstehung

Der **Pleuraspalt** muss, um seine Funktion der „Befestigung" der Lunge an der Innenfläche des knöchernen Thorax, am mediastinalen Bindegewebe und auf dem Zwerchfell zu erfüllen, nicht nur befeuchtet, sondern auch **luftleer** sein. Sobald aus irgendeinem Grund **Luft zwischen die beiden Pleurablätter** gelangt, **gibt** die **Lunge** ihrer eigenen **Retraktionskraft nach** und **löst** sich damit **umschrieben** oder **vollständig** von der Thoraxwandung. Es gibt im letzteren Fall keinerlei die Lunge aufdehnenden Kräfte mehr, weil die Bewegung des Zwerchfells nach kaudal genauso wenig an der Lunge zieht wie die Hebung und Weitung des Thorax mittels der Atemhilfsmuskulatur. Nur eine durch die oberen Atemwege mit Überdruck hineingeblasene Luft könnte sie noch zu einer teilweisen Entfaltung bringen und damit einen Übertritt dieser Luft in die Kapillaren des Blutes bewirken. Wesentlich häufiger als einen vollständigen Pneumothorax bewirken geringere Mengen an eingedrungener Luft lediglich umschriebene Ablösungen der beiden Pleurablätter voneinander.

Ein Pneumothorax kann **traumatisch** (Trauma = Verletzung) entstehen, indem durch eine Stichverletzung, eine Rippenfraktur mit entsprechend spitzem Knochenfragment oder durch eine zu tief gestochene Kanüle z. B. bei einer fehlerhaften Neuraltherapie die **Luft von außen** durch die **Pleura parietalis** in den Pleuraspalt dringt. Die Luft kann aber genauso **von innen** über Atemwege und luftgefüllte Hohlräume der Lunge durch die **Pleura visceralis** in den Pleuraspalt gelangen, sofern dieses Pleurablatt durch andere Ursachen verletzt worden ist. In beiden Fällen besteht dann eine **Verbindung zur lufthaltigen Außenwelt**, wodurch es zur teilweisen oder vollständigen Ablösung der Pleurablätter voneinander kommt, sofern sich die entstandene Öffnung nicht selbsttätig oder durch geeignete Maßnahmen wieder verschließt. In einem solchen Fall wird die eingedrungene **Luft allmählich resorbiert**, bis die Pleurablätter wieder aufeinander liegen. Das entstehende Ausmaß des Pneumothorax und die Folgen hängen also auch wesentlich von der Größe der entstandenen Öffnung und den körpereigenen und/oder therapeutischen Reparationsmechanismen ab.

Der **häufigste** Entstehungsmechanismus ist der sog. **Spontanpneumothorax**, bei dem ohne zunächst erkennbare Ursache eine Verletzung der **Pleura visceralis** („Lungenfell") erfolgt. Besonders häufig betroffen sind hiervon **junge Erwachsene** (Männer > Frauen) zwischen **20 und 35 Jahren**, oft im Rahmen **körperlicher Anstrengungen**. Die wesentlichste Ursache dieses Lufteintritts in den Pleuraspalt stellen **kleine Blasen** im Bereich der **viszeralen Pleura** dar, die rupturieren und eine Verbindung zwischen Pleuraspalt und luftgefülltem Alveolarraum herstellen. Die Ursache dieser Blasen ist unklar. Da sie aber zumeist in der Mehrzahl vorkommen, ist die Rezidivgefahr relativ groß (ca. 50 %).

Weitere Ursachen für die Entstehung eines Pneumothorax von innen sind Krankheitsprozesse im Bereich der inneren Pleura – z. B. bei der **Tuberkulose**, bei **Abszessen** oder beim **Lungenemphysem** nach langjährigem Asthma oder obstruktiver Bronchitis, wenn eine der inneren Pleura aufliegende Emphysemblase platzt.

Symptomatik

Die Pleura visceralis liegt dem Lungengewebe der jeweiligen Seite direkt auf und ist mit ihm verwachsen. Am Rand der beiden Lungenwurzeln (Lungenhili) schlägt sie um, läuft über die gesamte Fläche des jeweiligen Lungenflügels zurück und ist hier dann auf der dem Thorax zugewandten Seite mit der inneren Thoraxwand, dem weichen Bindegewebe des Mediastinums und dem Diaphragma verwachsen (Pleura parietalis, mediastinalis, diaphragmalis). Der Pleuraspalt der beiden Lungenflügel ist ein in sich abgeschlossener Raum, vom Pleuraspalt der Gegenseite also ebenfalls getrennt. Entsprechend betrifft der Pneumothorax glücklicherweise nur **einen Lungenflügel**, sodass der Betroffene mit der anderen Seite weiteratmen kann. Dies hat nun allerdings v.a. bei einem zunehmenden (= Spannungspneumothorax) oder von vornherein vollständigen Pneumothorax **Auswirkungen** sowohl auf das **Mediastinum** als auch auf die **Thoraxwand:**

- Der gesunde Teil der Lunge zieht mittels seiner Retraktionskraft auch weiterhin an seinen umgebenden Strukturen. Die Thoraxwand dieser Seite bleibt also unverändert, das **Mediastinum** aber wird mitsamt seinen Strukturen aus der Mittellage heraus **zur gesunden Seite hinübergezogen**. Während das Herz als Teil des Mediastinum diese Bewegung problemlos mitmachen kann, besitzen die großen Gefäße zwar eine gewisse Elastizität, hängen jedoch einerseits am Herzen und andererseits an weiteren Gefäßen des oberen Thorax, aus denen sie entstehen (Venen) bzw. in die sie übergehen (Arterien). Diese Gefäße sind weitgehend fixiert, können jedenfalls die sehr viel umfangreicheren Bewegungen des Herzens nicht mitmachen. Das kann dazu führen, dass die großen zuführenden Venen einschließlich der V. cava superior geknickt werden und ihr Lumen entsprechend verengen, bis eventuell so gut wie nichts mehr hindurchfließen kann. Das nennt man eine **obere Einflussstauung**. Ursache dieser venösen Abknickungen ist die allgemein recht dünne und widerstandsarme Venenwand, während die dickere und muskulösere Wand der Arterien sehr viel mehr Widerstand bietet.
  In ausgeprägteren Fällen bestehen also **Dyspnoe**, **Tachypnoe** und **Tachykardie**. Bei einer Abknickung der Venen erkennt man **gestaute Halsvenen** und eine **Zyanose** von Haut und Schleimhäuten. Der Blutdruck fällt ab – im schlimmsten Fall bis in Bereiche, die mit dem Leben nicht mehr vereinbar sind. **Schmerzen** *können* bestehen, müssen aber nicht.
- Auf der Seite des Pneumothorax, auf der die Lunge im Extremfall zur Faustgröße kollabiert und an ihrem Hilus hängend zur gesunden Seite verlagert ist, demnach auch keinerlei Zug mehr auf die sie umgebenden Strukturen ausüben kann, kommen die **Rippen aus ihrer Mittellage** heraus. Diese war bis dahin bestimmt als Gleichgewicht einerseits durch die Kräfte der Lunge, die sie nach unten zogen, und durch die eigentliche Ruhelage des Thorax andererseits, bei der die Rippen höher stehen. Hieraus folgt, dass in dem Moment, in dem die Kraft der Lunge zur Verkleinerung des Thoraxraumes wegfällt, die Rippen dieser Seite **höher treten**, während auf der Gegenseite die Retraktionskraft dieses Lungenflügels weiterhin an ihren Rippen zieht. Man sieht daher als Folge eines umfangreicheren Pneumothorax eine **Asymmetrie des knöchernen Thorax**.
- Höher stehende Rippen können bei der Inspiration mittels der Hilfsmuskulatur weniger verändert werden als auf der gesunden Gegenseite. Dasselbe passiert bei der Exspiration, bei der die nach kaudal ziehende Retraktionskraft der Lunge entfällt. Daraus entsteht eine insgesamt deutlich erkennbare **Minderbeweglichkeit der erkrankten Seite**, die der kontralateralen Seite gewissermaßen „hinterherhinkt". Man spricht deshalb vom **Nachschleppen der erkrankten Thoraxseite**.

Diagnostik

Die Diagnose kann zumeist ambulant ohne apparative Untersuchungen gestellt werden. Im typischen Fall (akute Dyspnoe bei jungen Männern im Rahmen körperlicher Belastungen) ist bereits die Anamnese wegweisend. Typische Befunde sind:

- Bei der **Inspektion** fallen eine Thoraxasymmetrie und ein Nachschleppen der betroffenen Seite auf.
- Die **Auskultation** ergibt, je nach Vollständigkeit des Pneumothorax, ein auf der betroffenen Seite stark **abgeschwächtes** oder vollständig **fehlendes Atemgeräusch**.
- Der **Stimmfremitus** ist im Vergleich mit der Gegenseite deutlich **vermindert oder aufgehoben**.

- Die **Perkussion** ergibt einen lauten, je nach entstehendem Luftgehalt **hypersonoren** oder sogar **tympanitischen Klopfschall**.
- Die **Verlagerung** des **Mediastinum** ist durch die Verlagerung der **enthaltenen Strukturen** nachweisbar, in erster Linie über die **perkutorisch** nachweisbare Verschiebung des Herzens zur gesunden Seite.
- Im **Röntgenbild** erkennt man den vermehrten Luftgehalt der betroffenen Thoraxseite und die eventuelle Verlagerung des Mediastinums (➤ Abb. 4.8). Die **inspiratorische** Verschiebung des Mediastinums zur **gesunden** und **exspiratorische** Rückverlagerung zur **kranken** Seite wird als **Mediastinalflattern** bezeichnet. Die Verlagerung ist eine Folge des Sogs der unversehrten Thoraxseite auf die mediastinalen Strukturen, wird jedoch dadurch verstärkt, dass inspiratorisch aufgrund der Thoraxhebung Luft in den verletzten Pleuraraum gesaugt wird, die exspiratorisch mit der Verkleinerung des thorakalen Raums wieder nach außen gelangt. Zusätzlich kann es bei einem unvollständigen Pneumothorax zur sog. **Pendelluft** kommen, indem die sich bei der Inspiration entfaltende gesunde Lungenseite nicht nur die Luft der Umgebung ansaugt, sondern über die Schnittstelle der Bifurkation auch geringe Mengen aus der erkrankten Seite. Während der sich anschließenden Exspiration gelangt ein kleiner Teil der aus der gesunden Seite abgepressten Atemluft wiederum zur Seite des Pneumothorax.

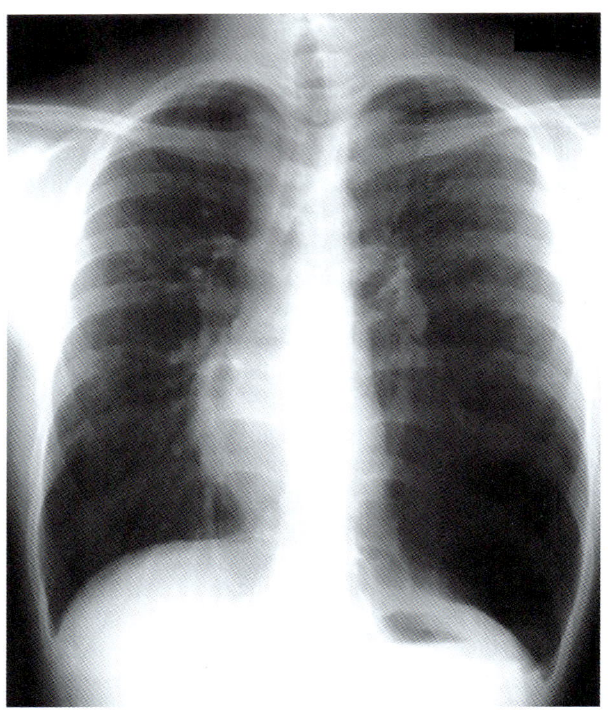

Abb. 4.8 Pneumothorax links mit Verlagerung des Mediastinums nach rechts [F561]

Komplikationen

Extreme Ausmaße kann die Verlagerung des Mediastinums beim sog. **Spannungspneumothorax** annehmen, bei dem wie bei einem Ventilmechanismus die Luft bei der Inspiration in den Pleuraspalt gesaugt wird, bei der Exspiration aber nicht mehr entweichen kann (➤ Abb. 4.9). Dadurch füllt sich der Pleuraspalt mit jedem Atemzug noch mehr mit Luft, wodurch die Mediastinalverlagerung immer weiter zunimmt. Durch Abklemmungen der oberen Hohlvene mit resultierendem Einflussstau kann hierbei der Tod eintreten (s. oben).

ACHTUNG

Eine sich zügig entwickelnde und beständig verschlimmernde Dyspnoe, Tachypnoe und Tachykardie, von Zyanose und Bewusstseinsstörungen begleitet, muss bei erkennbar gestauten Halsvenen immer an einen Spannungspneumothorax denken lassen. Wichtige Differenzialdiagnosen sind Lungenembolie, Herzinfarkt und Perikarderguss, bei denen allerdings Auskultation und Perkussion der Lunge im Wesentlichen unauffällig sind.

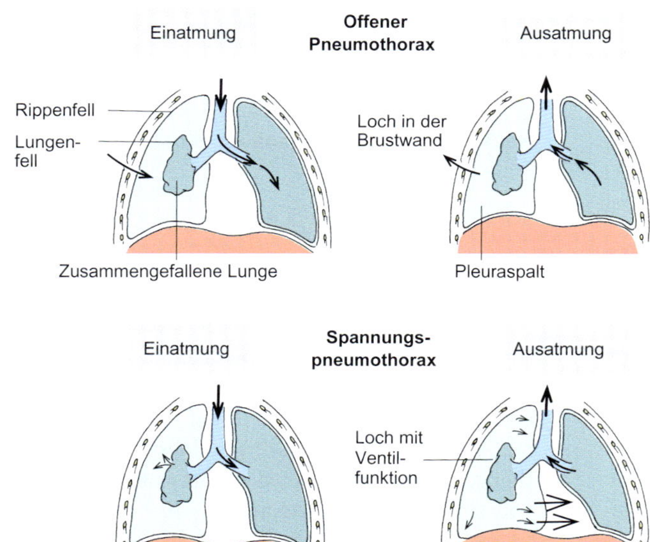

Abb. 4.9 Formen des Pneumothorax. Beim offenen Pneumothorax (oben) tritt die Luft durch einen Brustwanddefekt in den Pleuraspalt ein und bei der Ausatmung des Patienten wieder aus. Im Gegensatz dazu kann beim Spannungspneumothorax (unten) die in den Pleuraspalt eindringende Luft nicht mehr entweichen. Der entstehende Überdruck im Pleuraraum der kranken Seite verdrängt das Herz und komprimiert die gesunde Lunge. [L190]

Therapie

Die Therapie besteht primär darin, das entstandene **Loch** in Thorax und Pleura parietalis zu **verschließen**, damit sich die eingedrungene Luft wieder resorbieren kann, sofern dies bei einer kleinen Verletzung nicht selbsttätig erfolgt und man dann lediglich noch bis zur vollständigen Resorption den Patienten überwachen muss. Letzteres gilt auch für den Spontanpneumothorax, bei dem es nichts zu „verschließen" gibt.

Ein großer Pneumothorax wird mit einer **Bülau-Drainage** abgesaugt (➤ Abb. 4.10). Ein kleinerer wird durch spezielle Katheter, deren Ventil nur einen Luftdurchlass nach außen ermöglicht, behandelt. Im lebensbedrohenden Notfall des Spannungspneumothorax behilft man sich mit einer dicken Kanüle, über die ein Gummifingerling oder ähnliches gesteckt wird. Dieser wirkt wie ein Ventil, lässt die Luft heraus, aber nicht mehr hinein, weil er während der Inspiration angesaugt wird und die Kanülenöffnung verschließt. Eingestochen wird die Kanüle am **Oberrand der Rippe** (am Unterrand laufen die Gefäße) in der **MCL** des **2.** oder **3. Interkostalraums** der betroffenen Seite. Auch die **Axillarlinie** kommt in Frage. Erkennbar wird der therapeutische Erfolg am hörbaren Zischen der entweichenden Luft und der raschen Besserung des Patienten.

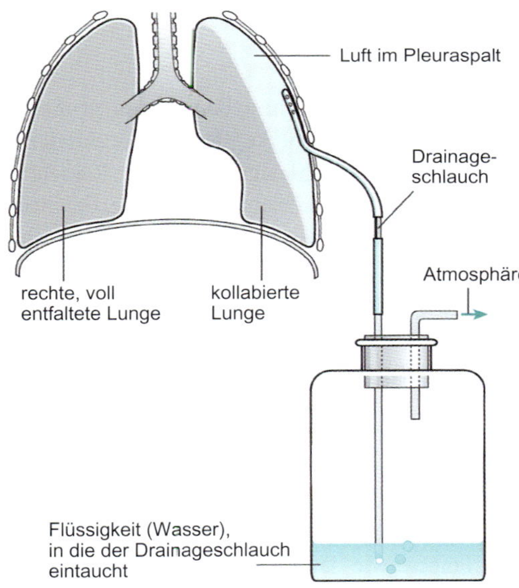

Abb. 4.10 Prinzip der Bülau-Drainage [G135]

Zusammenfassung

Pneumothorax

Eindringen von Luft in den Pleuraspalt

Ursachen

- Verletzung von Thoraxwand und Pleura parietalis: traumatisch, bei Rippenfraktur
- Einreißen der Pleura visceralis: Spontanpneumothorax (häufigste Ursache), Emphysemblasen, Lungenabszess, Tuberkulose

Symptome

- Dyspnoe, Tachypnoe
- Tachykardie
- evtl. gestaute Halsvenen, Zyanose
- Blutdruckabfall
- Schmerzen abhängig von der Ursache

Komplikationen

- obere Einflussstauung v.a. beim Spannungs- oder beim vollständigen Pneumothorax

Diagnostik

- Asymmetrie des Thorax
- Nachschleppen der betroffenen Seite
- fehlendes Atemgeräusch in der Auskultation
- hypersonorer (bis tympanitischer) Klopfschall
- im Röntgenbild erkennbare Verlagerung des Mediastinums zur gesunden Seite

Therapie

- stationäre Überwachung bei einem kleineren, selbstlimitierenden Pneumothorax
- notfallmäßige Punktion beim Spannungspneumothorax
- evtl. absaugen (Bülau-Drainage) in der Klinik

4.5 Bronchiektasen

Hierunter versteht man die umschriebene **Erweiterung** (= Ektasie) in einem größeren oder kleineren **Bronchus**, also in dem Teil des Bronchialsystems, in dem noch knorpelige Wandverstärkungen vorhanden sind. Je nach der Ursache kommen sie in der Einzahl oder multipel vor (➤ Abb. 4.11). Erweiterung bedeutet **irreversib-**

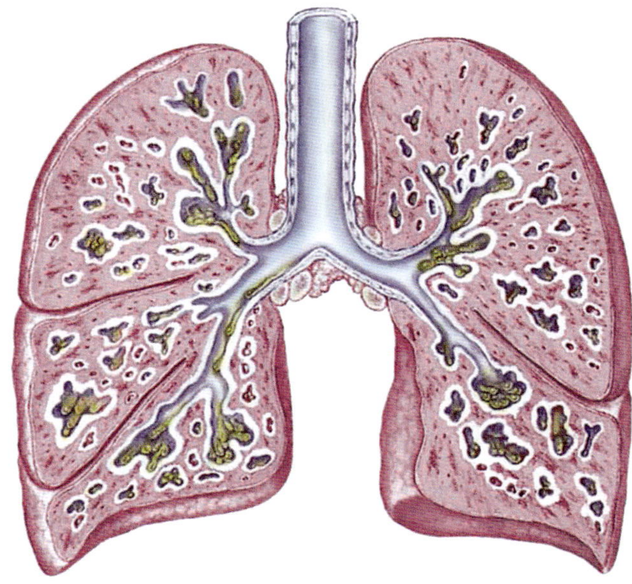

Abb. 4.11 Bronchiektasen [E748]

le Überdehnung der elastischen und muskulären Wandanteile des betroffenen Bronchus, die sich zwischen den Knorpelanteilen nach außen stülpen. Man könnte eine solche Ektasie mit dem Aneurysma einer Arterie oder einem Divertikel im Magen-Darm-Trakt vergleichen.

Krankheitsentstehung

Die wichtigste Ursache von Bronchiektasen ist die **nekrotisierende** (gewebezerstörende) **Entzündung der Bronchialwand** – meist durch eine Infektion. Die **Entzündung** verursacht also eine Nekrose des Gewebes, die in einer sich anschließenden geringeren mechanischen Widerstandskraft mündet. Eine weitere Ursache besteht in kongenitalen, also **angeborenen** Veränderungen der Bronchialwände.

4

Umschriebene Wandschwächen bei oder nach infektiösen Entzündungen führen isoliert noch nicht zu Aussackungen. Erst wenn ein **Überdruck** in den Atemwegen dazukommt, gibt die betroffene Wand diesem Druck nach. Überdruck entsteht nicht bei normaler Atmung, sondern beim **Valsalva-Manöver** (Bauchpresse) bzw. beim **Husten**, bei dem nach maximaler Inspiration zunächst eine Exspiration gegen die geschlossene Stimmritze erfolgt, bevor nach deren abrupter Öffnung die Luft beschleunigt nach außen gelangt. Direkt vor dem Öffnen der Stimmritze entsteht also ein gewaltiger Überdruck in den Atemwegen, der die beim Hustenstoß entweichende Luft nahezu auf Schallgeschwindigkeit beschleunigt.

Man findet demnach Bronchiektasen überwiegend bei Erkrankungen, die von chronischen Entzündungen und ebensolchem chronischen Husten begleitet werden. Hierunter fallen die **chronische Bronchitis**, das **Asthma bronchiale** und der **Keuchhusten** (Pertussis) der Kinder, bei dem oft schlimme Hustenattacken über Monate bestehen. Auch nach **Masern** oder der echten **Virusgrippe** (Influenza) kommt es aufgrund der nekrotisierenden Viren häufig zu Bronchiektasen, regelmäßig auch bei Erkrankungen der Atemwege, die wie bei der **zystischen Fibrose** (Mukoviszidose) mit der Bildung eines **zähen, fest haftenden Schleims** einhergehen. Die Teilstenosierung durch die Schleimverlegung führt im Bereich der Engstellen zur Verwirbelung der Luft und damit zusätzlichen Druckerhöhung an den Bronchialwänden, die durch die rezidivierenden Infekte gleichzeitig geschädigt sind. Dieser Mechanismus begünstigt auch beim Asthma oder der chronischen Bronchitis die zügige Entstehung der Bronchiektasen.

Symptomatik

Je mehr Bronchiektasen beim einzelnen Patienten bestehen und je größer diese sind, desto mehr Schleim kann sich darin ablagern. Ein typisches Symptom stellen daher die mehr oder weniger **reichlichen Sputummengen** dar, die der Patient v.a. **morgens** abhustet. Man spricht hier von der sog. **maulvollen Expektoration**.

Das **Sputum** ist **hell**, solange kein Infekt besteht. Sputum bildet allerdings einen idealen Nährboden für Bakterien, sodass die Patienten häufig ein **eitriges Sputum** abhusten. Teilweise ist der Schleim infolge der entzündlichen Reizung und Schädigung der Bronchialwände auch **blutig** tingiert **(Hämoptyse)**. Im typischen Fall erhält man ein **dreischichtiges Sputum** aus Schleim, Eiter und Blut. Durch den Reiz des reichlichen Sputums entsteht wiederum ein **chronischer Hustenreiz** (besonders ausgeprägt am frühen Morgen), der die Entstehung neuer Bronchiektasen begünstigt.

EXKURS

Sehr häufig kann man lesen, dass die dritte (oberste) Schicht des Sputums aus **Schaum** bestünde. Das wäre allerdings nur bei Lungenbeteiligung oder bei einem sehr umfangreichen Zellzerfall in den Bronchien möglich, weil nur dann wenigstens theoretisch ausreichende Mengen an „Seife" (Phospholipide der freigesetzten Zellmembranen) zur Verfügung stünden: Schaumbildung bedarf der Anwesenheit von **Luft, Wasser** und **Seife** bzw. eines **Syndets** als Seifenersatz. Diese Konstellation findet sich ausschließlich in der Lunge, weil nur dort in Gestalt des Surfactant (Lecithin) ein Syndet zur Verfügung steht, das sich serösen oder entzündlich-eitrigen Flüssigkeiten zumischen kann. Aus diesem Zusammenhang heraus bildet sich beim **Lungenödem**, **Lungeninfarkt** oder eventuell einer Tuberkulose oder Pneumonie **Schaum**, der abgehustet wird und auf die Ursache weist bzw. dafür geradezu pathognomonisch ist. Dagegen enthalten die Atemwege keine Auskleidung mittels irgendeines Seifenersatzes wie Lecithin, sodass eine Beimischung von Schaum im Zusammenhang ein eher seltenes Ereignis darstellt. Sofern demnach die als typisch angesehene Dreischichtigkeit vorgefunden wird, enthält dieselbe **Eiter mit Zelldetritus** (sammelt sich als schwerste Schicht unten im Glas), dünnflüssigeres **schleimiges Sputum** und **Blut**.

Diagnostik

Hinweise auf die Erkrankung bestehen in den **großen Sputummengen** (teilweise mit **Hämoptyse**), **Husten**, **rezidivierenden Infekten** und **mittel- bis grobblasigen feuchten Rasselgeräuschen** durch die reichlichen Schleimansammlungen. Bei den Bronchiektasen der **zystischen Fibrose** ist der Schleim nicht flüssig, sondern besonders zäh. Hier sind die Rasselgeräusche nicht feucht, sondern **trocken** (Giemen, Pfeifen, Brummen).

Der eigentliche Nachweis erfolgt durch die **Bronchographie**, die **Bronchoskopie** oder das **CT** (➤ Abb. 4.12).

Komplikationen

Nach jahrelangem Bestand bilden sich nicht so selten durch die zunehmende Lumenverlegung der Bronchien ein **Lungenemphysem** und dessen Folgen wie **Dyspnoe**, **Zyanose**, **Polyglobulie** und **Trommelschlägelfinger**. Die Widerstandserhöhung in der Lungenstrombahn bedingt die Ausbildung einer **Rechtsherzhypertrophie** und schließlich eines chronischen und symptomatischen **Cor pulmonale**.

Therapie

Eine **Heilung** ist **nicht** möglich. Man kann lediglich versuchen, den Circulus vitiosus aus chronischem Hustenreiz in der Folge von Entzündung und Schleimvermehrung und immer neuer Bronchiektasenbildung zu durchbrechen und damit den weiteren Fortgang aufzuhalten. Ganz im Vordergrund steht eine regelmäßige **physikalische Therapie** mit Atemgymnastik, v.a. morgendlicher Drainagelagerung (Knie-Ellenbogen-Lage) und Klopfmassagen zur Lockerung

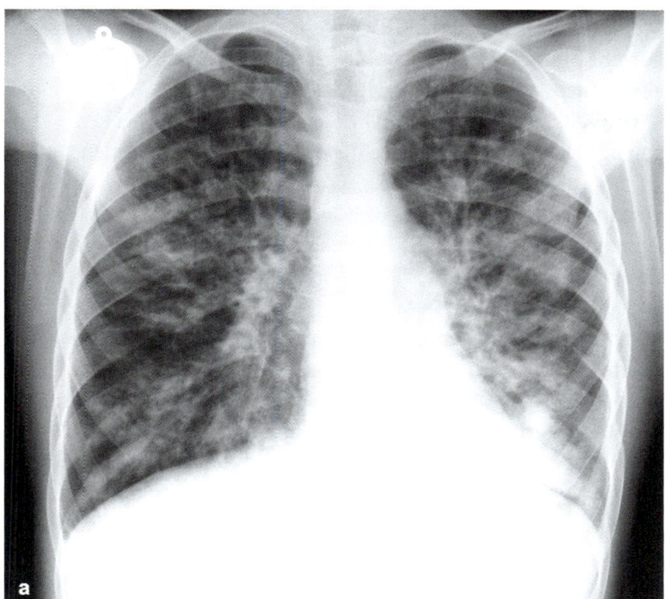

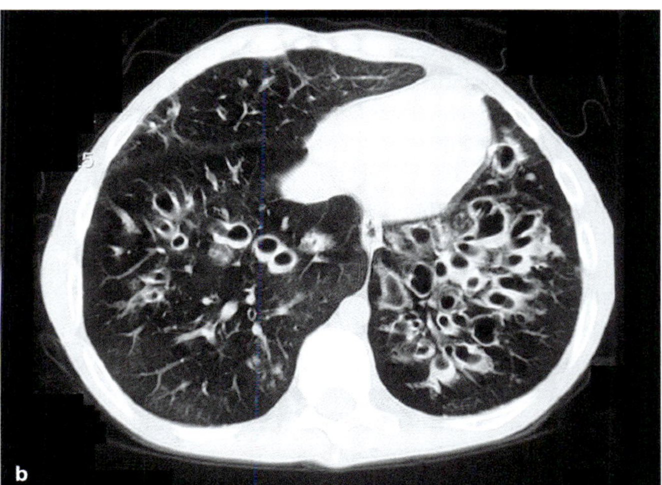

Abb. 4.12 Multiple Bronchiektasen bei zystischer Fibrose im Röntgenbild des Thorax (**a**) und Thorax-CT (**b**) [M552]

des Schleims. Von großer Bedeutung ist auch die **Sekretolyse**, also die Verflüssigung des Sekrets, damit es leichter abgehustet werden kann (➤ Kap. 4.6). Üblich sind **Antibiotikagaben** bei jedem Infektrezidiv oder prophylaktisch über längere Zeiträume.

Zusammenfassung

Bronchiektasen

Irreversible Aussackungen der Bronchialwand

Ursachen

- angeboren, zystische Fibrose, chronische Bronchitis, Asthma bronchiale
- infektiös: Keuchhusten, Influenza, Masern

Symptome

- v.a. morgendlicher Husten mit „maulvoller Expektoration"
- im Verlauf Dyspnoe und weitere Zeichen des Sauerstoffmangels

Folgen

- rezidivierende bakterielle Bronchitiden
- Lungenemphysem
- Cor pulmonale

Diagnostik

- reichliche Sputummengen
- feuchte, mittel- bis grobblasige Rasselgeräusche
- apparativ durch Röntgen, CT und Bronchoskopie

Therapie

- physikalische Therapie
- Schleimverflüssigung (Sekretolyse)
- Antibiotika

4.6 Atemwegsinfekte

Krankheitsentstehung

Jeder Anteil der oberen und unteren Atemwege kann sich im Rahmen eines viralen oder bakteriellen Infekts entzünden. Die weit überwiegende Mehrzahl der Infekte ist zunächst rein **viral** bedingt. Eine Ausnahme bilden Patienten **mit chronisch geschädigten Schleimhäuten** (chronische Bronchitis, Asthma bronchiale, zystische Fibrose) bzw. lokaler oder allgemeiner Immunschwäche, bei denen auch **Bakterien** häufig zu primären Infektionen führen. Nur vergleichsweise wenige Bakterien wie die Streptokokken von Angina und Scharlach, Bordetella pertussis als Erreger des Keuchhustens, Corynebakterien als Erreger der Diphtherie oder Hämophilus bei Kleinkindern können ohne Vorerkrankung **primär** und mit hoher Ansteckungskraft (Kontagiosität) Erkrankungen, teilweise sogar als Epidemie auslösen.

Die sog. **„Erkältung"** (= **grippaler Infekt**) wird nicht durch eine Erkältung im Sinne einer lokalen oder allgemeinen Unterkühlung verursacht, wie dies von Laien allgemein angenommen wird. Sie bedarf eines viralen Erregers und **Viren** fliegen mangels Flügeln nicht durch geöffnete Fenster. Es handelt sich vielmehr um eine **Ansteckung bei Kontaktpersonen** mit dieser Erkrankung oder, im Einzelfall, auch um die akute **Vermehrung von pathogenen Keimen**, die **bereits im Körper** vorhanden waren. Diese zweite Möglichkeit ist z. B. die regelmäßige Ursache einer Exazerbation der sog. „Reizblase", bei der die auslösenden Bakterien (meist Chlamydien) chronisch im Körper vorhanden sind und die Gelegenheit einer lokalen (kaltes Becken) oder reflektorischen (kalte Füße) Unterkühlung mit **Minderdurchblutung** benutzen, um sich zu vermehren und symptomatisch zu werden (➤ Fach Urologie).

MERKE

Die **Unterkühlung** sorgt bei der üblichen Erkältungskrankheit in vielen Fällen dafür, dass das Immunsystem lokal (aufgrund der Minderdurchblutung) oder generalisiert soweit geschwächt wird, dass die gerade zu diesem Zeitpunkt übertragenen Viren angehen und zur symptomatischen Erkrankung führen. Zusätzlich führt lokale Kälte in Nase und Atemwegen zu einer Minderfunktion des Flimmerepithels, wodurch die Reinigungsfunktion abgeschwächt sein kann. Kälte ist also nicht als Ursache, aber doch als **Verstärkungsfaktor** anzusehen.

Dies gilt allerdings nicht für alle Viren, sodass das Angehen eines grippalen Infekts durch eine gleichzeitige **Unterkühlung** zumindest nicht pauschal gefördert wird. Mehrheitlich hat der entstehende Schnupfen mit der zurückliegenden Unterkühlung, an die sich der Patient im Rahmen der üblichen subjektiven Ursachenforschung erinnert, nicht das Geringste zu tun.

Ein möglicherweise gewichtiger Faktor, der dazu führen mag, dass sich grippale Infekte im Winterhalbjahr häufiger ereignen als im Sommer, könnte der absolute oder zumindest relative Mangel an Vitamin D sein, weil die routinemäßige Substitution dieses Vitamins immer noch viel zu selten durchgeführt wird.

HINWEIS DES AUTORS

Dies liegt sicherlich auch an der gebetsmühlenartig vorgetragenen **Warnung** vieler Therapeuten **vor jeglicher Vitaminsubstitution** und deren unabsehbaren Folgen. Als ob ein Vitamin, abgesehen von Vitamin A, das ohnehin keiner substituiert, überdosiert werden könnte – natürlich in der Theorie einmal abgesehen von Personen, die das Zeug päckchenweise schlucken.

Mindestens jeder zweite Deutsche weist bei Vitaminen wie D, Folsäure, Vitamin B_{12} und weiteren einen latenten oder manifesten bis massiven Mangelzustand auf. Und weil die DGE als Tagesbedarf für Vitamin D 20 µg festgesetzt hat (immerhin 4-mal so viel wie noch wenige Jahre zuvor mit ziemlich absurden 5 µg), steht auf jeder käuflich erwerbbaren Packung von Gesetzes wegen, dass diese Tagesdosis keinesfalls überschritten werden darf, unausgesprochen mit dem Zusatz, „sofern einem sein Leben lieb ist". Wiederholt wird darauf hingewiesen, dass in einer ausgewogenen Ernährung alles enthalten sei, ungeachtet dessen, dass sich die **Mehrzahl** der Menschen aus unterschiedlichsten Gründen eben **nicht ausgewogen ernährt**. Oder dass die allerausgewogenste Ernährung hinsichtlich Vitamin D noch nicht einmal die (mangelhaften) Vorgaben der DGE zu erfüllen vermöchte, weil es in mitteleuropäischer Nahrung schlicht und einfach nahezu nicht enthalten ist.

Hinsichtlich der Substitution von Vitamin D seien dem Erwachsenen an dieser Stelle, jedenfalls für das Winterhalbjahr, 75 µg = 3.000 Einheiten/Tag empfohlen. Damit lassen sich Serumspiegel im sicheren (wirksamen) Bereich erreichen. Wer das Vitamin überdosieren möchte, muss diese Dosis auf das 10-Fache steigern – mindestens.

Erreger von Atemwegsinfekten

Es gibt eine große Anzahl unterschiedlicher Viren, die bevorzugt den Respirationstrakt befallen und hier das Bild des grippalen Infekts auslösen können. Wissenschaftlich erfasst sind bisher annähernd 300 Viren aus unterschiedlichen Virenfamilien. Man rechnet mit weiteren bisher noch unbekannten Viren.

Die meisten Infekte werden von der Gruppe der **Rhinoviren** verursacht, bei der man mehr als 160 verschiedene Serotypen unterscheidet. Aber auch Viren aus den Gruppen der **Coronaviren**, **RS-Viren** (**R**espiratory-**s**yncytial-Viren), **Parainfluenzaviren**, **Coxsackieviren** sowie der **Adenoviren** verursachen häufig die typischen Erkältungskrankheiten. Vorübergehend im Vordergrund stand 2001 auch das neu entdeckte, mit den RS-Viren verwandte **humane Metapneumonievirus** (hMPV), das v.a. im Kleinkindesalter (meist harmlose) Infekte verursacht. Bis zum 5. Lebensjahr weisen nahezu alle Kinder Antikörper gegen hMPV auf.

Influenzaviren werden **nicht** dazugerechnet, weil sie keine grippalen Infekte, sondern die „echte" Virusgrippe verursachen.

Organotropie

Prinzipiell kann jedes Virus die **gesamte Schleimhaut des Respirationstrakts** befallen, sofern der Wirtsorganismus dem nicht schnell genug Einhalt gebietet. Was bei dem Individuum mit starkem Immunsystem und angepasster Therapie nur einen Schnupfen verursacht, kann beim Immunsupprimierten, beim Säugling oder sehr alten Menschen zur Pneumonie führen. Im Allgemeinen besteht aber doch eine deutliche **Organotropie** – d.h., ein bestimmtes Virus beschränkt sich auf den Nasen-Rachen-Raum, während ein anderes bevorzugt eine Bronchitis oder weitere Erkrankungen auszulösen vermag. Eine kleine Minderheit der Infektviren verursacht gleichzeitig eine Enteritis (Erkrankung des Dünndarms).

Die Organotropie kann von den Vermehrungsbedingungen der Viren abhängig sein. So vermehren sich **Rhinoviren** besonders schnell bei ca. 33–34 °C, also der Temperatur der Nasenschleimhaut. Entsprechend verursachen sie überwiegend nur einen **Schnupfen** und eventuell **Halsschmerzen**. Fieber und weitere Allgemeinsymptome fehlen häufig. Bei Kleinkindern kann es allerdings auch bis zur Pneumonie kommen und bei Asthmapatienten zur Exazerbation dieser Erkrankung. **RS-Viren** verursachen manchmal eine **Pneumonie**, bei Kleinkindern auch die nicht ungefährliche **Bronchiolitis**, also Entzündungen im Bereich der kleinen präalveolären Bronchiolen. Hinsichtlich der Bronchiolitis gilt dies auch für **hMPV-Viren**.

Zahlreiche Viren werden von der Salzsäure des Magens inaktiviert, während andere unbehindert passieren und in der Folge eventuell zur Enteritis führen können. Bei der Infektion durch **Rotaviren** steht die **Gastroenteritis** mit Durchfällen und Erbrechen sogar weit im Vordergrund, doch sind die Atemwege regelmäßig mitbetroffen.

Übertragungswege

Die Übertragung der Viren erfolgt hauptsächlich durch **Händedruck** mit nachfolgender Autoinokulation in Nase oder Augen **(Kontaktinfektion)** sowie durch die **Tröpfcheninfektion**, bei der durch Husten oder Niesen, teilweise schon beim normalen Sprechen, kleinste Schleimpartikel mit enthaltenen Viren vom einen Menschen auf den anderen übertragen werden. Seltener ist die indirekte Übertragung mittels **kontaminierter Gegenstände (Schmierinfektion)**.

Die Mehrzahl der Viren ist nur ab einer Mindestmenge von einigen Hundert oder Tausend infektiös. Die Übertragung geringerer Mengen führt nicht zur Ansteckung. Als Ausnahme seien Masern- und Rotaviren erwähnt, bei denen bereits einige wenige die Erkrankung auszulösen vermögen. Ein Teil der Erkältungsviren führt nur bei einzelnen Menschen zur Erkrankung. Die Virulenz ist bei diesen Viren also gering. Andere, wie z. B. wiederum die Masern-Viren, führen nahezu bei jedem Menschen zur Erkrankung, sofern die Krankheit nicht bereits früher durchgemacht wurde oder ein Impfschutz besteht. Entsprechend treten bei dem Auftreten eines bestimmten Virus entweder nur vereinzelte Krankheitsfälle auf oder es kommt in anderen Fällen zu regelrechten Epidemien.

Die **Vermehrung** der Viren ist uneinheitlich. Während sich z. B. Rhinoviren auf eine **lokale** Vermehrung in den betroffenen Schleimhäuten beschränken, deshalb auch mehrheitlich keine Allgemeinsymptome verursachen, führt die Infektion mit anderen Erkältungsviren zunächst zu einer **Virämie**, also zur Ausbreitung über den Blutweg und nachfolgender Vermehrung in weiten Teilen des Körpers.

Inkubationszeit

Die Inkubationszeit, also die Zeitspanne zwischen Ansteckung und erkennbarem Ausbruch der Erkrankung, ist bei den üblichen **Erkältungsviren** mit ca. **1–2 Tagen** zumeist sehr kurz. Beim Influenza-Virus, dem Erreger der „echten" Virusgrippe, beträgt sie 1–4 Tage, beim Masern-Virus 8–14 Tage, bei anderen Viren bis zu 3 Wochen oder länger.

Symptomatik

Die Wirkung der Viren auf die Schleimhäute besteht in einer Schädigung bzw. Zerstörung eines Teils der Zellen, worauf das Immunsystem u.a. mit einer massiven Gefäßerweiterung reagiert. Diese führt zum Plasmaaustritt ins Gewebe und in das Lumen der betroffenen Atemwege. Gleichzeitig werden Becherzellen und Schleimdrüsen zu vermehrter Schleimproduktion angeregt und die einzelnen Anteile des Immunsystems aktiviert. Es entsteht also ein **Ödem**, welches das Gewebe anschwellen lässt und die Atmung behindert, sowie **reichliches Sekret**, das v.a. der Virusausscheidung dient und in den Atemwegen **Hustenreiz** verursacht. Das eventuell vorhandene **Fieber** aktiviert das Immunsystem genauso, wie es vereinzelte Viren in ihrer Vermehrung behindert. Bei viralen Infekten, bei denen sich die Erreger über eine Virämie verbreiten, entstehen Allgemeinsymptome wie **Kopf-**, **Glieder-** und **Rückenschmerzen**, **Abgeschlagenheit**, **Inappetenz**, **Schüttelfrost** mit **Kältegefühl** und **Fieber**. Diese Symptome gehen dem spezifischen Infekt wie z. B. einer Laryngitis oder Bronchitis häufig voraus.

Chronische Erkrankung

Der akute Befall mit einem der Erkältungsviren verursacht die akute Erkrankung, also die akute Rhinitis, Sinusitis, Bronchitis usw. Die **chronische** Rhinitis oder Sinusitis wird nicht durch Viren verursacht, sondern durch **Bakterien**, begünstigt bzw. erst ermöglicht durch lokale oder systemische **Anomalien** oder eine **Immunschwäche**, besonders häufig auf dem Boden einer **Atopie** (bei Kindern und jungen Erwachsenen) oder eines **Diabetes mellitus**.

HINWEIS DES AUTORS

Die Suche nach der zugrunde liegenden Ursache ist manchmal schwierig und setzt dann den Einsatz einer medizinischen oder alternativen Testmethode voraus, sofern man mit einiger Zuverlässigkeit Heilungen erzielen möchte. In früheren Jahren musste man häufig noch die Richtung seiner Suche definieren, indem man ganz grob die Bereiche **Atopie** (erkenntlich an der Anamnese, am Titer des IgE und an den körperlichen Hinweisen), **Intoxikation** (Blei, Quecksilber, Pestizide usw.) und **Focus** (Zähne, Narben, Meridianstörungen), **Wirbelsäule** oder z. B. auch eine **nasale Polyposis** gegeneinander abgrenzte. Inzwischen sind Schwermetallintoxikationen selten geworden, dasselbe gilt ursächlich für einen Focus z. B. der Zähne. Blockaden der WS verursachen vielerlei Symptome, begünstigen aber in der Regel keine rezidivierenden bzw. chronischen Infektionen, sodass die **Atopie als Hauptursache** früherer Jahrzehnte heute noch einsamer an erster Stelle steht. Sie kann vom Erfahrenen sehr einfach bereits aus dem Aspekt heraus vermutet und mit vollkommener Sicherheit aus dem Serumspiegel des IgE abgeleitet werden. Man kann den Zusammenhang auch anders definieren: **Kinder** mit auffallend häufigen oder schwer verlaufenden Infekten (einschließlich Angina tonsillaris und Otitis media), mit einer Bronchialspastik bei üblichen viralen Bronchitiden, trockener Haut und der Anamnese eines Milchschorfs in der Säuglingszeit sowie Pseudokrupp-Anfällen im Kleinkindesalter, die möglicherweise bereits nicht mehr allzu hoch fiebern können, besitzen **nahezu ausnahmslos erhöhte bis hohe IgE-Serumspiegel**. Dabei ist es bedeutungslos, ob sie eventuell schon unter einer Erkrankung aus dem atopischen Formenkreis leiden oder (noch) nicht.
Exakt denselben einfachen Zusammenhang findet man mit großer Gesetzmäßigkeit bei Patienten, welche die Tonsillitiden, Otitiden oder chronischen Sinusitiden aus dem Kindes- ins Erwachsenenalter übernommen haben. Es bietet sich in all diesen Fällen grundsätzlich an, nach dem IgE-Serumspiegel zu schauen und in Grenzfällen nicht den wie üblich weit gespreizten Referenzbereich der Medizin zum Maßstab eigener Überlegungen zu machen. Die Zusammenhänge werden an anderer Stelle genauer besprochen (➤ Fach Immunologie und ➤ Fach Dermatologie; später beim Asthma bronchiale, ➤ Kap. 4.13).

Bei den **Polypen** der Nase handelt es sich um **Hypertrophien der Schleimhaut**, die in der Regel auf dem Boden einer **chronischen Rhinitis** entstehen und die Atmung auch dann behindern, wenn die ursächliche Rhinitis abgeklungen ist. Chronische Rhinitis und nasale Polyposis entstehen in aller Regel auf dem Boden einer **Atopie**. Man sollte sie nicht mit der Vergrößerung der Rachenmandel (Tonsilla pharyngea = Adenoide) verwechseln, nach deren (Teil-) Entfernung im Kleinkindesalter die Eltern häufig von der „Polypenentfernung" berichten.

HINWEIS DES AUTORS

Die bei bereits bekannter Atopie oft gefundene **Hausstaubmilbe** ist meist die Spitze des Eisbergs, aber nicht der eigentliche Auslöser. **Candida** ist **Verstärkerelement** jeglicher Atopie, seltener auch ohne atopische Genese mit im Spiel. Die häufig in den Vordergrund gerückte Nasenscheidewandverkrümmung ist in der Regel nur bei starker Ausprägung ursächlich mitbeteiligt, also insgesamt selten.

Diagnostik akuter Infekte

Der eigentliche Virusnachweis ist nur durch **Speziallaboratorien** zu führen, für den Praxisalltag demnach viel zu teuer. Er ist aber auch nicht notwendig, weil er hinsichtlich der Therapie üblicherweise keinerlei Konsequenzen hätte. Die **Unterscheidung** im Anfangsstadium einer Erkrankung einer **viralen Ursache** von einer **bakteriellen** ist nicht immer ganz einfach. Von wenigen Ausnahmen (Beispiel: Scharlach) abgesehen, kann man aber davon ausgehen, dass ein Beginn mit **Allgemeinsymptomen** wie Müdigkeit,

Inappetenz, Kopf- und Gliederschmerzen sowie fakultativ mäßigem Fieber genauso **typisch für einen Virusinfekt** ist wie ein Beginn mit Schnupfen und Halsschmerzen und eventuell Husten. Gerade der **Schnupfen** ist ein recht **sicherer Hinweis**.

Ist das Sekret der Nasenschleimhaut überwiegend **schleimig-serös**, handelt es sich auch dann um eine **Virusätiologie**, wenn gleichzeitig oder direkt nachfolgend Bronchien oder Nasennebenhöhlen befallen werden. Wird das anfangs seröse Sekret des Nasenraums oder der Bronchien **eitrig**, liegt eine **bakterielle Superinfektion** vor. Dies bedeutet, dass die Schädigung der Schleimhäute durch den Befall mit Viren von der Bakterienflora dieses Bereichs dazu genutzt wurde, sich nun ihrerseits zu vermehren. Der eigentliche Virusinfekt kann zu diesem Zeitpunkt durch die Wirkung körpereigenen Interferons (➤ Fach Immunologie) bereits wieder am Abklingen sein – üblicherweise spätestens nach 1 Woche.

ACHTUNG

Besteht aufgrund eitrig gewordener Sekrete der Hinweis auf eine bakterielle Beteiligung oder ist der Infekt ausgeprägter als üblich, beim Kind z. B. unter Beteiligung des Mittelohrs, sollte der Patient an den Hausarzt verwiesen werden.

Therapie

Die Therapie der akuten Erkältungskrankheiten ist prinzipiell bei jedem Virusbefall des Respirationstrakts die gleiche. Das, was der Körper selbst gegen die Eindringlinge unternimmt, ist richtig und sinnvoll, auch wenn es dem Patienten mit verstopfter und triefender Nase, Fieber und Husten anders erscheint. Die symptomatische Therapie der vorherrschenden Medizin bekämpft all diese sinnvollen Symptome, senkt das Fieber, dämpft den Hustenreiz selbst dann, wenn er produktiv ist und lässt die Nasenschleimhäute abschwellen bzw. den Sekretfluss stoppen, indem sie gefäßverengende Nasentropfen appliziert. Der Krankheitsverlauf wird durch die Unterdrückung der Symptome für den Patienten tatsächlich leichter, gleichzeitig aber auch langwieriger und hinsichtlich der gesamten Immunitätslage sicherlich nicht günstiger. Antibiotika sind zu diesem Zeitpunkt sinnlos, sofern sie nicht bei gefährdeten Patienten einen Schutz vor einer bakteriellen Superinfektion bieten sollen. Aus homöopathischer Sicht sind derartige Therapien in ihrer Form der „Unterdrückung" bedenklich und erschweren möglicherweise jegliche weitere Therapie.

Das bessere Konzept besteht darin, den **Körper** in seinen Funktionen nicht zu behindern, sondern vielmehr zu **unterstützen**, indem man die Nase „am Laufen" hält, die Fieberreaktion fördert, ganz allgemein mit Immunstimulantien das Immunsystem zu Höchstleistungen anspornt und den Patienten „naturheilkundlich begleitet". Symptome, die der Körper zeigt, aber nicht zur Heilung benötigt wie z. B. Gliederschmerzen, dürfen mit **Paracetamol** (Benuron® und Generika), **Ibuprofen** oder **ASS** (Aspirin® – nicht bei Kindern) behandelt werden, sofern dem nicht die wünschenswerte Fieberreaktion im Weg steht, denn die analgetischen, antipyretischen und antiphlogistischen (nicht bei Paracetamol) Wirkungen dieser Präparate lassen sich nicht voneinander trennen (➤ Fach Pharmakologie). Andererseits weiß man inzwischen v.a. beim Ibuprofen, dass es neben seinen sonstigen, überwiegend positiven Eigenschaften offensichtlich in einigen Fällen sogar virenhemmende Wirkungen besitzt, sodass der Infekt eventuell schneller abklingt. Auch eine Fiebersenkung v.a. zur Nacht mit dem Ziel einer möglichst ungestörten Nachtruhe ist durchaus sinnvoll und hat gegenüber „natürlichen" Maßnahmen wie Waden- oder Brustwickeln keine Nach-, sondern **Vorteile** (➤ Fach Immunologie). Die begleitende Homöopathie wird hierdurch in keinster Weise beeinträchtigt, der Krankheitsverlauf also nicht ungünstig beeinflusst. Das gilt uneingeschränkt (beim Erwachsenen bzw. Jugendlichen) auch für ASS.

Die **abendliche** Gabe abschwellender **Nasentropfen** ist evtl. sinnvoll, wenn die Nachtruhe mit ihrem immunstimulierenden Schlaf dadurch verbessert werden kann. Bei **Säuglingen** muss man in den ersten Lebensmonaten dann, wenn eine befreiende Sekretolyse nicht sehr schnell gelingt, auch **tagsüber** an solche **Nasentropfen** denken, weil sie mangels effektiver Mundatmung dringend auf eine halbwegs unbehinderte Nasenatmung angewiesen sind.

Es befindet sich eine Reihe von homöopathischen Komplexpräparaten auf dem Markt, die über Inhaltsstoffe wie Echinacea das Immunsystem unspezifisch stimulieren und über weitere Inhaltsstoffe die üblichen Symptome bekämpfen. Besonders bewährt hat sich dem Autor **Bryonia Similiaplex**®, das jeden üblichen grippalen Infekt auf sehr beeindruckende Weise abzukürzen vermag, sofern es bereits bei den ersten Symptomen angewendet wird. Mato Tropfen von Hevert wirkten identisch, weisen inzwischen aber eine leicht veränderte Zusammensetzung auf, mit der keine Erfahrungen mehr gemacht wurden. Hohe Vitamin C-Dosen können den Infekt zusätzlich verkürzen. Wer Zink (10 mg/Tag) nicht ohnehin substituiert, sollte wenigstens bei Infekten daran denken. Bei Säuglingen und Kleinkindern stehen **Contramutan**® Saft und **Viburcol**® Zäpfchen im Vordergrund. Allerdings hat sich auch Contramutan inzwischen leicht verändert. Prinzipiell steht jedoch ohnehin jeder Therapeut in der Pflicht, eigene Erfahrungen zu sammeln und Vergleiche anzustellen.

Bakterielle Superinfektionen werden üblicherweise **antibiotisch** behandelt. Bei Infekten, die für den Heilpraktiker nicht unter das Behandlungsverbot fallen, können mit homöopathischen Mitteln häufig eher bessere Erfolge erzielt werden, doch sollten sich das nur Therapeuten zutrauen, die wirklich ganz und gar wissen, was sie tun. Geeignet sind Komplexpräparate wie z. B. **Hevertotox**® oder einzelne Similiaplexe. Der homöopathisch ausgebildete Therapeut wird erst nach langen Jahren der Erfahrung in der Lage sein, mit Einzelmitteln ähnlich gute oder bessere Ergebnisse zu erzielen.

Sekretolytika

Bei akuten und erst recht bei länger andauernden bzw. superinfizierten Infekten steht die **Sekretolyse** ganz im Vordergrund jeglicher Therapie. Das Sekret in Nase, Nebenhöhlen, Ohrtrompeten oder Bronchien muss verflüssigt werden, damit es expektoriert (abgehustet) werden bzw. damit die betroffene Schleimhaut sich reinigen kann. Dafür steht ein breites Spektrum an nicht verschreibungspflichtigen Medikamenten zur Verfügung.

Wesentliche Medikamente sind **Ambroxol** (Mucosolvan® und Generika) und **Acetylcystein** (ACC®, NAC®, Fluimucil® usw.), daneben auch **pflanzliche Expektorantien** wie **Gelomyrtol®**, **Soledum®**, **Sinupret®** oder **Ipalat** Lutschpastillen (ätherische Öle). Ambroxol ist ein wirksames Präparat, das seit vielen Jahrzehnten auf dem Markt ist und von dem keine erwähnenswerten Nebenwirkungen bekannt sind. Beim Acetylcystein handelt es sich um eine der ohnehin in menschlicher Nahrung vorhandenen Aminosäuren, die v.a. für die Ausbildung von Disulfidbrücken in Proteinen zuständig ist. Cystein wird ganz nach Bedarf zusätzlich im Organismus synthetisiert, gilt andererseits im Kindesalter sogar als semiessenziell! Man sollte dem Patienten mitteilen, dass es sich bei einem derartigen Medikament nicht um „Chemie“, sondern lediglich um ein (physiologisches) Nahrungsergänzungsmittel handelt, um Ängsten bzw. der weit verbreiteten Non-Compliance zu begegnen. Dies bedeutet gleichzeitig, dass man die üblicherweise empfohlene Dosis von ACC (600 mg/Tag beim Erwachsenen) oder auch Ambroxol (75–90 mg/Tag) durchaus vorübergehend steigern kann, um die Wirkung zu intensivieren. Besonders Sinupret® hilft erfahrungsgemäß ohnehin erst dann spürbar, wenn die empfohlene Dosis überschritten wird (z. B. 4 × 2 oder 3 × 3 anstatt der empfohlenen 3 × 2 Dragees).

Gut geeignet sind **Kräutertees** oder ihre Extrakte (Saft, Tropfen) aus **Thymian** (Herba Thymi), **Spitzwegerich** (Herba Plantaginis), **Eibisch** (Radix Althaeae), **Efeu** (Hedera Helix), **Zwiebel** (Allium cepa), **Huflattich** (Folia Farfarae), **Fenchel** (Fructus Foeniculi), **Malve** (Flores und Herba Malvae), **Primel** (Flores Primulae), **Eukalyptus** (Folia Eucalypti), **Brechwurz** (Radix Ipecacuanhae), **Sonnentau** (Herba Droserae), **Bibernelle** (Herba Pimpinellae) und andere. Ein Teil der Präparate wirkt nicht nur **schleimverflüssigend**, sondern auch **entzündungshemmend** auf die Atemwege. Alle diese Expektorantien bzw. Sekretolytika stehen auch dem Heilpraktiker zur Verfügung. Weitere Sekretolytika stellen die **Inhalation** sowie eine möglichst **reichliche Flüssigkeitszufuhr** dar, die deshalb begleitend nicht vergessen werden darf.

Immunisierung

Die Anzahl der Infekte liegt bei Kindergartenkindern bei 6–8/Jahr und bei jungen Erwachsenen mit maximal 3–4/Jahr deutlich darunter, um dann im Alter allmählich gegen null zu streben. Abweichungen in beide Richtungen sind häufig. Die wesentliche Ursache für die Abnahme im Verlauf der Lebensjahre liegt in der Immunität, die mit jeder Erkältung zunimmt, bis die meisten Viren erworben sind und eine **spezifische Immunisierung** dagegen aufgebaut worden ist.

Ein überstandener Virusinfekt, sowie in etwas geringerem Ausmaß auch eine Impfung, lässt eine **langjährige Immunität** entstehen. Die harmloseren Varianten der einzelnen Viren, z. B. unter den Rhinoviren, bieten zumeist keine lebenslange Immunität, doch verläuft die spätere Zweiterkrankung in aller Regel deutlich milder. Andere Viren wie diejenigen der Kinderkrankheiten (Masern, Windpocken, Mumps usw.) bieten überwiegend einen lebenslangen Schutz, sofern sie nicht verimpft, sondern „im Original“ vorhanden waren.

MERKE

- Rhinitis: entzündliche Erkrankung des Nasenraums, also der Schnupfen
- Sinusitis: Entzündung der Nasennebenhöhlen (NNH), näher definiert als
  - Sinusitis frontalis: Entzündung der Stirnhöhle
  - Sinusitis maxillaris: Entzündung der Kieferhöhle
  - Sinusitis ethmoidalis: Entzündung der Siebbeinzellen
  - Sinusitis sphenoidalis: Entzündung der Keilbeinhöhle
  - Pansinusitis: Entzündung mehrerer oder aller Nebenhöhlen
- Otitis externa: Entzündung des Gehörgangs
- Otitis media: Entzündung des Mittelohrs
- Mastoiditis: Entzündung des Mastoids (fortgeleitet aus einer Otitis media)
- Tubenkatarrh: Entzündung der Tuba auditiva (Eustachische Röhre, Ohrtrompete)
- Pharyngitis: Entzündung des Rachens
- Tonsillitis: Entzündung der (Gaumen-)Tonsillen („Mandeln")
- Laryngitis: Entzündung des Kehlkopfs
- Krupp: stenosierende Kehlkopfentzündung der Diphtherie
- Pseudokrupp: unspezifische stenosierende Kehlkopfentzündung der Kleinkinder, verursacht durch die Viren der grippalen Infekte (Parainfluenza, RS)
- Epiglottitis: Entzündung des Kehldeckels (durch Hämophilus-Bakterien)
- Tracheitis: Entzündung der Trachea
- Bronchitis: Entzündung der Bronchien
- obstruktive Bronchitis: Bronchitis mit begleitender Obstruktion (Verengung der Bronchien und Bronchiolen)
- Tracheobronchitis: Entzündung von Trachea *und* Bronchien
- Bronchiolitis: Entzündung der Bronchiolen
- Pneumonie: Lungenentzündung
- Bronchopneumonie: Entzündung, die von den Bronchien auf Lungengewebe übergegriffen hat
- Hyperkapnie: Erhöhung des arteriellen CO_2-Drucks (> 45 mmHg) → respiratorische Azidose
- Hypokapnie: Verminderung des arteriellen CO_2-Drucks → respiratorische Alkalose
- Hypoxie: verminderter Sauerstoffgehalt des arteriellen Blutes (< 70 mmHg) bzw. auch Sauerstoffmangel der Gewebe
- Hämoptyse: Bluthusten – das Abhusten eines blutigen Sputums
- Sekundärinfektion: zusätzliche Infektion eines Infizierten mit einem weiteren Erreger, ermöglicht durch die Gewebeschäden des Primärinfekts
- Superinfektion: laut ursprünglicher (überholter) Definition Zweitinfektion mit demselben Erreger bei noch bestehendem Primärinfekt und unvollständiger Immunität. Im medizinischen Alltag wird der Begriff allerdings synonym zur Sekundärinfektion benutzt. Zum Beispiel meint man mit der Diagnose einer bakteriellen Superinfektion die bakterielle Sekundärinfektion auf dem Boden eines viralen Primärinfekts – das zunächst schleimige Sekret wird eitrig.

Zusammengesetzte Worte wie Laryngotracheobronchitis bezeichnen Entzündungen von **Geweben**, die **aneinander grenzen**. Man sagt also in der Regel nicht „Pharyngobronchitis", sondern trennt in Pharyngitis und Bronchitis, weil diese Gewebe nicht aneinander grenzen. Als Ausnahme darf der Begriff Sinubronchitis gelten, der die (häufige) gleichzeitige Entzündung von NNH und Bronchien anzeigt.

Zusammenfassung

Atemwegsinfekte

Meist akute Infektion der oberen und/oder unteren Atemwege

Ursachen

- weit überwiegend virale Vermehrung auf den Schleimhäuten des Atemtrakts – mit oder ohne begleitende Virämie, bakteriell meist nur als Superinfektion oder bei Vorschädigungen bzw. Immunschwäche

Übertragungsweg

- meist Tröpfchen- oder Kontaktinfektion (Autoinokulation über die Hände auf die eigenen Schleimhäute)

Häufigste Erreger

- Rhinoviren (größte Familie)
- Parainfluenzaviren
- Coxsackieviren
- RS-Viren
- Adenoviren
- Coronaviren
- humane Metapneumonieviren (hMPV)

Symptome

- Beginn mehrheitlich mit Krankheitsgefühl, Kopf- und Gliederschmerzen
- mäßiges Fieber
- Husten und Schnupfen mit schleimig-serösem Sekret

Diagnostik

- Inspektion des Rachens
- Palpation der regionären Lymphknoten (zervikal, submandibulär, bei Verdacht auf Röteln oder Mononukleose auch nuchal und retroaurikulär)
- Auskultation
- Bei Kindern dürfen die Ohren niemals vergessen werden.
- keine Erregersuche bei unkomplizierten Infekten

Therapie

- symptomatisch mit Analgetika bzw. Antipyretika, Antitussiva (Codein, Silomat®) und abschwellenden Nasentropfen
- homöopathische Einzel- oder Komplexmittel (z. B. Bryonia Similiaplex®, Mato®)
- Antibiotika bei primären oder sekundären bakteriellen Infektionen, alternativ Hevertotox® oder homöopathische Einzelmittel
- Sekretolytika, überwiegend mit zusätzlich antientzündlichen bzw. reizmildernden Effekten:
  - Ambroxol, Acetylcystein
  - Gelomyrtol® Kapseln, Soledum® Kapseln, Ipalat® Lutschpastillen, Sinupret® Dragees (bzw. Tropfen oder Saft)
- Teedrogen: Thymian, Spitzwegerich, Eibisch, Efeu, Huflattich, Sonnentau u.a.
- reichliche Flüssigkeitszufuhr, Inhalationen

4.7 Sinusitis

Die akute **Entzündung der Nasennebenhöhlen** entsteht zumeist im Rahmen eines **Virusinfekts** oder (seltener) als sekundäre **bakterielle Superinfektion**. Letztere erfolgt in der Regel durch **Staphylokokken** oder **Streptokokken** (einschließlich Pneumokokken). **Haemophilus influenzae** ist inzwischen nur noch sporadisch beteiligt.

Symptomatik

Die Ausführungsgänge der Nasennebenhöhlen können im Rahmen eines Schnupfens leicht zuschwellen und führen dann zum **Sekretstau**. Die spürbare Folge ist ein pochendes oder dumpfes **Druckgefühl** bzw. **Schmerzen** im Bereich der jeweiligen Nasennebenhöhle. Betroffen sind in dieser Reihenfolge: Kieferhöhlen, Stirnhöhlen, Ethmoid und nur sehr selten die Keilbeinhöhlen.

Die **Nasenatmung** ist in der Regel massiv behindert, mithin auch die **Nachtruhe gestört**. Zum eingeschränkten Riechvermögen bis hin zur **Anosmie** tragen auch die notwendigerweise benutzten abschwellenden Nasentropfen bei. Begleitend kommt es zu Krankheitsgefühl, Kopfschmerz und Fieber, soweit die atopischen Patienten hierzu in der Lage sind.

Diagnostik

Während die **Sinusitis frontalis, maxillaris und ethmoidalis** durch **Inspektion**, **Palpation** und **Perkussion** neben den typischen Angaben des Patienten relativ leicht diagnostiziert werden kann, ist dies bei der Entzündung der **Keilbeinhöhle** nicht möglich. Man sollte daher im Zusammenhang mit der Entzündung der übrigen Nasennebenhöhlen besonders auf **zusätzlich** auftretende **Schmerzen** im Bereich von **Scheitel**, **Mastoid** (bei normalem Trommelfell) und **Hinterkopf** achten, weil diese Ausstrahlungen den entscheidenden Hinweis liefern. Im Zweifelsfall bzw. schulmedizinisch als Routine wird die Diagnose einer Sinusitis über **Ultraschall** oder das **Röntgenbild** erbracht.

Klinische Untersuchung der Nasennebenhöhlen

Abgesehen von der Sinusitis sphenoidalis ist die Diagnostik einer Sinusitis zuverlässig und ohne apparative Zusatzuntersuchungen möglich:

- **Sinusitis frontalis:** Die **Perkussion** ergibt über den sekretgefüllten Anteilen eine **Dämpfung** des Klopfschalls. Häufig besteht auch **Druckschmerz** bei der Palpation.
- **Sinusitis maxillaris:** Die **Weichteile** über den Kieferhöhlen sind bei ihrer Entzündung reaktiv **verquollen** und lassen sich in ihrer Konsistenzveränderung problemlos beurteilen. Die **Palpation** ist für den Patienten **schmerzhaft**, was bei noch mangelnder Erfahrung für den Therapeuten hilfreich sein kann. Benutzt werden für die Palpation die **Schmalseiten des Daumenendglieds**, weil man bei zu breiter Auflagefläche der Finger nicht in die schmale Knochenlücke zwischen Jochbein und Maxilla gelangt. Man versucht also, durch Eingehen zwischen den angrenzenden Knochen das Gewebe in der Tiefe zu beurteilen. Ist es weich, ist die Kieferhöhle der betreffenden Seite reizlos. Am Umfang einer palpatorisch erkennbaren Verquellung kann dagegen das Ausmaß der Sinusitis abgeschätzt werden.
- **Sinusitis ethmoidalis:** Der **Druck** auf die **Nasenwurzel**, zwischen Os nasale und Stirnbein, erzeugt einen **Druckschmerz** beim Patienten. Während also zur Diagnose einer Sinusitis frontalis oder maxillaris nach einiger Erfahrung keinerlei Rückmeldung durch den Patienten für eine sichere Diagnose benötigt wird, ist sie hier unumgänglich.

- **Sinusitis sphenoidalis:** Eine sichere Diagnose kann **ausschließlich apparativ** erhalten werden, üblicherweise durch das Röntgenbild. Da diese Sinusitis praktisch nie isoliert entsteht, kann jedenfalls in milden Krankheitsfällen auf eine Diagnostik meist verzichtet werden, denn sie wird im Rahmen der Therapie der weiteren Nasennebenhöhlen automatisch mitbehandelt.

Therapie

Akute Sinusitis

Die Therapie entspricht derjenigen der Rhinitis, wobei bei der Sinusitis die **Sekretolyse** noch wichtiger und dringender ist, um die sekundäre Besiedelung mit Bakterien und einen chronifizierten Verlauf über Wochen und Monate zu vermeiden. **Inhalationen** und **ätherische Öle**, soweit sie die begleitende Homöopathie nicht stören, sind meist erforderlich, wenn man Antibiotika vermeiden will. Im Vordergrund stehen aber zunächst Präparate wie Acetylcystein, Ambroxol, Gelomyrtol® und Sinupret®, wobei letzteres nur in hoher Dosierung (z. B. 4 × tgl. 3 Dragees) eine gute Wirkung zeigt. Lokal sollte mit **Nasensprays** wie Euphorbium comp. ®, Luffa comp. ®, Nasic Cur® oder Rhinomer® unterstützt werden. Führen diese Maßnahmen nicht zügig zum Erfolg (selten), kann man sich den Einsatz abschwellender Nasentropfen überlegen, um das gestaute Sekret leichter abfließen zu lassen.

Chronische Sinusitis

Die chronisch gewordene, bakterielle Sinusitis bedarf über die Sekretolyse hinaus eines **Enzympräparates** wie z. B. Karazym®. Sehr hilfreich sind dann auch z. B. **Sinusitis Hevert N®** Lutschtabletten, ein gut abgestimmtes homöopathisches Komplexpräparat, sofern nicht bereits Erfahrungen mit homöopathischen Einzelmitteln gesammelt worden sind.

Schulmedizinisch werden in der Regel auch im viralen Akutfall **Antibiotika** und **abschwellende Nasentropfen** verordnet. **Sinupret®** ist teilweise ebenfalls im Gebrauch, wobei es allerdings vollkommen sinnlos häufig mit Nasentropfen kombiniert wird. Sinupret® soll die Sekretolyse fördern; abschwellende Nasentropfen bewirken genau das Gegenteil. Hilfreich sind **Nasenspülungen** und **Inhalationen** sowie die Anwendung von **Rotlicht**. Reichliche Flüssigkeitsmengen unterstützen die Sekretolyse.

EXKURS

Die chronische Sinusitis ist schulmedizinisch kaum jemals erfolgreich zu therapieren. Häufig wird sie auch noch durch Polypenbildungen in Nase **und** Nebenhöhlen kompliziert. Dies steht für den oben angesprochenen Zusammenhang, dass man chronische oder chronisch rezidivierende Sinusitiden nahezu ausschließlich beim Atopiker sieht. Da der Medizin dieser Zusammenhang nicht bekannt ist, und hinsichtlich einer heilenden Therapie ohnehin keine Konsequenzen hätte, ist das gesamte therapeutische Regime einschließlich des anhaltenden Einsatzes von Antibiotika, Glukokortikoiden und schließlich auch Operationen weitgehend frustran.

Immerhin wurde nun 2017 eine Studie vorgestellt, nach der das zur Gruppe der Biologika gehörende **Dupilumab**, das seit Kurzem (2016/17) gegen **Asthma bronchiale** und **atopische Dermatitis** eingesetzt wird, auch bei **nasaler Polyposis** wirksam ist. Das Ergebnis scheint einen Zufallsbefund darzustellen, denn behandelt wurde eine Gruppe von Patienten mit chronischer Sinusitis, bei denen dann eben im Verlauf der Therapie auch die Polypen schrumpften, verbunden mit einer erheblichen Steigerung der Lebensqualität.

So ganz allmählich scheint sich nun auch schulmedizinisch der Kreis zu schließen: Dupilumab ist ein biotechnologisch hergestellter **Antikörper**, der parallel sowohl an **IL-4**- als auch an **IL-13-Rezeptoren** bindet und damit genau die beiden Interleukine blockiert, die von T_H2-Helferzellen produziert werden, nachdem das Immunsystem **tierische Parasiten** erkannt hat bzw. das, was **atopische** Immunsysteme damit **verwechseln**. Das übliche Ergebnis dieser Immunantwort besteht in der Produktion von IgE und genau diese Immunantwort wird nun durch Dupilumab gehemmt

HINWEIS DES AUTORS

Die Therapie mittels Antikörpern bzw. **Hemmstoffen** immunologischer Faktoren wie u.a. bestimmter **Interleukine** ist ungeheuer kostenintensiv (z. B. 100.000 Euro/Jahr), aufwendig (wöchentliche bis zweiwöchentliche Injektionen) und mit Nebenwirkungen behaftet – teilweise mit durchaus erheblichen Konsequenzen. In diesem Fall ist die Therapie allerdings nicht unspezifisch wie ansonsten bei den Biologika üblich, sondern sie weist recht spezifisch in die einzige Richtung, die einen Sinn ergibt, auch wenn sie letztendlich immer noch symptomatisch ist und mit echter Heilung nichts zu tun hat. Denn nach Beendigung der Therapie hat sich das Immunsystem nicht verändert und die atopischen Ausprägungen nehmen wieder zu, sodass die Patienten sozusagen lediglich eine kleine Verschnaufpause erhielten. Es handelt sich demnach um einen bewundernswert großen Schritt für die Medizin, aber nur um einen sehr, sehr kleinen für die Menschheit.

Nach wie vor besteht mit der **Substitution der γ-Linolensäure** nur eine **einzige Therapieoption**, die zur Heilung führen kann, die keine Nebenwirkungen aufweist und die man sozusagen aus der Portokasse bezahlt (➤ Fach Immunologie, ➤ Fach Dermatologie).

Komplikationen

Eine sehr seltene, aber dann um so ernstere Gefahr v.a. der **bakteriellen Sinusitis sphenoidalis** besteht in ihrem Übergreifen durch die teilweise sehr dünnen knöchernen Wände auf das Gehirn, was zur lebensbedrohenden **eitrigen Meningitis** bzw. zum **Hirnabszess** führen kann. Auch eine **Thrombosierung** des **Sinus cavernosus** ist möglich. Dieselbe Gefahr eines Übergreifens auf Gehirnstrukturen besteht bei einer Mastoiditis, die aus der eitrigen Otitis media hervorgehen kann. Eine chronifizierte eitrige Sinusitis **maxillaris** vermag in die **Orbita** durchzubrechen.

Zusammenfassung

Sinusitis

Entzündung einer oder mehrerer Nasennebenhöhlen, am häufigsten der Kieferhöhlen

Ursachen

- akute Sinusitis meist viral, chronische Form fast immer bakteriell bedingt
- in aller Regel fortgeleitet aus der Nasenhöhle
- Sekretstau durch Zuschwellen der Ausführungsgänge
- chronische oder chronisch rezidivierende Sinusitis besonders häufig bei atopischer Genese

4

Symptome

- Druck oder Schmerzen im Bereich der betroffenen Nebenhöhle
- behinderte Nasenatmung, gestörte Nachtruhe
- bei der bakteriellen Form evtl. Fieber, Krankheitsgefühl, Kopfschmerzen
- mögliche Komplikation der bakteriellen Sinusitis sphenoidalis: Übergreifen auf Gehirnstrukturen

Diagnostik

- anamnestisch typische Symptome
- tastbare, druckschmerzhafte Schwellung bzw. ödematöse Verquellung über der betroffenen Nebenhöhle (Kiefer- und Stirnhöhle)
- gedämpfter Klopfschall bei Sinusitis frontalis
- Druckschmerz über der Nasenwurzel bei Sinusitis ethmoidalis
- apparative Untersuchung durch Röntgen oder Ultraschall: einzige diagnostische Möglichkeit bei Sinusitis sphenoidalis, ergänzend bei den weiteren Sinusitiden

Therapie

- Antibiotika und abschwellende Nasentropfen
- Inhalationen
- Sekretolytika
- bei der chronischen Form ergänzend Enzymtherapie, Rotlicht und Homöopathie
- mögliche neue Therapieoption durch Antikörper gegen IL-4 und IL-13 (Dupilumab) – analog zur Behandlung von Asthma und atopischem Ekzem
- Behandlung der atopischen Genese

4.8 Laryngitis

Ausgelöst wird die akute Entzündung des Kehlkopfs in der Regel durch die Viren der grippalen Infekte. Die Entzündung kann isoliert auftreten oder gemeinsam mit weiteren Anteilen der Atemwege. Das **typische Symptom** der Laryngitis unter Einschluss der Glottis ist die **Heiserkeit**. Trockener, **bellender Husten** ist häufig. Stridor und Dyspnoe sind selten, dann aber ein Alarmzeichen, da sie die Verlegung der Atemwege anzeigen.

MERKE

Das Symptom des bellenden Hustens weist auf die Entzündung des Gesamtraums der Glottis hin, die Heiserkeit auf diejenige der Stimmbänder.

4.8.1 Pseudokrupp

Beim Pseudokrupp besteht eine **Stenosierung** im Bereich von **Glottis** und **nachfolgendem Kehlkopfanteil (subglottische Laryngitis)**. Die verursachenden Viren stammen überwiegend aus der Gruppe der **Parainfluenza-** oder **RS-Viren**. Allerdings kann es auch im Rahmen weiterer viraler Infekte, u.a. bei **Masern** oder **Influenza**, zu den Symptomen eines Pseudokrupps kommen.

Krankheitsentstehung

Betroffen sind wegen der noch bestehenden **anatomischen Enge Kleinkinder** überwiegend im Alter zwischen 1 und 3 Jahren **(6 Monate–6 Jahre)**, **Jungen** häufiger als Mädchen. Neben den anatomischen Verhältnissen stellen **hohe Luftverschmutzung** (inklusive Zigarettenrauch) und **erhöhte IgE-Spiegel** (u.a. gegen Parainfluenza-Viren) weitere **Risikofaktoren** dar. Unter Bezugnahme auf die regelhaft erhöhten IgE-Spiegel der betroffenen Kinder könnte man die ödematöse Stenosierung des Pseudokrupps auch als **Teilaspekt eines Angioödems** (Quincke-Ödems) betrachten (➤ Fach Dermatologie).

HINWEIS DES AUTORS

Die atopische Diathese mit erhöhten IgE-Spiegeln begünstigt v.a. im Kindesalter neben rezidivierenden Pseudokrupp-Anfällen auch Rezidive an eitrigen Tonsillitiden und Otitiden sowie Bronchialspastiken bei üblichen (harmlosen) viralen Infekten – teilweise und abgesehen vom Pseudokrupp bis ins Erwachsenenalter hinein. Man sollte auch aus diesem Grund frühzeitig mit der Substitution von γ-Linolensäure beginnen anstatt abzuwarten, bis eine definierte Erkrankung aus dem atopischen Formenkreis entstanden ist (➤ Fach Immunologie).

Symptomatik

Die Erkrankung beginnt zumeist mit den Zeichen eines viralen Infekts einschließlich mäßigen Fiebers um 38 °C. Nach 1–2 Tagen entsteht ein **bellender Husten** als erster Hinweis auf die Mitbeteiligung des Kehlkopfs. Die Stimme wird **heiser**. Zumeist **abends** oder **nachts** kommt es dann zur **Atemnot** mit **inspiratorischem Stridor**, der in ausgeprägten Fällen von erkennbaren **Einziehungen** in **Epigastrium** und **Jugulum** (= Drosselgrube kranial des Sternums) begleitet werden kann. Die Einziehungen resultieren aus dem Unterdruck, den die Inspirationsmuskulatur in den mediastinalen Strukturen verursacht, sofern sich nicht parallel die Lunge entfaltet. Atemnot mit **Sauerstoffmangel** und **Angst** führen zur Sympathikusaktivierung mit **Unruhe**, **blasser Haut**, **Tachykardie** und **Tachypnoe**. In ausgeprägten Fällen entsteht eine **Zyanose**. Extrem selten soll es bei fehlender oder unzureichender Therapie sogar zu Todesfällen gekommen sein, womit endgültig der Bezug zu Atopie und Quincke-Ödem hergestellt ist.

Therapie

Die Therapie besteht neben der **Anfeuchtung** der (**sauerstoffreichen** und **kalten**) **Atemluft** (z. B. am offenen Fenster), **Flüssigkeitszufuhr** und Sekretolytika sowie **Beruhigung** von Eltern und Kind in der **einmaligen** rektalen Gabe von 100 mg **Cortison** (Prednisolon). Der Wert einer Anfeuchtung der Atemluft wird nach einer kanadischen Studie von 2006 bestritten. Ebenso kann das offene Fenster nur dann hilfreich sein, wenn die Außenluft weitgehend sauber ist.

Sofern der zuständige Kinderarzt nicht direkt erreichbar ist, sollte der Notarzt verständigt werden. Im Krankenhaus werden **Adrenalin-Inhalationen** zur Schleimhautabschwellung sowie **Sauerstoff** gegeben. Allerdings ist eine stationäre Aufnahme eher selten erforderlich, weil Glukokortikoide zuverlässig helfen, auch wenn dies bis zu 1 Stunde dauern kann. Die Zäpfchen sollten von den Familien gefährdeter Kinder vorrätig gehalten und bei den ersten Anzeichen appliziert werden – analog zu den Diazepam-Klysmen in Familien von Kindern, die zu Fieberkrämpfen neigen. Man sollte die Eltern angesichts verbreiteter Vorstellungen darüber aufklären, dass die **einmalige Gabe** von Glukokortikoiden **keine Nebenwirkungen** erzeugt!

MERKE

Im Gegensatz zur Epiglottitis sind bei den disponierten Kindern **Rezidive** wegen der Vielzahl in Frage kommender Viren etwa bis zum 6. Lebensjahr **jederzeit möglich**. Dies gilt erst recht deswegen, weil spezifische **IgE-Antikörper** im Gegensatz zum üblichen IgG **keine Immunität** erzeugen, sondern vielmehr bei erneutem Allergenkontakt den nächsten Anfall.

4.8.2 Epiglottitis

ACHTUNG

Der Pseudokrupp (➤ Kap. 4.8.1) muss sehr genau gegen die Epiglottitis abgegrenzt werden, die **lebensgefährdend** ist und die **sofortige Notfalleinweisung** unter Intubationsbereitschaft erfordert (➤ Tab. 4.1).

Krankheitsentstehung

Betroffen sind Kleinkinder, etwa bis zum 5. Lebensjahr. Die Ursache ist kein Virusinfekt, sondern eine **bakterielle Entzündung** und massive **Schwellung der Epiglottis** zumeist durch **Haemophilus influenzae B** (Hib).

Symptomatik

Im Gegensatz zum Pseudokrupp ist das **Fieber** in aller Regel **hoch** um 40 °C, der Beginn **hochakut**. Die Kinder klagen über starke **Halsschmerzen** und **Schluckbeschwerden**. Die Sprache ist wegen der fehlenden Stimmbandbeteiligung nicht heiser, sondern **„kloßig"**. Der **Speichel**, der nicht mehr geschluckt werden kann, **läuft die Mundwinkel herab**. Zumeist besteht ein **inspiratorischer Stridor** mit Atemnot.

ACHTUNG

Beim geringsten Verdacht auf Epiglottitis darf der **Rachen nicht** mehr **inspiziert** werden, da wegen eines reflektorischen Laryngospasmus akute Erstickungsgefahr droht.

Therapie

Die Erkrankung ist als **hochakuter, dramatischer Notfall** anzusehen, der idealerweise von einem **pädiatrisch erfahrenen Notarzt** versorgt werden sollte, weil Intubationen im Kindesalter entsprechende Erfahrungen voraussetzen. Die Therapie im Krankenhaus besteht neben der **Intubation** aus **Penicillin**. Bei akut einsetzender Erstickung ist an eine **Tracheotomie** (bei Kleinkindern keine Koniotomie) zu denken.

Angefügt werden soll, dass dieses erschreckende Krankheitsbild sehr selten geworden ist, weil die **Impfung** gegen Haemophilus influenzae B (Hib) inzwischen auf breiter Front eingesetzt wird. Auch Impfgegner sollten sie akzeptieren und bedenken, dass Impfschäden im homöopathischen Sinne (z. B. mit Thuja oder spezifischen Nosoden) gut ausgeleitet werden können, ohne den eigentlichen Impferfolg zu gefährden.

Haemophilus influenzae B hinterlässt nach einer **ersten schweren Erkrankung** (Epiglottitis, Meningitis, Pneumonie) im Allgemeinen eine ausreichende **Immunität**.

Hib ist **meldepflichtig** nach § 7 IfSG. Damit besteht für den Heilpraktiker ein **Behandlungsverbot** nach § 24 IfSG (➤ Fach Infektionskrankheiten), was sich allerdings wegen der Sorgfaltspflicht bei einem derart bedrohlichen Krankheitsbild ohnehin von selbst versteht.

4.8.3 Krupp

Der sog. echte diphtherische Krupp wird heute kaum noch gesehen. Sein Kennzeichen ist eine **pseudomembranöse** und **stenosie-**

Tab. 4.1 Differenzialdiagnose Epiglottitis/Pseudokrupp

	Pseudokrupp	Epiglottitis
Beginn	Entwicklung der Symptome allmählich im Rahmen eines grippalen Infekts	Entwicklung hochakut innerhalb weniger Stunden, schweres Krankheitsgefühl
Ursache	Viren (v.a. Parainfluenza, RS)	Bakterien (Hib)
Fieber	mäßiges Fieber (um 38 °C)	hohes Fieber (> 39 °C)
Sprache	heiser	kloßig
Inspiratorischer Stridor	ja	ja
Begleitsymptome, Besonderheiten	Unruhe, Angst, Tachykardie, Tachypnoe, bellender Husten, evtl. Zyanose	Halsschmerzen, Speichel läuft die Mundwinkel herab, Gefahr des reaktiven Atemstillstands bei der Racheninspektion
Therapie	frische, kalte, feuchte Luft, Glukokortikoide	Notfalleinweisung (möglichst Pädiatrie), Antibiotika, evtl. Intubation
Rezidive	ja	nein
Behandlungsverbot	nein	ja (§§ 7 und 24 IfSG)

rende Entzündung des Kehlkopfs im Rahmen einer zu spät oder unzureichend behandelten **Diphtherie** (➤ Fach Infektionskrankheiten).

4.8.4 Chronische Laryngitis

Die chronische Laryngitis bzw. **Heiserkeit** ist stets **fachärztlich abzuklären**, weil sich dahinter von der Kehlkopf-Tuberkulose bis hin zum Karzinom alles Mögliche verbergen kann (➤ Fach Leitsymptome).

Anders verhält es sich beim sog. **Globus-Gefühl** („Globus hystericus"), das auch mit einer chronischen Heiserkeit verbunden sein kann, und dem als Ursache eine **Blockade** der oberen HWS (v.a. **Kopfgelenke**) zugrunde liegt. Die Patienten empfinden einen Kloß, Druck- oder Engegefühl im Hals, müssen sich teilweise ständig räuspern, klagen manchmal auch über das Gefühl, regelrecht gewürgt zu werden. Die Therapie besteht in der chirotherapeutischen **Deblockierung der HWS**. Das Syndrom wird, sofern keine fassbare Ursache gefunden wird, überwiegend als psychosomatisch definiert, weil die oft genug dramatischen Folgen einer Atlasblockade immer noch weithin unbekannt sind.

Zusammenfassung

Pseudokrupp

Viral verursachte, entzündlich-ödematöse Schwellung der Kehlkopfschleimhäute mit inspiratorischem Stridor und Atemnot, in aller Regel nicht lebensbedrohend

Epiglottitis

Hochakute, bakteriell (Hib) verursachte Schwellung des Kehldeckels mit inspiratorischem Stridor, massiver Atemnot und unmittelbarer Lebensgefahr

Krupp

Akute Erstickungsgefahr durch Bildung von Pseudomembranen auf den Kehlkopfstrukturen im Rahmen einer Diphtherie

4.9 Tracheitis

Die Tracheitis braucht nicht weiter besprochen zu werden, weil sie in der Regel **begleitend** im Rahmen mancher Atemwegsinfektionen entsteht, besonders regelmäßig bei der **Virusgrippe** (➤ Fach Infektionskrankheiten). Es sei lediglich darauf hingewiesen, dass sie an der typischen, **„rauen"** Veränderung des **Hustengeräusches** gut erkannt werden kann. Spätestens während der **Auskultation** ist es unüberhörbar. Man sollte also den Patienten beim Abhören husten lassen, wobei sich das Stethoskop sinnvollerweise über der Trachea zu befinden hat. Für den Patienten wird der **Hustenstoß** bei der Tracheitis zumeist als **retrosternaler Schmerz** empfunden.

HINWEIS PRÜFUNG

Während Hustenstöße bei einer isolierten Bronchitis üblicherweise nicht schmerzhaft sind, werden sie bei der Tracheobronchitis schmerzhaft. Dies kann geradezu als Hinweis auf die Beteiligung der Luftröhre verstanden werden. Im Hinblick auf die Heilpraktikerprüfung muss allerdings **auch** bei der **isolierten Bronchitis** von **schmerzhaften Hustenstößen** ausgegangen werden.

4.10 Bronchitis

Man unterscheidet einerseits zwischen der **akuten** und der **chronischen** Bronchitis, und andererseits zwischen einer **infektiösen** und einer **irritativen Ursache**.

4.10.1 Akute Bronchitis

Krankheitsentstehung

Die akute Bronchitis wird in ca. 90 % aller Fälle durch **Viren** ausgelöst. Die **oberen Atemwege** sind bei dieser Form üblicherweise **mitbetroffen**.

Die **irritative Form** wird durch inhalative Dämpfe, Gase und Rauch oder durch aspirierte Fremdkörper verursacht. Eine ebenfalls nichtentzündliche Form einer Bronchitis (sog. **Stauungsbronchitis**) entsteht bei einer akuten oder sich verschlimmernden **Linksherzinsuffizienz**.

Bei der **entzündlichen Form** ist, entsprechend jeder Entzündung, die Schleimhaut durch die Erweiterung der Blutgefäße stark gerötet und durch die Exsudation ins Gewebe aufgelockert. Die Schleimproduktion ist deutlich erhöht. In der Folge kommt es deshalb zu einem schleimig-serösen Exsudat ins Lumen der Bronchien, das **Hustenreiz** verursacht und abgehustet wird. Hustenreiz entsteht allerdings bereits zu Beginn der Bronchitis alleine durch den entzündlichen Reizzustand in den Bronchien. Im Gegensatz zum **produktiven Husten** bei vermehrter Schleimbildung spricht man hier vom **irritativen Husten**.

Symptomatik

Die übliche virale Bronchitis beginnt mit den **Allgemeinsymptomen der Virämie** (Abgeschlagenheit, Gliederschmerzen, eventuell Fieber mit Schüttelfrost), der Entzündung der oberen Luftwege sowie einem anfangs trockenen und später schleimigen **Reizhusten**.

Bei einem bevorzugten Befall von Trachea und großen Bronchien ergibt sich meist das Bild der **Laryngotracheobronchitis** mit **Halsschmerzen**, **Heiserkeit** und **retrosternalem Schmerz** zumindest beim Husten. Sind kleinere Bronchien befallen, ist eine Weiterleitung zu den Alveolen bzw. ins Lungengewebe möglich **(Bronchopneumonie)**. In diesen Fällen kommt es dann auch zur **Dyspnoe**. Eine weitere Komplikationsmöglichkeit besteht in einer sekundären **bakteriellen Superinfektion**, die am Eitrigwerden des Sputums erkannt wird.

Im Normalfall bildet sich die Hauptsymptomatik bereits nach wenigen Tagen zurück, wobei lediglich bis zur vollständigen Geweberegeneration ein trockener (irritativer) Reizhusten bestehen bleiben kann.

Diagnostik

Die **Auskultation** führt bei **zähem Sekret** zu mäßigem **Giemen** und **Brummen**, das lediglich bei einer zusätzlichen spastischen Komponente verstärkt wird. Spätestens hier besteht dann auch eine **Dyspnoe**. Bei **ausgeprägter Sekretproduktion** findet man neben der Dyspnoe evtl. **feuchte Rasselgeräusche**, die je nach Hauptlokalisation und Übergang auf das Lungengewebe (Bronchopneumonie) grob-, mittel- oder feinblasig erscheinen.

MERKE

In der Mehrzahl der Fälle ist die **Auskultation unauffällig**, weil die Sekretproduktion zur Erzeugung von Nebengeräuschen nicht ausreicht. **Perkussion** und **Stimmfremitus** geben Aufschlüsse über das Ausmaß einer Lungenbeteiligung, werden aber durch die **Bronchitis** selbst **nicht verändert**.

Therapie

Die Therapie entspricht grundsätzlich derjenigen aller Atemwegsinfekte: Die **Sekretolyse** zur Erleichterung des Abhustens steht im Vordergrund. Wertvoll sind **Phytotherapeutika** wie Gelomyrtol® bzw. pflanzliche Extrakte (➤ Kap. 4.6). Ein **unproduktiver trockener Reizhusten** sollte **gedämpft** werden (Silomat®). Codein unterdrückt den Hustenreiz besser, ist allerdings verschreibungspflichtig und ohnehin mit möglichen Nebenwirkungen bis hin zur Atemdepression behaftet. Die sekundäre Besiedelung mit **Bakterien** (Hämophilus, Streptokokken, Chlamydien, Mykoplasmen) wird schulmedizinisch durch **Antibiotika** behandelt.

4.10.2 Chronische Bronchitis

Die chronische Bronchitis ist nach der WHO definiert als Erkrankung, die über einen Zeitraum von **mindestens 2 Jahren** jeweils über **mindestens 3 Monate/Jahr Husten** und **Auswurf** verursacht.

Die chronische Bronchitis ist häufig. Sie ist der Wegbereiter der **chronisch obstruktiven Lungenerkrankung** (COPD), des **Lungenemphysems** und – bei Rauchern – des **Lungenkarzinoms**.

Krankheitsentstehung

Die **Hauptursache** der chronischen Bronchitis ist das **Rauchen**. Noch ausschließlicher gilt dies für die Verursachung der obstruktiven Form (COPD; ➤ Kap. 4.10.3). Missbildungen in den Atemwegen, Abwehrschwäche mit chronisch rezidivierenden Infekten, eine ausgeprägte Atopie mit Bronchialspastik, Bronchiektasen oder chemisch-physikalisch ausgelöste Schleimhautschäden sind weitere, seltenere Ursachen.

Je nach der Ursache finden sich Formen mit **Vermehrung der Becherzellen** und **Schleimdrüsen**, die mit entsprechend vermehrter Schleimproduktion einhergehen, und Formen wie bei der atopischen Genese, bei denen die **Verdickung der glatten Muskulatur** der Bronchialwände sowie ihrer **Schleimhäute** im Vordergrund steht und gemeinsam mit der Schleimvermehrung zu einer Verlegung des Lumens führt. Sind die kleineren Bronchien und Bronchiolen betroffen, kommt es zur Obstruktion und in der Folge zum **Lungenemphysem**.

Rezidivierende **bakterielle Superinfektionen** auf dem Boden der geschädigten Schleimhäute verursachen weitere Schädigungen und gefährden bei Immunschwäche oder im Alter auch das Leben der Patienten. Gerade bei **Rauchern** mit chronischer Bronchitis findet regelmäßig eine **Superinfektion durch Chlamydien** statt, die offensichtlich an Symptomen und Folgen der Entzündung entscheidend beteiligt ist.

Symptomatik

Dyspnoe, zunächst bei Belastung, entsteht v.a. bei der **obstruktiven Form** (COPD) und in **späteren Krankheitsstadien**, wenn Lungengewebe irreversibel geschädigt ist, also Atelektasen und v.a. Emphysemblasen entstanden sind oder wenn sehr viel Schleim in Bronchien und Bronchiolen sitzt.

Die veränderten und ständig gereizten Schleimhäute sind auf der Basis der karzinogenen Wirkung der Bestandteile des Tabakrauches (z. B. Benzpyren) sozusagen die ideale Voraussetzung für die Entstehung des **Bronchialkarzinoms. Bronchiektasen** sind regelmäßig zu finden. Bei fortgeschrittener Schädigung des Lungengewebes, v.a. bei einer größeren Zahl an Bronchiektasen und nachfolgendem Emphysem, kommt es aufgrund der Reduzierung des Gefäßquerschnitts zur Hypertonie im Lungenkreislauf **(pulmonale Hypertonie)** mit Überlastung des rechten Herzens. Das entstehende **Cor pulmonale** mit nachfolgendem Rechtsherzversagen kann dann letztendlich zur **Todesursache** werden.

Therapie

Die Therapie der chronischen Bronchitis sollte an den Ursachen, also dem **Rauchen** ansetzen (➤ Abb. 4.13). Abgesehen davon ste-

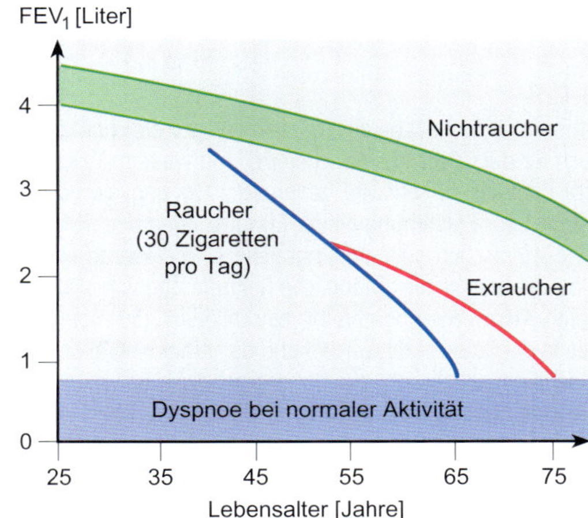

Abb. 4.13 Abnahme des Lungenfunktionsparameters FEV_1 in Abhängigkeit vom Alter – Darstellung für Nichtraucher, Raucher und Exraucher [R132]

4

hen die **Sekretolyse** und die jeweilige **antibiotische** Behandlung bakterieller Exazerbationen im Vordergrund. Geeignet zur Sekretverflüssigung sind Präparate wie z. B. **ACC**, **Ambroxol** und **Phytopharmaka**, ergänzt durch **Inhalationen** (➤ Kap. 4.6). Die Gabe von **Sauerstoff** mildert im Spätstadium die Dyspnoe. Physikalische Maßnahmen wie z. B. eine **Atemtherapie** sind sinnvoll. Auch eine **Klimakur** kann hilfreich sein.

4.10.3 Obstruktive Bronchitis (COPD)

4

Abgegrenzt werden muss die „normale" chronische Bronchitis mit Entzündung und Sekretvermehrung von der **obstruktiven Form**, die mit dem Kürzel **COPD** (chronisch obstruktive Lungenerkrankung = **c**hronic **o**bstructive **p**ulmonary **d**esease) definiert wird. Laut Studienlage leiden 13 % der über 40-jährigen Deutschen an einer COPD, insgesamt sind es rund 5 Millionen. Die Erkrankung gilt seit 2011 weltweit als **vierthäufigste Todesursache**.

MERKE

Die Abgrenzung der COPD gegenüber der „einfachen" Bronchitis ist deshalb von Bedeutung, weil fast **nur** die **COPD** in ein **Lungenemphysem** übergeht (Ausnahme: zahlreiche Bronchiektasen) und die Lebenserwartung beschränkt, wenn man einmal vom Bronchialkarzinom absieht, das bei beiden Formen entstehen kann.

Ursachen und Symptomatik

Während **Ursache** (Rauchen, berufliche Exposition mit Rauchgasen) und **Symptome** (chronischer Husten und Auswurf) bei **chronischer Bronchitis** und COPD **übereinstimmen**, besteht bei der COPD **zusätzlich** eine **Stenosierung der Atemwege** mit allmählich sich entwickelnder **(Belastungs-)Dyspnoe**, die durch übliche Bronchodilatatoren gebessert, aber **nicht vollständig** behoben werden kann, also **irreversibel** ist. Wesentliche Ursache ist neben einer geringen Spastik der Bronchialwand die polsterförmige **Verdickung der Schleimhaut**, die zu Lasten des Lumens geht. In der Folge kommt es zum **Emphysem**, das sich parallel zur Obstruktion der Atemwege so lange verschlimmert, bis das Stadium der Ruhedyspnoe erreicht ist.

EXKURS

Man geht unverändert davon aus, dass sowohl für die chronische Bronchitis als auch für die COPD das Rauchen den mit weitem Abstand wichtigsten Faktor darstellt. In sehr viel geringerem Umfang tragen Umweltverschmutzungen zur Entstehung beider Erkrankungen bei. Man hat v.a. zur COPD eine inzwischen sehr umfangreiche Grundlagenforschung betrieben, die beispielsweise die anfängliche Rekrutierung von Makrophagen in den distalen Atemwegen beschreibt, einschließlich der molekularen Bausteine, die in der Folge aktiv werden und das Krankheitsbild vorantreiben. Ganz ungeachtet all dieser Forschungsergebnisse hat man immer noch **nicht die geringsten Vorstellungen davon**, warum die über die Zeit hinweg gerauchten Zigaretten (sog. Packungsjahre) beim kleineren Teil der Raucher zur voranschreitenden Stenosierung der kleinen Atemwege und Entwicklung eines zentroazinären Emphysems führen (COPD), während sich beim anderen Teil lediglich eine chronische Bronchitis ohne wesentliche Verminderung des FEV_1 zeigt, und damit auch ohne nennenswerte Emphysementwicklung einhergeht. Untersuchungen zu Luftschadstoffen, Passivrauchen, beruflichen Noxen oder gehäuften Infektionen in der Kindheit verliefen ohne klare Ergebnisse, wobei allerdings sämtliche bisherigen Studien u.a. daran kranken, dass die erfassten Zeitspannen allesamt zu kurz waren. Genetische Studien ergaben wie üblich mehrere Gene, die beteiligt sein könnten, ohne dass bisher auch nur der geringste symptomatische Bezug hergestellt werden kann. Immerhin hat man neuerdings gelernt, dass bei der **COPD** auffallend häufig eine **Hyperreagibilität des Bronchialsystems** besteht, wie sie eigentlich dem **Asthma** zu eigen ist. Das lässt nun doch darauf hoffen, dass man irgendwann nicht nur in molekularen Komplexitäten wühlt, z. B. herausfindet, dass zunächst die Proteinasen von Makrophagen Lungengewebe zerstören, bevor die Neutrophilen-Proteinasen auch noch mitmischen, sondern dass man vielleicht irgendwann geneigt ist, eins und eins zusammenzuzählen, vielleicht sogar einmal die IgE-Spiegel abgleicht, um voranzukommen. Beim Asthma hat das allerdings > 40 Jahre gedauert und es ist immer noch nicht überall angekommen.

Diagnostik

Die COPD wird durch die Anamnese (chronischer Husten mit Auswurf und Dyspnoe) und eine Lungenfunktionsprüfung, zunächst mit dem **Peak-Flowmeter** (➤ Abb. 3.4), nachgewiesen und in **4 Schweregrade** (Stadien) eingeteilt (leicht, mittel, schwer, sehr schwer). Beim Grad 3 ist z. B. das FEV_1 unter 50 % abgefallen. Allerdings kann die Sauerstoffsättigung des Blutes selbst in diesem Stadium noch normal sein, während oberhalb 50 % sogar meist keinerlei Abfall gemessen wird. Dies gilt erst recht für das CO_2, das meist erst beim Grad 4 (FEV_1 < 30 % des Sollwerts) ansteigt.

Neuerdings werden zur Beurteilung des vorliegenden Stadiums bzw. der Risikogruppen A–D neben dem FEV_1 zusätzlich **Anzahl und Schwere** bisheriger und zu erwartender **Exazerbationen** berücksichtigt. Zu Exazerbationen, also Phasen zunehmender Atemwegssymptome kommt es bei den davon Betroffenen meist im Rahmen von **Atemwegsinfektionen** – ebenfalls eine Parallele zum Asthma bronchiale. Auch das Ausmaß einer **Besserung** des FEV_1 durch vorherige Gabe eines **Bronchodilatators** wird zur Beurteilung und Stadieneinteilung herangezogen, bei Bedarf noch **Röntgenbild** bzw. v.a. **CT**, um das eventuell bereits eingetretene **Emphysem** in das Gesamtbild zu integrieren.

Gemessen und zunächst vorrangig für die Einteilung des Schweregrades der COPD benutzt wird also das **FEV_1**, das **f**orcierte **ex**spiratorische **V**olumen, das in **1** Sekunde in das Gerät ausgeatmet werden kann. Wird das FEV_1 durch die vorherige Gabe eines **Bronchodilatators wesentlich gebessert**, spricht dies laut Definition eher für ein **Asthma bronchiale** des Patienten, andernfalls für eine COPD. Ist das FEV_1 von vornherein nicht deutlich eingeschränkt, handelt es sich um eine „einfache" chronische Bronchitis, soweit deren Kriterien erfüllt sind.

MERKE

Sofern die Symptomatik des Patienten zu chronischer Bronchitis und/oder Asthma bronchiale passen, gilt die folgende Abgrenzung:

- **keine Besserung** des FEV_1 nach Inhalation eines Bronchodilatators (Beta-Mimetikums): **chronische Bronchitis**
- **mäßige Besserung** des FEV_1 nach Anwendung: **COPD**
- **sehr ausgeprägte** Besserung bis **Normalisierung** des FEV_1 nach Anwendung: **Asthma bronchiale**

Die strikte Abgrenzung der COPD vom Asthma bronchiale erscheint etwas willkürlich – v.a. in Bezug auf die Ursache einer allergischen Verursachung. Dies wurde 2009 auch in einer großen Studie an norwegischen Farmern bestätigt. Unabhängig von Rauchgewohnheiten waren Viehzüchter sehr viel häufiger von einer chronischen Bronchitis oder einer COPD betroffen als Ackerbauern, weil sie in größerem Umfang Stäuben ausgesetzt waren, die anorganische Bestandteile, Ammoniak oder Hydrogensulfat enthielten. Beim Vorliegen einer **Atopie** war der **Übergang** in eine **COPD** zusätzlich **erhöht**.

Es bestehen erste Hinweise darauf, dass **gehäufte Atemwegsinfekte** im **Kindesalter** als **Risikofaktor** für die spätere Entwicklung einer COPD gelten könnten. Exakt derselbe Zusammenhang kann allerdings auch in Bezug auf die spätere Entwicklung eines Asthma bronchiale hergestellt werden – v.a. in den Fällen, bei denen kindliche Bronchitiden von einer **Spastik** der Atemwege mit Giemen und Pfeifen **begleitet werden**. In nahezu allen Fällen lässt sich anhand erhöhter IgE-Spiegel und begleitender Umstände (Milchschorf in der Säuglingszeit, trockene Haut, Familienanamnese) eine **Atopie** nachweisen, **sofern man danach sucht**.

Schließlich ist die Definition der COPD und Abgrenzung gegenüber dem Asthma bronchiale anhand der Wirkung eines Bronchodilatators genau genommen ohnehin nicht korrekt, denn die angebliche medikamentöse Aufhebung der Atemwegsobstruktion beim Asthmatiker besteht lediglich während der ersten Jahre, in denen sich die Hyperreagibilität der Atemwege in sporadischen Anfällen manifestiert. Sobald jedoch der Übergang in ein chronisches und eventuell schweres Asthma bronchiale stattgefunden hat, zeigt sich beim Patienten zumindest dieselbe polsterförmige Verdickung der Atemwege wie bei der COPD und der erhöhte Atemwegswiderstand wird irreversibel bzw. lässt sich durch Bronchodilatatoren – analog zur COPD – nur noch mäßig vermindern (maximal 15–20 %). Weil dieser Zusammenhang auch allgemein bekannt ist, macht man nun einen Knoten in die eigenen Definitionen und spricht von einem **Asthma-COPD-Mischkollektiv** (➤ Abb. 4.14).

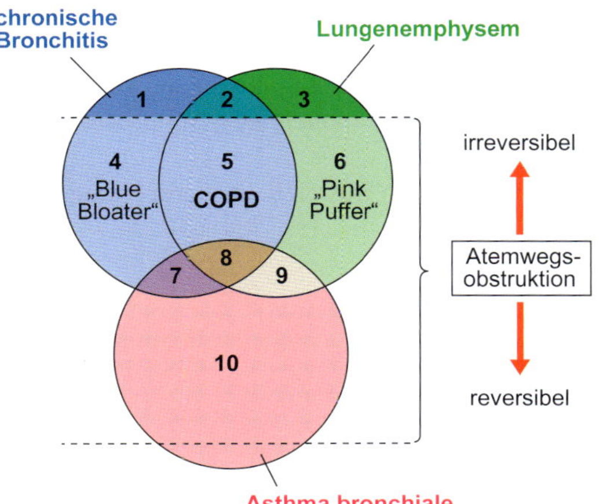

Abb. 4.14 Schematische Übersicht zu den obstruktiven Atemwegserkrankungen mit Überschneidungen der Patientenkollektive mit chronischer Bronchitis, Lungenemphysem und Asthma bronchiale [R132]

MERKE

Die chronische Bronchitis erzeugt spätestens in exazerbierten Stadien mit entsprechender Schleimproduktion bei der Auskultation trockene Rasselgeräusche in **beiden Atemphasen**, weil weite Anteile der Atemwege betroffen sind. Dagegen findet sich die Lumeneinengung der COPD entsprechend dem Bronchialasthma schwerpunktmäßig in **distalen Anteilen**, sodass hinsichtlich der Rasselgeräusche (v.a. Giemen und Pfeifen) bei der Auskultation ebenfalls die **exspiratorische Komponente** weit überwiegt. Sie kann auch aus diesem Grund als „Asthma bronchiale ohne erkennbare Asthmaanfälle" verstanden werden. Während die atopische Widerstandserhöhung und Hyperreagibilität der Atemwege beim Asthmapatienten im Vordergrund stehen und erst über eine Chronifizierung zur polsterförmigen Verdickung der Bronchialwände führen, stehen dieselben bei der COPD infolge der inhalativen Noxen am Beginn, ergänzt und verstärkt durch die (milde!) atopische Komponente. Allerdings erhält der Asthmapatient im Gegensatz zu frühen Stadien einer COPD bereits von den ersten Anfällen an eine **wirksame prophylaktische Therapie**, wodurch die typischen Folgen früherer Jahre mit schweren Verläufen und Lungenemphysem heute kaum noch gesehen werden. Von daher besitzt selbst der „rauchende Asthmatiker" (10–20 % der Fälle) eine weit höhere Lebenserwartung als der COPD-Patient.

Zusammengefasst entwickeln also Raucher ohne Atopie eine chronische Bronchitis, mit begleitender milder Atopie eine COPD. Die IgE-Serumspiegel sind nur wenig erhöht bzw. bewegen sich teilweise noch im allerdings viel zu weit gefassten Referenzbereich bis etwa 100 I.E. Beim Asthmapatienten ist die Atopie unabhängig von den Rauchgewohnheiten nochmals verstärkt, erkennbar an deutlich höheren IgE-Serumspiegeln meist zwischen 200 und 500 I.E. und manchmal noch weit darüber hinaus.

Differenzialdiagnose

COPD, „einfache" chronische Bronchitis und Asthma bronchiale weisen etliche Gemeinsamkeiten, aber auch sehr markante Unterscheidungsmerkmale auf. Dies bezieht sich auf ihre jeweiligen Ursachen und symptomatischen Folgen und hat gleichzeitig Auswirkungen auf die Form einer angemessenen Therapie (➤ Tab. 4.2).

Therapie

Die Therapie der COPD ist eine Therapie der chronischen Bronchitis, ergänzt durch Medikamente, die die Bronchien erweitern **(Bronchodilatatoren)** sowie, eventuell in fortgeschrittenen Stadien, durch **Glukokortikoide** (➤ Kap. 4.10.2). Am Anfang steht selbstverständlich die Raucherentwöhnung, möglichst begleitet von einer medikamentösen Ersatztherapie und weiteren Hilfen. Für die **Bronchodilatation** bevorzugt werden Inhalationssprays mit langer Halbwertszeit, z. B. das Sympathomimetikum **Formoterol** (Forair® Spray) und/oder das Parasympatholytikum **Umeclidinium** (Incruse®). In der Regel wird mit dem Sympathikomimetikum begonnen und erst nachfolgend bei nachlassender Wirksamkeit das Parasympathikolytikum hinzugefügt.

Nach den Leitlinien besteht der wesentliche Unterschied zum **Asthma bronchiale** darin, dass **inhalative Glukokortikoide** beim **Asthma** sehr **frühzeitig** und bei der COPD frühestens (wenn überhaupt) ab dem Stadium 3 begleitend zu den Bronchodilatatoren eingesetzt werden sollen. Die Studienlage zu den Glukokortikoiden ist uneinheitlich, doch lässt sich wohl zusammenfassend festhalten, dass die Wirksamkeit einer Kombination von z. B. Formoterol und

Tab. 4.2 Differenzialdiagnose chronische Bronchitis/COPD/Asthma bronchiale

	Chronische Bronchitis	COPD	Asthma bronchiale
Übereinstimmende Symptome	Husten und Auswurf	Husten und Auswurf	Husten und Auswurf (nach Chronifizierung)
Unterscheidungskriterien	• kein vermehrter Widerstand in den Atemwegen • keine wesentliche Dyspnoe	• Widerstandserhöhung in den Atemwegen • Dyspnoe, durch Medikamente nicht vollständig behebbar	• Widerstandserhöhung in den Atemwegen • Dyspnoe, durch Medikamente vollständig reversibel
Folgen	• Bronchiektasen • Bronchialkarzinom	• Bronchiektasen • Lungenemphysem • Cor pulmonale • Bronchialkarzinom	• nur noch vereinzelt Bronchiektasen, Lungenemphysem und Cor pulmonale
Therapie	• Nikotinverzicht • Sekretolyse	• Nikotinverzicht • Sekretolyse • Bronchodilatatoren • Glukokortikoide sind eher unüblich geworden	• inhalative Glukokortikoide als Goldstandard • Bronchodilatatoren • Biologika

4

Umeclidinium durch inhalative oder sogar orale Glukokortikoide nicht oder höchstens unwesentlich gesteigert wird, sodass man angesichts ihrer potenziellen Nebenwirkungen eher darauf **verzichten sollte**.

Eine wesentliche Besserung der Symptomatik kann mit der **Atemphysiotherapie**, v.a. über einen sog. **exspiratorischen Lungentrainer** erreicht werden. Dabei handelt es sich vereinfacht ausgedrückt um Geräte, durch die über einen regelbaren Widerstand bei der Ausatmung Atmung und Atemmuskeln trainiert und so das Residualvolumen vermindert werden kann. Begleitende Vibrationen bei manchen Geräten helfen zusätzlich bei der Sekretolyse festsitzenden Schleims.

In Spätstadien der Erkrankung, wenn es bei fortgeschrittenem Lungenemphysem, einem FEV_1 < 25 % und unzureichendem Ansprechen der bronchodilatorischen Therapie zur **Hypoxämie** gekommen ist, kann mit einer (häuslichen) Sauerstofftherapie immerhin noch eine deutliche Besserung von Dyspnoe und Lebensqualität erreicht werden. Die parallel entstehende **pulmonale Hypertonie** wird mit spezifisch auf den Lungenkreislauf wirkenden Medikamenten therapiert, um die Funktion des rechten Ventrikels möglichst lange zu erhalten.

Exazerbationen sind in fortgeschrittenen Stadien **häufig**. Sie entstehen meist im Rahmen von bakteriellen Atemwegsinfektionen und werden entsprechend antibiotisch und bei Bedarf auch mit Glukokortikoiden behandelt. Wie bei anderen schweren Krankheiten werden den COPD-Patienten jährliche **Influenza**- sowie **Pneumokokkenimpfungen** empfohlen.

Bei Patienten in Spätstadien, jedoch ohne weitere schwere Organerkrankungen, gilt die COPD als Indikation für eine **Lungentransplantation**.

Zusammenfassung

Akute Bronchitis

Akute Entzündung der unteren, mehrheitlich verbunden mit derjenigen der oberen Atemwege

Ursachen
- viral (90 %), seltener bakteriell
- irritativ durch inhalierte Noxen oder aspirierte Fremdkörper

Symptome
- zunächst irritativer, nachfolgend meist produktiver Husten – schmerzhaft nur bei Beteiligung der Trachea (Tracheobronchitis)
- Allgemeinsymptome viraler Infekte mit Krankheitsgefühl und mäßigem Fieber
- bei lokaler oder systemischer Immunschwäche häufig bakterielle Superinfektion, evtl. mit Übergreifen auf Lungengewebe (Bronchopneumonie)

Diagnostik
- Auskultation meist unauffällig, nur bei sehr umfangreicher Sekretbildung feuchte Rasselgeräusche
- bei zähem Sekret, v.a. in Verbindung mit spastischer Komponente, trockene Rasselgeräusche

Therapie
- homöopathische Therapie entsprechend allen viralen Infekten, z. B. durch Bryonia Similiaplex®, Vitamin C, Zink
- Sekretolyse mittels Inhalationen, ACC, Ambroxol und/oder Phytotherapeutika
- v.a. bei unproduktivem Husten Reizunterdrückung z. B. durch Silomat®

Chronische Bronchitis

Chronische Entzündung der unteren Atemwege (→ WHO-Definition beachten)

Ursachen
- inhalatives Rauchen
- chronisch belastete Atemluft
- angeborene oder erworbene Veränderungen wie z. B. Bronchiektasen

Symptome
- chronischer Husten mit Auswurf

Komplikationen
- bakterielle Superinfektionen (→ eitriges Sputum)
- Bronchiektasen
- Bronchialkarzinom

Diagnostik
- meist trockene Rasselgeräusche in der Auskultation
- bei guter Sekretolyse feuchte Rasselgeräusche

Therapie
- Nikotinabstinenz
- Sekretolyse (ACC, Ambroxol, Phytotherapie)
- Atemgymnastik

Obstruktive Bronchitis (COPD)

Chronische Entzündung der unteren Atemwege mit obstruktiver Komponente

Ursachen
- inhalatives Rauchen in Verbindung mit milder atopischer Diathese

Symptome
- chronischer Husten mit Auswurf
- Dyspnoe unter Belastung

Komplikationen
- bakterielle Superinfektionen (→ eitriges Sputum)
- Bronchiektasen
- Bronchialkarzinom
- Lungenemphysem, Cor pulmonale

Diagnostik
- trockene Rasselgeräusche in der Auskultation
- Anamnese, z. B. Ausmaß der Dyspnoe
- Spirometrie
- Kontrollen mit dem Peakflowmeter

Therapie
- entsprechend der einfachen chronischen Bronchitis
- zusätzlich bronchienerweiternde Inhalationssprays
- Atemgymnastik
- Glukokortikoide eventuell in Spätstadien nach Bedarf

4.11 Pneumonie

Die **Lungenentzündung** (Pneumonie) ist in jedem Lebensalter eine mögliche und, v.a. im hohen Alter, bei Immunschwächen oder postoperativ, auch **häufige Todesursache**. Man rechnet in Deutschland mit etwa 600.000 Pneumonien/Jahr und einer Letalität von 0,5–1,0 %, hochgerechnet rund **40.000 Todesfälle/Jahr**. Genaue Zahlen sind nicht bekannt, doch nimmt die Pneumonie jedenfalls bei den infektiösen Todesursachen den 1. Platz ein. Weltweit gilt sie als **häufigste Infektionskrankheit** überhaupt, sofern man grippale Infekte und Durchfallerkrankungen außen vor lässt.

Entsprechend ihrer Bedrohlichkeit wird die Erkrankung in der Regel stationär behandelt. Eigentliche Todesursache ist häufig ein **Lungen**- oder **Herzversagen** (begleitende Myokarditis) oder eine **Sepsis** aus dem infizierten Gewebe heraus. Hierdurch bedingt muss die hochgerechnete Statistik ein wenig relativiert werden. So mancher an einer Pneumonie Verstorbene ist in Wahrheit der begleitenden, nicht erkannten Sepsis erlegen.

Krankheitsentstehung

Lungenentzündungen entstehen besonders häufig aus pathologischen Veränderungen von Atemwegen oder Lunge, bei lokaler oder systemischer Immunschwäche, bei Bettlägerigkeit oder im Alter (➢ Abb. 4.15).

Die Pneumonie ist die Entzündung des Lungengewebes, also des Bereiches der Alveolen und des angrenzenden Interstitiums. Sie kann nach den verschiedensten Kriterien eingeteilt bzw. unterschieden werden:

- Sie kann als **primäre** Pneumonie direkt in einer gesunden Lunge entstehen oder **sekundär** als Superinfektion oder **fortgeleitet** aus den Atemwegen **(Bronchopneumonie)**.
- Sie kann als **Lobärpneumonie** durch eine Vielzahl von **Bakterien** ausgelöst werden und betrifft dann „nur" einen **einzelnen Lungenlappen** (Lobus). Obwohl nur ein einzelner Lappen betroffen ist, verläuft sie im Allgemeinen sehr heftig mit **hohem Fieber** und einer **hohen Letalität**.
- Eine durch **Viren** verursachte Pneumonie breitet sich dagegen auf die gesamte Lunge aus, erfasst aber hierbei im Wesentlichen nur das **interstitielle Lungengerüst** unter Aussparung der Alveolen, sodass sie in der Regel **mildere Symptome** verursacht und mit deutlich geringerer Letalität verbunden ist. Diese Form heißt dementsprechend **interstitielle Pneumonie**. Interstitiell verlaufen aber auch Pneumonien, die durch **intrazellulär** lebende und sich vermehrende **Bakterien** (z. B. **Mykoplasmen**, **Chlamydien**, **Rickettsien** und **Legionellen**) verursacht werden.
- Historisch bedingt wird die **bakterielle Lobärpneumonie** zusätzlich noch als **typisch** bezeichnet, weil sie typische und ausgeprägte Symptome verursacht. Entsprechend heißt dann die **interstitielle Pneumonie** auch **atypische** Pneumonie, weil die Symptome zumeist milder und nicht immer gleich auf Anhieb der Lunge zuzuordnen sind.
- Entzündliche Lungeninfiltrate, die z. B. im Rahmen einer **Lungentuberkulose** entstehen und weder mit dem Begriff der Lobär- noch mit demjenigen einer interstitiellen Pneumonie vereinbar sind, fasst man unter dem Begriff der **spezifischen Pneumonie** zusammen.
- Die **Bronchopneumonie** entsteht **fortgeleitet** aus einer bakteriellen **Bronchitis**. Sie kann aber auch aus dem nekrotischen Gewebe eines Bronchialkarzinoms durch **bakterielle Superinfektion** entstehen. Die Entzündung greift auf das **peribronchiale**

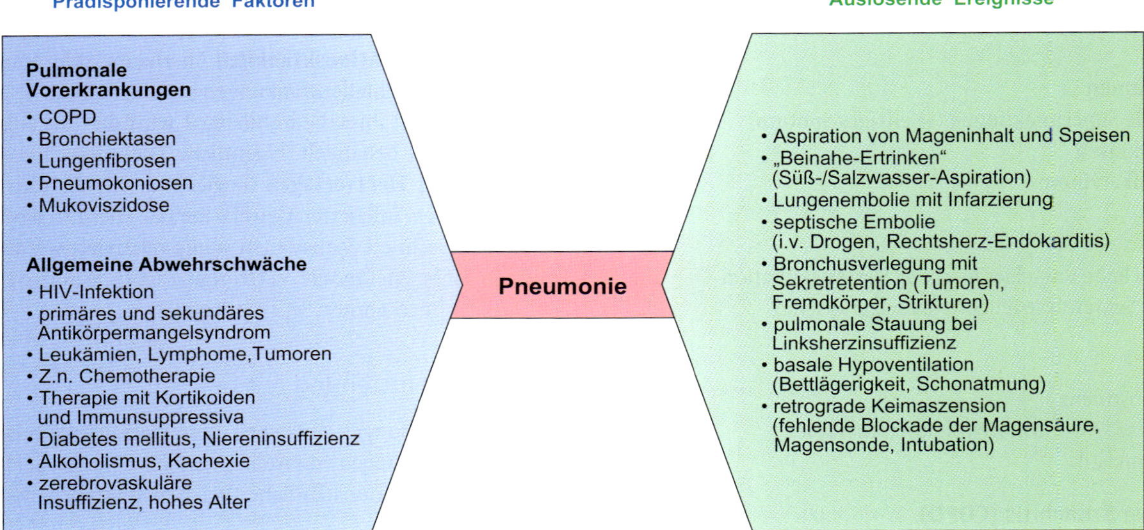

Abb. 4.15 Prädisponierende Faktoren und auslösende Ereignisse einer Pneumonie [R132]

Gewebe über, beschränkt sich aber in der Regel auf diesen Bereich und erfasst nicht gleich einen ganzen Lappen.

- Die Pneumonie der **Kleinkinder** wird zumeist **viral** ausgelöst, ist also meist eine interstitielle, **atypische** Pneumonie. Die Pneumonie der **Erwachsenen** hat dagegen überwiegend **bakterielle** Ursachen (v.a. Pneumokokken, Chlamydien, Mykoplasmen, Hämophilus, Legionellen, Escherichia coli). Bei Erwachsenen findet man also **typische** *und* **atypische** (bakterielle) Pneumonien.
- **Neugeborene** entwickeln teilweise letale Pneumonien durch **Aspiration von Fruchtwasser** oder durch **Infizierung im Geburtskanal** der Mutter – z. B. an Chlamydien oder Herpes-Viren.
- Ein großes medizinisches Problem stellt die **nosokomiale** (im Krankenhaus erworbene) **Pneumonie** dar, an der zahlreiche Patienten versterben, weil das (bakterielle) Erregerspektrum nicht nur von dem häuslichen Spektrum verschieden, sondern auch auf die verschiedensten Antibiotika **resistent** geworden ist. In **ambulanten** medizinischen Einrichtungen finden sich teilweise ebenfalls multiresistente Keime, sodass der Patient auch dort eine **nosokomiale Pneumonie** erwerben kann. Letztendlich gehört laut Definition selbst die Praxis des **Heilpraktikers** zu den **nosokomialen Infektionsquellen**, obwohl sich dort typische Krankenhauskeime oder Multiresistentes kaum häufiger finden werden lassen als an beliebigen weiteren Orten. Von Bedeutung ist allerdings diesbezüglich und im Hinblick auf die Prüfung die **offizielle Definition des Begriffs** und nicht das, was ihm sinngemäß zugrunde liegt.
- Manche Pneumonieformen tragen **besondere Namen**. Hierzu gehören die **Legionärskrankheit** (ausgelöst durch Legionellen), die **Ornithose** (ausgelöst durch Chlamydia psittaci), die **Aspirationspneumonie**, das **Q-Fieber** (ausgelöst durch Coxiellen), die virale **Grippe-** und **Masernpneumonie**, die zusätzlich auch noch häufig eine bakterielle Superinfektion erfahren.
- Wie überall im Organismus entstehen manchmal auch in der Lunge **Abszesse**. Verursachende Bakterien sind zumeist Staphylokokken (Staphylococcus aureus).

MERKE

- Die übliche bakterielle Pneumonie ist eine **Lobärpneumonie**. Man rechnet mit einem Anteil um 75 % an allen Lungenentzündungen.
- Die **interstitielle Pneumonie** ist normalerweise eine virale Pneumonie, kann aber auch durch intrazellulär lebende Bakterien verursacht werden. Auf diese Form entfallen (geschätzt) etwa 25 %.

Symptomatik

Lobärpneumonie

Verursachende Bakterien sind mehrheitlich (Anteil 35–40 %) **Pneumokokken** (Streptococcus pneumoniae), seltener Staphylokokken, Haemophilus influenzae oder auch Enterobakterien wie Klebsiella. Es sei an dieser Stelle daran erinnert, dass Pneumokokken auch die weitaus häufigste Ursache (50 %) der bakteriellen Meningitis darstellen.

Die Erkrankung beginnt meist **hochakut** mit **Schüttelfrost** und schnell ansteigendem **Fieber** bis **40 °C**, **schwerem Krankheitsgefühl**, **Husten**, **Dyspnoe**, **Tachypnoe** und **Tachykardie**. Eventuell entsteht eine **Zyanose**. Sobald die Entzündung auf die Pleura übergegriffen hat (= Pleuropneumonie), wird der **Husten schmerzhaft**. Manchmal kommt es wegen der begleitenden Pleuritis zum Nachschleppen der betroffenen Thoraxseite. Der **Auswurf** kann v.a. bei der Streptokokkenpneumonie wegen geringer Blutbeimengungen **rostbraun** verfärbt sein, ist ansonsten schleimig-eitrig; teilweise sieht man auch eine deutliche **Hämoptyse**. Bei disponierten Patienten entstehen häufig **Fieberbläschen** (Herpes labialis).

Bei unkompliziertem Verlauf kommt es **nach ca. 1 Woche** unter **starkem Schwitzen** zur **kritischen Entfieberung** innerhalb weniger Stunden (➤ Abb. 4.16).

Im betroffenen Lungenlappen sieht man **histologisch** einen stadienhaften Verlauf von der anfänglichen serösen Flüssigkeitsansammlung in den Alveolen (sog. Anschoppung) über die rote Hepatisation wegen der zusätzlichen Blutbeimischung bis hin zur abschließenden gelben Hepatisation, bei der sich das nunmehr eitrige

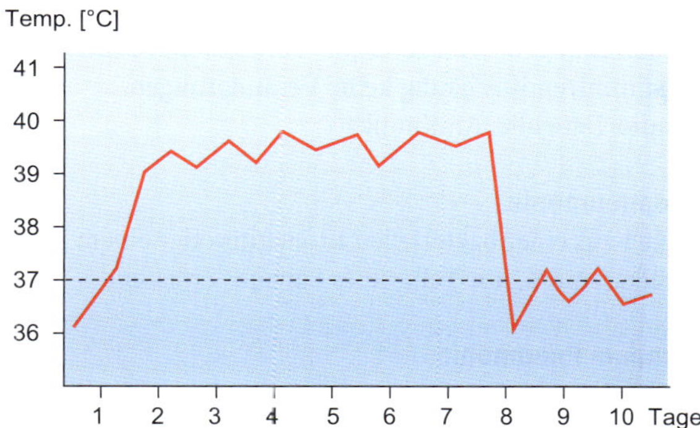

Abb. 4.16 Typischer Fieberverlauf bei einer Lobärpneumonie [L106]

Sekret verflüssigt und schließlich resorbiert wird. Unter rechtzeitiger und angemessener antibiotischer Therapie sind diese Stadien nicht vorhanden. Entsprechend ist der gesamte Krankheitsverlauf weniger schwer und abgekürzt.

Interstitielle Pneumonie

Die atypische interstitielle Pneumonie betrifft nicht nur einen Lungenlappen, sondern mehr oder weniger große Anteile der **gesamten Lunge**. Dafür erfasst sie jedoch nicht das gesamte Lungengewebe bis hin zur Mitbeteiligung der Pleura, sondern beschränkt sich in der Regel auf das **interstitielle Lungengerüst** – unter Aussparung des alveolären Bereichs. Deshalb ist hier im Gegensatz zu dem oft ausgeprägten Krankheitsbild bei der **Auskultation** zumeist überhaupt **nichts Pathologisches** zu hören, weil weder Alveolen noch Bronchiolen wesentlich beteiligt sind. Neben **Krankheitsgefühl**, **Husten**, **Dyspnoe** und **Tachypnoe** kommt es zu mäßigem oder selten auch einmal hohem **Fieber**. Der Husten ist im Gegensatz zur Lobärpneumonie **unproduktiv** (trocken), weil sich die Atemwege weder an der Entzündung beteiligen noch an einen entzündlich-eitrigen Lungenherd angeschlossen sind.

Diagnostik

Die ambulante Diagnostik zeigt folgende Befunde:

- Im Vordergrund steht bei der „typischen" **Lobärpneumonie** die einen ganzen Lungenlappen betreffende Verminderung des Luftgehalts unter gleichzeitiger Vermehrung ihres flüssigen Anteiles (Entzündung und Exsudat in den Alveolen). Das **Atemgeräusch** ist also **verschärft** durch den Anteil hoher Frequenzen und im Gegensatz zum Vesikuläratmen **auch während der Exspiration** zu auskultieren.
- Die **Perkussion** ist **gedämpft**.
- **Stimmfremitus** und **Bronchophonie** sind **verstärkt**.
- Das Exsudat in den Alveolen (und evtl. Bronchiolen) verursacht **feuchte, fein- bis mittelblasige Rasselgeräusche**, die **ohrnah** bzw. **klingend** sind, weil sie über ein infiltriertes Lungengewebe zur Thoraxwand und ins Stethoskop geleitet werden. Zusätzlich entsteht eventuell **Knisterrasseln**.
- Besonders häufig wird gerade die Lobärpneumonie von einer exsudativen, später trockenen **Pleuritis** begleitet, sodass dann auch **Reibegeräusche** bis hin zum **Lederknarren** gehört werden. Der **Husten** wird durch die Beteiligung der Pleura für den Patienten **schmerzhaft** (s. oben).

An das **hohe Fieber** sei erinnert. Allerdings sind v.a. alte Menschen (und Säuglinge) häufig nicht mehr dazu in der Lage, hohes Fieber zu entwickeln.

Im Blut sieht man bei einer **bakteriellen** Ursache eine ausgeprägte **Leukozytose** (als Neutrozytose) mit **Linksverschiebung**, eine **CRP**-Vermehrung und eine stark **beschleunigte BSG**. Bei einer **viralen** Ursache kann eine **Lymphozytose** erwartet werden.

Die exakte Diagnostik und Zuordnung erfolgt über das **Röntgenbild**, auf dem man die **Infiltration** der Lunge erkennt – entweder auf einen Lappen begrenzt oder generalisiert (> Abb. 4.17, > Abb. 4.18).

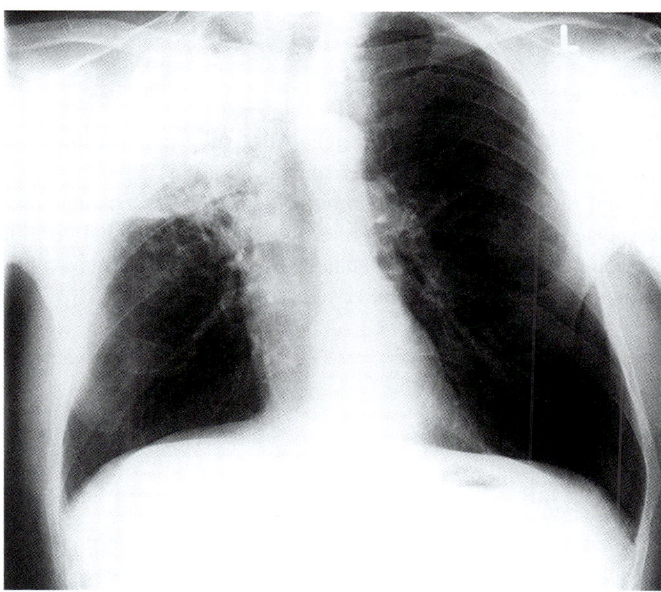

Abb. 4.17 Lobärpneumonie im rechten Oberlappen [R132]

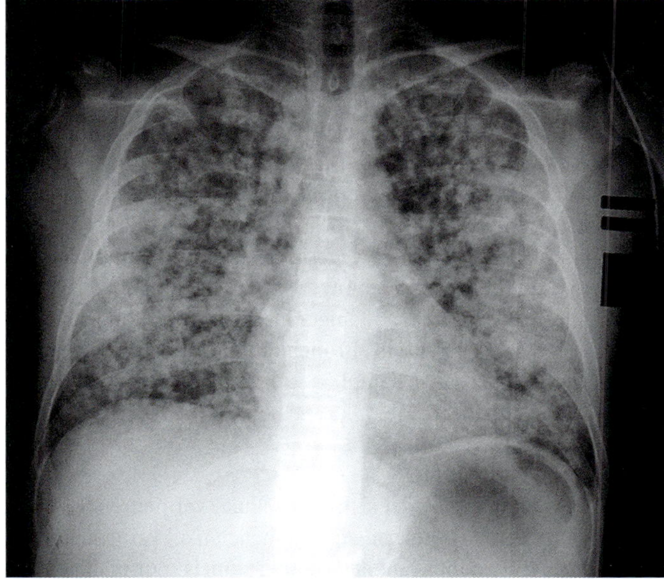

Abb. 4.18 Interstitielle Pneumonie (Mykoplasmenpneumonie) [E348]

Der **Erregernachweis** erfolgt aus Sputum oder Bronchialsekret. Abhängig von der Inkubationszeit können evtl. bereits spezifische Antikörper (als IgM) nachgewiesen werden, die frühestens 1 Woche nach der Infektion entstehen.

Vor allem bei der **interstitiellen Pneumonie** werden für eine endgültige Diagnose häufig eine **Röntgenaufnahme** sowie der Nachweis entsprechender serologischer **Antikörper** benötigt, weil bei der klinischen Untersuchung mehrheitlich keine Pathologika in Erscheinung treten.

MERKE

Die interstitielle, atypische Pneumonie ist ohne Röntgenbild und spezifische Antikörper kaum zu diagnostizieren. Wegweisend ist der Aspekt eines Patienten, der „für das bisschen Husten und Fieber" eigentlich „viel zu krank" erscheint.

Therapie

Im Vordergrund der Therapie stehen **Bettruhe** und **Antibiotika**, letztere „zur Abschirmung" oder „prophylaktisch", genauer jedoch schlicht aufgrund **unzureichender Diagnostik** bzw. mangelnder Kompetenz auch immer noch und unverändert häufig bei **viralen Ursachen**. Die Standortflora bedankt sich dafür gewissermaßen mit immer weiter zunehmenden Resistenzentwicklungen.

Zusammenfassung

Pneumonie

Lungenentzündung

- **Ursachen:**
  - häufig im Alter oder bei Säuglingen und Kleinkindern
  - bei Immunschwäche (Diabetes mellitus, AIDS, unter zytostatischer Therapie), Kachexie, Alkoholkrankheit oder COPD
  - bei Bettlägerigen begünstigt durch oberflächliche Atmung und schwere Grunderkrankungen

Lobärpneumonie

„Typisch" durch Bakterien (meist Pneumokokken) verursacht

- **Symptome:** akuter Beginn, hohes Fieber, schweres Krankheitsgefühl, Dyspnoe, Tachypnoe, Tachykardie, schmerzhafter Husten, evtl. Hämoptyse oder Zyanose, hohe Letalität, als Komplikation Sepsis, Myokarditis
- **Diagnostik:** Röntgenbild, Erregerisolierung aus Sputum, Neutrozytose mit Linksverschiebung, BSG-Beschleunigung, bei der Auskultation verschärftes Atemgeräusch, feuchte, klingende, feinblasige Rasselgeräusche, Bronchophonie und Stimmfremitus verstärkt, Klopfschall gedämpft
- **Therapie:** Bettruhe, Antibiotika

Interstitielle Pneumonie

„Atypisch" durch Viren oder sich intrazellulär vermehrende Bakterien (Chlamydien, Mykoplasmen, Legionellen u.a.) verursacht

- **Symptome:** Husten, Krankheitsgefühl, zumeist nur mäßiges Fieber, evtl. Dyspnoe, Tachypnoe und Tachykardie
- **Diagnostik:** Röntgenbild, Lymphozytose, Versuch der Antikörperbestimmung, bei Auskultation, Perkussion, Bronchophonie oder Stimmfremitus häufig keine Veränderungen
- **Therapie:** Bettruhe, Antibiotika

Bronchopneumonie

Fortgeleitet aus einer bakteriellen Bronchitis oder einem infizierten Bronchialkarzinom, nur Teile eines Lappens erfassend

Nosokomiale Pneumonie

Im Krankenhaus bzw. einer medizinischen Einrichtung erworben, häufig Lobärpneumonie durch resistente Problemkeime, hohe Letalität

4.12 Pleuritis

Krankheitsentstehung

Die Pleuritis ist die Entzündung des Brustfells. Eine **primäre** Pleuritis ist **sehr selten**, entsteht evtl. einmal im Rahmen eines **Virusinfekts** der Atemwege. Im Allgemeinen entsteht sie **sekundär** und fortgeleitet aus einer **Lobärpneumonie**, einer **Tuberkulose**, einem **Lungeninfarkt** (z. B. im Rahmen einer Lungenembolie), einem **Tumor** (Bronchial- oder Mammakarzinom) oder über das Zwerchfell bei Erkrankungen der dort anliegenden Organe des Bauchraums – besonders häufig als linksseitiger Pleuraerguss begleitend zu einer **akuten Pankreatitis**, obwohl dieses Organ gar keinen direkten Kontakt zum Zwerchfell aufweist.

Formen

- Die **trockene** Form einer Pleuritis, die **Pleuritis sicca**, kann der **exsudativen** Form, der **Pleuritis exsudativa** vorangehen oder auf diese folgen. Die zunächst exsudative Pleuritis der Tuberkulose geht häufig in die sog. käsige Pleuritis mit zuletzt dicken, narbigen Pleuraschwarten über.
- Die **eitrige** Pleuritis, z. B. im Rahmen einer Lobärpneumonie, wird als **Pleuraempyem** bezeichnet, wobei der Begriff Empyem bekanntlich eine Eiteransammlung in einem bereits bestehenden Hohlraum des Körpers bezeichnet (Gallenblasen-Empyem usw.).
- Die **hämorrhagische** Pleuritis beschreibt schließlich das blutige Exsudat z. B. im Rahmen eines Pleura-Tumors oder fortgeleitet aus einem Mamma- oder Lungenkarzinom.

4.12.1 Pleuritis sicca

Die Pleuritis sicca verursacht durch die gute nervale Versorgung der Pleura parietalis meist **Schmerzen** bei der **Atmung**, wodurch der Patient versucht, oberflächlich und einseitig zu atmen. Es resultiert also eine **oberflächliche, beschleunigte Atmung**, wobei manchmal ein leichtes **Nachschleppen der erkrankten Seite** beobachtet werden kann, wenn auch nicht so ausgeprägt wie beim

Pneumothorax. Teilweise entsteht ein trockener **Reizhusten**. Weil die Head-Zone der Pleura von Th2 bis Th12 reicht, erscheinen die **Schmerzen** nicht so selten auch im Bauchraum bis hin zum **Unterbauch**. Manchmal verläuft die Pleuritis auch symptomlos und wird eher zufällig entdeckt. Eine Temperaturerhöhung entsteht im Rahmen der Grunderkrankung, ist von der Pleuritis ausgehend meist nur wenig ausgeprägt. Eine **Pleuraschwarte** kann zur Behinderung der Inspiration mit **Zwerchfellhochstand** führen.

Diagnostik

Im Anfangsstadium entsteht auskultatorisch häufig ein feines **Reibegeräusch**. Das typische **Lederknarren** ist erst bei ausgeprägteren Verwachsungen in späteren Stadien zu hören. Über Röntgenbild und Laborparameter wird versucht, die Entzündung ursächlich abzuklären.

4.12.2 Pleuritis exsudativa

Die Pleuritis exsudativa kann **erhebliche Flüssigkeitsansammlungen** bis zu mehreren Litern im Pleuraspalt verursachen, wodurch aus dem Spalt schnell eine Höhle wird (➤ Abb. 4.19). Diese Flüssigkeit – serös, fibrinös, blutig oder eitrig – verteilt sich nach den Gesetzen der Schwerkraft, aber auch nach den nicht überall identischen Druckverhältnissen. Man kann dem in der Regel **entzündlich** verursachten **Exsudat** noch das **nicht-entzündliche Transsudat** gegenüberstellen, das bei **Rechtsherzinsuffizienz** (Rückstau in die Kapillaren von Thoraxwand und Pleura parietalis), terminaler **Niereninsuffizienz** bzw. **nephrotischem Syndrom** oder **Leberzirrhose** entsteht.

Symptomatik

Abhängig vom Volumen des Exsudats kommt es zu **Dyspnoe, thorakalem Druck** und eventuell auch zu einer mäßigen **Verlagerung des Mediastinums zur gesunden Seite** ähnlich einem unvollständigen Pneumothorax. In diesen Fällen werden dann auch **gestaute Halsvenen** sichtbar. Teilweise entstehen als Phrenikusreiz (C4) **Schulterschmerzen**.

Diagnostik

Über einem größeren Erguss ist das **Atemgeräusch aufgehoben**. Der **Klopfschall** ist **gedämpft**. Der **Stimmfremitus** wird nicht bis zur Thoraxwand weitergeleitet, ist also **nicht mehr palpabel**. Durch Sympathikusreiz kann es (selten) sogar zu einer **Pupillendifferenz** kommen (M. dilatator pupillae). Der eigentliche Nachweis erfolgt durch **Röntgen**, **Ultraschall** und Untersuchung des Punktats (➤ Abb. 4.20).

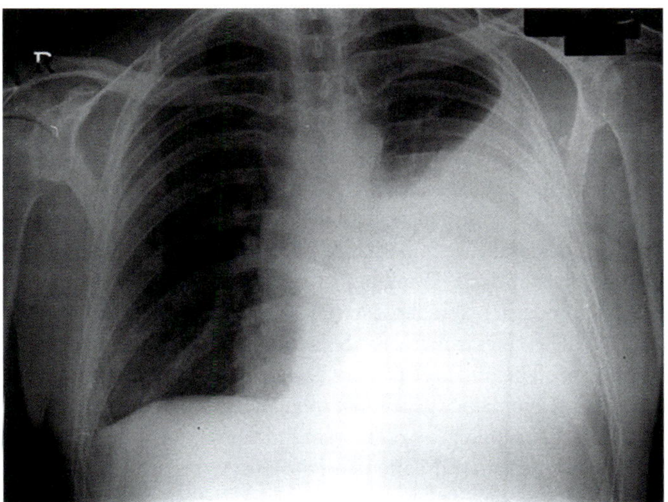

Abb. 4.19 Voluminöser Pleuraerguss links [F562]

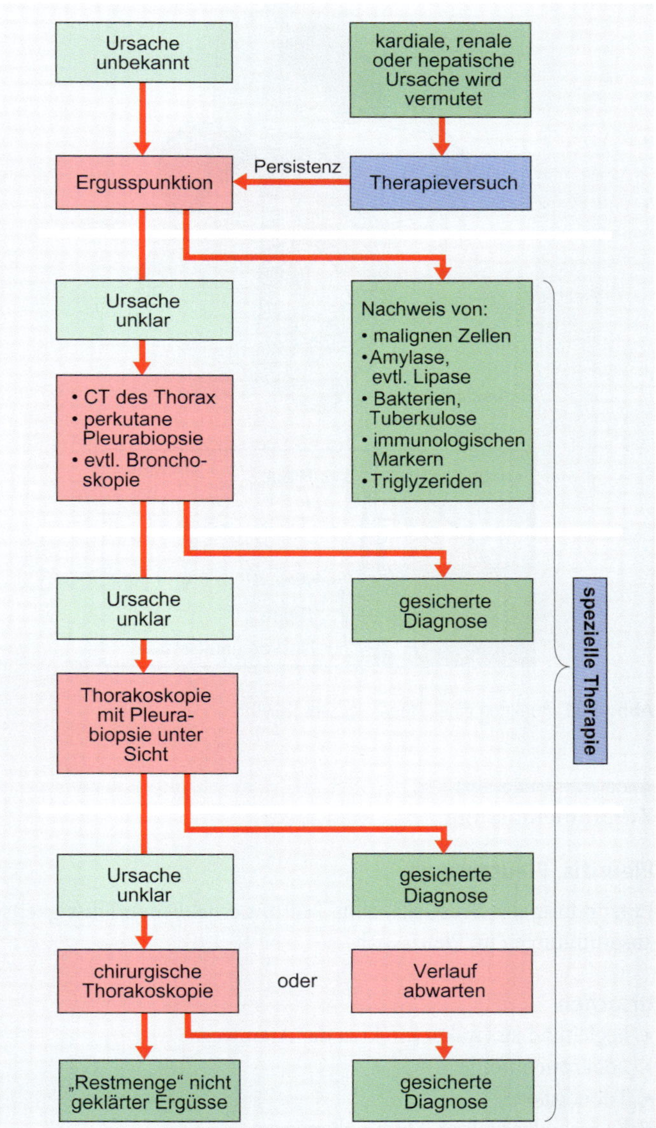

Abb. 4.20 Pleuraerguss – Diagnostik und Therapie [R132]

Therapie

Große **Pleuraergüsse** werden in der Klinik **punktiert** und abgelassen, um so für eine Entlastung zu sorgen – aber auch, um gleichzeitig eine zusätzliche diagnostische Möglichkeit zu erhalten (➤ Abb. 4.21). Eine ursächliche Diagnose bzw. Zuordnung zu einer bis dahin nicht erkannten Grunderkrankung ist nämlich häufig recht schwierig, manchmal sogar unmöglich. Abpunktierte Ergüsse laufen, abhängig von ihrer Ursache, oftmals wieder nach, sodass manchmal nichts anderes übrig bleibt, als durch infiltrierte Substanzen die beiden **Pleurablätter** umschrieben miteinander zu **verkleben**.

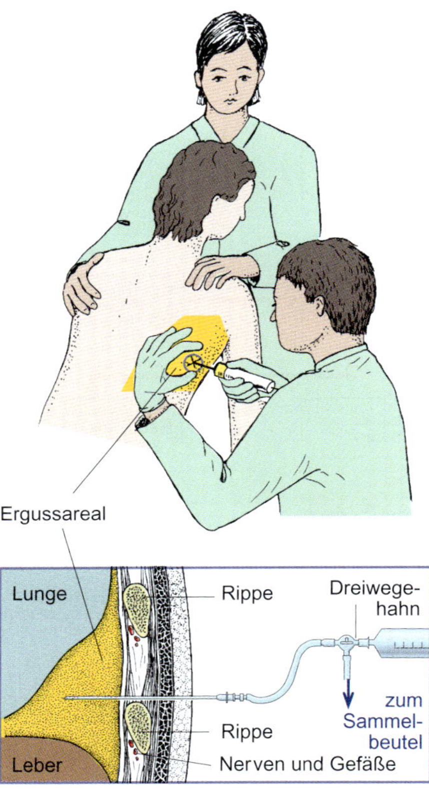

Abb. 4.21 Punktion eines Pleuraergusses [L190]

Zusammenfassung

Pleuritis, Pleuraerguss

Entzündung des Brustfells, zum Teil mit erheblichen Flüssigkeitsansammlungen im Pleuraspalt

Ursachen

- begleitend zu viralen Infekten der Atemwege
- Lobärpneumonie
- Tuberkulose
- Bronchialkarzinom, Mammakarzinom
- Lungeninfarkt, z. B. im Rahmen einer Lungenembolie
- als Transsudat bei Rechtsherzinsuffizienz, Niereninsuffizienz, nephrotischem Syndrom oder Leberzirrhose
- akute Pankreatitis

Symptome

- Dyspnoe
- thorakaler Druck
- Schmerzen bei der Atmung mit Nachschleppen der betroffenen Seite
- bei Mediastinalverlagerung gestaute Halsvenen
- evtl. Fieber

Diagnostik

- auskultatorisch abgeschwächtes Atemgeräusch, abgeschwächte Bronchophonie und Stimmfremitus, gedämpfter Klopfschall
- apparativ mittels Ultraschall und Röntgen
- Untersuchung des Punktats

Therapie

- Behandlung der Ursache
- Punktion

4.13 Asthma bronchiale

Das Bronchialasthma ist eine Erkrankung aus dem **atopischen Formenkreis**, zu dem Erkrankungen zählen, die den Kriterien einer sog. **Allergie vom Typ 1** gehorchen (➤ Fach Immunologie). Entsprechend den weiteren atopischen Krankheiten (Heuschnupfen, atopisches Ekzem, Urtikaria, allergische Reaktionen auf Insektenstiche) gewann auch das Asthma bronchiale in den westlichen Ländern laufend über viele Jahrzehnte an Bedeutung, wobei nun allerdings eine Art **Plateau** ohne weitere Veränderungen entstanden zu sein scheint.

Derzeit betrifft das Asthma bronchiale in Deutschland etwa **6 % der erwachsenen Bevölkerung** und **14 % der Kinder**. Dabei ist ein **Häufigkeitsmaximum** im **3.–4. Lebensjahr** zu verzeichnen, auch wenn Asthma grundsätzlich **in jedem Alter** entstehen kann. Andererseits verschwinden beim größeren Teil der Kinder die Symptome bis zum Erwachsenenalter, um dann nur teilweise in späteren Jahren erneut aufzutreten. Zusätzlich erkranken auch Erwachsene, die während der Kindheit symptomlos waren. Es gibt deshalb keinen direkten Zusammenhang zwischen der Häufigkeit im Kindes- und Erwachsenenalter. Insgesamt rechnet man **weltweit** mit etwa **300 Millionen** Betroffenen, womit das Asthma bronchiale zu den häufigsten Krankheiten überhaupt zählt.

Die **Letalität** der Erkrankung ist seit etlichen Jahren **rückläufig**, weil die modernen standardisierten Therapien ungleich wirksamer sind als diejenigen früherer Jahre. Inzwischen entstehen Todesfälle fast nur noch bei unzureichenden bzw. fehlerhaften Therapien, z. B. einer Non-Compliance gegenüber inhalativen Glukokortikoiden. Sie sind also eher **selten** geworden, während vor der Jahrhundertwende noch mehrere Tausend Patienten/Jahr daran verstarben. Selbst das Lungenemphysem, früher nahezu eine „Selbstverständlichkeit" beim chronischen Asthmapatienten, wird kaum noch gesehen.

Definition

Asthma heißt im Griechischen **Atemnot**. Das Asthma bronchiale ist also die durch krankhaft veränderte Bronchien bzw. Bronchiolen verursachte Atemnot. Das Asthma cardiale bezeichnet eine Atemnot, die durch eine Herzinsuffizienz hervorgerufen wird.

Ausgelöst wird das Bronchialasthma durch einen **Spasmus der glatten Muskulatur** der Wände von kleinen Bronchien und **Bronchiolen** mit Verengung ihres Lumens. Dies erfolgt **anfangs immer anfallsartig**, in **späteren Stadien** zumindest teilweise auch als **Dauerzustand**. Es resultiert eine anfallsweise oder (in späten Stadien) andauernde **Atemnot** (Dyspnoe), die bei ausgeprägten Formen mit Todesangst verbunden ist, weil der resultierende Luftdurchtritt tatsächlich kaum noch zum Leben reicht. Die Atemnot geht häufig mit einem **quälenden Husten**, in fortgeschrittenen Stadien auch mit der Produktion eines **zähen, glasigen Sputums** einher. Manchmal, v.a. bei Kindern, entsteht allerdings als **früher Hinweis** lediglich ein **chronisch rezidivierender Hustenreiz** aufgrund der entzündlichen Vorgänge, jedoch noch ohne deutliche Dyspnoe, bis dann zu einem späteren Zeitpunkt die Anfälle erscheinen.

MERKE

Definitionsgemäß handelt es sich beim Asthma bronchiale um eine entzündliche, obstruktive Erkrankung der Atemwege mit anfallsweise auftretender Dyspnoe auf dem Boden einer bronchialen Hyperreaktivität und reversibler Verengung von kleinen Bronchien und Bronchiolen. Als früher Hinweis erscheint manchmal lediglich ein rezidivierender Husten.

Krankheitsentstehung

Das Spektrum angeschuldigter Ursachen entspricht der pauschalierten Definition der Erkrankung. Man kennt die im Sinne der Symptomatik ursächliche Hyperreagibilität der Atemwege mit resultierender Spastik, ist aber nicht in der Lage, den gemeinsamen Nenner für diese immer gleiche Auswirkung zu finden:

- **Allergisches** Asthma bronchiale: IgE-vermittelte Form mit Antikörpern u.a. gegen Pollen, Tierhaare, Hausstaubmilben bzw. deren Ausscheidungen, Bettfedern, Schimmelpilzsporen, Insektengifte (Bienen, Wespen) sowie ungezählte Nahrungsmittel einschließlich enthaltener Konservierungsmittel. Diese Form wird auch als **extrinsisches** Asthma bronchiale bezeichnet, weil die auslösenden Allergene „von außen" kommen. Dabei gilt die **Hausstaubmilbe** als **häufigstes Allergen** überhaupt.
- **Infektbedingtes**, sog. **intrinsisches** Asthma bronchiale: Atemnot im Zusammenhang mit Infekten der Atemwege z. B. durch Rhino-, RS- oder Corona-Viren oder bei bakteriellen Infekten. Als Ursache postuliert man der Einfachheit halber die direkte Stimulierung sensibler Nerven durch Viren oder Bakterien, als Hinweis auf die weit verbreiteten, naiven Vorstellungswelten der Medizin gerade auch beim Asthma. Der Begriff „intrinsisch" ist ohnehin nicht wirklich glücklich gewählt, denn Viren und Bakterien kommen bekanntlich ebenfalls „von außen".
- **Mischform** aus **extrinsischem** und **intrinsischem** Asthma bronchiale: Exazerbation eines allergischen Asthma bronchiale im Rahmen von Infekten
- **Anstrengungsasthma:** Anfälle im Rahmen oder (meistens) **im Anschluss** an körperliche Belastungen
- **Medikamentös ausgelöstes** Asthma bronchiale durch Hemmer der Prostaglandinsynthese (v.a. ASS, weniger deutlich durch Ibuprofen und Diclofenac), durch Penicilline oder Sulfit-Beimengungen mancher Medikamente
- **Beruflich verursachtes** Asthma bronchiale durch Inhalation von allergisierenden oder toxischen Substanzen – z. B. als Bäckerasthma (Mehlstaub, Hilfsstoffe, Schimmelpilze) oder als Asthma des Pilzzüchters (Pilzsporen bzw. Konidien)
- Ein **privat, freizeit-** oder **urlaubsbedingtes** Asthma wurde bisher noch **nicht** definiert.

Die Einteilung ist **unglaublich sinnlos**, denn jedes Allergen des Asthmapatienten lässt sich der **IgE-vermittelten Allergisierung** zuordnen. Dies bedeutet, dass das fehlgeleitete Immunsystem des Atopikers alle diese Allergene als **Parasiten** einstuft und mit genau den Mitteln dagegen angeht, die dafür als wirksam erachtet und im Verlauf vieler Jahrmillionen entwickelt worden sind. Der Mehlstaub des Bäckers, Pollen, Tierhaare und Nahrungsbestandteile oder die Konidien des Pilzzüchters werden genauso verwechselt und gleichbehandelt wie Viren, Bakterien und Pilze. Deswegen sind beim infektallergischen Asthma regelhaft **IgE-Antikörper** gegen **unterschiedlichste Erreger** nachzuweisen, während nicht-atopische Immunsysteme diese Infektionen mit der Bildung von **IgG** oder über die **zellvermittelte Abwehr** beantworten. Selbst in schulmedizinischen Definitionen ist neuerdings klar geworden, dass die Trennung zwischen in- und extrinsisch nicht mehr aufrechtzuerhalten ist, weil die Mehrzahl der kindlichen Asthmaanfälle gerade im Zuge viraler Atemwegsinfekte auftritt bzw. das vorbestehende Asthma auch beim Erwachsenen exazerbiert.

Selbst beim **Anstrengungsasthma** findet man **erhöhte IgE-Serumspiegel**, **sofern man danach sucht**!! Auffallend im medizinischen Alltag ist allerdings, dass genau dies regelhaft eben nicht geschieht – weder bei Heuschnupfen oder Asthma bronchiale noch bei urtikariellen Symptomen oder gar einer Neurodermitis. Ungezählte Asthma- oder Neurodermitis-Patienten wissen nichts von IgE-Spiegeln, weil dieselben nie bestimmt worden sind. Dies geht so weit, dass die Bitte informierter Patienten um die Bestimmung des IgE-Serumspiegels in zahlreichen Praxen abschlägig beschieden wird, weil man den Zusammenhang nicht versteht. Andererseits hat natürlich das Wissen um die Höhe des Serumspiegels so lange keine therapeutischen Konsequenzen, wie die im Folgenden beschriebenen Ursache-Wirkungs-Beziehungen mitsamt den resultierenden **Möglichkeiten der Heilung atopischer Erkrankungen** noch keinen Einzug in die Medizin gefunden haben.

Genetische Ursachen

Die **wesentliche Ursache** von Asthma bronchiale und allen weiteren **Erkrankungen** aus dem **atopischen Formenkreis** besteht in angeborenen **chromosomalen Veränderungen**, die in erster Linie eine **Umpolung** und „**Simplifizierung**" des Immunsystems erzeugen: Ein Großteil der Fremdantigene wird unabhängig von ihrer eigentlichen Zugehörigkeit als **Parasit**, als Wurm oder Amöbe wahrgenommen. Die **feine Unterscheidungsfähigkeit** üblicher Immunsysteme einerseits zwischen **unterschiedlichen Erregerarten** wie Viren, Bakterien

4

und ihren Toxinen, Pilzen oder Parasiten und andererseits **Fremdantigenen** wie Pollen, Tierhaaren oder üblichen Nahrungsbestandteilen, die **keinerlei Bedrohung** für den Organismus darstellen können, geht dadurch beim Atopiker **vollständig verloren**.

Als **weitere Folge**, von der Medizin immer noch nicht zur Kenntnis genommen, entstehen notwendigerweise **gehäufte Infekte** in Kindheit und (zumindest frühem) Erwachsenenalter, denn wenn **Viren und Bakterien** als **beherrschende Ursachen** infektiöser Erkrankungen nur noch oberflächlich und **unspezifisch** „als Würmer" bekämpft werden, haben sie leichtes Spiel in ihrer eigenen Vermehrung. Indem auch die Fähigkeit zur Erzeugung hohen Fiebers verloren geht (s. später), lässt sich die Atopie zusätzlich und **unabhängig** von ihren **allergischen Symptomen** mit einer allgemeinen **Immuninsuffizienz** gleichsetzen.

4

MERKE

Atopische Immunsysteme wähnen sich gewissermaßen von Würmern umzingelt; sie reagieren im eigentlichen Sinn wahnhaft.

Für die Fehlsteuerung wird eine ganze Reihe von Genen verantwortlich gemacht, sodass die Anlage zur Atopie sehr wahrscheinlich **polygenetisch** verursacht wird, allerdings mit einem Schwerpunkt auf einigen wenigen Genen:

Besonders bedeutsam erscheint beispielsweise ein **Chromosomendefekt** auf Chromosom 11. Die Mutation betrifft ein Enzym namens **δ-6-Desaturase**, dessen Funktion in der **Umwandlung** der 2-fach ungesättigten **Linolsäure** in die 3-fach ungesättigte **γ-Linolensäure** besteht. **Linolsäure** ist ein **essenzieller Nahrungsbestandteil**, weil sie zwar zur Synthese eines Teils der Prostaglandine und Leukotriene benötigt wird, jedoch im Organismus nicht selbst synthetisiert werden kann. Dies bedeutet, dass sie entsprechend den Vitaminen und essenziellen Aminosäuren mit der Nahrung zugeführt werden muss. Die benötigte Menge liegt bei 10–15 g/Tag. Enthalten ist sie in pflanzlichen Ölen. Linolsäure ist **neben α-Linolensäure**, aus der Omega-3-Fettsäuren entstehen, die **einzige essenzielle Fettsäure** menschlicher Nahrung. Aus der zugeführten **Linolsäure** entsteht im gesunden Organismus in einem ersten Schritt **γ-Linolensäure** und aus dieser auf verschiedenen Stoffwechselwegen die unterschiedlichsten Endprodukte, darunter über die Arachidonsäure (Fettsäure mit 20 C-Atomen) ein Teil der **Prostaglandine** und **Leukotriene**. Ein angeborener Mangel an wirksamer Desaturase führt demnach zu einem Mangel an γ-Linolensäure und einem Defizit dieser Endprodukte.

Ein weiterer, möglicherweise ebenfalls im Vordergrund stehender Defekt betrifft Chromosom 5 und hier Faktoren, welche von den **T_H2-Helferzellen** produziert werden und den kontaktierenden B-Lymphozyten signalisieren, welche Immunglobuline deren „Töchter" (= Plasmazellen) zu produzieren haben. Abhängig vom Cocktail der Interleukine, die sie von den Helferzellen erhalten, werden im Zuge der Immunantwort von den Plasmazellen IgA-, IgG- oder eben IgE-Antikörper produziert und in die Körperflüssigkeiten abgegeben. Im Hinblick auf die **IgE**-Erzeugung stehen die **Interleukine 4, 9** und **13** im Vordergrund. Beteiligt ist zusätzlich **Interleukin 5** – zumindest insofern, als dieser Botenstoff der Helferzellen im **Knochenmark** die Produktion der **eosinophilen Granulozyten** ankurbelt und dadurch die für die **Typ-1-Allergie** typische **Eosinophilie** mit den erhöhten **IgE**-Serumspiegeln **verknüpft**.

T-Helferzellen erhalten ihre Informationen über die **Art** des zu bekämpfenden Fremdmaterials von **Makrophagen** und **dendritischen Zellen**, die parallel zur Präsentation phagozytierten Materials **diesem zugeordnete** Interleukine an die Helferzellen weitergeben, sodass dieselben erst auf dieser Basis **ihren eigenen Nachrichtencocktail** für die B-Lymphozyten zusammenmischen. Beispielsweise ist bei **bakteriellen Infekten** zwar IL-4 ebenfalls darin enthalten, dagegen **fehlen IL-9 und IL-13**, sodass anstelle der IgE-nun **IgG**-Antikörper gebildet werden. Zusätzlich entscheidet sich bereits an der Schnittstelle der antigenpräsentierenden Zellen, ob das Immunsystem überhaupt Notiz von Fremdantigenen (z. B. Nahrungsfaktoren) nimmt, ob es dieselben viralen oder bakteriellen Erregern zuordnet oder ob diese Zellen die Harmlosigkeit von Fremdmaterial erkennen und genau deswegen von vornherein nicht verarbeiten. In diesem Fall entstehen, wie evolutionär vorgesehen, **keinerlei Immunreaktionen**.

Gegenüber **viralen Erregern** entstehen bei einem gesunden Immunsystem in erster Linie nicht T_H2-, sondern **T_H1-Helferzellen**, wodurch eine gänzlich andere Schiene des Immunsystems aktiv wird, mithin auch keine Interleukine, die zu IgE führen, entstehen können. Zusätzlich werden dabei **Interferone** gebildet, welche die Abwehr von Viren enorm verstärken. Ihr Mangel bei Atopikern erklärt zusätzlich zu den „falschen Immunglobulinen", warum virale Infekte bei den Betroffenen häufiger apparent erscheinen und heftiger verlaufen.

ACHTUNG

Es versteht sich von selbst, dass die kurzen Hinweise auf die Arbeitsweise gesunder und atopischer Immunsysteme ohne Kenntnis des ➤ Faches Immunologie nicht verstanden werden können.

Nun scheint die grundlegende Einordnung von Fremdantigenen durch antigenpräsentierende Zellen mit nachfolgendem Informationsfluss zu den T-Helferzellen vom **Chromosom 11** abhängig zu sein, weil nach einer Heilung seiner Mutation genetische Abweichungen auf Chromosom 5 offensichtlich unbedeutend werden. Dies geht daraus hervor, dass sich im Zuge einer Normalisierung des **Desaturase-Weges** auch die **IgE-Serumspiegel** sowie die vorbestehende **Eosinophilie** in aller Regel vollständig **normalisieren**. Damit ist eine Erkrankung aus dem atopischen Formenkreis **unmöglich geworden**, denn IgE ist die Basis jeglicher atopischen Reaktionsweise. Übliche Infekte verlaufen milder und werden seltener.

Ein Mangel an δ-6-Desaturase hat einen **Mangel** an **γ-Linolensäure** zur Folge und dieser wiederum führt dazu, dass neben der Schieflage des Immunsystems ein **Mangel an Prostaglandinen** (z. B. PGE_2) entsteht. Vor allem **PGE_2** bewirkt an der glatten Muskulatur von Gefäßen und Bronchialsystem eine Erschlaffung, führt also zu einer **Dilatation der Bronchien**, daneben zur Weitstellung der Blutgefäße (z. B. auch in der Niere). Ein Mangel führt dagegen in den Atemwegen zum relativen **Überwiegen von PGF** (und D_2) und damit zur **Engerstellung** oder zumindest zu einer Störung des Gleichgewichts zwischen Verengung und Relaxation im **Bronchialsystem**. Die Störung dieses Gleichgewichts führt beim **Analgetika-Asthma** (v.a. ASS-induziert) oder beim **Anstrengungsasthma** bereits ohne zusätzliche Allergene zur Engstellung der Bronchiolen, woran die Bedeutung des hyperreagiblen Bronchialsystems auf der Basis eines Missverhältnisses verschiedener Prostaglandine abgelesen werden kann. Allerdings tragen auch die zahlreichen IgE-besetzten Mastzellen an der Oberfläche der Schleimhäute (s. unten) maßgeblich zum Geschehen bei, weil sie offensichtlich bereits bei minimalen, selbst physischen Reizen degranulieren können. Mit ursächlich für einen Anfall nach körperlicher Anstrengung ist wohl die **Eindickung des Schleims**, weil die Atemgase im Verlauf der Hyperventilation bzw. Mehratmung nicht mehr mit Wasserdampf gesättigt sein können.

Die Chromosomendefekte bewirken also, dass in verschiedenen Körperbereichen (u.a. Haut, glatte Muskulatur, Immunsystem), in denen sich mehrere Komponenten eines Regelkreises mit der korrekten Einstellung diverser Faktoren an die jeweiligen Erfordernisse beschäftigen, wesentliche Bestandteile fehlen. Auch jenseits von Regelkreisen entstehen einzelne Defizite, z. B. an der **Haut**. So führt dort der **Mangel an γ Linolensäure**, einem wichtigen und physiologischen Bestandteil der Epidermis, zur auffallend **trockenen Haut** des Atopikers. Die Überstimulation der Eosinophilen-Synthese durch IL-5 und des IgE-Serumspiegels durch die Interleukine 4, 9 und 13 hat zur Folge, dass die Schleimhäute in Atemwegen und Darmtrakt, abhängig von der Eintrittspforte der vorherrschenden Allergene, durch eine große Anzahl von Eosinophilen und Mastzellen besetzt sind.

Bereits in der Säuglingszeit erscheint als erster Hinweis auf die atopische Diathese ein mehr oder weniger ausgeprägter **Milchschorf**, sobald Kuhmilchprodukte zugefüttert werden. Das kann man als Reaktion auf deren Proteine betrachten, die in diesem Lebensabschnitt ohne vorherige Spaltung im Dünndarm über Endozytose aufgenommen werden und deshalb als Fremdantigen wirken. In der Kindheit stehen rezidivierende **Tonsillitiden** oder **Mittelohrentzündungen** im Vordergrund – oft bis ins Erwachsenenalter hinein, weil das Immunsystem nicht in der Lage ist, gegenüber zahlreichen Viren und Bakterien eine physiologische Antwort zu erzeugen. Ein ausreichend hohes, der jeweiligen Situation angemessenes **Fieber** ist wegen des Mangels an Pg-E_2 im hypothalamischen Temperaturzentrum zumindest im Erwachsenenalter **nicht mehr erreichbar**.

HINWEIS DES AUTORS

Bei Kindern, Jugendlichen und jungen Erwachsenen kann die beständige **Rezidivneigung** hinsichtlich eitriger Tonsillitiden, Otitiden und Sinusitiden als geradezu **pathognomonisch für eine atopische Diathese** angesehen werden. Oft genug wurden die Tonsillen überflüssigerweise bereits in früher Kindheit entfernt. Wegen der Neigung zur **nasalen Polyposis** besteht häufig eine behinderte Nasenatmung. Die **Impetigo contagiosa** des Kleinkindesalters und die Neigung zur **Warzenbildung** in jedem Lebensalter weisen ergänzend auf die immunologische Inkompetenz und die gestörte Barrierefunktion der Haut (Sebostase). Die diesbezügliche Verdachtsdiagnose gilt bereits nahezu zweifelsfrei für Patienten mit **ausgeprägter Sebostase** und der Anamnese eines **Milchschorfs**. In all diesen Fällen sollte grundsätzlich der IgE-Serumspiegel bestimmt werden, auch wenn noch keine Erkrankung aus dem atopischen Formenkreis entstanden ist, um die Möglichkeit einer wirksamen Prophylaxe zu erhalten und die Schieflage des Immunsystems auszugleichen. Selbst eine adäquate Fiebererzeugung wird im Verlauf der Therapie wieder möglich – von größter Bedeutung nicht nur für die Infektabwehr, sondern auch in Bezug auf die Vermeidung oder wenigstens das Hinauszögern der Entstehung maligner Erkrankungen!

Während das relative Überwiegen von Pg-F (in der Bronchialwand) und Pg-D_2 (aus Mastzellen) gegenüber Pg-E_2 einen Teil der **Hyperreagibilität des Bronchialsystems** zu erklären vermag, führt die fehlgesteuerte **Überproduktion** von **IgE** (über die Mastzellaktivierung) neben der Bronchokonstriktion auch zur **entzündlichen Komponente** und damit zur Entwicklung des chronischen Asthma bronchiale. Die aus den Mastzellen erfolgende Histamin-Freisetzung im Verlauf der Bindung von Allergenen an ihre spezifischen membranständigen IgE-Antikörper (➤ Fach Immunologie) löst **Konstriktion** und nachfolgende **Entzündung der Bronchiolen** aus. Zusätzlich entstehen aus den Mastzellen weitere Stoffe wie Prostaglandine und Leukotriene, daneben auch schädigende Oxidationsprodukte (Sauerstoffradikale) aus Granulozyten und Eosinophilen, die diese Vorgänge unterstützen und verstärken.

MERKE

Die **Hyperreagibilität** im System der glatten Bronchialmuskulatur führt im Zuge einer wiederholten Allergenexposition und der resultierenden **muskulären Hypertrophie** und entzündlichen **Wandverdickung** mit **Schleimsekretion** im Bronchialbaum schließlich zum chronischen Asthma bronchiale, wodurch auch außerhalb akuter Anfälle Atemnot besteht.

4

Allergene

Fast regelhaft bestehen beim Asthma nicht nur Allergien auf verschiedene **Pollen**, **Hausstaub** oder chemische Stoffe, sondern auch auf **Nahrungsmittel**. Ganz im Vordergrund befinden sich – entsprechend den Verhältnissen bei der Neurodermitis – Eiweiß-Unverträglichkeiten aus **Milch** und/oder **Weizen**, seltener auch **Hühnerei**. Speziell diese Nahrungsbestandteile sind als sog. **Grundallergene** zu betrachten, auf die sich weitere Lebensmittel einschließlich diverser Konservierungsmittel und Gewürze aufpfropfen. Ein guter Hinweis auf diese Zusammenhänge bietet der Milchschorf des Säuglings, der genau dann entsteht, wenn diese Nahrungsmittel zugeführt werden (s. oben). Gerade das Kuhmilcheiweiß als zumeist **erstes Allergen** des Atopikers scheint nachfolgenden Allergenen den Weg zu bereiten, gewissermaßen die angeborene Anlage einer „IgE-Karriere" erst richtig zu manifestieren.

HINWEIS DES AUTORS

Kinder, die von einer **nicht**-atopischen (!) Mutter mit dem physiologischerweise sehr hohen Gehalt der Muttermilch an γ-Linolensäure (180 mg/Tag) lange gestillt werden und im kritischen Zeitraum der ersten 4–6 Monate weder Kuhmilch- noch Weizenproteine erhalten, entwickeln ihre atopischen Symptome in aller Regel sowohl deutlich später als auch sehr viel milder, falls überhaupt! Die Milch einer **atopischen** Mutter enthält dagegen wenig oder (bei homozygoter Anlage) keine γ-Linolensäure und ist im Hinblick auf diese Art einer Prophylaxe ohne Nutzen, sofern die Betroffene nicht zumindest während der Stillzeit γ-Linolensäure substituiert. Im Idealfall sollte jede Schwangere mit positiver Familienanamnese die Höhe ihres IgE-Serumspiegels kennen, um ihrem Kind die bestmögliche Prophylaxe zu ermöglichen.

Die **Psyche** scheint als grundsätzlicher **Verstärkungsfaktor** zahlreicher Krankheiten und ihrer Symptome auch als **Auslöser** eines **Asthmaanfalls** von Bedeutung zu sein. Möglicherweise werden psychische Alterationen über vagale Efferenzen zu den Atemwegen geleitet. Leider glaubt noch heute so mancher Therapeut dabei sogar an ein verursachendes Prinzip. Allerdings vermag eine sehr ausgeprägte und anhaltende Stresssituation oder eine Phase tiefer Trauer die Asthmasituation sogar (laut Medizin „paradoxerweise") zu verbessern. Dies erscheint folgerichtig, weil im Zusammenhang oft sehr hohe Cortisol-Serumspiegel vorherrschen: Zum Stress gesellt sich das Stresshormon.

HINWEIS DES AUTORS

Immer zu denken ist auch an eine **intestinale Candidose**, die jegliche Allergie **verstärkt** (**nicht** *verursacht*). Möglicherweise besitzen gerade Candida-Allergene die Eigenschaft, die Umstimmung des Immunsystems in Richtung IgE-Synthese weiter zu verstärken. Jedenfalls kann eine ordentlich durchgeführte Darmsanierung, unter Einschluss von Nystatin, bestehende Symptome sehr ausgeprägt abmildern.

Kriterien der Krankheitsentstehung

Die Anlage zum Asthma bronchiale wird durch den angeborenen Chromosomendefekt bereits „in die Wiege gelegt", wie man u.a. an der **familiären Häufung** und einer besonders hohen Konkordanz unter eineiigen Zwillingen in Bezug auf sämtliche atopischen Erkrankungen erkennt. Ob es allerdings im Laufe des Lebens dazu kommt, ob stattdessen eine Neurodermitis oder „nur" eine allergische Rhinitis oder im Extremfall auch alle 3 Erkrankungen oder aber keine von ihnen entstehen, hängt von einer ganzen Reihe zusätzlicher Faktoren ab, von denen bisher nur wenige bekannt sind.

Entscheidend scheint zunächst, ob von den im Vordergrund stehenden **Chromosomen beide** (homozygot) oder **nur eines** (heterozygot) von dem Defekt betroffen sind, ob also z. B. die Desaturase **vermindert** oder **gar nicht mehr** hergestellt werden kann. Wurde das defekte Gen nur von einem Elternteil weitergegeben, ist der resultierende IgE-Serumspiegel nur mäßig bis **maximal ca. 150 I.E.** erhöht, Asthma oder atopisches Ekzem werden unwahrscheinlich bzw. sind nahezu ausgeschlossen. Die Mehrzahl der Betroffenen entwickelt z. B. Heuschnupfen, Urtikaria oder allergische Reaktionen auf Insektenstiche, sofern nicht lediglich eine gewisse Infektneigung neben einer mäßigen Sebostase besteht. Ein Milchschorf kann in diesen Fällen, muss aber nicht beobachtet worden sein.

Daneben scheint die gesamte **Lebensweise** v.a. im Hinblick auf die Ernährung und die Reinheit der Luft eine Rolle zu spielen. Entscheidend sind aber auch Faktoren wie die **medizinische Betreuung**. Zum Beispiel führt die reichliche Versorgung mit Antibiotika leichter und schneller zu Asthma oder Neurodermitis als eine mehr an der Natur und Physiologie ausgerichtete Medizin. Immer wieder fällt auch der zeitliche Zusammenhang einer **Tonsillektomie** mit dem nachfolgenden Beginn eines allergischen Asthma auf.

Wesentlich scheinen die **hygienischen Verhältnisse** zu sein (sog. Hygiene- bzw. Urwaldhypothese), indem gerade „ein bisschen Dreck und der eine oder andere Wurm" vor atopischen Erkrankungen **schützen** – wohl durch Training des Immunsystems. Aus diesem Zusammenhang heraus sind grundsätzlich Kinder, die auf dem Land, z. B. auf dem Bauernhof aufwachsen, **weniger gefährdet als Stadtkinder** bzw. als Kinder von Eltern, die ihren Kindern mit Sagrotan den Weg ins Leben bahnen.

Einen Hinweis auf die Entwicklung eines späteren Asthma bronchiale erhält man bei **Kindern**, wenn bei vergleichsweise harmlosen **viralen Infekten** bereits wiederholt eine **Bronchialspastik** auftritt. Dies sollte stets Anlass zur Bestimmung des IgE-Serumspiegels sein, unter nachfolgender Substitution der γ-Linolensäure.

Histologische Veränderungen

Die Veränderungen in den unteren Atemwegen bestehen nicht nur aus dem **Spasmus der glatten Muskulatur**. Im Vordergrund steht, jedenfalls beim chronisch gewordenen Asthma, die **entzündliche Komponente** mit Infiltration der Wände von Bronchien und Bronchiolen und der vermehrten Bildung eines **zähen, grau-glasigen Schleims**.

Histologisch findet man in allen Krankheitsstadien reichliche Mengen an **IgE-besetzten Mastzellen**, die nach dem Kontakt mit dem jeweiligen Allergen die Mediatoren der Entzündung und der Bronchokonstriktion freisetzen – zunächst natürlich wie üblich Histamin. Diese Reaktion tritt als **Sofortreaktion** (Typ I-Allergie) direkt nach dem Allergenkontakt auf, kann aber (selten) auch erst Stunden nach der Allergenexposition als *Spätreaktion* erscheinen. Dafür verantwortlich ist die der Spastik nachfolgende Entzündungsreaktion mit ödematöser Anschwellung der Bronchialwände aufgrund nachproduzierter Prostaglandine und v.a. Leukotriene. Zusätzlich bildet sich beim schweren, chronischen Asthma ein **Infiltrat** aus **eosinophilen**, in geringem Umgang auch neutrophilen **Granulozyten**, **Lymphozyten** und **Monozyten**, die gemeinsam mit einer **Fibrosierung** die Schleimhaut umbauen und zu **polsterförmigen Auflagerungen** ins Bronchiolenlumen hinein führen. Die **Basalmembran** des Epithels ist stark **verdickt** und soll dadurch möglicherweise den Kontakt der Mastzellen mit inhalativen Allergenen erschweren. Vielleicht ist dies aber auch eine Folge der beständig ins Lumen abschilfernden Epithelien. Die Zahl an **Becherzellen** und subepithelialen **Schleimdrüsen** ist enorm vermehrt, ihr Sekret eingedickt.

Es erfolgt also eine **fortschreitende Stenosierung aus Gewebe und Schleim**, die auch dann besteht, wenn gerade kein Allergenkontakt stattgefunden hat. Auch aus diesem Zusammenhang heraus erscheint die strikte Abgrenzung gegenüber der COPD als willkürlich und nicht gerechtfertigt, denn hier findet nun gerade das statt, was als typisch für die COPD angesehen wird: Die unvollständige Rückbildung der Atemnot bei Inhalation von Bronchodilatatoren aufgrund polsterförmiger Verdickungen der Bronchialwand.

MERKE

Inhalierte **Glukokortikoide** als alltäglich angewendete **Basistherapie** des Asthma vermindern ganz besonders die **entzündlichen Reaktionen** der Bronchialwand und damit deren Umbauvorgänge. Dies dürfte die wesentliche Ursache dafür sein, dass man heute bei Patienten mit guter Compliance kaum noch schwere Formen des Asthma bronchiale sieht. In Bezug auf die Letalität steht die COPD längst und mit sehr weitem Abstand vor dem Asthma. Möglicherweise wird man irgendwann auch bei der COPD inhalative Glukokortikoide einsetzen müssen, auch wenn sich natürlich die Ursachen nicht entsprechen.

EXKURS

Entzündliche Reaktionen und Umbau der Schleimhaut in den Atemwegen **entsprechen** den Vorgängen bei der **Rhinitis allergica** bzw. dem Entstehen einer **nasalen Polyposis** bei jeder ausgeprägten Atopie, weil es sich dabei um das immer gleiche Muster der Reaktionen bei Typ-1-Allergien handelt. Das weist ein weiteres Mal sowohl auf die Ursache der Polyposis nasi als auch darauf hin, warum die Nasenatmung unter einer heilenden Therapie von Asthma **oder** Heuschnupfen **oder** atopischem Ekzem wieder vollkommen frei wird. Dies gilt selbstverständlich auch für Patienten mit hohen IgE-Serumspiegeln und behinderter Nasenatmung, die eben zu diesem Zeitpunkt noch keine Erkrankung aus dem atopischen Formenkreis entwickelt haben. Im Umkehrschluss: Bei Patienten mit chronisch behinderter Nasenatmung und/oder chronischer Sinusitis sollte frühzeitig der IgE-Spiegel bestimmt werden, sofern dies aufgrund der zumeist auffallenden Sebostase nicht ohnehin längst geschehen ist!

Im abgehusteten grau-glasigen **Sputum** des Asthmapatienten findet man neben eosinophilen Granulozyten und abgeschilferten Epithelzellen auch spiralige **Schleimfetzen**, die **Curschmann-Spiralen** (➤ Abb. 4.22), sowie die **Charcot-Leyden-Kristalle** (➤ Abb. 4.23). Während die Curschmann-Spiralen als abgehustete „Ausgusspräparate" zähen Schleims aus den kleinen Bronchien anzusehen sind, stellen die Charcot-Leyden-Kristalle Auskristallisationsprodukte eosinophiler Granulozyten dar.

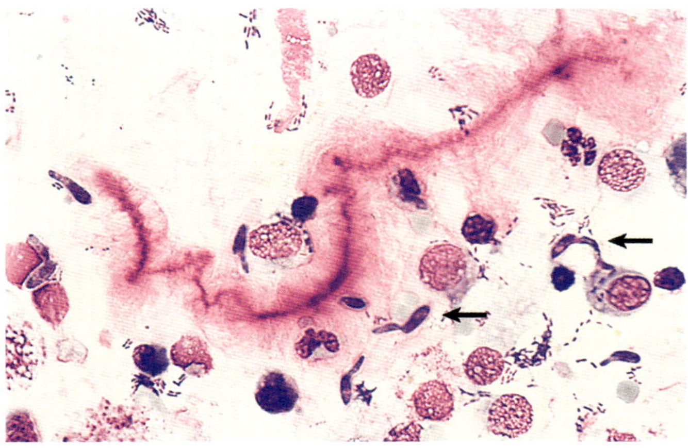

Abb. 4.22 Curschmann-Spirale im Sputum bei Asthma bronchiale [G136]

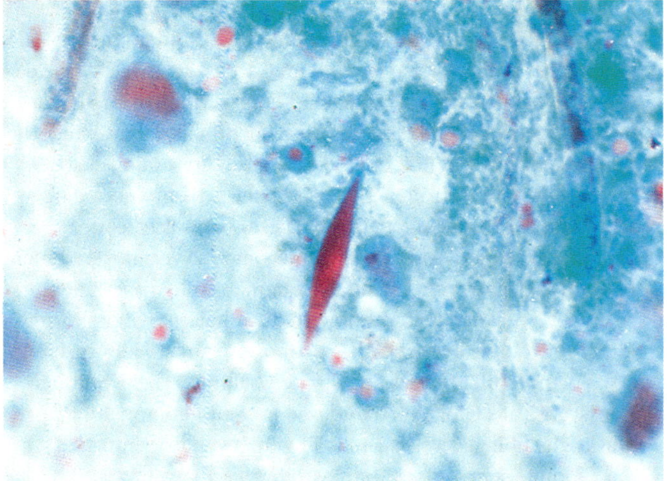

Abb. 4.23 Charcot-Leyden-Kristalle im Sputum bei Asthma bronchiale [E487]

Die mikroskopische Durchmusterung durch den Laborarzt besitzt durchaus diagnostischen Charakter. Derselbe Zusammenhang gilt für das **gasförmige NO** (Stickstoffmonoxid), das vom Asthmapatienten vermehrt abgeatmet und teilweise bereits zur Therapiekontrolle gemessen wird. NO wird von Gefäßendothelien oder auch Makrophagen produziert und ist an den entzündlichen Gefäßerweiterungen in der Bronchialwand beteiligt. Je umfangreicher sich also die Entzündung darstellt, desto mehr NO wird gebildet und erscheint in der Ausatemluft.

Die entzündlichen Reaktionen der Bronchialwand finden sich in **sämtlichen Atemwegen**, von der Trachea bis hinunter zu den Bronchiolen, wobei die Beteiligung typischerweise **ungleichmäßig** ist. Es erscheint möglich, dass der relativ häufig v.a. bei Kindern als **Erstsymptom** eines nachfolgenden Asthma bronchiale erscheinende **rezidivierende Husten** von entzündeten Anteilen des Bronchialsystems verursacht wird, die aufgrund ihrer Größe und einer effektiven knorpeligen Verstärkung keine Obstruktion erleiden, sodass in diesem Stadium eben auch noch keine Asthmaanfälle entstehen können.

Folgen der Stenosierung

Die zum Teil beträchtliche Lumeneinengung der Bronchiolen kann dank der reichlich ausgebildeten Hilfsmuskulatur für die Inspiration eine wirksame Einatmung nicht verhindern – umso mehr, als sich das **Lumen** der Atemwege während der Inspiration mit Aufdehnung des gesamten Thorax durch den allseitigen Zug auf die Wandungen **erweitert**, während es bei der Exspiration durch die Verkleinerung des thorakalen Raums zur Stenosierung kommt.

Die Ausatmung funktioniert in frühen Stadien des Asthma noch recht ordentlich. Wenn aber durch die zunehmende Stenosierung der kleinen Bronchien und Bronchiolen und den resultierenden Rückstau der Atemluft mit Umbau der Lunge deren Retraktionskraft immer geringer wird, macht sich das Fehlen einer suffizienten Muskulatur für die **Exspiration** zunehmend bemerkbar. Die mit großer Kraft durchgeführte Inspiration lässt Luft in die Alveolen gelangen, die in der folgenden Exspiration **nicht mehr vollständig abgeatmet** werden kann. In der Folge weiten sich die Hohlräume der Lunge immer mehr. Das Lungengewebe verliert an Elastizität. Es kommt zum **Lungenemphysem** und **Fassthorax**. An Haut und Schleimhäuten entstehen eine **Zyanose**, eventuell durch den anhaltenden Sauerstoffmangel auch **Trommelschlägelfinger** und **Uhrglasnägel**. Im Blut findet sich eine **Polyglobulie**.

Bei schlecht eingestellten Patienten mit schwerem Asthma führt der fortschreitende **Umbau des Lungengewebes** mit Rarefizierung (Verminderung) der Blutgefäße im Lauf der Jahre zu einer **pulmonalen Hypertonie**, die wiederum eine zunehmende Belastung des rechten Herzens mit Ausbildung eines **Cor pulmonale** bedingt. Eine mögliche **Todesursache** besteht daher im finalen **Rechtsherzversagen**.

Symptomatik

Die trockenen Rasselgeräusche (**Giemen**, **Pfeifen**) während der erschwerten und **verlängerten Exspiration (exspiratorischer Stri-**

dor) sind häufig ohne Stethoskop zu hören. Allerdings besteht bei einem kleinen Teil der Patienten am Beginn der Erkrankung lediglich ein **rezidivierender Husten** ohne deutliche Atemnot (s. oben). In der Folge des peripheren Sauerstoffmangels kommt es zu **Tachykardie** und **Tachypnoe**, besonders ausgeprägt natürlich im Asthmaanfall.

Asthmaanfälle oder zumindest eine **Verschlimmerung** der Bronchialobstruktion und Atemnot treten häufig **nachts** in Erscheinung. Als Ursache dafür wird die geringere Wirksamkeit der Atemhilfsmuskulatur im Liegen angeschuldigt, doch dürfte v.a. der nachts **erniedrigte** körpereigene **Cortisol-Spiegel** ursächlich sein.

Status asthmaticus

Mit Status asthmaticus wird ein **besonders schwerer** und **lang anhaltender Anfall** bezeichnet, der sich mit den üblichen Bronchodilatatoren **nicht mehr beheben** lässt und **Lebensgefahr** bedeutet.

Mögliche **Ursachen** sind Atemwegsinfekte, psychische Alterationen, inhalierte toxische (Ozon, Zigarettenrauch) oder allergisierende Substanzen oder auch nur körperliche Anstrengungen. Ganz im Vordergrund steht heutzutage allerdings die **Non-Compliance** des Patienten. Die wichtigste therapeutische Maßnahme nach der Verständigung des **Notarztes** besteht in der Gabe von **Sauerstoff**, sofern vorhanden. Der Patient muss in aufrechter Körperposition verbleiben, um seine gesamte Atemhilfsmuskulatur einsetzen zu können.

Diagnostik

Entsprechend der durch den Chromosomendefekt entstehenden allergischen Diathese ist das **Immunglobulin E** im Serum in der Regel deutlich bis stark **erhöht**. Die gefundenen Werte liegen besonders häufig im Bereich zwischen etwa 200 und 500 Einheiten, also im Durchschnitt etwas niedriger als bei Patienten mit Neurodermitis, jedoch deutlich höher als beim Heuschnupfen. Das sollte nun allerdings nicht verwechselt werden: Heuschnupfen entsteht bei 100, 500 oder 1.000 I.E. IgE. Es gibt keine obere Grenze, es gibt lediglich das Minimum eines IgE-Spiegels, das für einzelne atopische Erkrankungen erforderlich ist. Ein Asthma unterhalb 150 oder 200 I.E. ist schwer vorstellbar, ebenso ein Heuschnupfen bei 25 I.E. Dagegen kann man bei 25 I.E. IgE durchaus eine Urtikaria oder allergische Reaktionen auf Insektengifte beobachten. Unmöglich werden atopische Erscheinungen erst bei Serumspiegeln nahe null.

Die eigentliche Diagnosestellung erfolgt aus der Anamnese, v.a. auch im Hinblick auf nächtliche Symptome, und wird über Lungenfunktionsprüfungen (u.a. FEV_1) verifiziert. Die Höhe des IgE-Serumspiegels besitzt schulmedizinisch nach wie vor nicht die geringste Bedeutung. In frühen, noch unklaren Fällen, z. B. wenn lediglich ein chronischer Husten besteht, werden inhalative Provokationstests durchgeführt.

Im Stethoskop erscheinen im Anfall bzw. beim schweren Asthma die **trockenen Rasselgeräusche** (Giemen, Pfeifen) manchmal entgegen üblicher Definition in beiden Atemphasen, besonders ausgeprägt jedoch während der **Exspiration**. Die **Perkussion** ergibt im Anfall und erst recht nach erfolgtem Lungenumbau einen **hypersonoren Klopfschall**. Zumindest im Anfall befindet sich der Patient (s. oben) in **aufrechter Körperhaltung**, weil die Atemhilfsmuskulatur dabei effektiver arbeitet, die Atmung demnach ein wenig suffizienter wird. Eventuell hat er auch die Arme an irgendeinem hohen Möbelstück aufgestützt und benutzt dadurch seine Pectoralismuskulatur (maior et minor; ➤ Fach Bewegungsapparat) zusätzlich, auch wenn dies nur für die Einatmung hilfreich ist. Da der **Sympathikus** aufgrund von Hypoxie und die Atemnot begleitende Angst massiv aktiviert ist, findet man neben dem gesteigerten Atemantrieb auch eine Tachykardie und eine kaltschweißige Haut. **Bronchophonie** und **Stimmfremitus**, wenn sie denn jemand zur Untersuchung nutzen möchte, sind analog zur Situation beim Lungenemphysem **abgeschwächt**.

Der Thorax ist **fassförmig** aufgetrieben – mit **tief** stehenden Zwerchfellgrenzen, die **Atemverschieblichkeit** der Lunge entsprechend **eingeschränkt** oder bereits weitgehend **aufgehoben**. Im Blut findet man neben der **Polyglobulie** evtl. eine Sauerstoffuntersättigung (**Hypoxämie**).

Therapie

Die Therapie besteht idealerweise in der **Allergenkarenz**. Einzelne Allergene können durch eine **Hyposensibilisierung** (➤ Kap. 4.14) gelöscht werden. Beides ist aber im Allgemeinen im Alltag nicht durchführbar, weil ständig neue Allergene dazukommen und weil die diesbezügliche Diagnostik beim Asthma sehr viel unsicherer ist als beim Heuschnupfen. Zusätzlich könnte man gegen den Großteil der Allergene ohnehin nicht desensibilisieren. Weit im Vordergrund stehen demnach **Inhalationstherapien**, wobei es diesbezüglich in den Leitlinien klare und über zahlreiche Studien auch hervorragend abgesicherte Vorgaben gibt.

Nach diesem Stufenschema benutzen

- Patienten mit nur **gelegentlichen Asthmaanfällen** (jedenfalls **weniger als 2/Woche**) schnellwirksame inhalative Bronchodilatatoren mit kurzer Halbwertszeit nur **bei Bedarf**. Verwendet werden in erster Linie **sympathomimetisch** wirkende Dosiersprays, die z. B. Salbutamol oder Fenoterol enthalten.
- Sofern die Zahl der Anfälle auf 2/Woche oder darüber angestiegen ist, wird aus der Bedarfs- eine **Dauertherapie**. Diese erfolgt dann nicht mehr mit Bronchodilatatoren, die ja hinsichtlich der entzündlichen Vorgänge keinerlei Wirksamkeit besitzen, sondern mit **inhalativen**, mild wirkenden **Glukokortikoiden**. Im Vergleich mit früheren Schemata und im Gegensatz zu den Vorbehalten, die einer solchen Therapie meist entgegenstehen, wurde damit sowohl die Letalität als auch die früher übliche, beständige Zunahme der Morbidität um mehrere Größenordnungen abgesenkt, sodass die Betroffenen inzwischen eine kaum noch eingeschränkte Lebensqualität besitzen. Dieses beeindruckende Ergebnis sollte akzeptiert und dem Patienten auch so vermittelt werden!
- Beim **mittelschweren Asthma**, bei dem es trotz dieser Therapie zu einzelnen Anfällen kommt, wird die inhalative Glukokortikoidtherapie durch **Bronchodilatatoren** mit langer Halbwertszeit, z. B. Formoterol, **ergänzt**. Inzwischen befinden sich Kombinationssprays aus Glukokortikoid und Betamimetikum auf dem Markt, die üblicherweise 2-mal/Tag anzuwenden sind, sodass die Therapie sehr einfach durchgeführt werden kann.
  Alternativ zu den Bronchodilatatoren kann ein stärker wirksa-

mes Glukokortikoid versucht werden. Als weitere Alternative steht orales Theophyllin (= Betamimetikum) zur Verfügung.

- Beim **schwergradigen Asthma** bildet die inhalative Kombination die Basis und wird ergänzt durch **orale** Glukokortikoide oder einen der modernen (sehr teuren) **Antikörper**. Im Status asthmaticus wird zusätzlich **Sauerstoff** benötigt.
- Orale **Antihistaminika** besitzen heute keine Bedeutung mehr
- **Antibiotische Behandlung** der rezidivierenden Infekte

Eine sehr wirksame und weitgehend nebenwirkungsfreie **Prophylaxe**, die v.a. im **Kindesalter** am Beginn jeglicher Therapie stehen sollte, besteht in der inhalativen Zufuhr von **Cromoglicinsäure** (apothekenpflichtig), seltener auch in der oralen Zufuhr von **Ketotifen** (verschreibungspflichtig). Diese Stoffe lagern sich an die Mastzellen der Gewebe und schützen sie vor der allergenspezifischen Degranulation. Daraus folgt, dass sie nur **vorbeugend** und in ausreichend hoher Dosierung wirken (4-mal/Tag!). Im **Asthmaanfall** bleibt die Inhalation von Cromoglicinsäure **ohne Wirkung**. Es gibt eine Reihe diesbezüglicher Präparate auf dem Markt, teilweise auch als Spray in Kombination mit Bronchien erweiternden β-Sympathomimetika (z.B. Allergospasmin®, Ditec®).

Neue Therapieansätze bestehen in der Verabreichung von **Anti-IgE**, das die körpereigenen IgE-Moleküle bindet und unwirksam macht sowie in **Leukotrien-Rezeptorantagonisten**, weil die aus Mastzellen freigesetzten Leukotriene maßgeblich an den entzündlichen Vorgängen und der Bronchialspastik beteiligt sind.

Das modernste Präparat, das weitere Therapieformen sehr wirksam **ergänzen** kann, besteht in **Antikörpern** gegen **Interleukin 5**. In der Folge einer Hemmung von IL-5 sieht man einen ausgeprägten **Abfall der Eosinophilen** sowohl im Blut als auch in den Schleimhäuten der Atemwege.

Objektiviert wird der Therapieerfolg, analog zur COPD, mit dem **Spirometer** (Bestimmung der Einsekundenkapazität) (➤ Abb. 4.24). Auf die teilweise bereits in der Diagnostik angekommene **Messung von NO** in der Ausatemluft wurde oben hingewiesen.

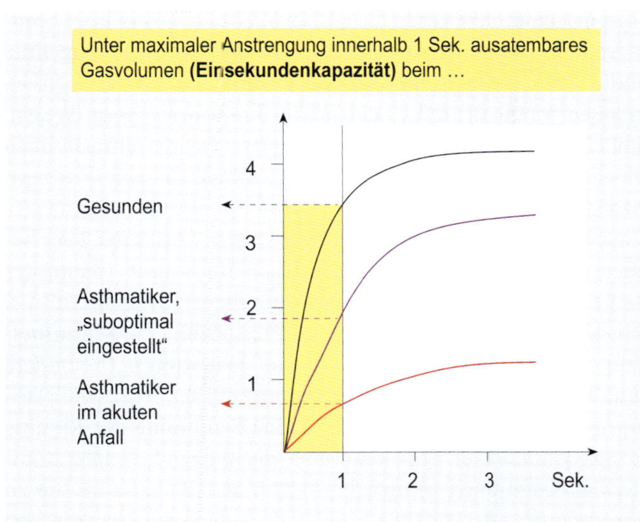

Abb. 4.24 Einsekundenkapazität beim Gesunden, schlecht eingestellten Asthmatiker und im akuten Asthmaanfall [L190]

Die Adipositas kann Asthmasymptome verstärken, weshalb in diesen Fällen zur Gewichtsreduktion geraten wird. Noch mehr gilt dies selbstverständlich in Bezug auf Rauchen. Zusätzlich wird zu einer ballaststoffreichen Ernährung geraten, weil die Medizin zunehmend den Zusammenhang zwischen Dysbiose und atopischer Ausprägung erkennt.

HINWEIS DES AUTORS

Besonders sinnvoll ist die regelmäßige Zufuhr der **γ-Linolensäure** (in ausreichender Dosierung!), die für jeden Atopiker zum essenziellen Nahrungsbestandteil geworden ist. Es sind zahlreiche Präparate aus **Nachtkerzenöl** oder **Borretsch-Samenöl** auf dem Markt, die γ-Linolensäure enthalten. Wesentlich preiswerter ist **Walnussöl**, das allerdings anstatt eines Anteils von 10 % γ-Linolensäure (Nachtkerze) nur etwas inkonstant 3–5 % enthält, sodass wesentlich höher dosiert werden muss. Die Therapie wird im ➤ Fach Dermatologie und im ➤ Fach Immunologie ausführlich vorgestellt.

Im vollkommenen Gegensatz zu allen weiteren Erkrankungen aus dem atopischen Formenkreis führt diese Therapie beim langjährigen Asthmapatienten häufig nur noch zu Besserungen der Symptomatik. Die wahrscheinlichste Ursache hierfür dürfte in den Umbauvorgängen der Atemwege bestehen, ergänzt durch die bereits eingetretenen, stets irreversiblen Veränderungen des Lungengewebes. Lediglich im Kindes- und Jugendalter kann man von vollständigen Heilungen ausgehen, sofern die Öle ausreichend dosiert und konsequent verabreicht werden.

Zusammenfassung

Asthma bronchiale

Anfangs paroxysmale und reversible, später (bei unzureichender Therapie) anhaltende Verengung der Atemwege mit Dyspnoe

Ursachen

- angeborene atopische Genese mit Fehlsteuerung des Immunsystems, Vermehrung von Eosinophilen und IgE-besetzten Mastzellen in der Wandung der Atemwege

Folgen

- Bildung von IgE-Antikörpern gegen multiple Allergene
- allergische Sofortreaktion in den Atemwegen mit Spastik und entzündlichem Umbau der Bronchialwände
- Die Behinderung der Exspiration führt bei Non-Compliance gegenüber den modernen Therapien schließlich zu Lungenemphysem und Cor pulmonale.

Symptome

- Husten, oft als unspezifisches Frühsymptom
- Dyspnoe, Tachypnoe und Tachykardie
- Zyanose
- im Status asthmaticus Gefahr des Erstickens

Diagnostik

- Bestimmung des FEV_1
- exspiratorischer Stridor in der Auskultation (Giemen, Pfeifen)
- hypersonorer Klopfschall im Anfall

4

Therapie

- Ausschaltung der Noxen, soweit möglich
- Stufenschema mit frühzeitiger Inhalation von Glukokortikoiden
- Bronchospasmolyse durch langwirkende Sympathomimetika oder Parasympatholytika (Anticholinergika)
- Cromoglicinsäure zur Prophylaxe, besonders bei Kindern
- Antihistaminika (nur im Einzelfall)
- Sekretolyse (nicht sehr bedeutsam)
- im Anfall Sauerstoff
- Leukotrien-Rezeptorantagonisten
- Anti-IgE-Antikörper
- Antikörper gegen IL-5 (→ Absenkung der Eosinophilen) als neueste Therapieform

4.14 Heuschnupfen

Der Heuschnupfen (Heufieber, **Rhinitis allergica** bzw. bei Augenbeteiligung **Rhinoconjunctivitis allergica**) gehört zum Formenkreis der **Atopie**. Er stellt unter den großen atopischen Krankheiten die geringste Ausprägung dar und weist dementsprechend auch die niedrigsten IgE-Spiegel auf – zumeist weniger als 200 Einheiten, teilweise sogar nur 60 oder 70 I.E., also **mitten im schulmedizinischen Normbereich**, der je nach Labor etwa von 0–120 Einheiten reicht. Nur bei der Urtikaria und allergischen Reaktionen auf Insektenstiche findet man nochmals niedrigere IgE-Spiegel, oft in einer Größenordnung von lediglich 20–40 I.E. Dies zeigt einmal mehr die Fragwürdigkeit medizinisch definierter Referenzbereiche.

In den westlichen Ländern sind **15–20 % der Bevölkerung** von der allergischen Rhinitis betroffen. Wie bei allen atopischen Erkrankungen war auch hier über Jahrzehnte eine **ständige Zunahme** zu beobachten, wobei nun allerdings ein **Plateau** erreicht scheint.

EXKURS

IgE und Eosinophile bilden gemeinsam die Schiene, mit denen das Immunsystem spezifisch **parasitäre Erreger** bekämpft. Dies besitzt **Ausschließlichkeit**, sodass floride IgE-Serumspiegel deutlich oberhalb 0 I.E. grundsätzlich bedeuten, dass das Immunsystem Parasiten erkannt hat und sich immer noch damit auseinandersetzt – oder beim Atopiker eben Fremdantigene, die es **mit Parasiten verwechselt**. Eine **dritte** Alternative **existiert nicht**. Indem sich IgE-Serumspiegel genauso wie die Eosinophilie nach Abklingen bzw. Ausheilen einer parasitären Krankheit zügig normalisieren, bedeutet jegliche anhaltende Erhöhung, dass der Infekt aus Sicht des Immunsystems noch nicht vollständig ausgemerzt wurde. Insofern hat der Therapeut, der 50 oder 80 I.E. IgE als *normal* ansieht, das Immunsystem nicht verstanden. Er wird seinen Patienten nicht gerecht, denn entweder übersieht er den Wurm oder die atopische Genese mit ihren möglichen Folgen.

Krankheitsentstehung

Wesentliche Ursache der Rhinokonjunktivitis ist die Bildung von **IgE** gegen alle möglichen **Pollen**, die aufgrund ihrer Größe zwischen 10 und 100 µm in den **oberen Atemwegen** bzw. in der **Schleimhaut des Auges** Symptome verursachen, aber nicht bis in die tiefen Atemwege gelangen, sodass sie auch nicht zum Asthma bronchiale führen können. Allerdings geht man davon aus, dass bis zu 40 % der Betroffenen innerhalb von 8 Jahren zusätzlich ein Asthma bronchiale entwickeln (sog. **Etagenwechsel**).

Es stellt sich natürlich die Frage, ob hier wirklich ein Etagenwechsel in dem Sinne stattfindet, wie ihn die Medizin definiert. Nach offizieller, nicht ansatzweise sinnvoller These soll der Heuschnupfen frühzeitig und intensiv behandelt werden, damit es nicht zum nachfolgenden Asthma kommt. Das Asthma bronchiale wartet allerdings nicht auf unzureichende Therapien der oberen Etagen. Es tritt genau dann auf, wenn die Höhe der IgE-Spiegel ausreichend geworden ist bzw. wenn die Vielfalt unterschiedlichster Antikörper z. B. gegen inhalative Noxen oder Nahrungsfaktoren die **unteren Atemwege miteinbezieht**. Inhalierte oder oral zugeführte Substanzen führen mit oder ohne Heuschnupfen dann zur Bronchialspastik, wenn in der Wandung von kleinen Bronchien und Bronchiolen die passenden IgE-besetzten Mastzellen vorhanden sind. Würde dagegen das Auftreten einer allergischen Rhinitis mit der **ursächlichen** Therapie einer Substitution mit γ-Linolensäure beantwortet, wäre ein Etagenwechsel durch beständiges Absinken des IgE-Serumspiegels bis zur Untergrenze des Referenzbereichs tatsächlich unmöglich geworden. Das Gerede vom Etagenwechsel weist also lediglich in aller Deutlichkeit darauf hin, dass die Medizin das Wesen von Asthma, atopischem Ekzem und Heuschnupfen nicht ansatzweise verstanden hat.

Allergene

Die Pflanzen der Umwelt blühen zu unterschiedlichen Zeiten: **Bäume** etwa zwischen Februar und Mai, **Gräser** zwischen Mai und August und **Kräuter** zwischen Juli und Oktober (➤ Abb. 4.25). Entsprechend diesen Zeiten hat ein Teil der Patienten seine wesentlichen Beschwerden im Frühjahr und andere zu anderen Zeiten. Häufig ist allerdings zu beobachten, dass ein Frühjahrs-Heuschnupfen sich nach Jahren zusätzlich auf den Sommer und/oder Herbst ausdehnt, weil in der Regel im Verlauf des Lebens immer weitere Pollen dazukommen, gegen die nun ebenfalls IgE-Antikörper gebildet werden, sodass dessen Serumspiegel im Lauf der Jahrzehnte ständig weiter ansteigt: Atopische Immunsysteme reagieren gewissermaßen wahnhaft und es entspricht ihrem ureigensten Wesen, nach einem ersten Erkennen „parasitärer Feinde“ immer noch mehr davon auszumachen, bis sie sich schließlich „von Würmern umzingelt“ wähnen.

Etliche Patienten leiden **ganzjährig** an Heuschnupfen. Hier bestehen dann zusätzliche Allergien gegen **Hausstaub** (häufigstes Allergen überhaupt!) bzw. die darin enthaltenen Substanzen (u.a. Milbenkot), gegen **Zimmerpflanzen**, **Pilzsporen** (v.a. **Schimmelpilze**), Hautschuppen oder Haare von **Haustieren** (besonders häufig Katzen) oder auch gegen Nahrungsmittel. Allergene Nahrungsbestandteile lösen allerdings keine Symptome der Rhinitis aus. Sie können aber begleitend oder nachfolgend weitere atopische Manifestationen verursachen – von der Urtikaria bis hin zu Neurodermitis oder Asthma bronchiale, sofern die Serumspiegel spezifischer IgE-Antikörper eine ausreichende Höhe erreicht haben.

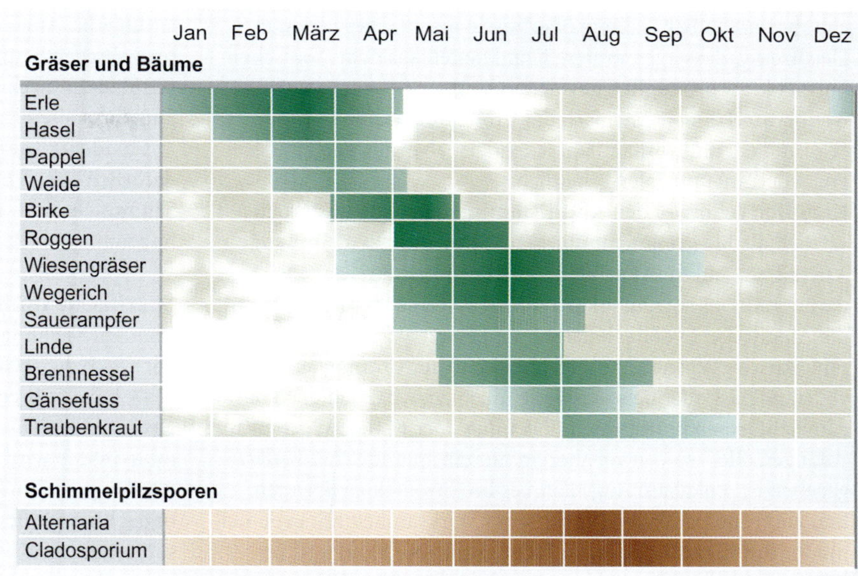

Abb. 4.25 Pollenflugkalender [A400]

MERKE

Während die Rhinitis oder Conjunctivitis allergica **aerogener Allergene** bedarf, kann beim Asthma bronchiale in der Mehrzahl der Fälle von einem Gemisch aus aerogenen und systemischen und bei Neurodermitis und Urtikaria von systemisch in den Körperflüssigkeiten erscheinenden allergenen Noxen ausgegangen werden.

Histologie

Die histologischen Veränderungen bestehen bei den Patienten in **ödematös geschwollenen Nasenschleimhäuten**, die v.a. bei der ganzjährigen Rhinitis allergica auch die Nasennebenhöhlen erfassen, während die saisonale Erkrankung zumeist den Bereich der Nebenhöhlen ausspart.

Neben dem Exsudat findet man in den Schleimhäuten die üblichen Parameter der Allergie vom Typ I – nämlich zahlreiche **Eosinophile**, IgE-besetzte **Mastzellen** und die daraus hervorgehenden Entzündungsmediatoren **Histamin** und Leukotriene. Besonders bei der chronischen Rhinitis kommt es zu Schleimhautwucherungen, sog. **nasalen Polypen**, welche die nasale Atmung weiter erschweren und die Entstehung einer chronischen Sinusitis begünstigen.

MERKE

Nasale Polypen sind geradezu pathognomonisch für die Atopie.

Symptomatik

Die sichtbaren Zeichen bestehen in **Juckreiz** und **Niesreiz**, einer **laufenden** und gleichzeitig **verstopften Nase** sowie, im chronischen Stadium, eventuell einer **Beteiligung der Nasennebenhöhlen**, die dann auch rezidivierend bakteriell entzündet sind. In der Mehrzahl der Fälle ist die Schleimhaut der **Augen** mitbetroffen. Hier findet man **Juckreiz**, **Entzündung** und **vermehrtes Tränen**.

Therapie

Schulmedizinisch gibt man zur Behandlung der Symptome **Antihistaminika** entweder lokal oder systemisch. Reicht die Wirkung nicht aus, wird **lokal Cortison** appliziert. Cortisonhaltige Nasensprays gibt es neuerdings sogar rezeptfrei. Sie sollten ausschließlich kurzfristig in Fällen eingesetzt werden, in denen übliche Mittel nicht ausreichend wirken. Gefäßverengende Nasentropfen wirken und sind ebenfalls noch vereinzelt im Gebrauch, beeinträchtigen aber auf längere Sicht bzw. bereits innerhalb weniger Wochen das Riechvermögen und führen zur **Rhinitis sicca**. Außerdem veranlassen sie durch ihre allmählich nachlassende Wirkung, die meist mit einer gehäuften Anwendungsfrequenz beantwortet wird, einen Circulus vitiosus, aus dem der Patient nur sehr schwer wieder herausfindet. Lokale Cortisonanwendungen haben nicht so selten eine lokale Überwucherung mit Candida albicans im Gefolge, sofern sie über mehrere Wochen eingesetzt werden.

Die schulmedizinische Idealtherapie, sofern sie isoliert zur Beschwerdefreiheit führt, besteht wie beim Asthma in **Cromoglicinsäure**; ersatzweise ist auch **Nedocromil** geeignet:

- **Cromoglicinsäure** wirkt nur **lokal**, im Zusammenhang also in der Form von Nasenspray und/oder Augentropfen. Außerdem wirkt die Substanz **ausschließlich prophylaktisch**, indem sie die Membran der Mastzellen besetzt und stabilisiert, wodurch es nicht oder nur noch sehr eingeschränkt zur Degranulierung kommen kann. Auf eine bereits stattfindende **Entzündungsreaktion** hat es **keinen** Einfluss. Wegen seiner kurzen Halbwertszeit muss es **4-mal/Tag** appliziert werden. Außerdem kann es bis zu 3 Wochen dauern, bis alle lokal in den Schleimhäuten befindlichen Mastzellen erreicht und vollständig stabilisiert sind, sodass mit der Therapie idealerweise mindestens 2 Wochen vor dem erwarteten Ausbruch des Pollenflugs begonnen werden sollte. Dafür ist es praktisch **nebenwirkungsfrei** und damit so lange **Mittel der Wahl**, bis der IgE-Spiegel als Folge einer Therapie mit γ-Linolensäure in einen Bereich abgefallen ist, der jegli-

4

che spezifische Behandlung überflüssig macht. Dies bedeutet gleichzeitig, dass auch weitere Krankheiten aus dem atopischen Formenkreis **unmöglich geworden sind**.

- **Nedocromil** ähnelt chemisch der Cromoglicinsäure (Gruppe der „Cromone") und wirkt entsprechend, ist aber nur noch in der Form der Augentropfen erhältlich.
- **Ketotifen** gehört zu den **Antihistaminika** und stabilisiert zusätzlich die Mastzellmembran. Damit besitzt es den **einmaligen Vorteil**, sowohl im **Akutfall** als auch **prophylaktisch** zu wirken, darüber hinaus sowohl **lokal** als auch **systemisch** (oral) z. B. auf die Atemwege. Es sollte lokal nur eingesetzt werden, bis die prophylaktische Wirkung parallel angewendeter Cromoglicinsäure vollständig ist oder beispielsweise in Fällen, wo es lediglich darum geht, einen bestimmten Pollenflug über wenige Wochen abzufangen oder wo von vornherein nur ein sporadischer Bedarf gegeben ist. Lokal am Auge kann es im Einzelfall zu Brennen und aufgrund parasympatholytischer Wirksamkeit mit eventuell milder **Pupillendilatation** zu **Lichtempfindlichkeit** und verschwommenem Sehen führen. Bei oraler Einnahme kann es wie bei allen älteren Antihistaminika zu **Müdigkeit** oder auch einmal zu Mundtrockenheit kommen. Es spricht nichts dagegen auszuprobieren, ob man von diesen möglichen, vorübergehenden und meist milden Nebenwirkungen betroffen ist oder nicht. Lediglich in Schwangerschaft und Kleinkindesalter sind die Präparate kontraindiziert.
- **Cetirizin** und **Loratadin** sind moderne, systemisch gut wirkende **Antihistaminika**, die im Gegensatz zu älteren Generationen die Blut-Hirn-Schranke kaum noch passieren und damit auch überwiegend nicht mehr müde machen. Im Gegensatz zu Ketotifen wirken sie allerdings weder prophylaktisch noch lokal. Loratadin gibt es nur als Tabletten, Cetiricin zusätzlich in Tropfenform oder als Saft für Kinder. **Ideal geeignet** sind die Präparate für die ersten Wochen akut aufgetretener Symptome, bis die parallel begonnene Lokaltherapie mit Cromoglicin wirksam geworden ist. Jenseits des Heuschnupfens stellen sie die moderne **Standardtherapie** aller Arten **allergischer Reaktionen vom Typ 1** (z. B. Urtikaria, Reaktion auf Insektengifte) bzw. ätiologisch unklarem Juckreiz dar.
- **Azelastin** wird ausschließlich **lokal** eingesetzt Es ist in der Form von Augentropfen und Nasenspray für den **akuten** Einsatz gedacht. Das Wirkprofil dieses Antihistaminikums ähnelt dem Ketotifen, beinhaltet also auch eine gewisse (geringe) mastzellstabilisierende Komponente und kann im Einzelfall müde machen (gute Resorption über die Schleimhaut). Vorteilhaft ist der schnelle Wirkeintritt und die lange Halbwertszeit (Anwendung nur 2-mal täglich). Nachteilig ist der besonders bittere Geschmack, wenn Teile von Spray oder Augentropfen (über den Ductus nasolacrimalis) in den hinteren Teil der Mundhöhle bzw. in den Rachen gelangen. Außerdem sind die Präparate, die wie alle anderen auch, abgesehen vom Kindesalter, selbst gekauft werden müssen, relativ teuer.

Bei einer über längere Zeit notwendigen Anwendung von Augen- oder Nasentropfen sollte darauf geachtet werden, dass sie **frei von Konservierungsmitteln** sind, weil die Zusätze eventuell Schleimhautschäden verursachen könnten. Möglich wird dieser Verzicht allerdings bei Augentropfen nur bei Darreichungsformen, die zum Einmalgebrauch bestimmt sind (z. B. als Einzeldosispipetten). Allerdings reicht die „Einzeldosis" gut für die mehrmalige Anwendung an einem Tag und sollte solange lediglich im Kühlschrank gelagert werden.

Die **ideale Therapie** einer Rhinoconjunctivitis allergica bestünde natürlich im **Vermeiden der auslösenden Faktoren**, was bei Schimmelpilzen, Hausstaub, Tierhaaren oder Zimmerpflanzen gelingen mag, nicht jedoch bei den Pollen des Sommerhalbjahrs.

Spezifische Immuntherapie (SIT)

Eine seit vielen Jahren zunehmend verfeinerte Methode besteht in der **De- bzw. Hyposensibilisierung** (spezifische Immuntherapie = **SIT**), bei der das ermittelte Allergen in minimalsten und allmählich ansteigenden Dosen subkutan gespritzt wird. Das fehlgeleitete Immunsystem wird dadurch „überlistet" und produziert vermehrt Antikörper vom Typ des IgG, die als sog. blockierende Antikörper bezeichnet werden, weil sie nach dem Allergenkontakt an das Allergen binden und es so der Bindung an IgE entziehen. Es kommt daher nicht mehr bzw. in deutlich geringerem Umfang zur IgE-vermittelten Mastzelldegranulation.

Diese Therapie ist **aufwendig**, muss über 3–5 Jahre durchgeführt werden und beinhaltet zum Zeitpunkt jeder Injektion das **Risiko des anaphylaktischen Schocks**. Inzwischen gibt es bei einzelnen Allergenen auch die Möglichkeit, die Hyposensibilisierung in Form von Tropfen oder Lutschtabletten (**sublingual** = SLIT statt SIT) durchzuführen. Der Behandlungserfolg scheint der subkutanen Anwendung gegenüber nicht immer gleichwertig zu sein.

Die Ergebnisse sind zumeist (keineswegs immer!) für die ersten Jahre sehr gut, um dann wieder abzuklingen, weil in dieser Zeit neue Pollen als Allergene auftauchen, gegen die dann wiederum desensibilisiert werden müsste.

HINWEIS DES AUTORS

Die sinnvollste Therapie besteht in der regelmäßigen Zufuhr der **γ-Linolensäure** und, bis zum Eintritt der Heilung, der vorbeugend wirksamen **Cromoglicinsäure**. An den Verstärkereffekt von Candida ist immer zu denken (Darmsanierung; ➤ Fach Verdauungssystem). Umweltbelastungen einschließlich einer Geopathie, Amalgam, Störfelder (Narben, Zähne) oder chemischen Stoffen wie Konservierungsmittel oder Pestiziden sollten mittels **Testung** erkannt und ausgeleitet werden, doch ist die Bedeutung beim **Heuschnupfen** eher **gering**, weil er auch so verschwindet. Sehr viel eher gilt dies für die Behandlung eines chronisch gewordenen Asthma bronchiale oder einer chronifizierten Neurodermitis des Erwachsenen, weil eine vollständige Ausheilung andernfalls gar nicht möglich (Asthma) oder sehr langwierig ist (atopisches Ekzem).
Moderne **Antihistaminika** (Loratadin, Cetirizin) sind nebenwirkungsarm, sehr wirksam und rezeptfrei erhältlich. Eine **orale „Desensibilisierung"** wird durch das Präparat Pollstimol® Kapseln, das Gräserpollen enthält, nachgeahmt. Ob eine gewisse Wirksamkeit gegeben ist, muss individuell ausprobiert werden. Eine spezifische Therapie ist, sofern man es aus irgendeinem Grund ohne γ-Linolensäure versuchen möchte, über Testungen möglich, weil u.a. die Staufen-Pharma homöopathisch aufbereitete Pollenextrakte herstellt. Von der weit überwiegenden Mehrzahl der Patienten erfährt man, dass bereits nach wenigen Monaten einer ausreichend dosierten Therapie mit γ-Linolensäure die Symptome deutlich abgemildert sind, um im Folgejahr weitgehend oder manchmal bereits vollständig zu verschwinden. Bei hohen Ausgangsspiegeln kann es auch einmal 2–3 Jahre bis zur Ausheilung dauern. Diese Therapie einer jeden atopi-

schen Erkrankung ist also nicht symptomatisch, teuer und mit möglichen Risiken verknüpft, sondern **preiswert, nebenwirkungsfrei, ursächlich** und **heilend**. Der Autor wandte sie mehr als 20 Jahre erfolgreich bei seinen Patienten an. Zusätzlich – quod erat demonstrandum – führen zahlreiche ehemalige Schüler (laut Rückmeldungen) die Therapien mit denselben Ergebnissen weiter.

Nicht vergessen sollte man bei einer unklaren **chronischen Rhinitis**, dass ihre Auslösung unabhängig von einer Allergie auch durch **Blockaden der HWS** zustande kommen kann.

Zusammenfassung

Rhinoconjunctivitis allergica

Lokale allergische Reaktion vom Typ I v.a. auf Pollen; geringste Ausprägung einer Atopie

Symptome
- Niesreiz
- Rhinitis
- Augentränen mit Juckreiz

Diagnostik
- Die Erkrankung wird überwiegend aus den Symptomen diagnostiziert.
- Für eine Desensibilisierung müssen die Allergene über Hauttests exakt identifiziert werden.

Therapie
- Antihistaminika lokal oder systemisch
- Cromoglicin zur Prophylaxe
- Desensibilisierung (SIT)
- zur Ausheilung γ-Linolensäure

4.15 Lungenemphysem

Das Lungenemphysem bezeichnet den Zustand, bei dem es durch eine Zerstörung von Alveolen bzw. ihrer Septen zu einer **Aufweitung der luftgefüllten Räume** gekommen ist. Diese erweiterten Räume nehmen am Gasaustausch nicht mehr teil, sodass es in fortgeschrittenen Fällen zu einer **unzureichenden Sauerstoffsättigung** des Blutes mit (Belastungs-)**Dyspnoe** und evtl. **Zyanose** kommt.

Krankheitsentstehung

Das Emphysem ist, von Ausnahmen abgesehen, keine Erkrankung, die aus sich selbst heraus entsteht, sondern zumeist die **Folge** einer **Grunderkrankung**, die als wesentliches Symptom eine **Vermehrung des Residualvolumens** zeigt, also einen Rückstau an Atemluft, die nicht mehr abgeatmet werden kann und durch den Überdruck im Bereich der **Alveolen** zu deren **Zerstörung** führt (➤ Abb. 4.26).

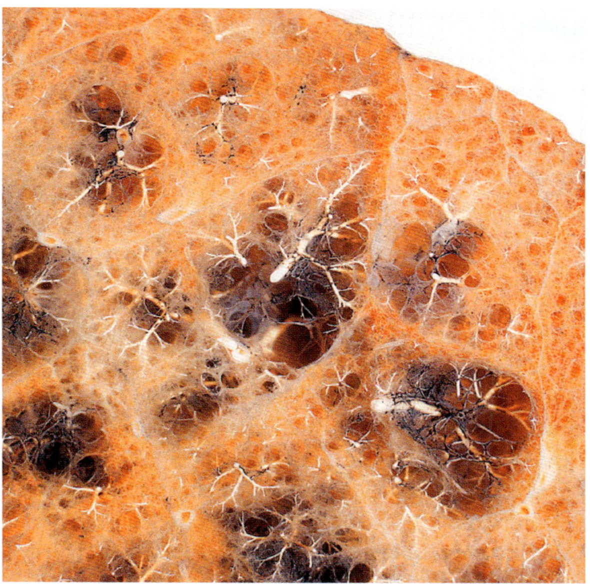

Abb. 4.26 Lungenemphysem [E437]

Primäres Emphysem

Primäre Emphyseme ohne Atemwegsobstruktion entstehen aufgrund angeborener Mangelzustände. Das wichtigste Beispiel bietet der **α_1-Antitrypsin-Mangel**, bei dem die Alveolarsepten zugrunde gehen und es zusätzlich begleitend zur Leberzirrhose kommt. Die Häufigkeit der angeborenen Störung liegt bei 1/2.000 Personen.

Antitrypsin gehört zu den sog. **Akute-Phase-Proteinen**. Es dient u.a. in Lunge und Leber als **Proteasehemmer**, wodurch eine **Selbstandauung** von Strukturen durch eiweißspaltende Enzyme, wie sie u.a. aus phagozytierenden Granulozyten entstehen, **verhindert** wird. Ein Fehlen dieses Schutzfaktors führt zur allmählichen Zerstörung des Gewebes.

Sekundäres Emphysem

Im Vordergrund der Grunderkrankungen steht die **chronische Bronchitis**, v.a. in ihrer **obstruktiven** Form (COPD), bei der die Verlegung der kleinen Atemwege überwiegend zur Behinderung der **Exspiration** führt. Da das **Rauchen** die Hauptursache der chronisch-obstruktiven Bronchitis darstellt, ist es gleichzeitig die wesentliche Ursache des Lungenemphysems. Denselben Mechanismus wies das chronische **Asthma bronchiale** auf, das deswegen in vergangenen Zeiten, als die Therapie längst nicht die heutige Effektivität erreichte, gesetzmäßig in ein Emphysem mündete. Abgesehen von einem milden Emphysem darf das heute als **Ausnahme** gelten. Die **zystische Fibrose** (Mukoviszidose) mit ihrem zähen Sekret und den entstehenden Bronchiektasen oder **Bronchiektasen** anderer Ursache führen über die chronische Entzündung und den Sekretstau ebenfalls zu einer Behinderung der Exspiration und dadurch zur Emphysembildung.

Umschriebene Emphyseme entstehen aus umschriebenen Stenosen im Bereich einzelner Bronchien, z. B. nach einer **Fremdkörperaspiration**, bei der der Fremdkörper im Bereich eines Bronchus nur noch einen minimalen Luftdurchlass gewährt. Auch **Verzie-**

4

hungen im Gewebe der Lunge durch **Operationen** oder aufgrund einer ausgeprägten **BWS-Kyphoskoliose** führen zu umschriebenen Emphysemen. Dies gilt z. B. für einen fortgeschrittenen Morbus Bechterew (➤ Fach Bewegungsapparat).

MERKE
Ein **mäßiges** Emphysem ist im **hohen Alter physiologisch** und normal.

Formen

Man unterscheidet nach den sich ausbildenden Gewebezerstörungen verschiedene Formen des Emphysems, aus denen durchaus auch unterschiedliche Folgen abgeleitet werden können. Abgesehen von einzelnen Sonderformen standen dabei v.a. zwei Möglichkeiten der Gewebezerstörungen im Vordergrund (➤ Abb. 4.27). Die zugrunde liegenden Vorstellungen werden zwar im Folgenden noch dargestellt, wurden allerdings inzwischen weitgehend verlassen, weil **Mischformen überwiegen**, sodass es in dieser reinen Form kaum jemals gesehen wird:

- **Zentrilobuläres** (zentroazinäres) **Emphysem**: Die Zerstörung der Alveolen und ihrer Septen findet sich überwiegend im Bereich der Bronchioli respiratorii und der sich direkt anschließenden zentralen Lungenanteile. Ursache ist die Stenosierung der Atemwege bei der COPD und beim chronischen Asthmapatienten, sodass der überwiegende Druck, der durch die mangelhafte Exspiration aufgebaut wird, im Gewebe direkt distal der Bronchioli terminales zum Tragen kommt. Die sichtbaren Folgen resultieren in diesen Fällen weniger aus der Zerstörung des Lungengewebes, sondern mehr aus dem **Sauerstoffmangel**, der sich aus der **Atemwegsobstruktion** ableitet. Es kommt also frühzeitig zur **Zyanose**, zu **Hyperkapnie** und **Polyglobulie**. Die Patienten werden wegen ihrer lividen Hautverfärbung als **Blue bloater** (to bloat = anschwellen) bezeichnet (➤ Abb. 4.28).
- **Panlobuläres** (panazinäres) **Emphysem:** Bei dieser Form kommt es zur weitgehend gleichmäßigen Emphysemblasenbildung in sämtlichen Lungenanteilen. Als ursächliches Paradebeispiel für diese Form der Gewebezerstörung kann der angeborene **α_1-Antitrypsin-Mangel** gelten, der sich in sämtlichen Lungenanteilen bemerkbar machen muss. Die Lunge bietet wie alle Organe **reichliche Reserven**, sodass ein mildes Emphysem keine sichtbaren Folgen zeigt. Bei dieser Form entstehen also über lange Jahre weder Zyanose noch Hyperkapnie oder Polyglobulie. Allerdings entwickelt sich bei fortschreitender Zerstörung des Lungengewebes eine **ausgeprägte Belastungsdyspnoe**, weshalb die Betroffenen als **Pink puffer** („rosa Schnaufer") charakterisiert werden (➤ Abb. 4.29).

Symptomatik

In fortgeschrittenen Fällen entstehen über eine **Belastungsdyspnoe** schließlich **Ruhedyspnoe**, **Zyanose** und **Trommelschlägelfinger**. Mit dem Zugrundegehen der Alveolen atrophieren auch die zugehörigen Gefäße. Der abnehmende Gefäßquerschnitt führt zur Widerstandserhöhung für den rechten Ventrikel und im Verein mit der entstehenden Hypervolämie (infolge der peripheren Mangelsituation) zur **pulmonalen Hypertonie** und zum **Cor pulmonale**, letztendlich zum **Rechtsherzversagen**. Der **Thorax** ist **fassförmig** aufgetrieben – bei tief stehendem Zwerchfell. Die **Rippen** stehen **hoch** und entsprechend **weit auseinander**.

Komplikationen

Eine mögliche Komplikation des Lungenemphysems besteht im **Platzen** einer **Emphysemblase**. Hat diese Blase Kontakt zur Pleura, entsteht ein **Pneumothorax**. Diese Gefahr ist durchaus real, denn das Lungengewebe reicht bis zur Pleura visceralis.

Diagnostik

Die Verdachtsdiagnose wird aus der vermehrten Strahlendurchlässigkeit im **Röntgenbild** gestellt. Sehr viel genauer lassen sich die Veränderungen im **CT** darstellen. In der Auskultation ist das **Atemgeräusch abgeschwächt**, weil das belüftete Lungengewebe deutlich abgenommen hat. **Bronchophonie** und **Stimmfremitus** sind **vermindert**, der **Klopfschall hypersonor**. **Atemverschieblichkeit** und **FEV_1** sind **vermindert** oder **aufgehoben**. Der Bereich der **absoluten Herzdämpfung** ist perkutorisch **verkleinert**, weil sich retrosternal zusätzliche Lungenanteile zwischen Thoraxwand und laterale Anteile des Herzens geschoben haben. Im Blut findet sich eine **Polyglobulie**.

Therapie

Die Therapie umfasst **Atemgymnastik** und **Sauerstoffgabe** nach Bedarf, die Ausschaltung der erkannten Ursachen wie Zigarettenrauch oder die Inhalation von Stäuben und die Behandlung der Grunderkrankung (Bronchitis, Asthma), dient also ausschließlich der **Vorbeugung einer Verschlimmerung**. Das Emphysem selbst ist **irreversibel** und kann **nicht** behandelt werden.

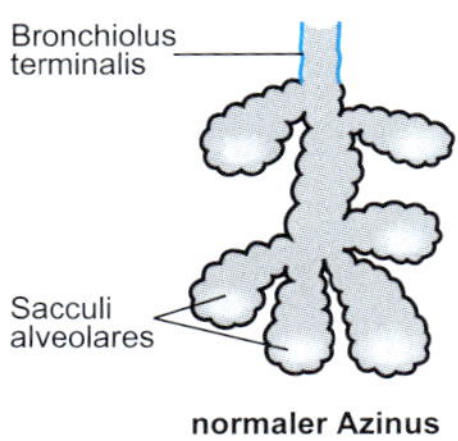

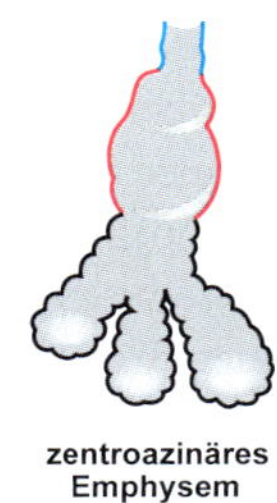

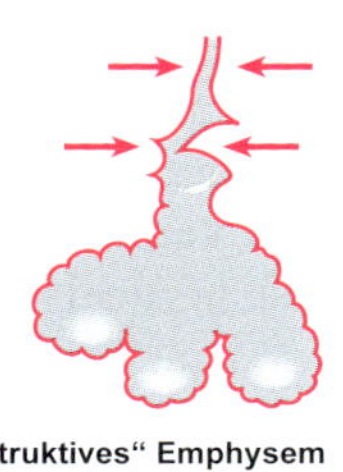

Abb. 4.27 Formen des Emphysems [R132]

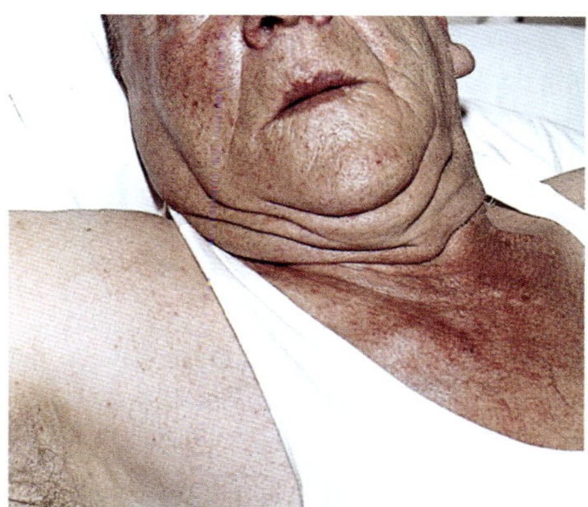

Abb. 4.28 Blue bloater [R168]

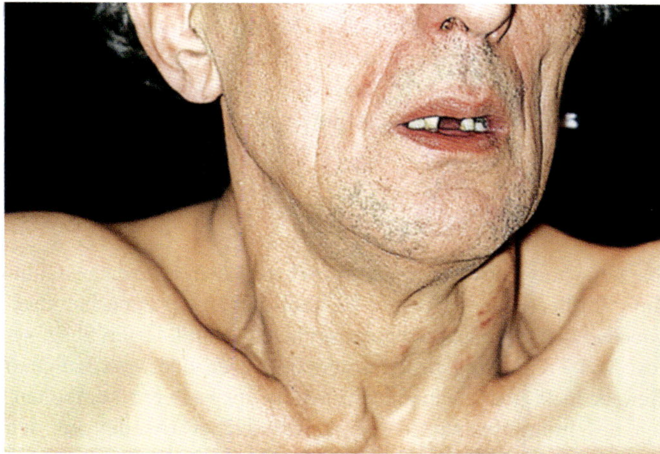

Abb. 4.29 Pink puffer [R168]

Zusammenfassung

Lungenemphysem

Irreversible Zerstörung von Lungengewebe mit der Bildung von Emphysemblasen

Ursachen

- Rückstau bei Atemwegsobstruktionen (COPD, unzureichend behandeltes Asthma bronchiale, zystische Fibrose, multiple Bronchiektasen unterschiedlicher Ursache)
- Mangel an α_1-Antitrypsin
- Fremdkörper
- mildes Emphysem im Alter

Folgen

- Dyspnoe
- Zyanose
- Polyglobulie
- Trommelschlägelfinger (mit Uhrglasnägeln)
- pulmonale Hypertonie mit Cor pulmonale

Diagnostik

- Fassthorax
- abgeschwächtes Atemgeräusch, hypersonorer Klopfschall, geringe Atemverschieblichkeit
- FEV_1 verringert
- Röntgenbild bzw. v.a. CT

Therapie

- Behandlung der Ursache, um ein Fortschreiten zu verhindern
- Atemgymnastik
- Sauerstoff bei Bedarf

4.16 Atelektase

Als Atelektase bezeichnet man die umschriebene **Minderbelüftung** von Lungengewebe. Im Bereich der Atelektase **kollabieren die Alveolen**, die Alveolarsepten liegen direkt aneinander. Entsprechend trägt dieser Bereich nicht mehr zur Atmung bei. In der Folge **sistiert** im betroffenen Lungenanteil auch die **Durchblutung**.

MERKE

Lungengewebe, das nicht mehr belüftet wird, wird zunehmend weniger durchblutet und schließlich von der Blutzufuhr abgeschnitten. In Lungenanteilen, die nicht mehr durchblutet werden, kollabieren die Alveolen. Immer entsteht im Ergebnis eine **narbige Fibrosierung**.

Krankheitsentstehung

Man unterscheidet zwischen primären und sekundären Atelektasen:

- Die **primäre** entsteht v.a. beim Kind unter der Geburt, wenn durch einen akuten Sauerstoffmangel (z. B. Nabelschnurumschlingung) Fruchtwasser aspiriert wird, sodass die noch luftleere Lunge gar nicht zur Entfaltung gelangen kann.
- Die **sekundäre** Atelektase einer ganzen Lungenseite entsteht beim **vollständigen Pneumothorax**, bei dem dieser Lungenflügel faustgroß und luftleer am Hilus hängt. **Umschriebene** sekundäre Atelektasen entstehen z. B. bei einem voluminösen **Pleuraerguss**, bei dem die Flüssigkeit das angrenzende Lungengewebe zusammenquetscht **(Kompressionsatelektase)** oder nach einer **Lungenembolie**, bei der im nicht mehr durchbluteten Gewebe auch die Alveolen kollabieren. Bei der **Obstruktionsatelektase** wird ein Lungenanteil durch **Kompression** (Tumor, massive Herzvergrößerung z. B. bei Globalinsuffizienz) oder **Verschluss** (Fremdkörper) eines Bronchus nicht mehr belüftet. Die Residualluft wird in diesem Bereich resorbiert, die Alveolen kollabieren. Auch eine massive **Schleimvermehrung** u.a. bei der zystischen Fibrose mit vollständiger Verlegung einzelner Bronchien kann zu Atelektasen führen.

Längere Zeit bestehende Atelektasen werden zunehmend von der **Blutzufuhr abgeschnitten**. Die kollabierten Alveolen wandeln sich **bindegewebig-narbig** um, teilweise nach einem **entzündlichen Zwi-**

schenstadium. Im fibrosierten Zustand ist das atelektatische Gewebe nicht mehr zur Entfaltung zu bringen; die Erkrankung wurde **irreversibel**. Es ist deshalb wichtig, die Ursache einer akut entstandenen Atelektase zügig zu behandeln, indem z. B. stenosierende Fremdkörper, Pneumothorax, Pleuraerguss oder Embolus beseitigt werden.

Symptomatik

Die Folgen für den Patienten entsprechen in etwa dem Emphysem: Kleinere Atelektasen bleiben unbemerkt; ausgedehnte Bezirke führen zu **Dyspnoe** und eventuell zu **Zyanose**, **Trommelschlägelfingern**, **Uhrglasnägeln**, **Polyglobulie**, **pulmonalem Hochdruck** und **Cor pulmonale**.

Diagnostik

4

Die Diagnose der Atelektase erfolgt **radiologisch**, wobei die Verdichtungen bzw. Vernarbungen erkennbar werden. Wegweisend sind das umschrieben **fehlende Atemgeräusch** sowie der **gedämpfte Klopfschall**, sofern sie nicht akut durch einen Pneumothorax verursacht wurde.

Therapie

Für die Therapie gilt das, was letztendlich für jeden Umbau von Lungengewebe zu gelten hat: Man kann versuchen, den weiteren Fortgang aufzuhalten. Fibrotische Veränderungen sind **irreversibel**.

Zusammenfassung

Atelektase

Umschriebene Minderbelüftung von Lungenanteilen durch Kollabieren der Alveolen mit nachfolgender Fibrosierung, eventuell nach entzündlichem Zwischenstadium

Ursachen
- primär: Fruchtwasseraspiration des Neugeborenen
- sekundär: Pneumothorax, Pleuraerguss, Kompression durch massive Herzvergrößerung oder Tumor, Lungenembolie, Fremdkörperaspiration, vollständige Schleimverlegung der Atemwege z. B. bei zystischer Fibrose

Symptome
- Dyspnoe
- Zyanose
- Polyglobulie
- pulmonale Hypertonie mit Cor pulmonale

Diagnostik
- abgeschwächtes Atemgeräusch, gedämpfter Klopfschall, geringe Atemverschieblichkeit
- FEV_1 vermindert
- Verdichtungen im Röntgenbild

Therapie
- Behandlung der Ursache, um ein Fortschreiten zu verhindern
- Atemgymnastik
- Sauerstoff bei Bedarf

4.17 Lungenfibrose

Die Lungenfibrose bezeichnet den bindegewebigen und narbigen **Umbau des Lungengerüsts**, also des Gewebes zwischen den Alveolen bzw. zwischen Alveolen und Kapillaren. Dieses Bindegewebe ist physiologischerweise sehr dünn, um den Austausch der Atemgase möglichst wenig zu behindern. Nimmt es an Dicke und Konsistenz zu, ist je nach Ausprägung die **Diffusion von Sauerstoff behindert**, während Kohlendioxid aufgrund seiner besonders guten Diffusionsfähigkeit erst in weit fortgeschrittenen Stadien betroffen ist. Die Folge dieses unterschiedlich guten Diffusionsverhaltens ist ein zunehmender **Sauerstoffmangel** bei normalen oder, bedingt durch die vertiefte Atmung, **leicht erniedrigten CO_2-Spiegeln** des Blutes.

Krankheitsentstehung

Die Lungenfibrose beginnt in den meisten Fällen mit einer Entzündung im Bereich der Alveolen **(Alveolitis)**, an der zunächst überwiegend die **Alveolarmakrophagen** beteiligt sind. Deren Phagozytose von Fremdantigenen, Immunkomplexen oder geschädigtem Gewebe lockt über chemotaktische Stoffe die weiteren Komponenten des Immunsystems herbei. Entzündliches Exsudat aus den Kapillaren sammelt sich in Interstitium und eventuell auch Alveolen. Die **chronische Alveolitis** führt schließlich zur Bindegewebsvermehrung (Fibrosierung) und -verfestigung. Die herdförmigen **Fibrosierungen** bedingen Verziehungen auch im Bereich nicht direkt betroffenen Lungengewebes sowie eine **Minderung der Durchblutung**. Ein Teil der Alveolen geht zugrunde.

Nicht so selten findet man für die fortschreitende Alveolitis mit Übergang in eine Lungenfibrose **keine Ursache** (sog. **idiopathische Fibrose**). In einem Teil dieser Fälle lassen sich Hepatitis-C-Antikörper auch bei Patienten nachweisen, bei denen keine Hepatitis C bekannt ist. Für die ursächlich erkennbare Ausbildung einer Lungenfibrose sind inzwischen etwa 180 verschiedene Krankheiten bekannt. Zusammengefasst gibt es **3 wesentliche Ursachen** sowie einzelne Sonderformen, die sich nicht einordnen lassen:
- chronische Inhalation von Stäuben, zumeist am Arbeitsplatz
- Beteiligung der Lunge bei systemischen Erkrankungen (v.a. **Kollagenosen**) wie **Lupus erythematodes**, **Sklerodermie**, **Sarkoidose** oder auch einer **rheumatoiden Arthritis**
- Umbau des Lungengewebes aufgrund eines chronischen Rückstaus vor dem linken Herzen, also bei **Mitralstenose** oder **-insuffizienz** sowie fortgeschrittener **Linksherzinsuffizienz**

Sonderformen sind:
- radioaktive Strahlung
- ARDS (Schocklunge)
- Fibrosierungen durch rezidivierende Lungenembolien

Inhalation von Stäuben

Ganz allgemein wird eine Erkrankung der Lunge aufgrund inhalierter Stäube als **Pneumokoniose** bezeichnet. Zu den Pneumokoniosen gehören:

- **Silikose:** Inhalation von Kieselsäure (Siliciumdioxid SiO_2)
- **Asbestose:** Inhalation von Asbestfasern (Silikate)
- **Farmerlunge:** inhalierte Pilzsporen aus verschimmeltem Getreide (➤ Abb. 4.30)
- **Vogelzüchterlunge:** inhalierter Vogelkot
- **inhalierte Chemikalien und Stäube:** Fibrose durch
  - **Berylliumstaub** aus der Herstellung von Keramik
  - **Cadmiumstaub** beim Schweißen und aus der Batterieherstellung
  - **Antimonstaub** aus der Herstellung von Glas, Kunststoffen, Akkus
  - **Bariumstaub** von Katalysatoren
  - **Eisenstaub**
  - **Kohlenstaub** aus Bergbau
  - **Steinstaub** aus Steinbrüchen oder vom Tunnelbau

Staubteilchen, die größer als 10 µm sind, gelangen nicht bis zu den kleinen Bronchien oder gar Alveolen, sondern werden bereits in den oberen Atemwegen absorbiert, zumeist in der Nasenschleimhaut. Hierhin gehören auch die meisten Pollen oder vom Wind verwehte Stäube. Auch Teilchen mit einer Größe zwischen etwa 2,5 µm und 10 µm erreichen nur die größeren oder kleineren Bronchien und werden dort abgelagert, sodass auch aus solchen Stäuben keine Fibrosierungen von Lungengewebe entstehen. Erst Stäube mit einer **Teilchengröße** von **weniger als 2,5 µm** erreichen die letzten Aufzweigungen der Bronchiolen und die Alveolen und können hier zu Veränderungen führen Dabei ist die Art der entstehenden Entzündungen uneinheitlich. Zum Beispiel sind die Veränderungen bei der Farmer- oder Vogelzüchterlunge als **allergische Alveolitis** vom **Typ III** aufzufassen.

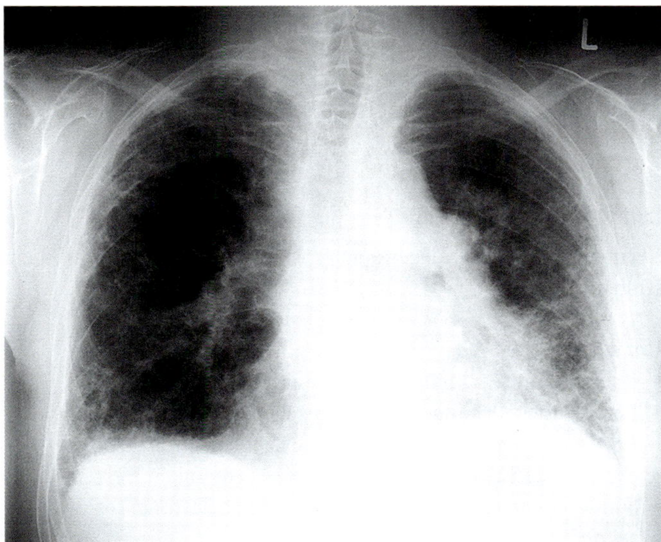

Abb. 4.30 Infiltrate beidseits bei der Farmerlunge [R132]

Kollagenosen

Systemische Kollagenosen wie der **systemische Lupus erythematodes** (SLE), die **chronische Polyarthritis** (cP), **Sklerodermie** oder **Dermatomyositis** führen in einem Teil der Fälle zur Lungenfibrose. Diese kann auch beim **Morbus Bechterew** auftreten, wobei sich hier noch die mechanische Verziehung der Lungenanteile im Gefolge der BWS-Kyphosierung dazuaddiert.

Linksherzinsuffizienz

Die Lungenfibrose entsteht aus dem **chronischen Lungenödem**, das **organisiert** wird und deshalb dieselben Umbauvorgänge mit Fibrosierung zeigt.

Symptomatik

Jede Lungenfibrose führt zu **Reizhusten** und in fortgeschrittenen Stadien zum peripheren Sauerstoffmangel mit **Dyspnoe**, **Zyanose**, **Trommelschlägelfingern** und **Uhrglasnägeln** sowie zur **Polyglobulie**. Aufgrund der Durchblutungsminderung mit Verkleinerung der Gefäß-Querschnittsfläche und entsprechendem Anstieg des pulmonalen Drucks entwickelt sich eine **pulmonale Hypertonie** mit **Rechtsherzhypertrophie** und **-insuffizienz (Cor pulmonale)**. In der Folge des schlechten Allgemeinzustands kommt es häufig auch zum **Gewichtsverlust**.

Diagnostik

Die Diagnose einer Lungenfibrose ergibt sich aus **Anamnese**, **Symptomen**, **Untersuchung** und **Röntgenbefund** bzw. **CT**.

In unklaren Fällen, bei denen sich aus der Anamnese keine spezifischen Hinweise auf eine Ursache erkennen lassen, wird man um eine **Biopsie** (Gewebeentnahme) nicht herumkommen. Diese erfolgt versuchsweise anlässlich einer Bronchoskopie oder, wenn dies nicht weiterhilft, in der Form einer offenen Lungenbiopsie.

Die körperliche Untersuchung entspricht weitgehend dem Lungenemphysem und lässt sich von diesem hauptsächlich über die **Perkussion** durch den unterschiedlichen Luftgehalt abgrenzen. Dementsprechend ist der Thorax bei Fibrosierungen nicht aufgetrieben, sondern unauffällig, die **Zwerchfellgrenzen** stehen eher **hoch** als tief. Weitere Untersuchungsbefunde sind:

- abgeschwächtes Atemgeräusch
- gedämpfter Klopfschall
- verminderte Bronchophonie und Stimmfremitus
- eingeschränkte Atemverschieblichkeit, FEV_1 und Vitalkapazität

Therapie

Therapeutisch kann man, abgesehen von **Atemgymnastik**, nicht sehr viel mehr unternehmen als den Versuch, den Prozess zu stoppen – bei entzündlichen Erkrankungen z. B. mit **Glukokortikoiden**. Die Fibrosierung selbst ist **irreversibel**.

4.17.1 Silikose

Es handelt sich bei der Silikose (= **Quarzstaublunge**) um eine Erkrankung durch eingeatmete **Siliciumverbindungen**, aber nicht als Silikat wie bei der Asbestose, sondern in der Form von kristallinem **Quarzsand** bzw. **Kieselsäure** (= Siliciumdioxid [SiO_2]). Die Silikose ist die **häufigste Form** einer Pneumokoniose.

Die hauptsächlichen Gefährdungen entstehen im Bergbau, in Schleifereien, Gesteinsmühlen und bei Sandstrahlern oder Tunnelarbeitern. Im Gegensatz zur Asbestose beginnt die Silikose bereits nach einer umfangreicheren Exposition von Wochen oder wenigen Monaten und kann auch dann weiter fortschreiten, wenn die Staubexposition nicht mehr besteht. Bei **geringer Belastung** der Atemluft jedoch beginnt die Silikose ähnlich wie die Asbestose erst nach einem **Expositionszeitraum** von etwa **10–20 Jahren**.

4

Krankheitsentstehung und Symptomatik

Typische Veränderungen im interstitiellen Lungengewebe sind stetig wachsende **Knötchen** (Silikosegranulome, noduläre Fibrose) oder, bei Beimischung von Kohlenstaub, sogar **schwarze Knoten** (Anthrakosilikose), die im weiteren Verlauf zu einer generalisierten Fibrosierung und über die pulmonale Hypertonie schließlich zum **Cor pulmonale** führen. Eine Verkalkung der Hiluslymphknoten ist möglich.

Bösartige Tumoren entstehen im Gegensatz zur Asbestose nicht, jedoch kann sich auf dem Boden einer Silikose leichter eine **Tuberkulose entwickeln** bzw. eine schlummernde, inaktive Tbc **aktiviert werden.**

Symptome sind **Husten** und **Belastungsdyspnoe**, zuletzt **Ruhedyspnoe** und **Zyanose**.

4.17.2 Asbestose

Die Asbestose stellt eine **diffuse Lungenfibrose** auf dem Boden einer **langjährigen Inhalation** (mindestens 10 Jahre) von **Asbestfasern** dar. Asbest ist der Oberbegriff für verschiedene anorganische Materialien, die **Silikate** (zumeist als Mg- oder Calciumsilikat) enthalten.

Asbest wurde aufgrund seiner überragenden thermischen und elektrischen Isolationseigenschaften jahrzehntelang im Baugewerbe eingesetzt. Entsprechend erkrankten bevorzugt Menschen, die entweder bei der Asbestherstellung oder bei seiner Verarbeitung im Bereich von Heizungen, Rohrsystemen, feuerfesten Decken oder Wänden bzw. feuerfester Kleidung oder bspw. Kupplungs- und Bremssystemen beschäftigt waren. Auch Maler und Elektriker oder auch die Hausfrau, die die asbestverseuchte Kleidung ihres Mannes ausschüttelte und wusch, waren gefährdet. Schließlich erkrankten oftmals auch die umliegenden Anwohner von industriellen Asbestwerken.

Der hauptsächliche Mechanismus der Lungenfibrosierung resultiert daraus, dass die Makrophagen nach der Phagozytose der Asbestfasern zugrunde gehen, woraufhin die freigesetzten lysosomalen Enzyme zur Schädigung des interstitiellen Bindegewebes führen.

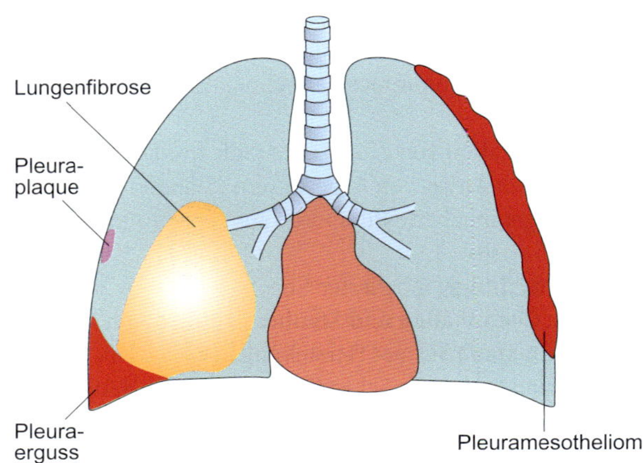

Abb. 4.31 Mögliche Befunde bei Asbestose [L157]

Symptomatik und Komplikationen

Die Symptome der Asbestose entsprechen denjenigen der Silikose (➤ Kap. 4.17.1) bzw. prinzipiell denen jeder Lungenfibrose. In ausgeprägten Fällen entwickelt sich ein **Cor pulmonale**.

Weitere mögliche und früher häufige Folgen einer langjährigen Asbestexposition sind **Lungenkarzinom** (nach 15–20 Jahren) und **Mesotheliom** (nach 20–25 Jahren), bei dem es sich um einen bösartigen, im Bereich der Pleura wachsenden Tumor handelt (➤ Abb. 4.31). Während man beim Lungenkarzinom häufig nicht entscheiden kann, ob Asbest oder andere Risikofaktoren wie das Rauchen zur Erkrankung geführt haben, hat das Mesotheliom mit dem Rauchen nichts zu tun.

MERKE

Einfuhr und Verarbeitung von Asbest sind in Deutschland seit 1993 verboten. Ein (eher theoretisches) Gefährdungspotenzial entsteht heute nur noch bei Abbruchs- oder Sanierungsarbeiten von Gebäuden bzw. in Gebäuden mit maroder Bausubstanz. Es gibt also inzwischen praktisch **keine Asbestose** mehr.

Zusammenfassung

Lungenfibrose

Vermehrung des bindegewebigen Lungengerüsts mit narbigem Umbau

Ursachen

- Pneumokoniosen, Silikose als häufigste Form
- Beteiligung der Lunge bei systemischen, meist autoimmunen Erkrankungen (z. B. chronische Polyarthritis, Kollagenosen)
- chronisches Lungenödem bei Stau vor dem linken Herzen
- Sonderformen (nach ARDS oder Strahlenbelastung, rezidivierende Embolien)
- idiopathisch

Symptome
- Reizhusten
- Dyspnoe
- Zyanose
- Trommelschlägelfinger und Uhrglasnägel
- Gewichtsverlust
- je nach Ursache Fieber

Folgen
- pulmonale Hypertonie, Cor pulmonale

Diagnostik
- abgeschwächtes Atemgeräusch, gedämpfter Klopfschall, eingeschränkte Atemverschieblichkeit und Atemvolumina
- Verschattungen im Röntgenbild, je nach Ursache evtl. verdickte oder verkalkte Hiluslymphknoten
- bei unklarer Ursache Biopsie von Lungengewebe

Therapie
- Atemgymnastik
- Ausschaltung der verursachenden Noxen
- Behandlung entzündlicher Ursachen z. B. mit Glukokortikoiden

4.18 Lungenembolie

Die Lungenembolie ist ein besonders häufiges Ereignis, das in rund 10 % der Fälle zum Tod führt – in aller Regel innerhalb der ersten Stunden. Seit etlichen Jahren ist nun wenigstens ein dezenter Rückgang zu verzeichnen, weil die medikamentöse Prophylaxe durch neue Präparate einfacher und effektiver wurde und z. B. bei Immobilisierung oder postoperativ sehr konsequent eingesetzt wird. Des ungeachtet rechnet man in Deutschland derzeit immer noch mit etwa **350.000 Lungenembolien** und rund **35.000 Todesfällen/Jahr**, bei knapp **200.000 erkannten** Embolien. Die **Dunkelziffer** ist demnach mit hochgerechnet knapp 50 % unverändert **hoch**. In der Sterbestatistik liegt die Lungenembolie gemeinsam mit der Sepsis und hinter Herzinfarkt und Schlaganfall an 3. Stelle. In Europa rechnet man mit insgesamt 350.000–400.000 Sterbefällen/Jahr.

Krankheitsentstehung

Der **Embolus** besteht in aller Regel aus einem **Blutgerinnsel** (Thromboembolus), nur sehr selten aus **Luft** bzw. **Gas** (CO_2; N_2 bei Tauchunfällen) oder **Fett** (am ehesten bei Frakturen von langen Röhrenknochen). Überwiegend (90 %) stammt der Thrombus aus einer tiefen, venösen Thrombose **(Phlebothrombose)** der **Beine** oder des **Beckens**, selten aus dem Einflussgebiet der V. cava superior, wo er sich losreißt und über das **rechte Herz** in die **Lunge** geschwemmt wird.

Frischoperierte und **Gebärende** direkt nach der Entbindung sind **besonders gefährdet**, wobei hier neben der **Stase des Blutes** auch **hormonelle Veränderungen** bzw. **Gerinnungsstörungen** eine wesentliche Rolle spielen. Auch **maligne Vorerkrankungen** sind in diesem Zusammenhang zu nennen. Häufig entstehen Embolien bei **Bettlägerigen** oder im Rahmen von **Ruhigstellungen** einer Extremität nach Verletzung bzw. Fraktur. Auch **stundenlanges Stillsitzen** mit angewinkelten Beinen, evtl. unter Abdrücken der V. poplitea in der Kniekehle, stellen eine Gefährdung dar. Nicht so selten kommt es z. B. bei längeren Flugzeugreisen (sog. **Touristenklasse-Syndrom**) mit zusätzlichem Flüssigkeitsmangel oder auch einmal im Rahmen des häuslichen Großputzes in längerer Hockstellung zu Thrombose und Embolie. Als prinzipiell kritisch gelten bei Prädisponierten beispielsweise Flugreisen mit einer Dauer von mehr als 4 h. Schließlich gibt es auch den „umgekehrten" Fall, bei dem sportliche Betätigung unter starkem Schwitzen und resultierender **Eindickung des Blutes** zur Thrombosierung führt. Weitere Risikofaktoren sind **Adipositas**, **genetische Thrombophilien** (z. B. **Faktor-V-Leiden**, funktionell einem Mangel an Protein C entsprechend) und ganz besonders das **fortgeschrittene Lebensalter** mit der weitaus größten Anzahl an Lungenembolien. Dies gilt natürlich in erster Linie deshalb, weil sich hier die meisten Risikofaktoren bis hin zur Immobilisierung angesammelt haben.

MERKE
Bei rund 20 % aller Lungenembolien findet man keine Risikofaktoren (idiopathische Genese).

Zu beachten ist, dass ein flimmernder **linker Vorhof** einen sich bildenden Embolus über den linken Ventrikel in die **Arterien des Körperkreislaufs** entlässt (→ Schlaganfall, pAVK). Allerdings besteht bei einem ausreichend großen **Vorhofseptumdefekt** auch die seltene (!) Möglichkeit, dass der Thrombus über die rechte Herzseite zur Lunge gelangt (**paradoxe Embolie**). Dies gilt entsprechend auch für einen **Ventrikelseptumdefekt**.

Die **Pille** führt zu einem 4-fach höheren Risiko für die Entstehung von Thromben, wobei dies allerdings relativiert werden muss: Ohne Einnahme der Pille bleiben 99,99 % der Frauen von einer **Thrombenbildung verschont**, unter Einnahme der Pille „nur noch" 99,96 %. Das angebliche „Risiko" ist also genau genommen **nicht der Rede wert** – v. a. im Hinblick auf die weit größere Gefährdung bei einer nachfolgenden Schwangerschaft bzw. im Wochenbett. Man kann aus derlei statistischen Daten durchaus pauschalierend ableiten, dass **relative** Risiken mit absoluten, also **realen Risiken** nicht das Geringste zu tun haben müssen.

Symptomatik

Entscheidend für die entstehende Symptomatik ist neben Vorerkrankungen (z. B. kardial) die **Größe des Embolus**. In 5–10 % der Fälle ist er so groß, dass er die **A. pulmonalis** einer Seite **vollständig verschließt** und zu einem massiven Symptomenbild mit **retrosternalem Druck** und **Todesangst**, **Tachykardie**, **Tachypnoe**, **Dyspnoe** und **Zyanose** führt. Grundsätzlich entstehen die massivsten Symptome mit der höchsten Letalität verständlicherweise in den Fällen, in denen Thromben eine Pulmonalarterie vollständig verschließen oder – parallel oder nacheinander – in **beide Pulmonalarterien** gelangen.

4

Regelrechte **Schmerzen** entstehen **nur** bei einem **Infarkt von Lungengewebe**. Da die Lunge jedoch über die Atemwege, und das peribronchiale Gewebe überwiegend aus der Aorta (oder der A. thoracica interna) mit Sauerstoff versorgt wird und nicht aus den Pulmonalarterien, kommt es nur relativ selten (in etwa **10 % der Fälle**) zu Lungeninfarkten und damit auch zu deutlichen Schmerzen. Am ehesten entstehen dieselben bei Verschlüssen einer **Segmentarterie** oder noch kleineren Embolien der **Lungenperipherie**, weil hier die Versorgung über die Bronchialarterien nicht mehr ausreicht oder weil es bei einer gleichzeitig bestehenden Linksherzinsuffizienz zum venösen Rückstau auch in die Bronchialvenen kommt. Allerdings ist ein Infarkt auch bei großen zentralen Embolien möglich, wenn der periphere Blutdruck bis hin zum Volumenmangelschock abgefallen ist. Im Ergebnis reicht dann der geringe Blutfluss in den Bronchialarterien nicht mehr aus. Begünstigend mag in einigen Fällen der Mangel an „Brennstoff" (Glukose, Fettsäuren) wirken, der aus jedem Verschluss einer Pulmonalarterie für das nachgeschaltete Gewebe entsteht.

EXKURS

Lungengewebe ist nicht sensibel versorgt, sodass von vornherein keine deutlichen Schmerzen entstehen können. Selbst die vegetativen Nerven der Atemwege übertragen nur in äußerst geringem Umfang Schmerzempfindungen, sodass z. B. selbst der Husten einer ausgeprägten Bronchitis erst dann schmerzhaft wird, wenn er die **Luftröhre** als Tracheobronchitis miterfasst hat.

Sehr ausgeprägt mit Schmerzrezeptoren versorgt ist dagegen die **Pleura parietalis** als Bestandteil der Thoraxwand. „Lungenschmerzen" entstehen deshalb nur, wenn der Prozess die Pleura einbezieht. Dies ist bei **peripheren Infarkten** oder auch bei einer **Lobärpneumonie** der Fall.

In etwa einem Drittel der Fälle entsteht in der Folge eine Blutbeimengung zum Sputum **(Hämoptyse)**, die durch den Blutaustritt ins Lungengewebe vor dem embolischen Hindernis zustande kommt. Allgemeine **Entzündungszeichen** (mäßiges Fieber, Leukozytose) sind **möglich**.

Beim Verschluss einer A. pulmonalis, eventuell bereits eines großen Astes wie einer Lappenarterie, führt der akute Rückstau des Blutes vor dem Hindernis zu einer **akuten Rechtsherzdilatation** und **-insuffizienz**. Außerdem fließt weniger Blut durch die Lunge zum linken Herzen, sodass sich peripher eine **Hypotonie**, evtl. bis hin zum **hypovolämischen Schock** entwickelt. Als Folge der Ischämie entstehen zerebrale Symptome mit **Schwindel** bis hin zu **Synkope** (kurzdauernde Bewusstlosigkeit) oder **Koma**. Der Tod bei einer fulminanten Lungenembolie erfolgt allerdings in der Regel nicht im hypovolämischen, sondern im **kardiogenen Schock**, also am **akuten Rechtsherzversagen**. Bei einem Patienten mit vorbestehender Herzschädigung kann natürlich auch ein kleinerer Embolus, der einem zuvor Gesunden nichts anhaben könnte, zum Herzversagen führen.

Kleinere Emboli, die in Segmentarterien bzw. in der Peripherie einer Lungenseite stecken bleiben, verursachen eventuell **Engegefühl**, **Angst**, **Tachy-** und **Dyspnoe**, **Tachykardie** und **Hämoptyse**. **Sehr häufig** entsteht allerdings lediglich eine **akut einsetzende Dyspnoe**, für die man keine Erklärung findet, wenn man nicht an eine Embolie denkt und die Beine untersucht.

MERKE

Die **akute Dyspnoe** ist das **häufigste**, manchmal sogar **einzige Symptom** der Lungenembolie. Die wichtigste Differenzialdiagnose ist in diesen Fällen eine akute **BWS-Blockade**. Hierbei entsteht dann allerdings meist eine deutliche **Inspirationshemmung**, die sich gegenüber der Dyspnoe bei Embolie abgrenzen lässt.

Rezidivierende Embolien führen zu multiplen Atelektasen bzw. **Fibrosierungen** und damit früher oder später zur **pulmonalen Hypertonie**.

Diagnostik

Die Diagnostik einer akuten Lungenembolie ist zumindest ambulant nicht so ganz einfach, wie man aus der ungewöhnlich hohen Dunkelziffer ersehen kann (➤ Abb. 4.32). Dies liegt in erster Linie daran, dass **sämtliche Symptome unspezifisch** und **mehrdeutig** sind und dass sie einzeln **oder** in Kombination vorliegen können.

Die *Hinweis*diagnose ergibt sich aus **Dyspnoe** und **Tachykardie** – v.a. wenn an den Beinen der Hinweis auf eine **Phlebothrombose** besteht. Zusätzliche Symptome machen die Embolie wahrscheinlicher. Eine Phlebothrombose muss aber schon deswegen nicht unbedingt sichtbar werden, weil sich im Einzelfall der ganze Thrombus losgerissen und als Embolus in die Lunge gespült worden sein kann, sodass selbst für den Ultraschall nichts Erkennbares an den Beinen zurückbleibt. Dazu kommt, dass sich die Symptome der tiefen Beinvenenthrombose (z. B. Schmerzen) erst allmählich im Verlauf einiger Tage entwickeln, während die Ausschwemmung des Thrombus gerade in den ersten Stunden und Tagen nach seiner Entstehung besonders häufig ist.

Diagnostik und nachfolgende Therapie hängen zuvorderst vom sowohl vorbestehenden als auch akut eingetretenen **Zustand des Patienten** ab, unter Berücksichtigung der sich zunächst ergebenden **Wahrscheinlichkeit** einer **Lungenembolie**.

- Weisen die Symptome des Patienten differenzialdiagnostisch **relativ sicher** in Richtung der Lungenembolie, z. B. weil an den Beinen Auffälligkeiten bestehen, reicht die **apparative Diagnostik** vollkommen aus. Dabei wurde die in früheren Jahren übliche Szintigraphie längst vom thorakalen **CT** (oder MRT) in Verbindung mit einer **Kontrastmittel-Angiographie** der **A. pulmonalis** (Pulmonalis-Angiographie = **PA**) verdrängt, weil man damit Veränderungen bis in den Bereich unterhalb eines einzigen Millimeters, also selbst winzige Embolien der Lungenperipherie darstellen kann. Die diagnostische Sicherheit ist also weit größer als bei der Szintigraphie. Außerdem stehen die CT-Geräte heutzutage praktisch überall zur Verfügung. Die **Szintigraphie** dient damit nur noch als **Reserveverfahren** – z. B. bei Patienten mit einer Kontrastmittelunverträglichkeit.
- Sind die Symptome **mehrdeutig** und ist der Patient stabil, erhält der serologische Nachweis der sog. **D-Dimere** allergrößte Bedeutung (➤ Fach Hämatologie). Spezifität und Zuverlässigkeit dieses Parameters gehen so weit, dass sich bei **fehlendem Nachweis** eine **Embolie** als Ursache der Beschwerden des Patienten, aber auch anderweitige Thrombenbildungen z. B. der Beine, **ausschließen lassen**. Andersherum gilt dies nicht, denn ein erhöhter Serumspiegel der D-Dimere lässt sich bei **jeder Thrombenbildung** nachweisen, u.a. auch beim Herzinfarkt bzw. grund-

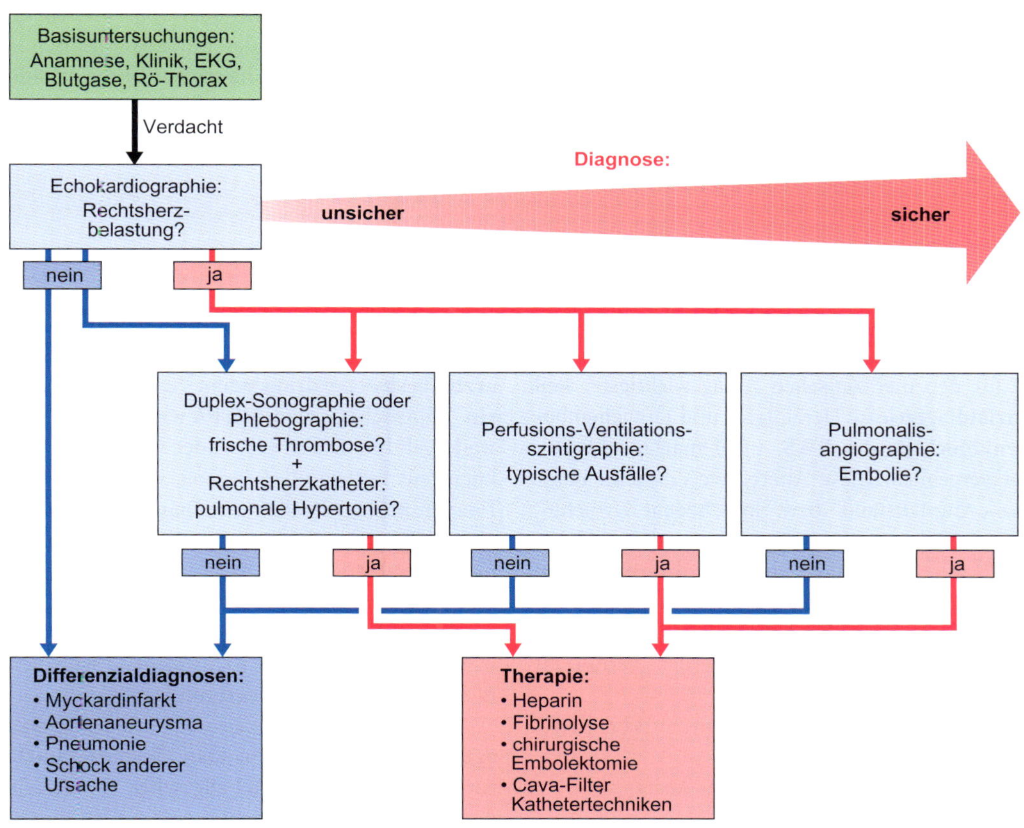

Abb. 4.32 Diagnostik der Lungenembolie [R132]

sätzlich und pauschal sogar postoperativ, bei malignen Grunderkrankungen, in der zweiten Schwangerschaftshälfte, bei Pneumonie oder Sepsis. Abhängig von der Gesamtkonstellation erfolgen in solchen Fällen zunächst weitere Untersuchungen oder direkt das CT mit PA.

- Steht das CT nicht sofort zur Verfügung, kann versuchsweise zunächst ein **Röntgenbild** angefertigt werden. Hier kann sich ein **Gefäßabbruch** zeigen oder ein **Pleuraerguss**, falls es zum Infarkt gekommen ist. Entstehende **Atelektasen** können eventuell erkannt werden, ebenso die Mehrdurchblutung der nicht betroffenen Lungenseite. Kleinere Emboli bzw. deren Folgen werden im Röntgenbild nicht erkannt. Immerhin jedoch kann das Röntgenbild **Informationen** zu möglichen **Differenzialdiagnosen** liefern – u.a. zum Pneumothorax, Perikarderguss oder einer Pneumonie.
- Im **EKG** ergeben sich neben der Tachykardie Hinweise nur bei **großen** Embolien mit resultierender **Rechtsherzbelastung**. Besser geeignet v.a. im Hinblick auf die **Differenzialdiagnose** (z.B. Herzinfarkt bzw. Aortendissektion) oder auch die **Prognose** des Patienten ist die **Echokardiographie** (Ultraschall des Herzens), weil sie eine recht genaue Zustandsbeschreibung des rechten Ventrikels oder auch des Kammerseptums liefert. Letzteres kann bei großen bzw. beidseitigen Embolien mit überlastetem Ventrikel und unzureichendem Blutstrom durch die Lunge zum Körperkreislauf nach links verlagert sein. Dagegen besitzen Patienten mit unauffälliger Echokardiographie in aller Regel eine gute Prognose. Dies betrifft weit mehr als die Hälfte aller Embolie-Patienten.
- **Serologisch** in Ergänzung zur Echokardiographie von Bedeutung ist der Nachweis von **Troponin** und **BNP**, weil diese Parameter die Belastung des Ventrikels (Insuffizienz, Mikroinfarkte) anzeigen (➤ Fach Herz-Kreislauf). Zusätzlich sieht man **eventuell** eine **Leukozytose** und eine **Beschleunigung der BSG**, allerdings erst etliche Stunden nach dem Ereignis als Folge der sich entwickelnden lokalen Entzündung. Für die **akute Diagnostik** besitzen **Laborwerte**, abgesehen von **D-Dimeren** und eventuell Troponin mit BNP oder weiteren Gerinnungsparametern, **nicht die geringste Bedeutung**.
- Der **Ultraschall** der Beine kann Hinweise auf die Ursache der Embolie liefern und sie damit wahrscheinlicher machen oder ausschließen: Wenn man den Schallkopf über die Beinvenen führt, kann man durch Druck über das aufliegende Gewebe das Lumen normaler Venen vollständig verschließen, während dies bei einem vorhandenen Thrombus nicht gelingt (sog. **Kompressionsultraschall**).

MERKE

Als **diagnostischer Standard** bei **dringendem Verdacht** auf eine Lungenembolie gilt heute die Pulmonalisangiographie (PA) in Verbindung mit dem CT (= **CTPA**). Bei positivem Befund wird unverzüglich mit der Therapie begonnen.

Besteht lediglich differenzialdiagnostisch ein unsicherer **Hinweis** auf eine Lungenembolie, werden zunächst die **D-Dimere** bestimmt. Auf einen positiven Befund folgt die CTPA, bei negativem Ausfall eine weiterführende Diagnostik.
Steht die CTPA im aufnehmenden Krankenhaus nicht zur Verfügung, wird auf die **Szintigraphie** ausgewichen, alternativ auf einen **Ultraschall** von Beinen, Herz **und** Lunge.

Differenzialdiagnose

Die angesichts der Symptome möglichen Alternativen gehören zu unterschiedlichen Fächern und sollen hier deshalb lediglich aufgelistet werden. Die für den medizinischen Alltag wichtigste, weil **häufigste Differenzialdiagnose** zu Herzinfarkt und Lungenembolie, die akute **Gelenkblockade der BWS**, sucht man in üblichen Auflistungen meist vergeblich. Diese Alternative erscheint dafür unter der Diagnose „Angstzustand" bzw. „psychogene Ursache", nachdem der Patient auf der Intensivstation ergebnislos „auf den Kopf gestellt wurde", weil Gelenkblockaden und ihre möglichen Folgen in der üblichen Medizin weitgehend unbekannt sind.

Besonders leicht verwechselbare, **hochakut** und eventuell (teilweise) dramatisch verlaufende Situationen werden verursacht durch

- akutes Koronarsyndrom (Herzinfarkt, Angina pectoris bei KHK)
- Spontanpneumothorax
- Aortendissektion (akute Aneurysmablutung der Aorta)
- Perikarditis
- beginnender Herpes Zoster (noch ohne Hautbeteiligung)
- (akute Blockaden der BWS → besonders häufig)
- akutes Lungenödem
- Magenperforation

Weniger akut beginnend oder von abweichenden (zusätzlichen) Symptomen begleitet oder mit anamnestisch definierter Vorgeschichte, des ungeachtet häufig zur Differenzialdiagnose erkoren:

- entzündliche Oberbauchprozesse, z. B. akute Pankreatitis
- Rippenfraktur
- Pneumonie, Pleuritis
- Asthmaanfall

Therapie

Zur Entlastung des Herzens erfolgt die Lagerung mit **angehobenem Oberkörper** und herabhängenden Beinen. Die Therapie des **Notarztes** besteht bei dringendem Verdacht in der i.v.-Gabe von **Heparin**. Im Anschluss an die CTPA wird in der Klinik die **Thrombolyse** weitergeführt. Dafür verwendet man bei stabilen Patienten und höchstens mittelgroßen Emboli, welche die Funktion des rechten Herzens noch nicht allzu sehr eingeschränkt haben, ebenfalls **Heparin**. Lediglich bei **fulminanten Lungenembolien** mit ihrer extrem hohen Letalität wird das wirksamere **t-PA** benutzt. Die Zweiteilung erfolgt wegen der unter **t-PA** sehr viel höheren **Blutungsgefahr** (auch zerebral) und deswegen, weil die Heparinwirkung zwar deutlich milder, aber dennoch ausreichend ist, sofern der Faktor Zeit nicht so deutlich im Vordergrund steht.

Als Alternative zu Heparin steht neuerdings eine **orale Antikoagulation** z. B. mit **Rivaroxaban**, einem **Hemmstoff** des Faktors **Xa**, zur Verfügung. Dies bietet abgesehen von der einfacheren Anwendung den Vorteil, dass damit bereits die ohnehin im Anschluss an die Akuttherapie notwendige Antikoagulation eingeleitet wird. Bei Kontraindikationen gegenüber einer systemischen Lysetherapie musste der Embolus bisher chirurgisch oder über Katheter entfernt werden, eventuell ergänzt durch die lokale Applikation von t-PA über den lokalen Katheter (➤ Abb. 4.33). Möglicherweise stellt Rivaroxaban künftig auch in diesen Fällen eine sinnvolle Alternative dar.

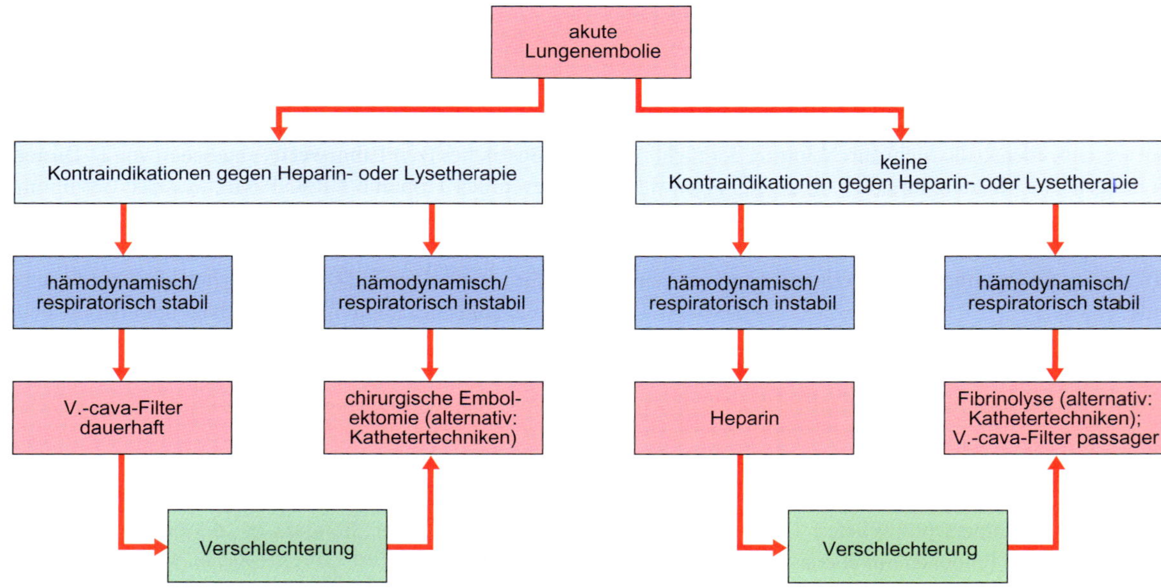

Abb. 4.33 Therapie der Lungenembolie [R132]

ACHTUNG

Entsprechend Herzinfarkt, Schlaganfall oder arteriellen peripheren Embolien sind im akuten Notfall **i.m.-Injektionen kontraindiziert**, weil die sich anschließende Thrombolyse zu unkontrollierbaren muskulären Einblutungen führen könnte.

Zusammenfassung

Lungenembolie

Meist Thromboembolus, der sich auf der venösen Seite des Körperkreislaufs gebildet und losgerissen hat – überwiegend aus Becken oder Beinen, vergleichsweise selten aus den oberen Extremitäten. Dritthäufigste Todesursache in den westlichen Ländern.

Ursachen

- u.a. Stase des Blutes bei Immobilisation, im Wochenbett, postoperativ, bei konsumierender Grunderkrankung
- Gerinnungsstörungen (angeboren, erworben)

Symptome

- akut einsetzende Dyspnoe, für die sich keine anderweitige Erklärung findet, als wichtigster Hinweis
- Tachypnoe, Tachykardie
- thorakales Engegefühl oder Schmerzen
- Hämoptyse
- Blutdruckabfall
- evtl. Rhythmusstörungen und gestaute Halsvenen (akute Rechtsherzinsuffizienz)
- Schwindel oder Synkopen

Diagnostik

- gezielte Anamnese (Virchow-Trias, Symptome in Beinen oder Becken)
- Untersuchung der Beine – idealerweise mittels Kompressionsultraschall
- Röntgen (mehr zur Differenzialdiagnose)
- Szintigraphie als Reserveverfahren
- pulmonale Angiographie mit CT (CTPA) als Goldstandard
- Echokardiographie, im EKG mögliche Rechtsherzbelastung
- Labor: D-Dimere als sicherster Hinweis begleitend zur CTPA, ergänzend Troponin und BNP, in späteren Phasen Leukozytose und beschleunigte BSG (+ Fieber)

Differenzialdiagnosen

- Herzinfarkt, Perikarditis, Pneumothorax, Aortendissektion, Magenperforation, Affektionen der BWS (meist Blockaden, evtl. Herpes Zoster)

Therapie

- Lagerung mit angehobenem Oberkörper
- Verständigung des Notarztes
- Heparin
- Sauerstoff
- in der Klinik Lysetherapie – bevorzugt mit Heparin, alternativ mit Rivaroxaban, nur bei einer fulminanten Lungenembolie mittels t-PA
- bei Kontraindikationen operative Thrombektomie

4.19 Lungenödem

Krankheitsentstehung

Für periphere Ödeme gibt es zahlreiche mögliche Ursachen, die bis zum Eiweißmangel bei Leberzirrhose oder bei Malabsorption reichen. Die Mehrzahl dieser Ursachen kommt als Auslöser eines Lungenödems nicht in Frage. Der Grund hierfür liegt in den deutlich niedrigeren Drücken im Bereich der Lungenkapillaren:

Peripher beträgt der mittlere Perfusionsdruck am Beginn der Kapillaren etwa 30 mmHg und an deren Ende 12–15 mmHg. Der onkotische Druck des Eiweißes liegt mit etwa 20–25 mmHg gerade dazwischen. Aus diesem Grund hat eine deutliche Absenkung des onkotischen Drucks, z.B. auf 15 mmHg oder darunter, zur Folge, dass die Flüssigkeit, die am Beginn der kapillären Strecke ins Interstitium abgepresst wurde, an deren Ende nicht mehr rückresorbiert werden kann und im Interstitium verbleibt. Diese Flüssigkeit bedingt die Ausbildung von Ödemen, sofern ihr Volumen die Transportkapazität des Lymphsystems übersteigt.

In der **Lunge** sind die **Drücke** im kapillären Bereich **wesentlich niedriger**. Das Blut gelangt mit 20–25 mmHg in die Aa. pulmonales und weist im linken Vorhof noch einen Druck von etwa 5–8 mmHg auf. Im Bereich der **Kapillaren** kann man von einem Druck von etwa **10 mmHg** ausgehen, was dazu führt, dass noch **nicht einmal bei einer extremen Eiweißverarmung** die Möglichkeit für eine **Ödembildung** gegeben ist, sofern nicht zusätzlich ein Rückstau vor dem linken Herzen besteht.

HINWEIS PRÜFUNG

In schriftlichen Heilpraktikerprüfungen früherer Jahre wurde bei diesem Zusammenhang trotzdem ein Kreuzchen erwartet. Man könnte seine Antwort deshalb von der Konstellation des Einzelfalls abhängig machen.

Als **wesentliche Ursachen** für die Entstehung eines Lungenödems stehen zwei Möglichkeiten im Vordergrund:

- Ein **Stau** des Blutes vor dem **linken Herzen**. Die üblichen Ursachen für einen Rückstau sind die fortgeschrittene **Linksherzinsuffizienz**, die **Mitralstenose** und **Mitralinsuffizienz**.
- Eine **Entzündung** im Bereich von **Alveolen** bzw. **Lungeninterstitium** bzw. **Kapillaren**, wie sie z.B. bei einer **Lobärpneumonie**, im **Schock** (ARDS), bei **Pneumokoniosen** (Silikose, Asbestose) oder im Rahmen eines **allergischen Geschehens** gegeben sind.

Seltenere Ursachen für ein Lungenödem sind darüber hinaus:

- **Lungenembolie**
- Aufenthalt in großer Höhe (sog. **Höhenlungenödem**)
- **Urämie**
- Überdosis von **Narkotika**, **Morphin** oder **Heroin**
- inhalierte **toxische Substanzen** (z.B. Phosgen oder **Ozon**!)
- zentralnervöse Störungen **(neurogenes Lungenödem)**

Ein (blutiges) Ödem lässt sich bei der Lungenembolie gut durch den Rückstau vor dem Embolus erklären. Bei der Urämie verursachen kleinmolekulare toxische Stoffwechselprodukte Kapillarwandschäden. Das **Höhenlungenödem**, das in großer Höhe (oberhalb 3.000 m) entstehen kann, ist schwieriger zu verstehen. Hier ergänzen sich der erniedrigte Alveolardruck und der erhöhte Perfusionsdruck in den Gefäßen, bedingt durch die Hypoxie in der Peripherie. Durch die Gegenregulation von Sympathikus und RAAS kommt es zu einem erheblichen Anstieg des Gesamtvolumens und des Herzminutenvolumens, wodurch der Perfusionsdruck auch in der Lunge ansteigen muss.

MERKE

Das Lungenödem ist definitionsgemäß **kein Ödem**. Die **Linksherzinsuffizienz** führt **nicht** zu Ödemen; sie führt zum **Lungenödem**.

Symptomatik

Ein mäßiges Lungenödem mit Flüssigkeitsansammlungen im schmalen interstitiellen Lungengerüst (= interstitielles Lungenödem) hat keine akuten Folgen, wenn man von einer milden Dys- und Tachypnoe absieht. Ist der Rückstau vor dem linken Herzen aber derart ausgeprägt, dass die Alveolen und eventuell auch Bronchiolen und kleine Bronchien (= **Stauungsbronchitis**) volllaufen, resultieren eine ausgeprägte **Dyspnoe**, **Tachypnoe**, **Orthopnoe** und **Tachykardie**. Die Patienten sind **unruhig** und **ängstlich**. Es besteht **Husten** mit **schaumigem Sputum**, das blutig tingiert sein kann **(Hämoptyse)**. Eventuell kommt es zur (zentralen) **Zyanose**.

Wesentliche Ursache für Dyspnoe und Zyanose ist die Behinderung der Sauerstoffdiffusion aus dem alveolären Bereich in die Kapillaren. Zusätzlich ist die **Atemarbeit** für den Patienten **deutlich erschwert**, weil die Retraktionskraft der Lunge, die ansonsten ohne muskuläre Hilfe die Ausatmung besorgt, kaum noch vorhanden ist (→ Grenzfläche Wasser/Wasser anstatt Wasser/Gas an der Alveolenwand).

Diagnostik

Auskultatorisch bestehen **fein-** bis **mittelblasige**, **nicht klingende** feuchte **Rasselgeräusche**, bei milder Ausprägung eventuell nur **basal**. Der **Klopfschall** ist **gedämpft**. Im **Röntgenbild** erkennt man die flüssigkeitsgefüllte Lunge.

HINWEIS PRÜFUNG

In der Prüfung haben die Rasselgeräusche auch **grobblasig** zu sein, weil das **Lungen**-Ödem offensichtlich in den großen Bronchien angekommen ist.

Therapie

Die wichtigste Maßnahme des Heilpraktikers beim akuten Lungenödem besteht, gemeinsam mit der Verständigung des **Notarztes**, in der Lagerung des Patienten mit **aufrechtem Oberkörper** und **herabhängenden Beinen**, um ein Abfließen der Flüssigkeit zumindest aus den apikalen Bereichen der Lunge zu erreichen und um das Flüssigkeitsvolumen, das zum (überforderten) Herzen zurückströmt, zu verringern (sog. **unblutiger Aderlass**). Sofern **Sauerstoff** zur Hand ist, sollte er gegeben werden, ersatzweise wenigstens frische Luft über ein offenes Fenster. Beispielsweise lässt sich das Höhenlungenödem allein durch Sauerstoffgabe erfolgreich behandeln, weil dadurch alle Mechanismen, die dazu geführt hatten, wegfallen.

Bei **ausreichend hohem Blutdruck** (systolisch möglichst deutlich oberhalb 100 mmHg) stellt **Nitroglyzerin** ein wertvolles Notfallmedikament dar, weil es durch sein sog. venöses Pooling die zirkulierende Blutmenge verringert. Entsprechendes gilt für Diuretika wie **Furosemid** (Lasix®), dem **Goldstandard** in der Notfallversorgung. Beide Medikamente sind verschreibungspflichtig und deshalb dem Arzt vorbehalten.

Zusammenfassung

Lungenödem

Flüssigkeitsansammlung in Lungeninterstitium und Alveolen

Ursachen

- Stau vor dem linken Herzen
- Pneumonie, ARDS
- Alveolitis – z. B. bei Pneumokoniosen

Symptome

- Dyspnoe, Tachypnoe, evtl. Orthopnoe
- Tachykardie
- Husten mit schaumigem Sputum, evtl. Hämoptyse

Diagnostik

- je nach Ausprägung rasselnde Atmung des Patienten
- Auskultation: feuchte, fein-, evtl. auch mittelblasige Rasselgeräusche
- Klopfschall gedämpft
- Röntgen

Therapie

- Verständigung des Notarztes
- Lagerung mit aufrechtem Oberkörper und hängenden Beinen
- Diuretika, Nitroglyzerin, Sauerstoff

4.20 Bronchialkarzinom

Die Begriffe Bronchialkarzinom und Lungenkarzinom werden synonym benutzt. Es handelt sich hierbei um einen der häufigsten bösartigen Tumoren in den westlichen Ländern (➤ Abb. 4.34). Bei **Männern** liegt er in der Krebsstatistik mit rund 35.000 Neuerkrankungen/Jahr (Stand 2012) hinter dem Prostatakarzinom an **2. Stelle**. Bei **Frauen** kam es 2012 zu 18.000 Neuerkrankungen (dritthäufigstes Malignom). **Insgesamt** belegt es in Deutschland hinter den Karzinomen von Mamma, Prostata und Dickdarm den **4. Platz**,

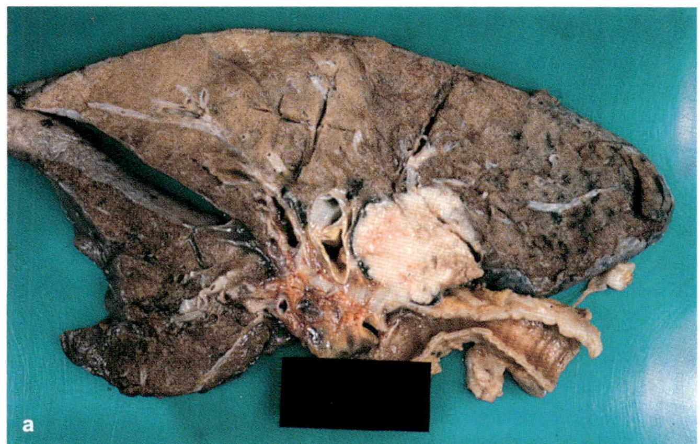

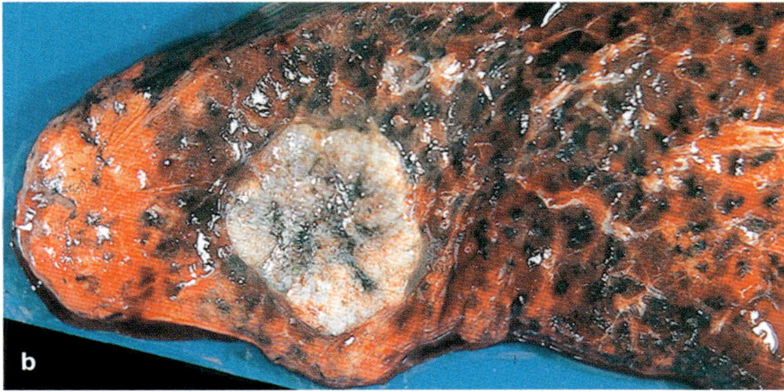

Abb. 4.34 Lungenkarzinome [E437]

hinsichtlich der **Letalität** sogar den **ersten** (45.000 Sterbefälle/Jahr). Der bevorzugte Altersgipfel der Erstdiagnose liegt zwischen dem 55. und 65. Lebensjahr.

Ursachen (➤ Abb. 4.35)

Hauptursache ist das **Rauchen**, seltener auch die entsprechende Inhalation von **Teerprodukten** aus anderen Quellen (z. B. Straßenbau). Weitere Ursachen sind eine langjährige Asbestexposition (inzwischen von geringer Bedeutung), Verbindungen aus **Nickel**, **Chrom** und **Arsen** sowie **Kohlenwasserstoffe** z. B. aus Autoabgasen. Manche Viren **(HPV)** scheinen genauso wie **genetische Faktoren** eine Rolle zu spielen. Das Einatmen von **Radon** (aus uranhaltigem Boden unter schlecht isolierten Häusern) gilt mit geschätzten 3.000 Fällen/Jahr als zweithäufigste Ursache des Lungenkarzinoms. Insgesamt ist das Risiko auf dem Land geringer als in den Städten.

Bei der Inhalation von Tabakrauch gelangen die kanzerogenen Stoffe in besonders hoher Konzentration in die Atemwege, doch bleiben dem sog. **Passivraucher** immer noch so viele Bestandteile, dass auch bei ihm das Krebsrisiko deutlich erhöht ist.

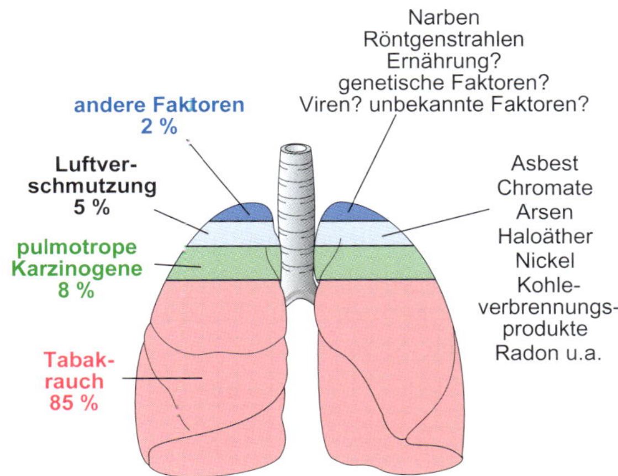

Abb. 4.35 Ursachen des Lungenkarzinoms (der Radon-Anteil ist nicht ausreichend gewürdigt) [R132]

Formen

Es gibt verschiedene Malignome der Bronchien, wobei 4 Formen von größerer Bedeutung sind:

- Das **Plattenepithelkarzinom** ist die **häufigste** Variante.
- An 2. Stelle folgt das **kleinzellige Bronchialkarzinom**, das gleichzeitig das **schnellste Wachstum** und die **schlechteste Prognose** aufweist.
- Seltener entstehen das **großzellige Karzinom** und
- das **Adenokarzinom**.

Die Karzinome entwickeln sich aus dem Epithel der Bronchialwand über Metaplasie (Flimmerepithel → Plattenepithel) und Carcinoma in situ (CIS). Die Zuordnung erfolgt durch den Pathologen, hat für die Heilpraktikerprüfung allerdings keine Bedeutung. Man könnte sich aber eventuell daran erinnern, wenn man bei den modernen immunmodulierenden Therapien zum wiederholten Mal erfährt, dass sie allesamt beim „**nicht**-kleinzelligen" Karzinom **gute Erfolge** zeigen.

Die Tumoren wachsen infiltrierend und destruierend (gewebezerstörend) in die benachbarten Strukturen von **Lunge**, **Pleura**, **Pe-**

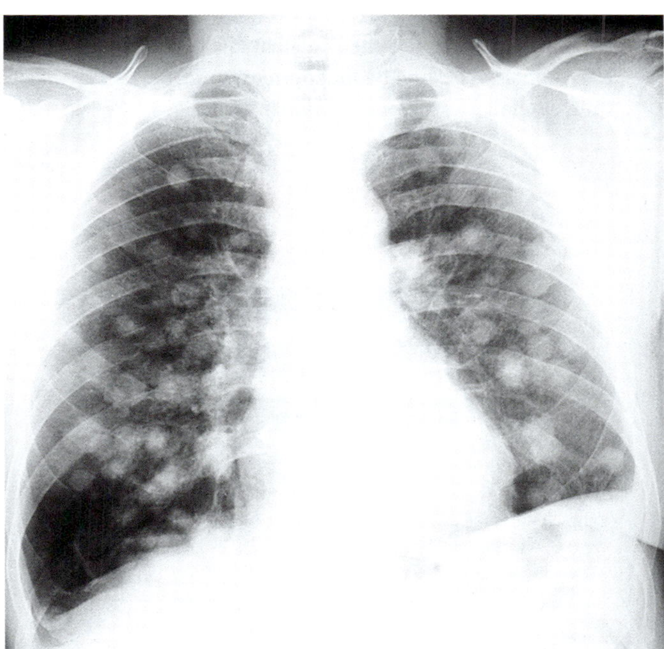

Abb. 4.36 Multiple Rundschatten (= Lungenmetastasen) im Röntgenbild [R132]

rikard und **Mediastinum**. Die **Metastasierung** erfolgt in die regionären Lymphknoten (**Lungenhilus** und Mediastinum) sowie über den Blutweg v.a. in **Knochen**, **Leber**, **Nebennieren** und **Gehirn**. Das Karzinom der Lunge gehört also gemeinsam mit den Karzinomen von **Prostata, Mamma** und **Niere** zu den Malignomen, die ganz **bevorzugt** in **knöcherne** Strukturen streuen.

Noch **häufiger** als **primäre** Karzinome findet man **Metastasen** in der Lunge (➤ Abb. 4.36). Da letztendlich das Blut sämtlicher Organe durch die Lunge strömt, kann der Primärtumor überall sitzen. Lediglich die unpaaren Bauchorgane streuen meist zunächst in die Leber, bevor dann sekundär auch die Lunge beteiligt sein kann.

Symptomatik (➤ Abb. 4.37)

Oft bestehen (wie üblich!) über längere Zeit **keinerlei Symptome** oder sonstigen Hinweise, sofern man als Therapeut noch keinen „6. Sinn" entwickelt hat. *Wenn* sie entstehen, muss zwischen den üblichen Symptomen bösartiger Tumoren und den Symptomen aus dem lokalen Wachstum unterschieden werden:

- **Allgemeinsymptome:**
  - Appetitlosigkeit
  - Gewichtsverlust
  - Abneigung gegen Fleisch
  - Müdigkeit und Schwäche („Leistungsknick")
  - evtl. subfebrile Temperaturen und/oder Nachtschweiß
- **spezifische Symptome** (➤ Abb. 4.38):
  - **chronischer Husten**, eventuell mit blutigem Sputum **(Hämoptyse)**
  - Brustschmerzen (selten)
  - Dyspnoe
  - Wächst der Tumor in die Pleura, ist eventuell ein **Pleuraerguss** mit seinen Folgen das erste Symptom.
  - Beim Verschluss eines Bronchus kommt es zu umschriebenen **Atelektasen**. Nicht so selten entsteht aus dem nekrotischen Karzinomgewebe eine **Bronchopneumonie**, bei deren Abklärung dann das Karzinom erkennbar wird.
  - Auch ohne Bronchopneumonie stellen **rezidivierende Infekte** von Atemwegen und Lunge frühe Hinweiszeichen dar.
  - Vor allem die **kleinzelligen Bronchialkarzinome** produzieren manchmal **Hormone** oder hormonähnliche Substanzen, die systemische Wirkungen entfalten und eine Suche nach der Ursache veranlassen. Derartige Symptome, die nicht auf das lokale oder metastatische Wachstum maligner Tumoren zurückgeführt werden können, bezeichnet man als **paraneoplastische Syndrome** (➤ Fach Allgemeine Pathologie).

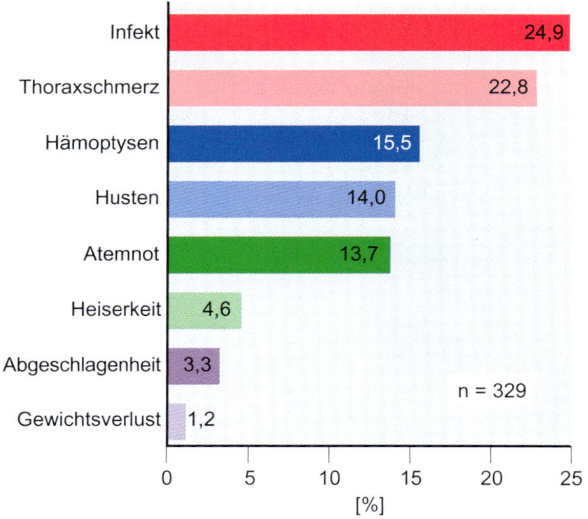

Abb. 4.37 Erstsymptome des Bronchialkarzinoms [R132]

MERKE
Die **Kombination** aus Gewichtsverlust und Leistungsknick, subfebrilen Temperaturen, Nachtschweiß und anhaltendem Husten, evtl. mit blutigem Sputum, lässt im Wesentlichen nur die Diagnosen **Bronchialkarzinom** oder **Lungentuberkulose** (➤ Fach Infektionskrankheiten) zu. Andererseits ist beim Erwachsenen bereits ein **isolierter**, länger als 3 Wochen **anhaltender Husten** bis zum Beweis des Gegenteils verdächtig auf einen Keuchhusten (Rezidiv), eine Tuberkulose oder eben ein Bronchialkarzinom.

Pancoast-Tumor

Ein Karzinom der **Lungenspitze** wird als Pancoast-Tumor bezeichnet (➤ Abb. 4.38). Wenn er infiltrierend in die benachbarten Halsweichteile einwächst, entstehen oftmals als erste Symptome **Schmerzen in Schulter und Arm** (Befall des Plexus brachialis) oder das **Horner-Syndrom**. Bei der Horner-Trias (synonym) bilden sich durch Einwachsen in die sympathischen Halsganglien eine **Miosis** (Verengung der Pupille durch Lähmung des M. dilatator pupillae), **Ptosis** (Verengung der Lidspalte durch Lähmung des M. tarsalis) sowie ein (teilweise lediglich scheinbarer) **Enophthalmus** (Lähmung des M. orbitalis). Alle 3 Muskeln sind **sympathisch innerviert**.

Diagnostik

Die Diagnose des Lungenkarzinoms erfolgt durch **CT** oder **Kernspin** sowie die **Bronchoskopie**, bei der man bei Tumoren, die nicht allzu weit in der Peripherie sitzen, **Biopsien** gewinnen kann. Das besitzt große Bedeutung im Hinblick auf die nachfolgende Therapie. Im Röntgenbild (CT, MRT) sind die **regionären Lymphknoten** am Lungenhilus häufig **vergrößert**.

Die **Zytologie** aus **Sputum** gelingt nur in 10 % der Fälle. Manchmal ist man gezwungen, über eine **Mediastinoskopie** oder eine kleine Thorakotomie (Eröffnung des knöchernen Thorax) Material des verdächtigen Befundes zu gewinnen, um überhaupt eine Diagnose stellen zu können.

Teilweise wird das Karzinom erst über seine **Metastasen** entdeckt, wenn z.B. eine **Spontanfraktur** von Wirbelkörper oder Oberschenkelknochen die Absiedelungen sichtbar macht.

Therapie

Eine wirklich aussichtsreiche Therapie existiert immer noch **nicht**. Bei Erstdiagnose noch operable Tumoren werden **operiert**, teilwei-

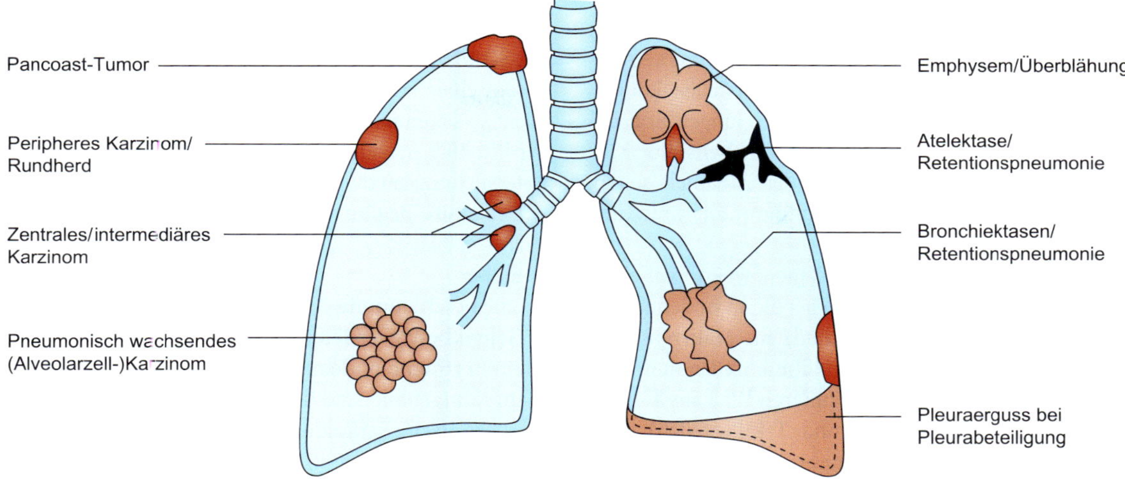

Abb. 4.38 Lokalisationen und Komplikationen des Lungenkarzinoms [L106]

se nach vorheriger **Bestrahlung**. Hier wird dann zumeist ein ganzer Lappen oder auch ein kompletter Lungenflügel entfernt. Etwa ⅔ aller Lungenkarzinome sind allerdings bei ihrer Erstdiagnose bereits metastasiert und **inoperabel** und können lediglich palliativ (zur symptomatischen Erleichterung oder mäßigen Verlängerung des restlichen Lebens) **bestrahlt** oder durch **Chemotherapie** behandelt werden. Die **5-Jahres-Überlebenszeit** liegt lediglich bei etwa **10 %** der Betroffenen.

Seit einem guten Jahrzehnt (2005) gibt es nun auch für das Bronchialkarzinom – mit Ausnahme des **kleinzelligen Bronchialkarzinoms** – die modernste Therapieform der Immuntherapeutika, z. B. in Form eines Hemmstoffes (Tarceva®) der Tyrosinkinase, wodurch gleichzeitig auch der wichtigste Wachstumsfaktor (EGF) der Krebszellen unterdrückt wird. Die Überlebenszeiten haben sich darunter erstmals mäßig (um Monate) verlängert – bei insgesamt sehr guter Verträglichkeit. Von den teilweise überaus beeindruckenden Erfolgen bei einer ganzen Reihe weiterer Malignome ist man beim Bronchialkarzinom noch weit entfernt.

Zusammenfassung

Bronchialkarzinom

Ursachen
- Rauchen
- Radon
- Luftverschmutzung
- (Asbest), Chrom, Nickel, Arsen, Schwermetalle
- genetische Faktoren
- evtl. HPV-Viren

Symptome
- chronifizierter Husten, Hämoptyse
- thorakale Schmerzen
- Dyspnoe
- Leistungsknick
- Horner-Syndrom (Miosis, Ptosis, Enophthalmus) → Pancoast-Tumor
- manchmal paraneoplastische Symptome (Produktion von hormonell aktiven oder weiteren Substanzen durch die Tumoren)

Diagnostik
- Röntgen, CT
- Bronchoskopie
- Sputum-Zytologie
- Biopsie

Therapie
- nach Möglichkeit Operation
- Bestrahlung
- Chemotherapie
- nach wie vor sehr schlechte Prognose

4.21 Sarkoidose

Die Sarkoidose (= **Morbus Boeck** = Besnier-Boeck-Schaumann-Krankheit = **Lymphogranulomatosis benigna**) ist eine systemische Erkrankung und betrifft nahezu **sämtliche Organe** des Körpers. Sie wird an dieser Stelle besprochen, weil Symptome von Seiten der Lunge weit im Vordergrund stehen. Die Erkrankung ist mit 1 Fall auf etwa 2.000 Einwohner relativ häufig. Es besteht keine deutliche Geschlechterbevorzugung.

Krankheitsentstehung

Eine **Ursache** wurde bis heute **nicht gefunden**. Am wahrscheinlichsten ist ein **infektiöses Agens** (wahrscheinlich Bakterien) auf der Basis einer **genetischen Disposition**. Ein prädisponierendes

Gen auf Chromosom 6 wurde inzwischen definiert. Tatsächlich tritt die Sarkoidose familiär gehäuft auf, doch gilt dies andererseits nicht für die Partnerschaft, sodass man sich auch eine autoimmune Ätiologie auf der Basis eines bakteriellen Erregers vorstellen könnte. Dazu passt der weit überwiegende **Altersgipfel** im jungen Erwachsenenalter, besonders zwischen dem **20. und 30. Lebensjahr**. Kinder und sehr alte Menschen erkranken außerordentlich selten. Überhaupt nicht zur Möglichkeit einer Autoimmunerkrankung passt andererseits das histologische Bild.

Die Erkrankung lässt sich am besten verstehen, wenn man einen Bezug zur **Miliartuberkulose** herstellt. Wie bei dieser finden sich in nahezu allen Organen **Granulome** (Knötchen) aus **Makrophagen**, von diesen abgeleiteten Epitheloidzellen und Riesenzellen in der Art der **Langhans-Riesenzellen** sowie einem äußeren Wall aus **T-Lymphozyten** (überwiegend T-Helferzellen und T-Killerzellen). Entsprechende Granulome finden sich in ungezählten Organen auch beim **Typhus** (Typhome) oder bei der **Syphilis** (Syphilome), also entsprechend der **Tuberkulose** grundsätzlich bei bakteriellen Erkrankungen, bei denen Makrophagen bzw. dendritische Zellen Bakterien zwar phagozytiert haben, mit denen sie dann aber trotz Aktivierung nicht fertig werden, die sie also nicht lysieren können. Das Zentrum der **tuberkulösen Granulome** wird häufig nekrotisch und erinnert dann an krümeligen Käse. Man spricht deshalb bei der *Tuberkulose* von *Käseherden* und bei der Sarkoidose, um den Unterschied herauszustellen, von sog. **nicht-verkäsenden Granulomen**.

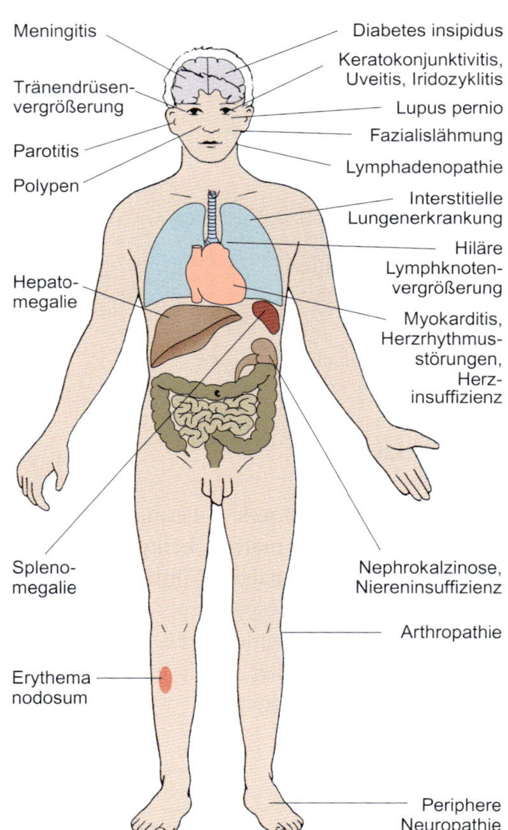

Abb. 4.39 Symptome der Sarkoidose [L157]

Symptomatik (➤ Abb. 4.39)

Die Sarkoidose kommt in einer akuten bzw. subakuten sowie in einer chronischen Form vor, wobei die **chronische** am **häufigsten** ist. Nicht so selten macht sie über längere Zeit keinerlei Symptome und wird zufällig, in früheren Jahren z. B. anlässlich einer Röntgenreihenuntersuchung, an den geschwollenen Hiluslymphknoten entdeckt.

Der **akute** Beginn wird auch als **Löfgren-Syndrom** bezeichnet. Hier bestehen

- **Fieber**
- eine **beschleunigte BKS**
- **Gelenkbeschwerden** (v.a. auch an den **oberen Sprunggelenken**)
- ein **Erythema nodosum**
- Im Röntgenbild sind die **Hiluslymphome** zu erkennen.

Die **chronische** Sarkoidose wird v.a. dann auffällig, wenn der Lungenbefall voranschreitet. Man findet dann:

- **Dyspnoe**
- evtl. **Reizhusten**
- bei Ausbildung einer **Lungenfibrose** (= spätes Stadium IV) entsprechende Symptome bis hin zum **Cor pulmonale**
- fakultativ Symptome nahezu beliebiger weiterer Organe

Die Granulome der Sarkoidose führen zwar in den meisten Organen zu Gewebezerstörungen, doch sind dieselben in Organen wie Leber oder Darm so wenig relevant, dass sie nur selten symptomatisch werden, also ohne Biopsie auch nicht erkennbar sind. Im Gegensatz dazu sind sie an Organen wie **Haut** oder **Auge** sehr leicht zu erkennen, und an der **Lunge** sowie **nahezu allen Lymphknoten** so ausgeprägt, dass sie klinische Symptome verursachen:

- Es entsteht in vielen Fällen eine **generalisierte Lymphadenopathie** mit geschwollenen Lymphknoten an Hals, Leiste, Axillen sowie immer auch am **Lungenhilus**, wo sie im Röntgenbild erkennbar sind. Die äußerlich tastbaren Lymphknoten sind von gummiartiger Konsistenz, gut verschieblich und bei der Palpation **nicht schmerzhaft**.
- Am **Auge** kommt es bei jedem 4. Patienten zu Störungen wie **Tränenfluss**, **Lichtscheu** oder **Sehstörungen** bis hin zur Blindheit.
- Die **Haut** ist ebenfalls bei jedem 4. Patienten beteiligt. Es entsteht bevorzugt am Unterschenkel das **Erythema nodosum** – rötliche, knotige Infiltrationen bevorzugt an der **Vorderseite der Unterschenkel**. Man findet diese Knoten selten auch bei anderen Erkrankungen, u.a. bei der Tuberkulose oder im Anschluss an eine Darminfektion durch Enterobakterien, sodass sie für die Sarkoidose zwar hinweisend, aber **nicht beweisend** sind. Neben dem Erythema nodosum sieht man im Gesicht oder am Rücken purpurfarbene, makulopapulöse Effloreszenzen bzw. im Bereich der **Nase** das sog. **Angiolupoid**, bei dem es sich um livide, knotige Infiltrate handelt.
- Die **Leber** ist fast regelmäßig betroffen, macht aber in der Regel **keine Symptome**.
- Das **Nervensystem** ist am häufigsten in der Form einer **Fazialisparese** beteiligt. Manchmal kommt es zur **Enzephalitis**.
- Am **Bewegungsapparat** finden sich Zysten oder – besonders häufig – Entzündungen v.a. im Bereich großer Gelenke **(Oligoarthritis)**. Auch das **Knochenmark** ist etwa in jedem 4. Fall beteiligt.

- Am **Herz** entsteht manchmal eine **Myokarditis**, eventuell mit **Herzrhythmusstörungen**.
- Auch **Darmwand**, **Nieren** oder einzelne **exokrine Drüsen** (z. B. Parotis) können beteiligt sein.

Letztendlich gibt es kein einziges Organ, das nicht granulomatöse oder entzündliche Veränderungen aufweisen kann. Das **wesentliche Organ** der Sarkoidose ist jedoch die **Lunge**. Hier betrifft die Entzündung das Bindegewebe zwischen Alveolen und Kapillaren, teilweise auch dasjenige der Bronchien und Bronchiolen. In **10 % der Fälle** kommt es schließlich zur **Lungenfibrose** (Stadium IV).

Diagnostik

Die Diagnose wird aus der **Kombination** von **Röntgenaufnahme** (Hiluslymphknoten; ➤ Abb. 4.40), **Zeichen** wie einem Erythema nodosum, **Laborbefunden** (beschleunigte BKS, Lymphozytose) sowie **Biopsien** gestellt. Letztere erfolgen bevorzugt über eine Bronchoskopie, bei der die typischen nicht-verkäsenden Granulome gefunden werden, die für sich alleine allerdings genauso wenig für die Sarkoidose beweisend sind wie irgendein anderes Einzelsymptom.

Ein manchmal, je nach Vorgeschichte brauchbares, bei der Sarkoidose **immer** vorhandenes Zeichen ist die **Anergie** (Reaktionslosigkeit) eines Tuberkulin-Testes auch bei aktiver Tuberkulose oder nach BCG-Impfung. Eine ähnliche „Nichtreaktion" findet man ansonsten nur selten – v.a. bei HIV und weiteren Immunschwächen oder einer akuten Masernerkrankung, bei der die T-Lymphozyten, die für die zellvermittelte, allergische Reaktion vom Typ IV benötigt werden, vom Masern-Virus inaktiviert und teilweise zerstört worden sind.

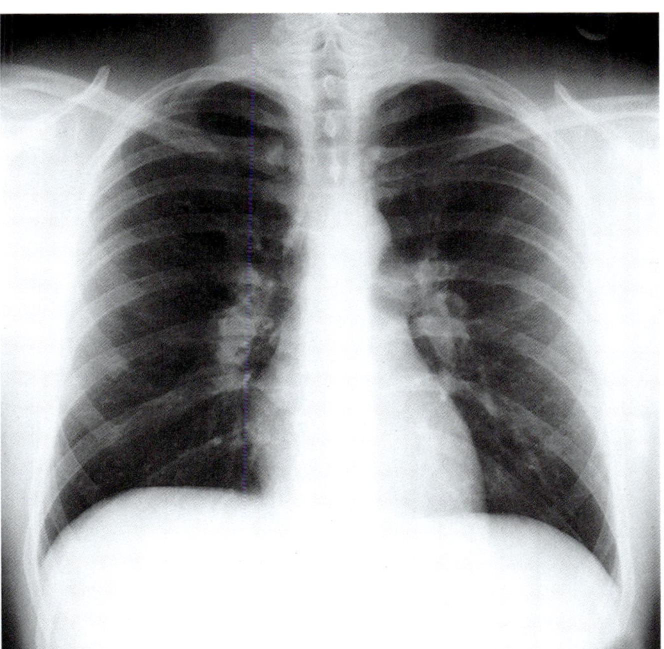

Abb. 4.40 Geschwollene Hiluslymphknoten im Röntgenbild bei Sarkoidose [R132]

Therapie

Die Therapie besteht aus **Warten und Beobachten** (wegen der **hohen Selbstheilungsrate**) bzw. in fortschreitenden Fällen aus **Glukokortikoiden** und NSAR (z. B. Ibuprofen) bei Bedarf. Damit lassen sich die entzündlichen Veränderungen gut unterdrücken, sodass es z. B. am Auge kaum noch zur Blindheit kommt. Weitere Therapiemöglichkeiten wurden bisher nicht gefunden.

Prognose

Die Prognose der Sarkoidose ist einerseits gut, indem bis zu 80 % der Fälle **spontan** und ohne Therapie **ausheilen**. Andererseits versterben 5–10 % der Patienten an den Folgen der Krankheit (Lunge, Herz, Gehirn).

Zusammenfassung

Sarkoidose

Ursächlich ungeklärte, systemische, granulierende, wahrscheinlich bakterielle Entzündung, genetische Komponente, Hauptmanifestation in Lunge und (u.a. thorakalen) Lymphknoten

Symptome

- **akute Form (Löfgren-Syndrom):** Fieber, Erythema nodosum, Oligoarthritis
- **chronische Form** (häufiger):
  - schleichender Beginn
  - generalisierte Lymphadenopathie
  - Reizhusten, Dyspnoe
  - Hautinfiltrationen
  - Fazialisparese, Enzephalitis
  - Sehstörungen mit Tränenfluss
  - Oligoarthritis (große Gelenke)
  - Herzrhythmusstörungen

Diagnostik

- Röntgen (Hiluslymphome)
- Biopsie z. B. über eine Bronchoskopie
- beschleunigte BSG, Lymphozytose
- Anergie im Tuberkulin-Test

Therapie

- „warten und beobachten" (hohe Selbstheilungsrate)
- Glukokortikoide nur beim symptomatischen Befall wichtiger Organe, v.a. der Lunge

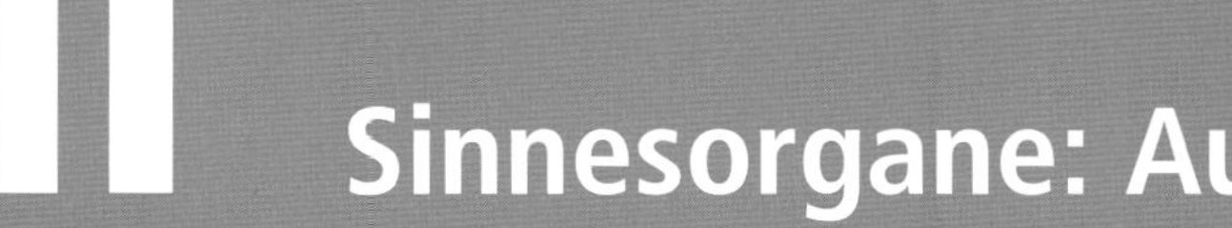

II Sinnesorgane: Auge

KAPITEL

5 Anatomie

Einführung

Die **fünf Sinne** des Menschen dienen der Erfassung der Umwelt und der Kontaktaufnahme zu ihr. Geht auch nur einer von ihnen verloren, kommen in unterschiedlichem Ausmaß wesentliche Informationen und Kommunikationsmöglichkeiten abhanden, die von den weiteren Sinnen nur sehr unvollständig kompensiert werden können. Grundsätzlich handelt es sich bei den Zellen der Sinnesorgane um höchst spezialisierte Zellen (Sinneszellen), die einen umschriebenen Ausschnitt der Umweltreize spezifisch aufnehmen und verarbeiten, um sie dann als pseudoelektrische Potenziale über Nerven an das ZNS zu leiten. Dort werden die Aktionspotenziale in den zugehörigen Rindenfeldern in die entsprechenden Informationen übersetzt und ins Bewusstsein gebracht.

Die fünf Sinne beinhalten das Sehen, Hören, Schmecken, Riechen sowie den Tastsinn der Haut:

- Im **Sehorgan**, den beiden Augen, wird die Umwelt optisch abgebildet.
- Das **Ohr** ist für die Geräusche zuständig und enthält gleichzeitig das Gleichgewichtsorgan, mit dem auch bei geschlossenen Augen die Lage des Körpers in Relation zur Umgebung erfasst wird. Ergänzt wird dieses Raumgefühl durch Rezeptoren in Muskeln, Sehnen und Gelenkstrukturen.
- Über den Tastsinn der **Haut** wird Kontakt zur Umwelt aufgenommen. Daneben besitzt sie Messfühler zur Aufnahme thermischer Reize, um eine frühzeitige Antwort auf ungewöhnliche Umgebungstemperaturen sicherzustellen. Warnfunktion besitzen auch ihre weiteren Sinnesqualitäten wie z. B. Juckreiz oder Schmerzempfindung. Im Gegensatz zu den Schmerzrezeptoren innerer Organe werden Reize, die die Haut betreffen, zerebral sehr scharf abgebildet, sodass über Reflexe oder willentlich gesteuert eine schnelle und fein abgestimmte Antwort möglich wird.
- Der **Geruchssinn** der Nase dient nicht nur dem Genuss einer Mahlzeit, sondern besitzt durch feinste Unterscheidungsmöglichkeiten ungezählter Gerüche auch eine Warnfunktion.
- Dieselbe Doppelfunktion kommt dem **Geschmackssinn** der Zunge zu, wo die wertvollen Nahrungsbestandteile, die überwiegend süß, salzig, umami oder sauer schmecken, von bitteren, die Gesundheit gefährdenden Nahrungsanteilen abgegrenzt werden können.

Der Geschmackssinn der Zunge wird im ➤ Fach Verdauungssystem besprochen, der Geruchssinn der Nase im ➤ Fach Atmungssystem. Der Tastsinn der Haut gehört zum ➤ Fach Dermatologie.

Auf körperlicher Ebene nicht fassbar und nicht an definierbare Strukturen gebunden sei der **„6. Sinn“** erwähnt, der nicht bei allen Menschen gleich gut ausgebildet scheint. Er warnt vor Gefahren, die man weder sehen noch hören, riechen oder schmecken kann. Er veranlasst den Menschen, an den wir gerade noch intensiv gedacht hatten, dazu, im nächsten Moment bei uns anzurufen. Er gibt Vorstellungen darüber, wie ein Vorhaben ausgehen wird oder ermöglicht Déjà-vu-Erlebnisse. Er verbindet die Sinne des Körpers mit geistigen Ebenen, die nur denjenigen bewusst werden, die ernsthaft danach suchen. In letzter Konsequenz würde der 6. Sinn die fünf körperlichen überflüssig machen.

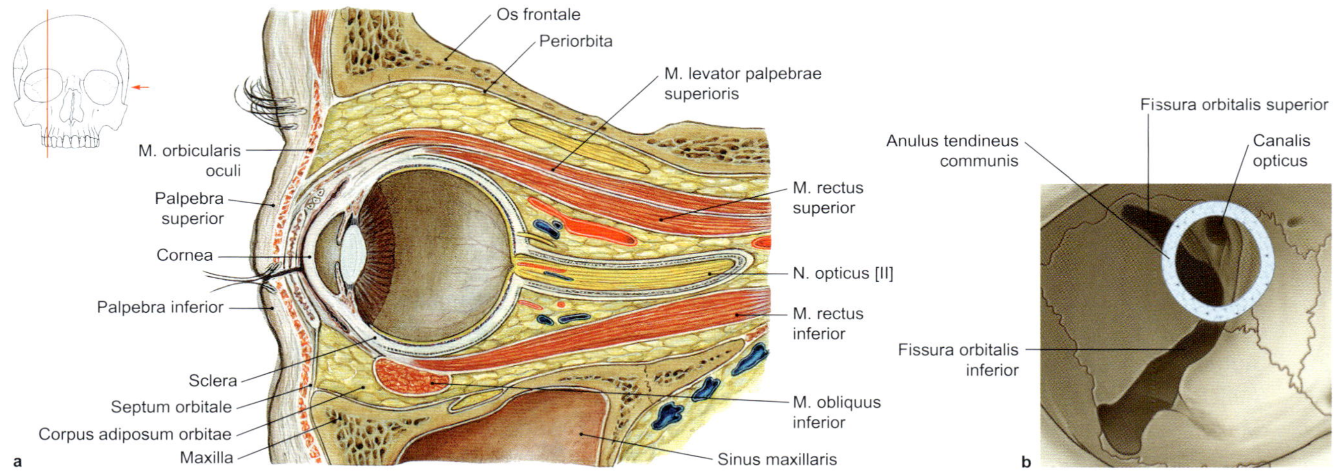

Abb. 5.1 **a** Lage des Augapfels in der Orbita. **b** Dorsale Öffnungen für Nerven und Gefäße. [S007-22; E402]

5.1 Lage

Das Auge liegt gut geschützt in der knöchernen Augenhöhle (**Orbita**). Die Orbita ist aus Anteilen von insgesamt 7 verschiedenen Knochen aufgebaut und ähnelt einer vierseitigen Pyramide – mit der breiten, nach vorne gerichteten, offenen Basis und der nach hinten gerichteten Spitze (➤ Fach Bewegungsapparat). In diesem hinteren Anteil der Orbita befinden sich Öffnungen für den Durchtritt von Gefäßen und Nerven. Ausgekleidet wird die Orbita unvollständig von glatter Muskulatur, die in ihrer Gesamtheit als **M. orbitalis** bezeichnet wird. Der Muskel ist **sympathisch innerviert**. Bei seiner Aktivierung wird der Bulbus im Sinne eines besseren Überblicks etwas nach vorne geschoben (Exophthalmus), bei Ausfall des Sympathikus sinkt er in die Augenhöhle zurück (Enophthalmus).

Neben dem Augapfel (Bulbus bzw. Bulbus oculi; Oculus = Auge) finden sich als weitere Strukturen die **äußeren Augenmuskeln**, **Nerven** und **Gefäße** sowie ein Teil der **Tränendrüse** in der Orbita. Die Räume zwischen diesen Strukturen werden von **fetthaltigem Bindegewebe** ausgefüllt – besonders umfangreich retroorbital (➤ Abb. 5.1).

Auf der ➤ Abb. 5.1b ist zu erkennen, dass ein Sehnenring (Anulus tendineus) um einen Teil der Fissura superior sowie den Canalis opticus, durch den N. opticus und A. ophthalmica in die Orbita gelangen, ausgespannt ist. Von diesem **Sehnenring** entspringen die **äußeren Augenmuskeln**.

Der kugelige **Augapfel (Bulbus oculi)** ist beim normalsichtigen Erwachsenen weitgehend genau **2,4 cm** lang. Seine Hülle wird von **3 bindegewebigen Schichten** aufgebaut (➤ Kap. 5.2). Innen enthält er **3 abgrenzbare Räume** (➤ Kap. 5.3). Lichtbrechende Einrichtungen im vorderen Teil des Auges (Kornea und Linse) bündeln die einfallenden Lichtreize und fokussieren sie auf Sinneszellen im hinteren Abschnitt. Dort werden sie vom **N. opticus** (Sehnerv) übernommen.

5.2 Augenhüllen

5.2.1 Äußere Augenhaut (➤ Abb. 5.2)

Die äußerste Hülle gibt dem Bulbus seine eigentliche **Stabilität**. Sie besteht aus einem sehr derben, kollagenfaserreichen Bindegewebe mit einer Dicke von etwa **1 mm** (Sklera) bzw. 0,6 mm (Kornea).

Sklera

Im **hinteren** und weit überwiegenden Anteil des Bulbus wird die äußere Augenhaut **Sklera (Lederhaut)** genannt. Sie ist so gut wie **nicht durchblutet** und besitzt auch deshalb eine weiße Farbe. An der Sklera setzen die **äußeren Augenmuskeln** an, die dem Bulbus seine Beweglichkeit ermöglichen. Die Sklera geht nahtlos aus der äußeren Umhüllung des Sehnervs (harte Hirnhaut = Dura mater) hervor.

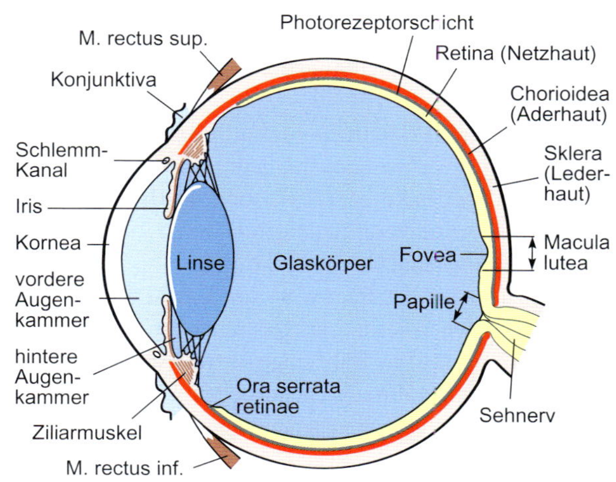

Abb. 5.2 Augapfel (Bulbus oculi) [L106]

Kornea (➤ Abb. 8.2)

Im **vordersten** Anteil, der sich vor Iris und Pupille befindet, ist die äußere Augenhaut deutlich nach vorne gewölbt. Dieser Anteil wird **Kornea (Hornhaut)** genannt und misst im Durchmesser gut **1 cm** (11 mm). Sie ist aufgrund der parallelen Ausrichtung ihrer Fasern **durchsichtig** bzw. **glasklar** und erhält durch ihre Wölbung eine **Brechkraft** von rund **43 Dioptrien** für das durchscheinende Licht. Die Ablenkung der Lichtstrahlen ist damit sehr viel ausgeprägter als bei der dahinter liegenden Linse mit ihren 15 Dioptrien, kann jedoch im Gegensatz zu dieser nicht verändert werden. Abgestimmt ist die Brechkraft der Kornea auf das Sehen in die Weite, indem sämtliche parallel aus weiterer Entfernung auftreffenden Lichtstrahlen mittels dieser 43 Dioptrien, in Verbindung mit der flachsten Einstellung der Linse, **exakt** auf die **Netzhaut fokussiert** werden. Dies gilt jedenfalls für den üblichen Fall eines normalsichtigen Auges beim Erwachsenen.

Bedeckt wird die Kornea von einem **mehrschichtigen**, nicht verhornenden **Plattenepithel**, das von feinen Nervenenden des **N. trigeminus** (V_1 des V. Hirnnervs) sensibel versorgt wird. Allerdings gilt diese Innervation für die gesamte äußere Augenhülle als Fortsetzung der Dura mater, die grundsätzlich und in großem Umfang aus dem N. trigeminus innerviert wird. An ihrer Rückfläche wird die Kornea von einem **einschichtigen Endothel** bedeckt.

Die Kornea ist **nicht durchblutet**, hat allerdings einen ständigen Bedarf an Sauerstoff und Nährstoffen. Dies gilt sowohl für das mehrschichtige Epithel, das entsprechend der Oberhaut aus seinen Basalzellen heraus fortlaufend erneuert wird, als auch für den Hauptanteil der Hornhaut, der aus einem **zellarmen, kollagenfaserreichen Bindegewebe** besteht. Ein Teil der Ernährung erfolgt aus dem Kammerwasser und hinsichtlich O_2 aus der Luft der Umgebung, der wesentliche Teil jedoch aus dem **Randbereich**, an dem die Kornea uhrglasartig der weniger stark gewölbten Sklera aufsitzt und an dem zusätzlich die Konjunktiva endet (s. später). Diese etwa 1 mm breite Randzone wird **Limbus** genannt. Weitgehend exakt **hinter** dem Limbus, am **Treffpunkt** des **Übergangs** von Kornea und Sklera zur **Iris**, befindet sich der **Kammerwinkel**, über den das Kammerwasser in den Schlemm-Kanal abgeleitet wird (s. unten).

Der Limbus ist **reichlich durchblutet** und enthält daneben **Stammzellen** zur Regeneration der Kornea, in erster Linie ihres Plattenepithels sowie des einschichtigen Endothels ihrer Rückfläche.

5.2.2 Mittlere Augenhaut (➤ Abb. 5.2)

Auch bei der mittleren Augenhaut (= **Uvea**) muss der hintere Anteil vom vorderen abgegrenzt werden, wobei der vordere Abschnitt sich nochmals in unterschiedliche Strukturen unterteilen lässt.

Aderhaut

Der **hintere** und weit überwiegende Abschnitt der Uvea heißt **Aderhaut (Choroidea).** Sie ist aus einem lockeren, reichlich durchbluteten Bindegewebe aufgebaut. Dabei finden sich besonders zahlreiche Kapillaren an der Grenzfläche zum Pigmentepithel, das bereits zur innersten Augenhaut (= Retina) gehört.

Die wichtigste Funktion der Aderhaut besteht in der **arteriellen Versorgung** der weiteren Hüllen. Da die Lederhaut praktisch nicht durchblutet wird, erfolgt deren Ernährung weit überwiegend durch Diffusion aus der Aderhaut, im äußeren Anteil auch aus periorbitalem Bindegewebe. Entsprechendes gilt für die direkt an die Aderhaut angrenzenden Schichten der Retina. Lediglich deren innerste, dem Lumen des Auges zugewandten Abschnitte werden aus eigenen Gefäßen versorgt. Im vorderen Anteil der Uvea geht die Choroidea in den Ziliarkörper (Corpus ciliare) und schließlich in die Iris (Regenbogenhaut) über.

Entsprechend der **Iris**, dem vordersten Anteil der Uvea, enthält auch die **Aderhaut** reichlich **Melanozyten**. Der wesentliche Sinn dieser Melanozyten besteht darin, Melanin neben der Pigmentierung der Aderhaut auch an das direkt angrenzende Pigmentepithel der Netzhaut (Retina) abzugeben, um damit in der Summe eine **dichte Lichtschranke** zwischen dem Sinnesepithel der Netzhaut und den weiteren Hüllen zu erzeugen.

PATHOLOGIE

Ein „Nebeneffekt" besteht nun allerdings darin, dass aus diesen Melanozyten **maligne Melanome** (MM) in der Aderhaut entstehen können. Die Inzidenz ist zwar mit 1 Fall/100.000 Personen nicht allzu hoch, doch handelt es sich beim MM ungeachtet dieser Seltenheit um den trotzdem noch **häufigsten malignen Tumor des Auges** beim Erwachsenen. Im Kleinkindesalter entsteht in vergleichbarer Seltenheit das meist genetisch verursachte **Retinoblastom**. Beim MM ist zu beachten, dass die Tumoren weitgehend ohne Einstrahlung von UV-Licht entstehen, das üblicherweise als wichtigste Ursache einer Melanombildung angesehen wird. Entsprechendes gilt für die seltenen Melanome z. B. an den Hirnhäuten oder im Genitoanalbereich.

Corpus ciliare (➤ Abb. 5.3)

Am **Ziliarkörper (Strahlenkörper)**, der im vorderen Abschnitt der Uvea an die Aderhaut anschließt, lässt sich ein muskulärer Anteil (**Ziliarmuskel**) von einem bindegewebigen abgrenzen, der nach medial Fortsätze ausbildet, an denen die **Zonulafasern** befestigt sind. Bei diesen handelt es sich um elastische fädige Strukturen, die zum Äquator der Linse ziehen. Gleichzeitig wird von den reichlich durchbluteten Fortsätzen (= **Ziliarzotten**) das **Kammerwasser** produziert.

Der etwa dreieckige **Ziliarmuskel (M. ciliaris)** besteht aus glatten Muskelzellen, die weit überwiegend **parasympathisch** innerviert sind. Der **Ziliarmuskel** wölbt sich bei seiner **Kontraktion** wulstartig **in Richtung der Linse**, wodurch der Zug des Ziliarkörpers an seinen Zonulafasern **nachlässt**. Dies gilt es zu beachten, weil es sich in diesem Fall aufgrund der besonderen Anordnung der Muskelanteile genau entgegengesetzt zum erwarteten Kontraktionsergebnis verhält. Im Ergebnis bewirkt die **Erschlaffung der Zonulafasern** eine Abkugelung **(Brechkrafterhöhung)** der elastischen **Linse**, von größter Bedeutung für die Anpassung des Auges an nahe gelegene Gegenstände (Akkommodation).

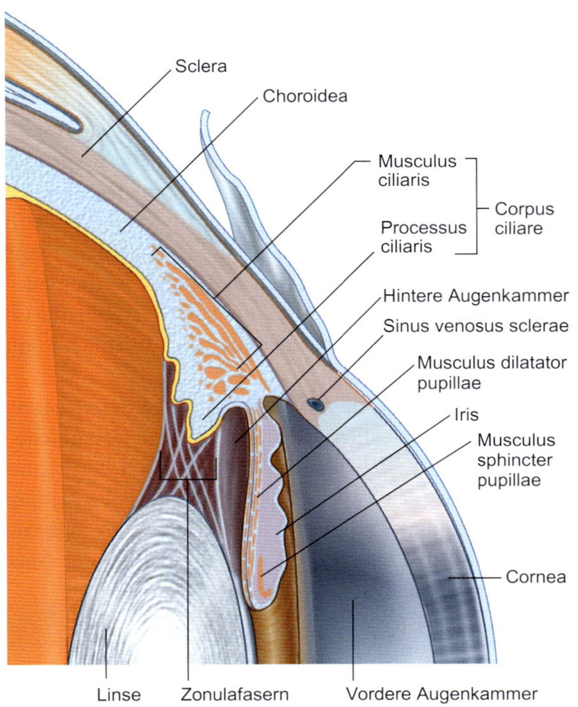

Abb. 5.3 Ziliarkörper [E402]

PATHOLOGIE

Albinismus

Wird von den Melanozyten beim **Albinismus** aufgrund verschiedener chromosomaler Defekte mit unterschiedlichsten Auswirkungen **kein** oder **zu wenig Pigment** produziert, wird die Iris mehr oder weniger lichtdurchlässig und verliert damit im schlimmsten Fall ihre Blendenfunktion vollständig. Dies führt üblicherweise zu **erheblichen Sehstörungen** mit Blendungsempfindlichkeit und dem Unvermögen, Kontraste wahrzunehmen bzw. Tiefenschärfe zu erzeugen. Die Pupille wird je nach dem Einstrahlwinkel des Lichts rot, die Irisfarbe ist hell, beim vollständigen Albinismus fahlblau und in der Aufsicht rötlich verfärbt, weil einfallendes Licht nicht mehr absorbiert wird und deshalb die v.a. in zentralen Anteilen gut durchblutete Netzhaut aufleuchtet. Sofern die Melanozyten der Aderhaut mitbetroffen sind, verliert auch das Pigmentepithel seine Funktion als „Lichtschranke", sodass die rote Farbe der gut durchbluteten Choroidea zusätzlich durchscheint. Manchmal ist gleichzeitig die Ausreifung der Macula lutea gestört, wodurch die Sehschärfe erheblich gemindert sein kann. Dabei bestehen dann auch oft ein Nystagmus sowie ein Strabismus (s. später).
Ursache einer etwaigen Macula-Beteiligung ist, dass Melanin für die ungestörte embryonale Entwicklung zahlreicher Augenstrukturen einschließlich des N. opticus benötigt wird. Bei einem absoluten oder weitgehenden Mangel kann es deshalb zusätzlich zu Fehlfunktionen der Kreuzung im Chiasma opticum kommen, wodurch die physiologische Trennung und Zuordnung der Gesichtsfelder gestört ist. Allerdings gibt es wie gesagt **unzählige Varianten des Albinismus** in unterschiedlichster Ausprägung, von denen manchmal nur die Haut oder nur einzelne Strukturen des Auges betroffen sind oder aber alle erdenklichen Konstellationen entstehen. Dabei ist ein **vollständiger** und generalisierter **Mangel** an Melanin **außerordentlich selten**.

Iris

Der vorderste Abschnitt der Uvea ist die **Regenbogenhaut (Iris)**. Sie entsteht am Ziliarkörper etwa auf gleicher Höhe, an der vorne die Sklera in die Kornea übergeht. Die Iris enthält in ihrem bindegewebigen Stroma eine große, aber variable Anzahl an **Melanozyten**, deren Pigment in Abhängigkeit von der produzierten Menge sowie kleineren chemischen Abwandlungen des farbgebenden Moleküls **Melanin** die individuelle **Augenfarbe** erzeugt. Der Sinn der Pigmentierung besteht im Abfangen des Lichts, sodass dieses **ausschließlich** durch die frei gelassene Mitte, die **Pupille**, ins Auge fallen kann.

MERKE

Die typische Farbe und Struktur der Iris werden durch die Anordnung des Stromas in Verbindung mit den Pigmenten der enthaltenen Melanozyten erzeugt. Dabei handelt es sich um eine festgelegte Struktur, die ähnlich den Fingerabdrücken bei jedem Menschen etwas anders aussieht und deswegen **spezifisch** ist, auf ebenfalls spezifische Weise veränderbar lediglich in Abhängigkeit von der Kontraktion der beiden Irismuskeln. Erkrankungen einzelner peripherer Organe vermögen an dieser Strukturierung nichts zu verändern, sodass es sich bei der sog. *Irisdiagnose* um eine zumindest „mutige" diagnostische Methode handelt. Aufgrund der Spezifität und Unveränderbarkeit der Struktur – ganz und gar unabhängig von zwischenzeitlich auftretenden Erkrankungen – gilt die elektronische Augen- = **Iriserkennung** als weitaus **zuverlässigste Methode** zum Nachweis der **Identität** einer Person, nochmals deutlich sicherer als ein Abgleich der Fingerabdrücke! Von daher darf die Unveränderbarkeit der Struktur sogar als glücklicher Umstand angesehen werden, sonst würde einem der Automat eines Morgens verkünden, dass man dabei sei, sich eine Leberzirrhose anzutrinken – in Gegenwart der Arbeitskollegen!

Ins Irisgewebe integriert finden sich zwei glatte Muskeln. Der **parasympathisch** innervierte Anteil im Bereich des freien Randes **verengt die Pupille** und heißt deswegen **M. sphincter pupillae**. Die parasympathischen Fasern für Ziliarmuskel und Sphinkter gelangen als Teil des N. oculomotorius (III. Hirnnerv) zum Auge. Der aus dem **Halssympathikus** versorgte Anteil der Irismuskulatur heißt **M. dilatator pupillae**. Er **erweitert** (dilatiert) die **Pupille**.

Während der Ziliarkörper für die Produktion des Kammerwassers und die Brechkrafteinstellung der Linse zuständig ist, stellt die Iris mit ihren beiden Muskelanteilen eine **Blende** für die Pupille dar, mit der dieselbe eng oder weit gestellt werden kann. Dieser Spielraum bewegt sich zwischen **1,8 mm** bei sehr heller Umgebung und **8 mm** bei Dunkelheit. Da Ziliarmuskel *und* M. sphincter pupillae der Iris aus demselben Nerven **parasympathisch** innerviert sind, **verengt Naheinstellung** (Akkommodation) **gleichzeitig** die **Pupille**.

Die Pupillenerweiterung wird **sympathisch** über den **M. dilatator pupillae** bewirkt. Daneben stimuliert der Sympathikus in geringem Umfang in den Ziliarzotten die Produktion des **Kammerwassers**, sodass man über eine lokale Applikation (Augentropfen) von Sympathikus-Antagonisten (sog. Sympathikolytika bzw. **Betablocker**) deren Produktion etwas vermindern und damit einen erhöhten Druck dieser Flüssigkeit in den Augenkammern abmildern kann. Dies wird heute allgemein zur Therapie des Glaukoms genutzt.

MERKE

Eine Aktivierung des Sympathikus kann nicht nur z. B. an der kaltschweißigen Haut und einer Tachykardie erkannt werden, sondern auch an Pupillen, die weiter gestellt sind als es dem Umgebungslicht entspricht. Dabei spielt die Ursache für die Aktivierung keine Rolle, weil das Ergebnis stets identisch ist.

Linse

Die Linse (Lens) befindet sich zwischen Iris und Glaskörper. Sie stellt eine weiche, elastische, durchsichtige, bikonvex-elliptische Scheibe aus Zellen und elastischen Fasern dar, umgeben von einer dünnen Kapsel. An dieser Kapsel sind die Zonulafasern des Ziliarkörpers befestigt. Die Linse ist **nicht durchblutet** und enthält auch **keine Nervenfasern**. Die Ernährung erfolgt durch Diffusion aus dem Kammerwasser. Ihr Durchmesser ist kaum geringer als derjenige der Kornea und liegt bei knapp 1 cm, die Dicke bei 4–5 mm. Die Krümmung ist im hinteren Anteil etwas ausgeprägter als im vorderen, was nicht weiter von Bedeutung ist. Die Mehrzahl der enthaltenen Zellen ist **kernlos** und arm an weiteren Zellorganellen, wodurch die Lichtdurchlässigkeit entsteht. Allerdings sind reichlich lösliche Proteine enthalten, sog. **Kristalline**, die zur **Lichtbrechung** beitragen.

Die Funktion der Linse besteht in der variablen Ablenkung des auftreffenden Lichts. Bei **erschlafftem Ziliarmuskel** bewirkt der Zug der Zonulafasern die elliptische **Abflachung** der Linse, wodurch die Lichtstrahlen nur minimal abgelenkt werden. Diese Einstellung dient der **Fernsicht** des Auges, abgestimmt auf die 43 Dioptrien der Kornea. Die **Kontraktion des Ziliarmuskels** führt zu einem nachlassenden Zug der Zonulafasern, sodass sich die elastische Linse **kugelig krümmt** und dadurch ihre **Brechkraft erhöht**. Dies dient dem Scharfstellen näher liegender Objekte, der **Akkommodation**. Die Linse stellt also das entscheidende Gebilde dar, mit dem das Auge sowohl nahe als auch entfernte Gegenstände auf die Netzhaut fokussieren kann.

PATHOLOGIE

Im Alter verdichtet sich der Linsenkern und verliert an Elastizität und damit an Akkommodationsvermögen (→ **Altersweitsichtigkeit = Presbyopie)**. Gleichzeitig kann ein Teil der kristallinen Zellproteine seine Struktur verändern und unlöslich werden. Es kommt zur Linsentrübung **(= Katarakt)**.

MERKE

Beim Betrachten zweidimensionaler Zeichnungen des Auges wird leicht übersehen, dass sämtliche Strukturen kreis- bzw. ringförmig angeordnet sind. So, wie die Sklera als „Kugel" auf allen Seiten in die Kornea übergeht, muss aus dieser eine uhrglasförmige Scheibe entstehen, welche die scheiben- bzw. ringförmige Iris bedeckt. Inmitten der Scheibe namens Iris befindet sich die runde Pupille, das Sehloch, als zentraler Anteil der elliptisch-kugeligen Linse (➤ Abb. 5.4).

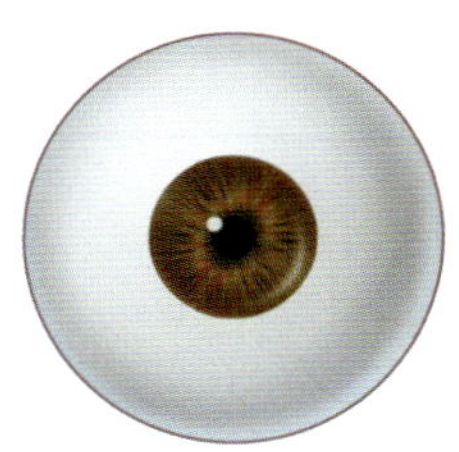

Abb. 5.4 Die weiße Sklera geht ringförmig in die durchsichtige, runde Kornea über; hinter deren Randbereich befindet sich die Iris und mittig die runde Pupille als Zentrum der Linse. [E402]

5.2.3 Innere Augenhaut (➤ Abb. 5.2, ➤ Abb. 5.5)

Die innerste Schicht der Bulbushülle ist die **Netzhaut (Retina)**. Sie dient der Aufnahme, Verarbeitung und Weiterleitung der Lichtreize. Die Retina ist sehr komplex aufgebaut. Sie besteht aus **2 Blättern**, die sich weiter in insgesamt **10 Schichten** untergliedern lassen. Das **äußere Blatt** (= **Pigmentepithel**) ist einschichtig und liegt der Aderhaut an. Das **innere Blatt** enthält die weiteren 9 Schichten, u.a. die **Sinneszellen** für den Sehvorgang. Zwischen den beiden Blättern befindet sich ein **schmaler Spalt**, wodurch sie sich relativ leicht voneinander ablösen lassen.

Analog zu den beiden äußeren Hüllen lässt sich der **hintere Anteil** der Retina mit den enthaltenen **Sinneszellen** (sog. Pars optica) vom vorderen Anteil (Pars caeca = blinder Teil) abgrenzen. Die (gezackte) **Grenzlinie** zwischen den beiden Anteilen nennt man **Ora serrata** (Ora = Grenze; serrata = gezackt). Hier geht das voluminöse Sinnesepithel der Retina allseits, also ebenfalls wieder gürtelförmig, in ein sehr flaches Epithel ohne Sinneszellen über. Dieses **einschichtige Epithel** als vorderstem Anteil der Retina bedeckt die Rückseite von Ziliarkörper und Iris. Direkt vor dem Übergang an der Ora serrata sind die beiden Blätter der Retina direkt und ohne trennenden Spalt aufeinander befestigt.

5

Pigmentepithel

Das äußere Blatt der Retina, das einschichtige Pigmentepithel, liegt der Choroidea direkt an, getrennt lediglich durch eine bindegewebige Membran (= **Bruch-Membran**), die mit der **Basalmembran** des Pigmentepithels **verschmilzt**. Die Bruch-Membran (➤ Abb. 5.5) ist mit einem Durchmesser von **2 mm** ungewöhnlich dick und enthält reichlich **elastische Fasern**. Indem diese Membran eine **Einheit** sowohl mit dem Pigmentepithel als auch mit der Choroidea als hinterem Anteil der Uvea darstellt, bildet sie mit ihrer Elastizität gewissermaßen eine **Gegenkraft** zum **M. ciliaris** des Ziliarkörpers. Der Ziliarmuskel dehnt bei seiner Kontraktion die Bruch-Membran und wird bei seiner Erschlaffung von deren elastischen Fasern wieder in seine Ruheposition gezogen. Damit sind Bruch-Membran und M. ciliaris **funktionelle Antagonisten**. Dies ist von Bedeutung, weil Muskeln grundsätzlich über keinerlei Einrichtungen verfügen, die sie nach Beendigung ihrer Kontraktion wieder in ihre Ausgangslänge aufdehnen könnten. Sie benötigen deshalb ausnahmslos einen Antagonisten, üblicherweise einen muskulären Gegenspieler, der dies übernimmt, und in diesem Fall eben die elastische Kraft der Bruch-Membran (➤ Fach Bewegungsapparat).

Das Pigmentepithel besitzt mehrere Funktionen:

- Es bildet eine Barriere zwischen dem Blut der Aderhaut und den Sinneszellen des inneren Retinablattes. Da das Pigmentepithel direkt an die gut durchblutete bzw. in diesem Bereich reichlich kapillarisierte Choroidea angrenzt, während die nachfolgenden Schichten der Netzhaut keine Blutgefäße enthalten, findet über den Spalt zum inneren Blatt auch eine **Diffusion von Nährstoffen** zu den Sinneszellen statt.

- Das Epithel ist wesentlich am **Sehvorgang** beteiligt. Über Zellfortsätze, die den Spalt zum Sinnesepithel einigermaßen überbrücken, phagozytiert es dessen abgestoßene, verbrauchte Pigmente, regeneriert sie teilweise wieder und gibt sie zurück. Dadurch sinkt der Tagesbedarf an Vitamin A (➤ Kap. 6, Physiologie). Die Beteiligung am Sehvorgang kann weiter verdeutlicht werden: Bei einer Schädigung des Pigmentepithels ist das nachfolgende **Sinnesepithel** an dieser Stelle **ohne Funktion**.
- Durch seinen reichlichen Gehalt an **Melanin**, zusätzlich zu den Carotinoiden, bildet es für das auf die Netzhaut auftreffende **Licht** eine dichte **Barriere** zur angrenzenden Aderhaut. Man geht davon aus, dass das in membranumschlossene Melanosomen verpackte Melanin von den Melanozyten der Choroidea produziert und entsprechend den Verhältnissen an der Oberhaut über Zellfortsätze und durch die Bruch-Membran hindurch an das Pigmentepithel abgegeben wird.

Sinneszellen

Das innere Blatt der Retina lässt sich in 9 histologisch abgrenzbare Schichten unterteilen. Dies besitzt glücklicherweise keine weitere Bedeutung, denn diese 9 Schichten gehören zu lediglich **3 Schichten** hintereinander geschalteter **Neurone**, die als 1., 2. und 3. Neuron bezeichnet werden (➤ Abb. 5.5):

- Das **1. Neuron**, dem Pigmentepithel direkt benachbart, ist die **eigentliche Sinneszelle**. Sie bildet verdickte Fortsätze (Zapfen

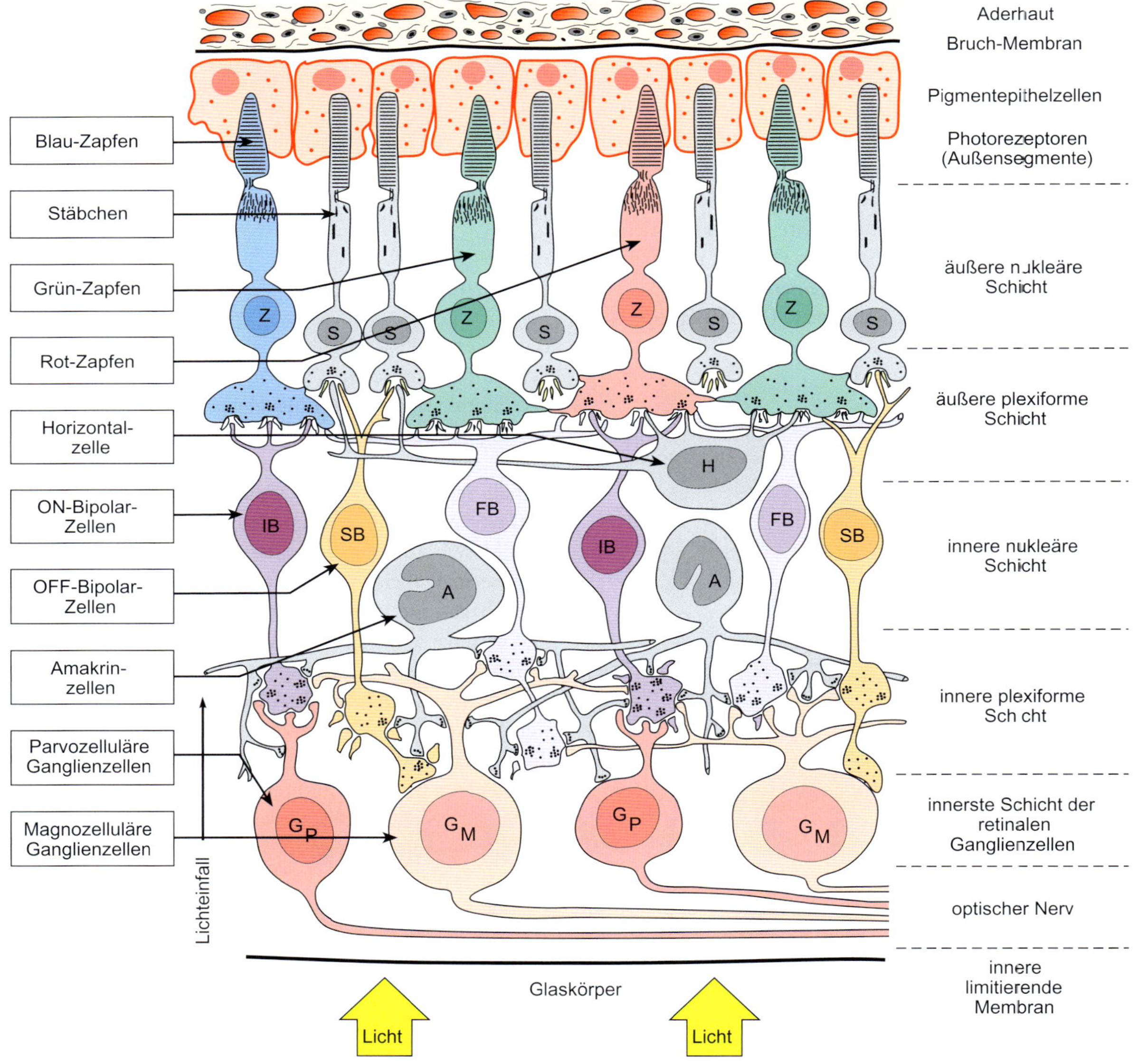

Abb. 5.5 Das Licht gelangt aus dem Glaskörper durch die Schichten des 3. und 2. Neurons hindurch zu den Zapfen und Stäbchen der Sinneszellen (1. Neuron). Die unterste Zellschicht (Pigmentepithel) entspricht der äußeren Retinamembran; direkt oberhalb davon, als äußerste Schicht der inneren Membran, finden sich die Stäbchen- und Zapfenzellen (1. Neuron). [L106]

oder Stäbchen), die man als **dendritische Fortsätze** dieser Nervenzellen betrachten kann. Sie weisen in Richtung des äußeren Blattes (Pigmentepithel) und nehmen lockeren Kontakt zu den Zellfortsätzen dieser Schicht auf. **Stäbchen** und **Zapfen** fangen die Lichtphotonen ein, wandeln sie in Potenzialänderungen ihrer Zellmembranen um und reichen das Ergebnis über ihre Axone an das 2. Neuron weiter.

- Das **2. Neuron** dient als **Zwischenzelle** (bipolare Nervenzelle), die den Impuls empfängt, um ihn zu modulieren und an das 3. Neuron weiterzuleiten.
- Die **3. Neurone** stellen einen aus dem **Thalamus** ausgestülpten **Hirnanteil** dar, was aber letztendlich für das gesamte Auge gilt, erkennbar u.a. an seiner Einscheidung durch Sklera und Cornea als direkter Fortsetzung der Dura mater. Die Axone der 3. Neurone bündeln sich zum **N. opticus** und tragen die Informationen nach Umschaltung im Thalamus schließlich zum **Sehzentrum** der **okzipitalen Sehrinde**.

MERKE

Das Licht, das durch den vorderen Augenabschnitt und den angrenzenden Glaskörper zieht und schließlich auf die innere Membran der Netzhaut trifft, muss die Schichten der 3. und der 2. Neurone durchwandern, um an seinen eigentlichen Bestimmungsort, das **1. Neuron** mit seinen lichtempfindlichen Fortsätzen **(Zapfen und Stäbchen)** zu gelangen.

Stäbchen und Zapfen

Obwohl die Funktion von Zapfen und Stäbchen vergleichbar ist, besitzen sie andere Schwerpunkte:

- Die schlankeren **Stäbchen** bilden Lichtinformationen wenig genau ab, erzeugen jedenfalls weit **unschärfere Bilder** als die Zapfen, sind jedoch hinsichtlich geringer Mengen einfallenden Lichts **sehr viel empfindlicher**. Gebraucht werden sie also vorrangig für das Sehen in der **Dämmerung (Hell-Dunkel-Sehen)**, wo selbst schwach angestrahlte Gegenstände zwar etwas unscharf, aber immerhin noch wahrgenommen werden können. Insgesamt gibt es in der Netzhaut pro Auge rund **120 Millionen** an ersten Neuronen, die Stäbchen ausbilden.
- **Zapfen** tragende Neurone gibt es lediglich in einer Zahl von etwa **6 Millionen**/Auge. Sie sind einerseits für das **Farbensehen** zuständig, reagieren jedoch grundsätzlich auf helles Licht und lösen damit dann Strukturen sehr fein bzw. **scharf** auf. Wie spezialisiert diese Zellen sind, erkennt man daran, dass sie nicht auf das gesamte Lichtspektrum zwischen 400 und 800 nm reagieren, sondern lediglich auf Teilbereiche. So gibt es **Zapfenzellen** für **blaues Licht**, für **rotes** und für **grünes**. Sehr dicht stehen die Zapfenzellen da, wo die Abbildung der empfangenen Bilder besonders scharf sein muss – im **Zentrum der Retina**, während es in der Peripherie des Sichtfeldes nicht auf perfekte Abbildungen ankommt. Hier dominieren die Stäbchenzellen. Die enthaltenen Sehpigmente, die chemisch mit den Lichtphotonen reagieren, werden im Rahmen der Physiologie (➤ Kap. 6.2.1) besprochen.

PATHOLOGIE

Rot-Grün-Blindheit

Die Farbpigmente für die **blauen** Zapfen werden vom **Chromosom 7** kodiert, während die Pigmentinformation für die **roten** und **grünen** Zapfen auf dem **X-Chromosom** liegen. Störungen auf den Genen werden **rezessiv** vererbt. Wenn es auf dem X-Chromosom zu Mutationen im Bereich dieser Gene kommt, kann dies von der Frau (XX) kompensiert werden, von betroffenen Männern (XY) dagegen nicht. Es entsteht die angeborene **Rot-Grün-Blindheit**, von der immerhin **3 % aller Männer** betroffen sind. Die Erkrankten sind nicht vollständig farbenblind; sie nehmen die Farben eher verändert wahr.
Frauen sind üblicherweise lediglich Konduktorinnen, also gesunde Merkmalsträgerinnen, welche die Erkrankung im statistischen Mittel an 50 % ihrer Söhne weitergeben. Nur aus Verbindungen, in denen der Vater rot-grün-blind und die Mutter Konduktorin ist, kann ein rot-grün-blindes **Mädchen** hervorgehen.
Eine vergleichbare Situation X-chromosomal rezessiver Vererbung entsteht bei der **Hämophilie**, einer angeborenen Gerinnungsstörung (➤ Fach Hämatologie), die deshalb ebenfalls fast nur Männer betrifft.

EXKURS

Es ist lange bekannt, dass ein gewichtiger Teil der **zirkadianen Rhythmik** durch den Lichteinfall gesteuert bzw. synchronisiert wird. Im ➤ Fach Endokrinologie (➤ Kap. 6.2) wird besprochen, dass die Retina die Information des einfallenden Lichts über den **Nucleus suprachiasmaticus** des Hypothalamus zur **Epiphyse** leitet – und zwar unabhängig vom Sehvorgang, sodass die Tagesrhythmik in der Mehrzahl der Fälle sogar bei erblindeten Augen unangetastet bleibt. Man hat nun in der Netzhaut neben Stäbchen und Zapfen eine **dritte Art von Sinneszellen** identifiziert, die – ohne Beteiligung am Sehvorgang! – für diese Übertragung zuständig sind. Das gegenüber den Pigmenten der Stäbchen und Zapfen leicht abgewandelte Opsin (➤ Kap. 6, Physiologie) erhielt aufgrund seiner Färbung die Bezeichnung **Melanopsin**. Diese Sinneszellen scheinen zusätzlich an den **Pupillenreaktionen** beteiligt zu sein.

Macula lutea und Fovea centralis

Zentral am Augenhintergrund, also auch **exakt in der Sehachse**, befindet sich auf der Netzhaut ein Bereich, der sich von der Umgebung abgrenzen lässt. Er enthält eine große Anzahl dicht stehender **Zapfen** und nur **sehr wenige Stäbchen**. Dieser Bereich besitzt einen Durchmesser von **3–4 mm** und ist etwa 4 mm von der Sehnervenpapille entfernt. Wegen seiner Färbung wird er als **gelber Fleck (Macula lutea)** bezeichnet (➤ Abb. 5.2, ➤ Abb. 5.6). Die gelbe Farbe entsteht durch die große Menge vorhandener **Carotinoide** (v.a. **Lutein** und **Zeaxanthin** sowie Vorstufen des Vitamin A wie z. B. **β-Carotin**).

MERKE

Der **gelbe** Fleck ist bei der Spiegelung des Augenhintergrundes **rötlich** verfärbt, weil die reichliche Blutversorgung dieses Bereichs die eigentliche Farbe überdeckt (➤ Abb. 5.6).

Zentral im gelben Fleck befindet sich eine Einsenkung, eine Grube **(Fovea centralis)**, mit einem Durchmesser von lediglich **1,5 mm**. Dies ist die Stelle des **schärfsten Sehens**, an der mehr als 100.000 Zap-

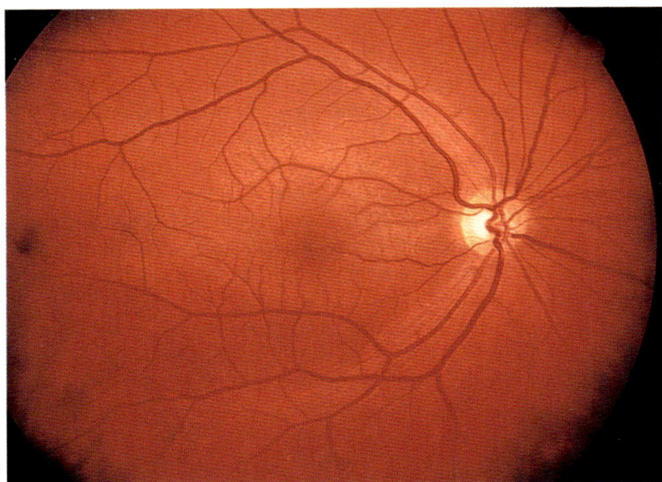

Abb. 5.6 Augenhintergrund. Die Macula liegt etwa 4 mm von der Austrittsstelle des N. opticus entfernt. Die etwas dickeren und dunkleren Venen lassen sich von den dünneren und helleren Arterien im oberen und unteren Gefäßbogen unterscheiden. [E273]

fenzellen in dicht gedrängter Anordnung beieinander stehen, während **die Stäbchen vollständig fehlen**.

Sehnerv

Der Sehnerv **(N. opticus)** ist der **II. Hirnnerv**. Seine Nervenzellen befinden sich als Ausstülpung des Zwischenhirns in der Netzhaut des Auges. Die Axone dieser Nervenzellen bündeln sich und verlassen gemeinsam als Sehnerv den Bulbus (➤ Abb. 5.2). Die **Austrittsstelle** des Nervs wird als **Papille** bzw. **Sehnervenpapille** (Papilla oder Discus nervi optici) bezeichnet. Die Papille misst im Durchmesser gut **1,5 mm**. Man findet sie beim Spiegeln des Augenhintergrundes **4 mm medial** (= **nasal**) der Mitte (= gelber Fleck), erkennbar an einer **Aufhellung** und daran, dass sich von dieser Stelle aus **Gefäße** in die Retina hinein verzweigen (➤ Abb. 5.6). Ursache ist der Verlauf von **A.** und **V. centralis retinae** inmitten des Nervs. Eingescheidet wird der Sehnerv als Teil des Gehirns von den Hirnhäuten, deren **Dura mater** beim Erreichen des Bulbus in die **Sklera** des Augapfels übergeht. Die Einscheidung des N. opticus durch die Hirnhäute bedeutet gleichzeitig, dass sich ein **erhöhter Hirndruck** bis zur Sehnervenpapille erstreckt und dort für den Augenarzt erkennbar wird (Stauungspapille, ➤ Kap. 8.9).

Eine Durchtrittsstelle für einen recht dicken Nerv, bestehend aus rund **1 Million Axonen**, muss ein Loch im Bulbus erzeugen. Dies bedeutet, dass es an dieser Stelle keine Retina, mithin auch keine Zapfen und Stäbchen geben kann. Folglich kann an diese Stelle auftreffendes Licht nicht eingefangen werden. Die **Papillenregion** ist „blind" und wird deshalb auch als **blinder Fleck** bezeichnet. Dieser umschriebene Gesichtsfeldausfall (= **Skotom**) wird in der Sehrinde als „physiologisch abgespeichert" und deshalb **nicht bemerkt**. Bei einer Entzündung des Nervs (Neuritis nervi optici) oder seiner druckbedingten Schädigung beim Glaukom kann sich das Skotom jedoch vergrößern und subjektiv bemerkbar werden.

Zentral in der Papille befindet sich eine leichte Einsenkung **(Excavatio papillae)**, verursacht durch den physiologischen Augeninnendruck und die geringere Widerstandsfähigkeit dieses Bereichs, aus dem heraus sich die Gefäße in die Retina verzweigen. Bei pathologisch **erhöhtem Augeninnendruck vertieft** sich die Exkavation und liefert dem Augenarzt damit den **entscheidenden Hinweis** (➤ Abb. 5.7).

Der Sehnerv weist bei seinem Austritt durch den Discus einen Durchmesser von lediglich 1,5 mm auf. Im Anschluss daran misst er dann allerdings etwa **4 mm**, weil er nun von den Hirnhäuten um-

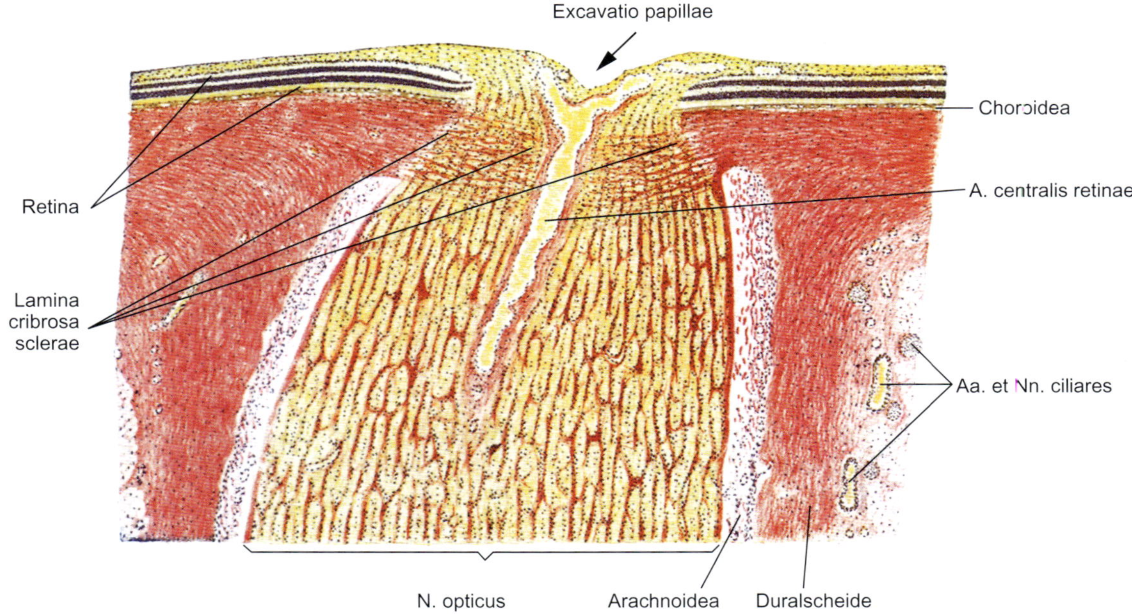

Abb. 5.7 Papille (blinder Fleck) mit Anfangsteil des N. opticus nach seinem Austritt aus dem Auge [L107]

geben ist, weil er von Gliazellen begleitet wird und weil seine Axone eine Myelinscheide erhalten.

5.3 Räume des Auges

Die **drei Räume** des Auges bestehen aus der vorderen und hinteren Augenkammer sowie aus dem Glaskörper.

5.3.1 Vordere und hintere Augenkammer

Zwischen der nach außen vorgewölbten Kornea und den Strukturen von Iris (lateral) und Linse (medial) befindet sich ein Raum, der als **vordere Augenkammer** bezeichnet wird (➤ Abb. 5.2). Dorsal der Iris, zwischen Ziliarkörper, Linse und angrenzendem Glaskörper, findet sich ein deutlich kleinerer Raum, der von den Zonulafasern durchzogen wird. Dies ist die **hintere Augenkammer**. Die **Abgrenzung** der beiden Kammern voneinander erfolgt also durch die **Iris**, die an ihrem medialen Rand **der Linse aufliegt**.

Beide Kammern sind **flüssigkeitsgefüllt**, wobei die vordere etwa 0,2 ml und die hintere 0,1 ml fasst. Diese Flüssigkeit heißt **Kammerwasser** und besteht tatsächlich weit überwiegend (zu > 98 %) aus Wasser, in dem die kleinmolekularen Bestandteile des Serums einschließlich Ionen, Aminosäuren und Glukose sowie Spuren von Eiweiß gelöst sind. Es wird ungefähr einmal pro Stunde ausgetauscht.

Kammerwasser

Gebildet und in die **hintere Augenkammer** abgegeben wird das klare und farblose Kammerwasser von den Zotten des **Ziliarkörpers**. Von hier aus sickert es zwischen Linse und aufliegender Iris in die vordere Augenkammer und, abhängig von der Menge bzw. vom aufgebauten Druck, in den **Schlemm-Kanal** des **Augenwinkels** (➤ Abb. 5.2). Dieser **Druck** liegt durchschnittlich bei **15–20 mmHg**, mit einer Spanne zwischen 10 und 21 mmHg. Ist er chronisch **erhöht**, kommt es zum **grünen Star** (**Glaukom**; ➤ Kap. 8.6).

Der **Augenwinkel** wird gebildet von **Iris** (an ihrem Entstehungsort am Ziliarkörper) und äußerem Rand der **Kornea** (an ihrem Übergang zur Sklera). In dieser Übergangszone befinden sich **bindegewebige Trabekel**, zwischen die **spaltförmige Hohlräume** für den Abfluss des Kammerwassers eingelassen sind. Am Ende dieses Trabekelwerks liegt der **Schlemm-Kanal**, ein endothelausgekleidetes, **ringförmig** im hinteren Randbereich der Sklera liegendes **Sammelrohr**, welches das Kammerwasser schließlich in einen **venösen Plexus** der Sklera ableitet.

Die **Funktion** des Kammerwassers besteht in der **Ernährung** der gefäßlosen Strukturen von Kornea und Linse, teilweise auch des Glaskörpers, und in der **mechanischen Stabilisierung** sowohl des vorderen als auch des hinteren Augenabschnitts, weil der Druck der Flüssigkeit sich über den Glaskörper bis zur Retina erstreckt. Dort bewirkt er einerseits das **Anliegen** des inneren Blattes auf dem **Pigmentepithel** und führt andererseits an der Sehnervenpapille zur physiologischen **Excavatio**. Liegt der Druck des Kammerwassers beim Glaukom über längere Zeit deutlich oberhalb 20 mmHg, vertieft sich die Excavatio papillae (s. oben).

5.3.2 Glaskörper

Beim Glaskörper handelt es sich um eine weitgehend zellfreie, gallertige, glasklare Masse, die den **gesamten Raum** zwischen Linse, Ziliarkörper und Retina ausfüllt (➤ Abb. 5.2). Er besteht zu 98 % aus **Wasser** und zu knapp 2 % aus **Hyaluronsäure** – einem langkettigen **Polysaccharid**, das durch seine **extreme Wasserbindungsfähigkeit** für den gallertigen Zustand verantwortlich ist. **Vereinzelte Fibrozyten** sorgen für den Erhalt dieser Substanz sowie für ein feines Netz aus **kollagenen Fibrillen**, das die Stabilität erhöht. Blutgefäße und Nerven fehlen. Vor allem im Bereich der **Ora serrata** sowie an der **Sehnervenpapille** ist der Glaskörper über seine kollagenen Fibrillen an der Retina **befestigt**.

Durch die wässrige Konsistenz gleicht der Brechungsindex reinem Wasser, sodass der Glaskörper keinen nennenswerten Beitrag zur Fokussierung der Lichtstrahlen leistet. Die wesentliche Funktion besteht denn auch, neben der Füllung des leeren Raums, in der **mechanischen Stabilisierung** des Bulbus und im Aufbau eines ausreichenden Drucks auf die innere Membran der Netzhaut, die dadurch trotz ihres kapillären Spaltes zur äußeren Membran mit dieser verbunden bleibt. Wesentlich daran beteiligt ist, wie oben ausgeführt, der zusätzliche Druck des Kammerwassers über den Glaskörper in Richtung Retina.

PATHOLOGIE

Mouches volantes

Kleine, flusenartige, **graue** Trübungen im Glaskörper können als einzelne „Mücken" oder auch als **„Mückenschwarm" (Mouches volantes)**, der den Augenbewegungen folgt, bemerkt werden. Diese gutartigen **Verklumpungen** aus **kollagenen Fibrillen** sind häufig; sie verlieren sich in der Regel von alleine wieder. Die vereinzelten **grauen** „Mücken" einer Trübung dürfen nicht mit den meist sehr viel zahlreicheren **schwarzen** „Mücken" verwechselt werden, die eine **Einblutung** z. B. im Rahmen einer Netzhautablösung anzeigen und damit einen **hochakuten Notfall** darstellen (➤ Kap. 8.8). Auch beim Diabetes mellitus oder bei arterieller Hypertonie kann es zu Einblutungen kommen. **Stoffwechselerkrankungen** (Amyloidose, Diabetes mellitus, Morbus Cushing) können zu **Ablagerungen** und in diesen Fällen meist **irreversiblen** (grauen) **Trübungen** im Glaskörper führen.

Zusammenfassung

Anatomie des Auges

- **Aufbau** des kugeligen **Augapfels** (Bulbus oculi) aus **3 Hüllen** und **3 enthaltenen Räumen**

Hüllen (von außen nach innen)

- **Lederhaut** = **Sklera** (hinterer Anteil), **Hornhaut** = **Kornea** (vorderer Anteil): Schutz und Stabilisierung des Auges

5

- **mittlere Augenhaut (Uvea):** besteht aus 3 Anteilen:
  - **Aderhaut (Choroidea):** hinterer Anteil, dient der Blutversorgung der Augenhüllen, geht vorne in den Ziliarkörper über, enthält reichlich Melanozyten
  - **Ziliarkörper (Corpus ciliare):** mittlerer Anteil der Uvea, über Zonulafasern mit der Linse verbunden, muskulärer Anteil (→ Akkommodation über die Zonulafasern), bindegewebiger Anteil (→ Produktion des Kammerwassers)
  - **Regenbogenhaut (Iris):** vorderster Abschnitt der mittleren Augenhülle, durch eingelagertes Pigment aus Melanozyten lichtundurchlässig, dient mit den enthaltenen Mm. sphincter und dilatator pupillae der Veränderung der Pupillenweite und damit als Blende für den Lichteinfall - ergänzt durch die Augenlider
- **Netzhaut (Retina):** wandelt einfallendes Licht (Photonen) in Potenzialänderungen

5

Aufbau der Netzhaut aus 3 hintereinandergeschalteten Neuronen

- 1. Neuron: Sinneszellen mit Zapfen (scharfes Sehen bei Tag, Farbensehen) oder Stäbchen (unscharfes Sehen in der Dämmerung)
- 2. Neuron: dient der Weiterleitung der entstandenen Potenziale
- 3. Neuron: innerste Schicht der Netzhaut, dem Glaskörper benachbart; die Axone dieser Neurone bündeln sich zum Sehnerven (N. opticus)

Sehnerv (N. opticus)

- entsteht aus etwa 1 Mio. Axonen/Auge an der **Papille (blinder Fleck)** und zieht von hier aus ins Schädelinnere

Räume des Auges

- **vordere Augenkammer** zwischen Kornea, Iris und Linse
- **hintere Augenkammer** zwischen Ziliarkörper, Iris, Linse und Glaskörper
- **Glaskörper:** bildet den größten Raum des Auges; gallertige, glasklare Masse zwischen Ziliarkörper, Linse und Netzhaut

Kammerwasser

- füllt die beiden Augenkammern
- besteht aus seröser Flüssigkeit, allerdings weitgehend ohne deren Proteine
- dient der mechanischen Stabilisierung (Druckaufbau 15–20 mmHg) und der Ernährung von Linse und Kornea
- wird von den Zotten des Ziliarkörpers gebildet und in die hintere Augenkammer abgegeben
- Ableitung aus der vorderen Augenkammer in den Schlemm-Kanal des Augenwinkels

Brecheinrichtungen zur Bündelung und Fokussierung der Sehinformationen

- **Kornea:** 43 Dioptrien Brechkraft (unveränderbar), ist abgestimmt auf das scharfe Sehen in die Ferne
- **Linse:** 15 Dioptrien Brechkraft; kann über die Zonulafasern und ihre eigene Elastizität den Erfordernissen (Akkommodation) angepasst werden

Gelber Fleck mit Fovea centralis

- Stelle schärfsten Sehens
- befindet sich exakt in der Sehachse
- Gelbfärbung durch eingelagerte Carotinoide (v.a. Lutein und Zeaxanthin)
- enthält nur Zapfen

5.4 Blutversorgung

5.4.1 Arterielle Versorgung

Die arterielle Versorgung des Auges und seiner Hilfseinrichtungen erfolgt weit überwiegend aus der **A. ophthalmica** (➤ Abb. 5.8). Die Augenarterie entspringt als 1. Ast der **A. carotis interna** aus dem sog. **Carotissiphon** des Sinus cavernosus, bald nach deren Eintritt in die Schädelhöhle und anschließendem Verlauf durch das Felsenbein zum Sinus cavernosus (➤ Fach Neurologie). Von dort aus zieht sie schließlich **gemeinsam** mit dem **Sehnerv** durch den **Canalis opticus** an der Rückfläche der Orbita.

Eine der Abzweigungen der A. ophthalmica ist die **A. centralis retinae**. Sie tritt retroorbital, etwa 1 cm hinter dem Discus nervi optici in den **N. opticus** ein, um **zentral in seiner Mitte** zum Auge zu gelangen. Von der Sehnervenpapille aus verzweigt sich die Arterie auf der inneren Oberfläche der Retina in **4 Arteriolen** zur Versorgung ihrer inneren Schichten. Der äußere Anteil der Netzhaut einschließlich des Pigmentepithels enthält keine Gefäße; er wird aus den inneren Schichten sowie aus der Aderhaut durch Diffusion ernährt. Die Arteriolen der Netzhaut können am **Augenhintergrund beurteilt** werden. Sie sind wegen des sauerstoffreichen Blutes **hel-**

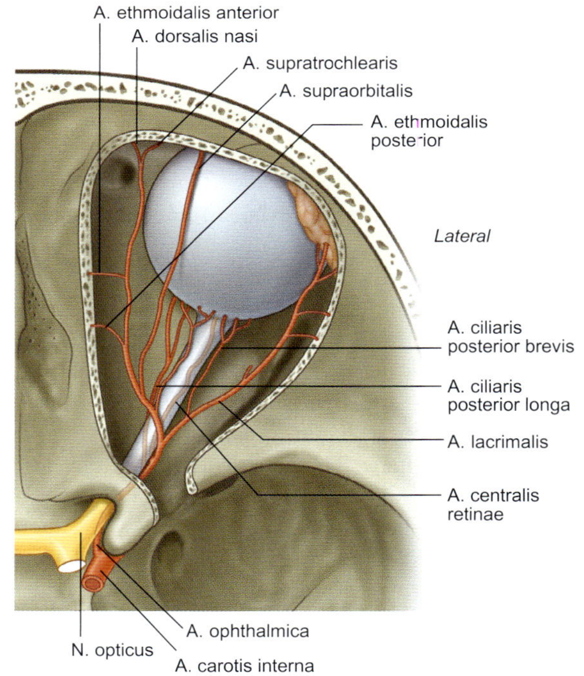

Abb. 5.8 Arterielle Versorgung des Auges durch die A. ophthalmica [E402]

ler und gleichzeitig – wie im ganzen Organismus üblich – **dünner** als die rückführenden Venolen, die in die **V. centralis retinae** münden.

MERKE

Ausschließlich am Augenhintergrund lassen sich **Blutgefäße direkt** und **ohne Eingriff beobachten** und hinsichtlich etwaiger Veränderungen beurteilen. Größte Bedeutung besitzt dies in der Verlaufsbeobachtung von Erkrankungen wie Diabetes mellitus oder arterieller Hypertonie.

Die übrigen Abzweigungen der A. ophthalmica verlaufen unabhängig vom Sehnerven zu **allen weiteren Strukturen** des Auges und seiner Umgebung – u.a. zu Aderhaut, knöcherner Orbita, periorbitalem Gewebe, Augenmuskeln, Teilen von Lidern und Stirn oder Tränendrüse.

5.4.2 Venöse Entsorgung

Das venöse Blut des Auges wird in 2 große Gefäße abgeleitet, die **V. ophthalmica superior** und die **V. ophthalmica inferior** (➤ Abb. 5.9). Ein Teil dieses Blutes gelangt anschließend zum **Sinus cavernosus**, einem venösen Sammelbecken neben der Sella turcica, in das auch Blut aus Hirnanteilen mündet.

Die Besonderheit dieses venösen Abflusses besteht darin, dass Blut aus dem Gesichtsbereich, also dem Entsorgungsbereich der V. facialis, über die Augenvenen ins Schädelinnere abgeleitet wird – v.a. über die **V. angularis** des inneren Augenwinkels sowie über die **V. supraorbitalis**. Ein Teil des Blutes **zwischen Oberlippe** und **Stirn** gelangt also über die Vv. ophthalmicae zum **Sinus cavernosus**.

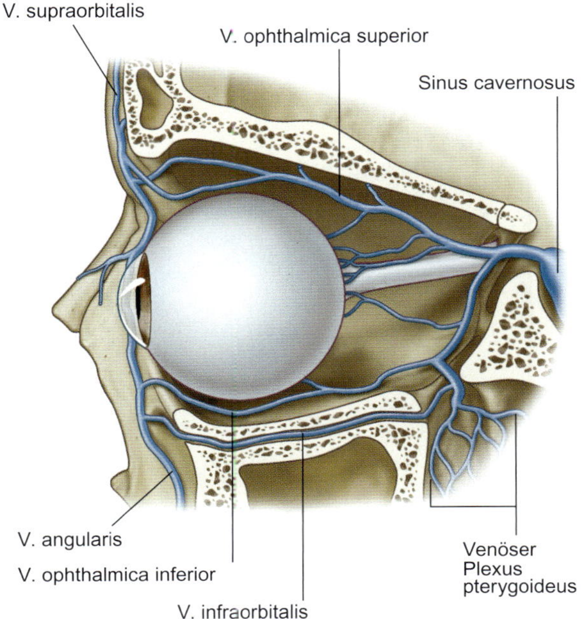

Abb. 5.9 Venöse Entsorgung von Gesicht und Auge [E402]

PATHOLOGIE

Sinus-cavernosus-Thrombose

Bei eitrigen Prozessen wie z. B. einem **Furunkel** oberhalb der **Oberlippe** können Bakterien oder entzündliche Abszessanteile abgeleitet werden und zur **Enzephalitis**, zum **Hirnabszess** oder zur **Sinus-cavernosus-Thrombose** führen. Dies ist mit unmittelbarer Lebensgefahr verbunden und deshalb als dringlicher **Notfall** anzusehen.

Die **Symptome** der **Sinus-cavernosus-Thrombose** entstehen aus der evtl. vorhandenen entzündlichen Beteiligung von Hirnsubstanz, aus dem venösen Rückstau in Hirnanteile sowie, äußerlich erkennbar und **diagnostisch verwertbar**, dem venösen Stau in den Bereich des Auges:

- Exophthalmus durch retrobulbäres Ödem
- Ödeme des periorbitalen Gewebes (z. B. der Lider)
- Einblutungen in die Konjunktiva (venöser Rückstau)
- Kopfschmerzen, Meningismus, evtl. Fieber
- Übelkeit, Erbrechen
- Eintrübungen des Patienten bis hin zum Koma
- epileptische Anfälle (entzündlich oder durch venösen Stau in zerebrale Anteile mit Hirnödem)
- Lähmungen einzelner Augennerven – z. B. weite und lichtstarre Pupille durch Ausfall des parasympathischen Anteils des N. oculomotorius, Lähmungsschielen durch Ausfall des N. abducens
- Stauungspapille durch gesteigerten Hirndruck (Vorwölbung und Trübung der Papille)

5.5 Augenmuskeln

5.5.1 Äußere Augenmuskeln

Die Augenbewegungen lassen sich **schneller und präziser** steuern als die Bewegungen sämtlicher weiteren Strukturen des menschlichen Körpers. Ermöglicht wird dies durch die äußeren Augenmuskeln, deren Innervation durch verschiedene Hirnnerven zu motorischen Einheiten führt, die beinahe einem 1 : 1-Verhältnis zwischen Nervenfaser und Muskelzelle entspricht (➤ Fach Bewegungsapparat). Zusätzlich sind nicht weniger als 6 Muskeln an den Bewegungen des Bulbus beteiligt, sodass sich feinste Abstufungen erreichen lassen.

Die Bewegungen des Augapfels (➤ Abb. 5.10) erfolgen nach medial (Adduktion) und lateral (Abduktion), nach oben und unten. Die Bewegungsrichtung nach medial lässt sich auch mit **nasal**, diejenige nach lateral als **temporal** beschreiben. Für die 4 Blickrichtungen sind **gerade** (= rectus) verlaufende Muskeln zuständig:

- **M. rectus superior**
- **M. rectus inferior**
- **M. rectus lateralis**
- **M. rectus medialis**

Zusätzlich sind auch schräge Richtungen oder Rotationen des gesamten Bulbus nach außen oder innen möglich. Diese Drehbewegungen werden durch die beiden **schräg** (= obliquus) verlaufenden Muskeln ermöglicht:

- **M. obliquus superior**
- **M. obliquus inferior**

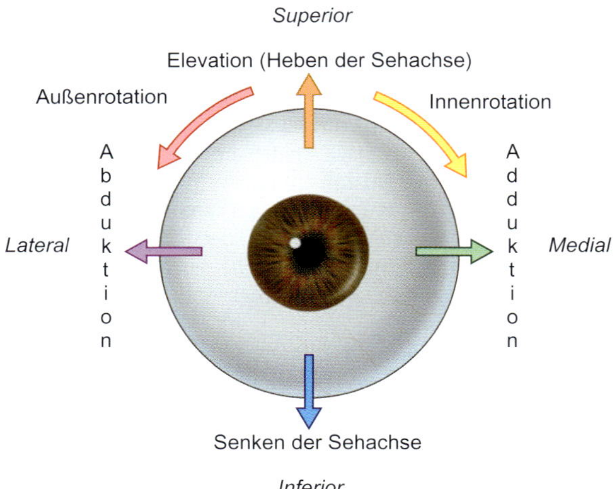

Abb. 5.10 Zugrichtungen der äußeren Augenmuskeln [E402]

5

MERKE

Die Mehrzahl der äußeren Augenmuskeln führt keine reinen, sondern **kombinierte Bewegungen** aus – z. B. sowohl nach oben oder unten als auch gleichzeitig nach medial oder lateral. Die Folge davon ist, dass sich die Augenbewegungen zumeist aus einer Aktivierung mehrerer Muskeln zusammensetzen. Lediglich die beiden Mm. rectus medialis und lateralis bewirken isolierte Blickwendungen nach nasal und temporal.

Die äußeren Augenmuskeln **entspringen** überwiegend dorsal in der Orbita von einem **gemeinsamen Sehnenring** (Anulus tendineus; ➤ Abb. 5.1b) am Durchtritt für den Sehnerven (Canalis opticus) und strahlen in das kollagene Bindegewebe der Sklera (➤ Abb. 5.11). Dabei sind die unterschiedlichen Achsen der Orbita mit ihren Muskeln einerseits und der hierzu nach medial abweichenden Sehachse andererseits zu berücksichtigen. Zum Beispiel übt der M. rectus superior hierdurch bedingt einen Zug aus, der den Bulbus nicht nur nach oben, sondern gleichzeitig auch nach medial (nasal) wendet.

EXKURS

Die Funktion des M. obliquus superior (kombinierte Bewegung der Pupille nach unten und außen unter gleichzeitiger Rotation nach innen) wird erst dann verständlich, wenn man seinen Verlauf zu einem Hypomochlion (Trochlea) am **medialen Augenwinkel** beachtet. Erst von dort aus erreicht er dann den Bulbus oben hinten und lateral. Damit entspricht seine Wirkung exakt der Situation, als ob er nicht vom Anulus tendineus entspringen würde, sondern vom medialen Augenwinkel.
Natürlich wäre es evolutionär kein Problem gewesen, den Ursprung auch tatsächlich dorthin zu verlegen, doch wäre seine Kraftentwicklung dann deutlich schwächer ausgefallen, weil damit der zweite Muskelbauch nicht mehr zur Verfügung gestanden hätte. Für die Ableitung seiner Wirkung sollte man der Einfachheit halber dennoch die Trochlea (Umlenkrolle) als funktionellen (gedachten) Ursprung wählen. Andererseits genügt es im Hinblick auf die Prüfung auch, wenn man die Wirkungen der äußeren Augenmuskeln auf diejenigen der Rektusmuskeln begrenzt und darauf reduziert, dass der **obere Rektusmuskel** den Blick nach oben wendet und der untere nach unten, während der **laterale Rektusmuskel** das Auge nach außen (temporal) bewegt und der **mediale** nach innen in Richtung Nase (= nasal). Das lässt sich leicht einprägen und reicht selbst für den medizinischen Alltag des Nicht-Augenarztes vollkommen aus.

Die äußeren Augenmuskeln sind **quergestreift** und werden **willkürlich** durch Hirnnerven **innerviert** (➤ Fach Neurologie):

- **M. rectus superior:** Blickwendung nach **oben** und medial; Innervation: **N. oculomotorius** (III. Hirnnerv)
- **M. rectus inferior:** Blickwendung nach **unten** und medial; Innervation: **N. oculomotorius**

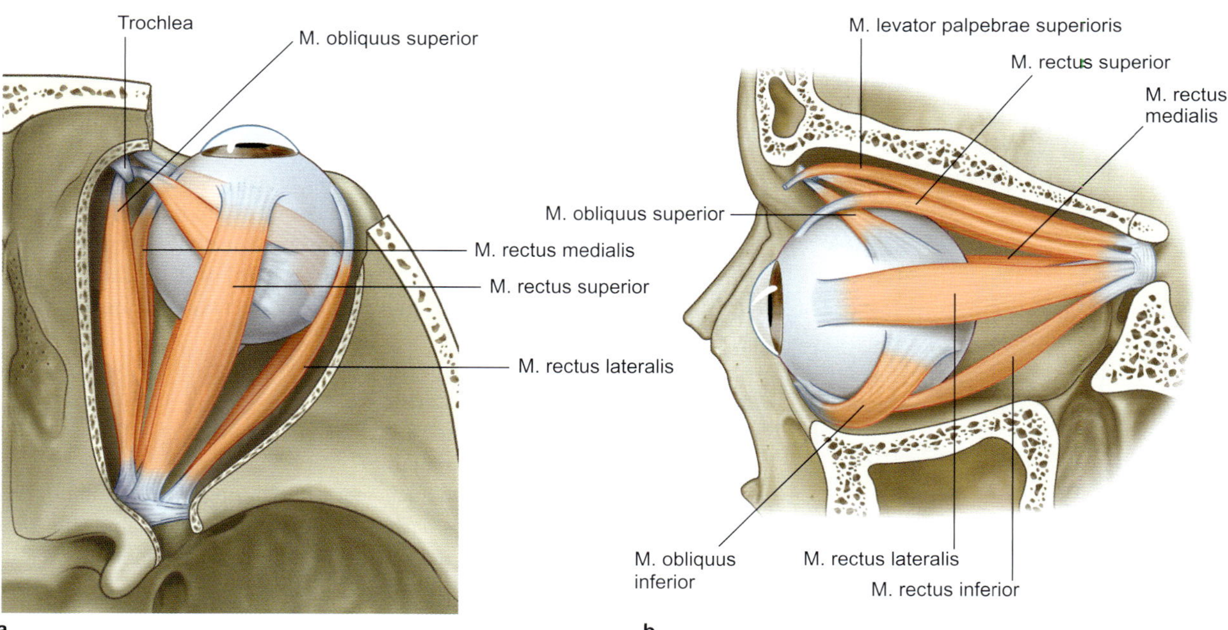

Abb. 5.11 Ursprung und Ansatz der äußeren Augenmuskeln [E402]

- **M. rectus medialis:** Blickwendung nach **medial**; Innervation: **N. oculomotorius**
- **M. rectus lateralis:** Blickwendung nach **lateral**; Innervation: **N. abducens** (VI. Hirnnerv)
- **M. obliquus superior:** Blickwendung nach **unten** und **lateral**; **dreht** den Bulbus nach **innen**; Innervation durch den **N. trochlearis** (IV. Hirnnerv)
- **M. obliquus inferior:** Blickwendung nach **oben** und **lateral**; **dreht** den Bulbus nach **außen**; Innervation durch den **N. oculomotorius**

Gut merken lässt sich, dass die verschiedenen Anteile des N. oculomotorius eigentlich nahezu alles alleine machen und den Nn. trochlearis und abducens jeweils nur einen einzigen Muskel „übrig lassen".

Zusätzlich finden sich mit Wirkung auf das Auge bzw. seine Hilfseinrichtungen 3 weitere Muskeln (➤ Kap. 5.6.1):

- **M. orbicularis oculi:** umgibt ringförmig Auge und Lider, schließt das Auge, ermöglicht den Lidschlag; Innervation durch den N. facialis (VII. Hirnnerv)
- **M. levator palpebrae:** öffnet das Auge durch Hebung des Oberlids; Innervation durch den N. oculomotorius (➤ Abb. 5.11)
- **M. tarsalis:** hebt das Oberlid, senkt das Unterlid, **erweitert** damit die **Lidspalte**; glatter Muskel mit Innervation aus dem zervikalen Grenzstrang des Sympathikus

5.5.2 Innere Augenmuskeln

Die inneren Augenmuskeln sind **glatt** und vegetativ **(unwillkürlich)** innerviert. Sie dienen der Funktion der **Iris** und der **Akkommodation**:

- **M. sphincter pupillae:** Verengung der Pupille; Innervation durch parasympathische Anteile des N. oculomotorius
- **M. ciliaris:** ermöglicht durch seine Kontraktion die Entspannung der Zonulafasern und damit die Abkugelung der Pupille für die Akkommodation; Innervation durch parasympathische Anteile des N. oculomotorius
- **M. dilatator pupillae:** Erweiterung der Pupille; Innervation durch den Halssympathikus

Der Sympathikus stimuliert zusätzlich die Produktion des Kammerwassers, was evolutionär möglicherweise damit zusammenhängt, dass der Druck in der vorderen Augenkammer und damit auch die Vorwölbung der Kornea gerade im Hinblick auf Kampf und Flucht vollständig sein sollte.

Zusammenfassung

Augenmuskeln und ihre nervale Versorgung

- Der N. oculomotorius (III. Hirnnerv) versorgt sozusagen in Personalunion nahezu das gesamte Auge:
  - Mm. rectus superior, inferior, medialis
  - M. obliquus inferior
  - M. levator palpebrae (Öffnung des Auges)
  - M. ciliaris, M. sphincter pupillae (parasympathische Faseranteile)
- N. abducens (VI. Hirnnerv): M. rectus lateralis (Abduktion des Bulbus)
- N. trochlearis (IV. Hirnnerv): M. obliquus superior
- N. facialis (VII. Hirnnerv): M. orbicularis oculi (Schließen des Auges, Lidschlag)
- Sympathikus (aus dem zervikalen Grenzstrang): M. dilatator pupillae, zusätzlich im Sinne eines noch weiter verbesserten Überblicks bei drohender Gefahr M. tarsalis und M. orbitalis (s. unten bei ➤ Kap. 5.6.1), ergänzt durch die zusätzliche Produktion von Kammerwasser

5.6 Schutzeinrichtungen des Auges

Dem Schutz des Auges vor Fremdeinwirkungen und Fremdkörpern, vor übermäßigem Lichteinfall und vor dem Austrocknen dienen die Lider mit ihren Drüsen, der Tränenapparat und eine bindegewebige Schleimhaut (Konjunktiva), die die Innenseite der Lider und die Skleren bis zum Limbus corneae überzieht.

5.6.1 Augenlider

Struktur und Festigkeit der Augenlider **(Palpebrae)** werden v.a. vom **Tarsus** erzeugt. Der Tarsus stellt eine gebogene Platte aus straffem, kollagenfaserreichem Bindegewebe dar (➤ Abb. 5.12). Aufgelagert ist der **M. orbicularis oculi**, der Ringmuskel des Auges. Außen werden die Lider von einer sehr dünnen Haut überzogen, die abgesehen von ihrem geringen Durchmesser der üblichen Oberhaut entspricht und auch vereinzelt Talg- und Schweißdrüsen enthält. Innen liegt die **Konjunktiva** (Bindehaut) den Lidern auf. Sie geht an den inneren Lidrändern in die Konjunktiva des

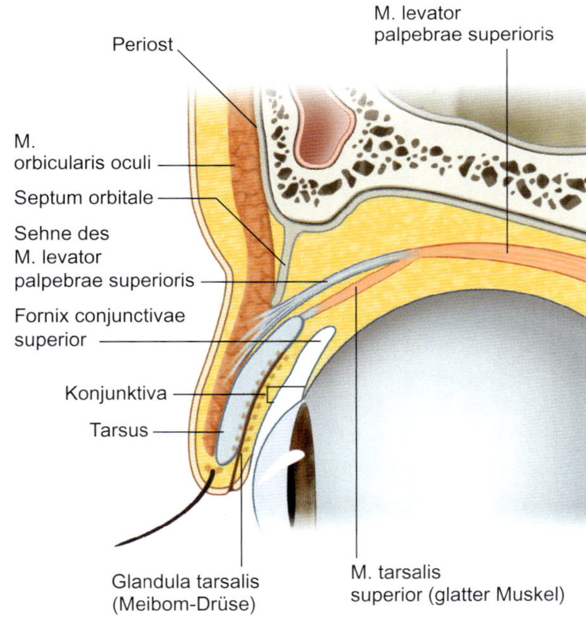

Abb. 5.12 Aufbau der Augenlider [E402]

5

Bulbus über, sodass ein einheitlicher Raum entsteht. Außerdem wird dadurch der Binnenraum der Orbita gegen die Umwelt abgedichtet.

Am freien Rand der Lider sind die **Wimpern** eingelassen – Terminalhaare, die 2–3-mal/Jahr ausgewechselt werden. Sie besitzen Schutzfunktion.

Drüsen

In die hintere Fläche des Tarsus sind etwa 20 große und verzweigte **Talgdrüsen** eingelassen, die man als **Meibom-Drüsen** bezeichnet (➤ Abb. 5.13). Ihr Sekret mündet über lange **gemeinsame Ausführungsgänge** am freien Lidrand. Der Talg ergänzt die Funktion der Tränenflüssigkeit und überzieht gemeinsam mit ihr die freie Oberfläche des Auges. V.a. die **Kornea**, die ohne den Schutz einer bedeckenden Konjunktiva auskommen muss, wird dadurch vor dem Austrocknen geschützt.

Direkt am Lidrand finden sich weitere, sehr kleine **Talgdrüsen**, die sog. **Zeis-Drüsen**. Sie münden in die Haarfollikel der **Wimpern** und dienen deren Fettung.

Wie allgemein üblich (➤ Fach Dermatologie) sind den Wimpern als Terminalhaaren neben den Talgdrüsen (Zeis) auch **apokrine Schweißdrüsen** zugeordnet, die sog. **Moll-Drüsen** (➤ Abb. 5.13). Ihr Sekret besitzt trotz seines alkalischen pH-Wertes eher antibakterielle Eigenschaften.

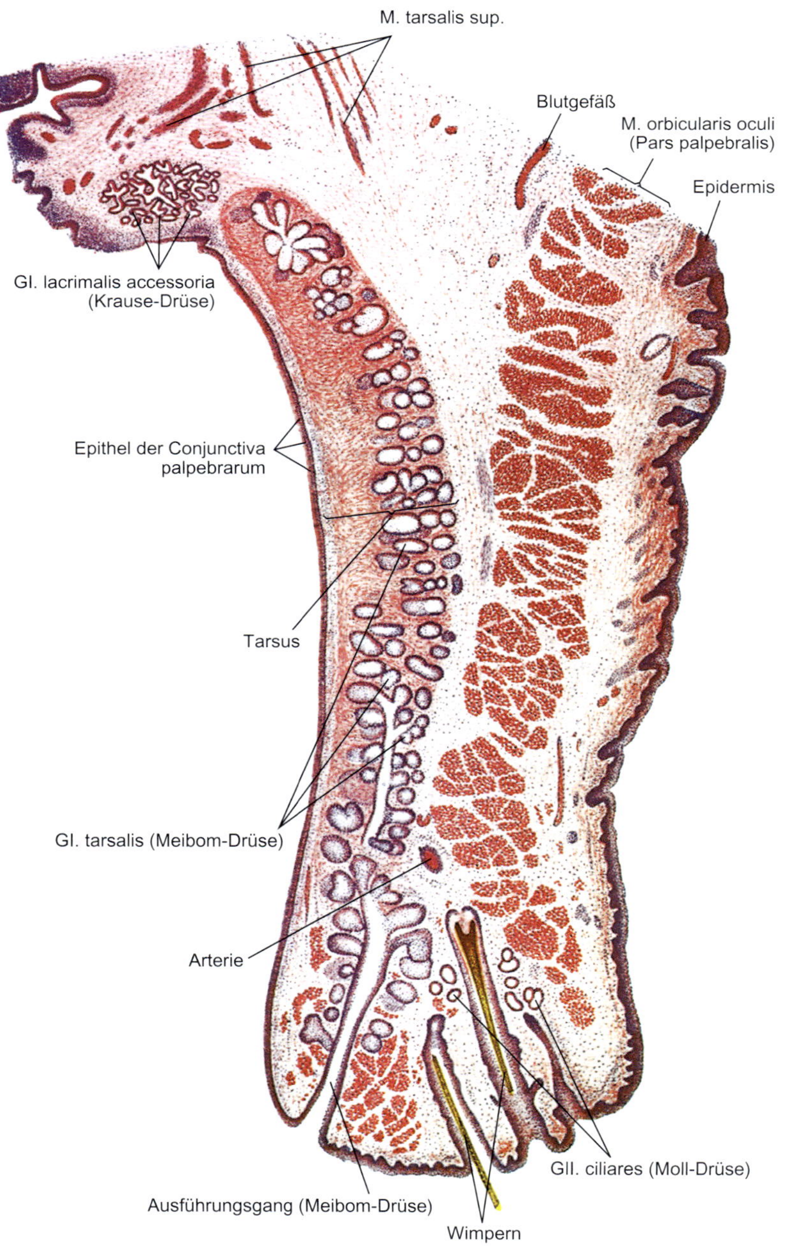

Abb. 5.13 Schnitt durch das obere Augenlid (Oberfläche der Haut rechts). Zu beachten sind die großen, in den Tarsus eingefügten Meibom-Drüsen mit ihrem Ausführungsgang und die apokrinen, den Wimpern zugeordneten Moll-Drüsen. Zeis-Drüsen wurden bei dieser Schnittführung nicht getroffen. [L107]

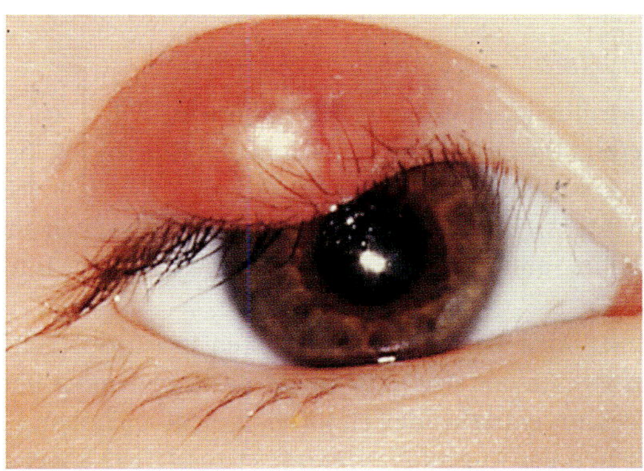

Abb. 5.14 Hordeolum (Gerstenkorn) [E476]

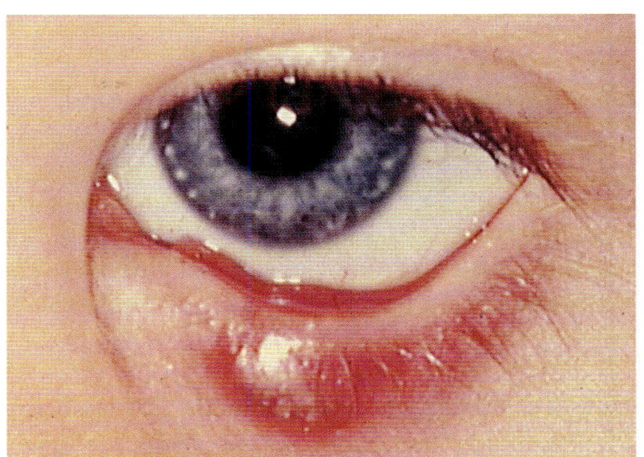

Abb. 5.15 Chalazion (Hagelkorn) [E402]

PATHOLOGIE

Hordeolum (Gerstenkorn) (➤ Abb. 5.14)

Bei systemischer oder lokaler Immunschwäche können Bakterien (meist Staphylo- oder Streptokokken) durch die Ausführungsgänge in die Drüsen gelangen und sehr schmerzhafte **eitrige Entzündungen** hervorrufen. Bei Befall der Lidranddrüsen (Zeis- und Moll-Drüsen) entsteht das **Hordeolum externum**, bei Eiterung der **Meibom-Drüsen** das meist sehr viel umfangreichere **Hordeolum internum**.
Zur **Therapie** gibt man antibiotische Salben oder versucht, durch lokale Wärmeapplikation (z. B. heißer Teebeutel) eine Eröffnung mit Abfluss des Eiters zu erreichen. Andernfalls muss durch den Augenarzt inzidiert werden.

Chalazion (Hagelkorn) (➤ Abb. 5.15)

Im Gegensatz zum Gerstenkorn stellt das Hagelkorn eine chronisch-granulierende, nicht eitrige Entzündung der **Meibom-Drüsen** dar. Ursache ist nicht das Eindringen von Bakterien, sondern ein **Sekretstau** durch Abflussbehinderung des Talgs. Hagelkörner tasten sich sehr derb bzw. **hart** und für den Patienten wenig oder gar nicht schmerzhaft.
Die **Therapie** kann versuchsweise mit lokalen Glukokortikoiden erfolgen. Tritt keine Besserung ein, werden die Knoten ausgeschält.

Bewegungen der Lider

Der **Schluss der Lider** wird durch den **Ringmuskel des Auges (M. orbicularis oculi)** bewirkt. Der Muskel strahlt mit seinen Fasern vom Stirnbein bzw. der Maxilla in den Bereich oberhalb der Tarsi (➤ Abb. 5.1a). Die Innervation durch den **N. facialis** entspricht der **gesamten mimischen Gesichtsmuskulatur** (➤ Fach Neurologie).

Der wesentliche Teil der **Augenöffnung** erfolgt durch den **M. levator palpebrae**, der über seine Sehne lediglich ins Oberlid einstrahlt (➤ Abb. 5.1a). Innerviert wird der Lidheber durch den **N. oculomotorius**, der auch die Mehrzahl der äußeren Augenmuskeln versorgt.

Der sympathisch innervierte **M. tarsalis** setzt am Oberrand (Oberlid) bzw. Unterrand (Unterlid) des Tarsus an und unterstützt durch seine Funktion die Lidhebung des M. levator palpebrae. Er dient also nicht dem Öffnen des Auges, sondern **verstärkt** lediglich die Funktion des **eigentlichen Lidhebers**.

Eine Aktivierung des Sympathikus führt dementsprechend zur **Erweiterung der Lidspalte**. Da die beiden Anteile des Vegetativums, Sympathikus und Parasympathikus, sehr unterschiedlich aktiv, jedoch in ihrer Aktivität nie *vollständig* bei null sind, **verengt** ein **kompletter** Ausfall der sympathischen Innervation die **Lidspalte**, auch wenn der Sympathikus zuvor überhaupt nicht erkennbar aktiv war. Diese Verengung mit **Herabhängen des Oberlids** – bei allerdings gleichzeitig erfolgendem Anheben des Unterlids – wird als **Ptosis** bezeichnet.

Der **Sympathikus** als Teil des Vegetativums dient Kampf und Flucht, allgemein v.a. körperlichen Aktivitäten bis hin zum Versuch zu überleben. Hierfür werden viele Dinge benötigt (➤ Fach Endokrinologie), u.a. auch ein möglichst perfekter Überblick über das Geschehen. Nicht umsonst wurde im Laufe der Evolution aus diesem Grund einzelnen Augenmuskeln die Willkürmotorik entzogen und dem Sympathikus zugeordnet. Im Augenblick der Gefahr werden **Lidspalte (M. tarsalis)** und **Pupille (M. dilatator pupillae) erweitert** („schreckgeweitete Augen") und der gesamte **Bulbus** ein klein wenig **nach vorne** geschoben **(M. orbitalis)**, um das Gesichtsfeld zusätzlich zu erweitern.

PATHOLOGIE

Beim **Ausfall des Sympathikus** verlieren M. tarsalis, M. dilatator pupillae und M. orbitalis vollständig ihre Funktionen: Pupille (Miosis) und Lidspalte (Ptosis) werden eng, der Augapfel sinkt um eine Kleinigkeit in die Orbita zurück (Enophthalmus). Dieser tatsächlich in geringem Umfang stattfindende Enophthalmus wird durch die enge Lidspalte dem Anschein nach nochmals verstärkt. Die Trias aus **Miosis**, **Ptosis** und **Enophthalmus** bezeichnet man als Horner-Trias oder **Horner-Syndrom**.
Ursachen für den Ausfall des Sympathikus bestehen z. B. in **Schädigungen des Hirnstamms** mit der Medulla oblongata oder in umschriebenen **Störungen des Halssympathikus**, u.a. infolge eines einwachsenden Tumors (Mammakarzinom, Pancoast-Tumor der Lungenspitze). Hier findet sich das Horner-Syndrom dann einseitig auf der Seite der Schädigung.

5.6.2 Tränenapparat

Die **Tränendrüse** (Glandula lacrimalis) befindet sich im oberen lateralen Bereich der Orbita, teilweise dem Rand aufliegend und teilweise in die Höhlung hineinreichend. Jede der beiden Drüsen besitzt etwa 10 Ausführungsgänge, die lateral in die Umschlagsfalte (Fornix) zwischen Oberlid und Lederhaut münden (➤ Abb. 5.16).

5

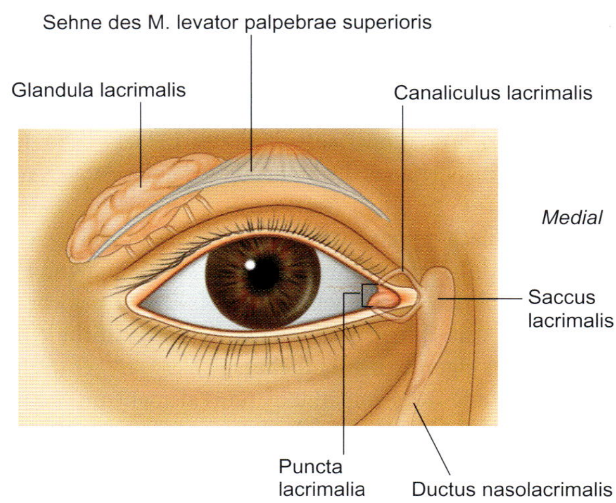

Abb. 5.16 Tränenapparat [E402]

5

Die Tränendrüse ist **sympathisch und parasympathisch** innerviert. Man kann sie hinsichtlich Aufbau und Funktion mit den großen Speicheldrüsen vergleichen. Ihr Sekret, die **Tränenflüssigkeit**, ist farblos und wegen ihrer Immunfaktoren wie u.a. IgA und Lysozym **steril**. Enthalten sind nur sehr geringe Mengen Eiweiß. In ihrer weiteren Zusammensetzung und dem pH-Wert entspricht sie in etwa dem Serum. Der zum Serum isotone Gehalt an Kochsalz erzeugt den **Salzgeschmack**. Die täglich insgesamt gebildete Menge liegt lediglich bei **1–2 ml**.

Die Tränenflüssigkeit wird durch den Lidschlag verteilt und letztlich zum **medialen Augenwinkel** befördert, wo sie an den **Tränenpünktchen** über **2 Kanäle** (Canaliculus lacrimalis) in den **Tränensack** (Saccus lacrimalis) fließt. Vom Tränensack aus wird die Flüssigkeit zuletzt durch den **Tränennasengang** (Ductus nasolacrimalis) in den **unteren Nasengang** (Meatus nasi inferior) abgeleitet.

MERKE

Die Immunfaktoren der sterilen Tränenflüssigkeit reichen nicht dazu aus, die äußere Oberfläche des Auges keimfrei zu halten. Sie ist deshalb entsprechend sämtlichen äußeren und inneren Körperoberflächen **bakteriell besiedelt**.

EXKURS

Augentropfen werden recht gut in die vorderen Augenabschnitte resorbiert. Enthaltene Wirkstoffe gelangen nach Verbrauch in den lokalen Strukturen nur in äußerst geringem Umfang in den systemischen Kreislauf, sodass sie nach Verdünnung im Blut höchstens minimale, eher theoretische Nebenwirkungen entfalten können. Allerdings gelangt ein erheblicher Teil des ins Auge applizierten Tropfens über den Ductus nasolacrimalis auf die **Nasenschleimhaut**, weshalb die von dort resorbierte Menge an Wirkstoff im Einzelfall **systemische Wirkungen** verursachen könnte. Dieser Anteil lässt sich aber ganz gut vermeiden, indem der Patient direkt nach Verabreichung des Tropfens mit einem (sauberen) Finger für 1–2 min auf den inneren Augenwinkel mit seinen Tränenpünktchen drückt und damit das Abfließen in die Nase so lange verhindert, bis die Flüssigkeit weitgehend ins Auge resorbiert worden ist.

Funktion

Die Tränenflüssigkeit vereinigt 3 Funktionen:

- Sie **reinigt** die Oberfläche von Sklera und Kornea von kleinen Schmutzpartikeln,
- **befeuchtet** sie und gleicht kleine Unregelmäßigkeiten aus;
- durch ihre Immunfunktion **schützt** sie das Auge vor Infektionen.

Unterstützt wird sie in ihren Funktionen durch den Fettfilm der Meibom-Drüsen und den Schleim der Becherzellen der Bindehaut. Der insgesamt entstehende Schmierfilm dient auch dem problemlosen Gleiten der Augenlider und haftet zusätzlich länger auf dem Auge, indem eine rein wässrige (Tränen-)Flüssigkeit sehr viel schneller ablaufen oder verdunsten würde.

PATHOLOGIE

Wie bedeutsam der Schmierfilm in seiner Verteilung durch die Augenlider für die Oberfläche des vorderen Augenabschnitts ist, erkennt man z. B. bei einem ausgeprägten **Exophthalmus**, bei dem die Lider relativ „zu kurz" werden und im Bereich der Kornea evtl. keinen ausreichenden Film mehr zustande bringen. Das kann im Einzelfall zu Schädigungen der Oberfläche bis hin zu Hornhautgeschwüren führen. Begünstigt wird dies durch den seltenen Lidschlag (sog. Stellwag-Zeichen) v.a. beim Morbus Basedow.

Natürlich lässt sich nicht übersehen, dass die Tränenflüssigkeit als weitere Funktion auch Trauer oder Schmerz eines Menschen erkennen lässt und ein Schutz- bzw. Hilfsbedürfnis erzeugt, seltener auch eine übermäßige Freude bzw. Lustigkeit ausdrückt, wenn jemand „Tränen lacht".

5.6.3 Konjunktiva

Die **Bindehaut** (Konjunktiva) ist der schleimhautähnliche, **bindegewebige Überzug** der **Innenseite** der **Augenlider** und des **Bulbus**, soweit dessen Lederhautanteil am vorderen Augenabschnitt erkennbar wird. Die **Hornhaut** bleibt **frei**, weil das durchfallende Licht andernfalls irregulär abgelenkt oder sogar absorbiert würde. Auf der Rückseite der Lider ist sie mit dem Tarsus verwachsen, im Bereich der Falte (Fornix conjunctivae) am Übergang zur Sklera weist sie Falten auf, um Augen- und Lidbewegungen auszugleichen. Hier besitzt sie in ihrem Epithel aus wenigen Lagen auch zahlreiche **Becherzellen**, wie sie sonst nur in Schleimhäuten anzutreffen sind. Der nahtlose Übergang von den Lidern zur Sklera bewirkt eine **Abdichtung des Bulbus**.

Die Bindehaut besteht aus einem sehr zarten Gewebe und ist durchscheinend, sodass die Sklera, „das Weiße im Auge", sichtbar bleibt. Ihre Blutgefäße sind leicht abzugrenzen. Ähnlich einer Schleimhaut ist sie glatt und an ihrer Oberfläche angefeuchtet.

PATHOLOGIE

Hyposphagma

In Einzelfällen kann es zu kleinen Undichtigkeiten der konjunktivalen Gefäße kommen, sodass **umschriebene Einblutungen** (= Hyposphagma) meist zwischen Konjunktiva und Lederhaut entstehen. Nicht immer sind dafür zweifelsfreie Ursachen auszumachen. In Frage kommen beispielsweise neben **Gerinnungsstörungen** ein **arterieller Hochdruck** oder ein **venöser Stau** beim Valsalva-Manöver. Das Hyposphagma hat keine nennenswerten Auswirkungen, wird aber trotzdem bei den Krankheitsbildern (➤ Kap. 8.1, Konjunktivitis) etwas genauer besprochen, weil es alltags- und prüfungsrelevant ist.

Zusammenfassung

Schutzeinrichtungen des Auges

Augenlider
- mechanische Stabilität durch den Tarsus
- **Meibom-Drüsen** des Tarsus: Fettüberzug der Kornea, Ergänzung der Tränenflüssigkeit
- **Zeis-Drüsen:** Talgdrüsen der Wimpern
- **Moll-Drüsen:** apokrine Schweißdrüsen (= Duftdrüsen) der Wimpern
- Schluss der Lider und Lidschlag durch M. orbicularis oculi
- Öffnung durch M. levator palpebrae (Oberlid) und M. tarsalis (beide Lider, sympathisch innerviert)

Horner-Trias: bei Ausfall sympathisch innervierter Muskeln
- Miosis (M. dilatator pupillae)
- Ptosis (M. tarsalis)
- Enophthalmus (M. orbitalis)

Tränenapparat
- Tränendrüse lateral am Orbitaoberrand, etwa 10 Ausführungsgänge
- Tränenflüssigkeit wird durch den Lidschlag verteilt und zum medialen Augenwinkel befördert
- Abfluss über Tränenpünktchen, Kanäle und Tränensack in den Tränennasengang
- Funktion: Reinigung, Befeuchtung, immunologischer Schutz

Bindehaut (Konjunktiva)
- überzieht Rückseite der Lider und vorderen Anteil der Sklera
- Kornea bleibt frei
- zartes Bindegewebe, aufgrund enthaltener Becherzellen mit Eigenschaften einer Schleimhaut
- lokale Einblutungen (Hyposphagma) meist von geringer Bedeutung

KAPITEL

6 Physiologie

6.1 Optisches System des Auges

Gegenstände der Umgebung sind gewöhnlich sehr viel größer als der Platz, der auf der Netzhaut zu ihrer Abbildung zur Verfügung steht. Sie müssen also auf eine passende Größe reduziert werden. Diesem Ziel dient die **Brechkraft des vorderen Augenabschnitts**, die einfallende Strahlen auf die Netzhaut bündelt und scharf stellt. Den größten Beitrag hierzu leistet die **Hornhaut** mit einer fest eingestellten Brechkraft von **43 Dioptrien**. In Verbindung mit den 2,4 cm Entfernung zwischen Kornea und Netzhaut dienen diese 43 dpt bei flach-elliptisch über die Zonulafasern aufgedehnter Linse exakt **der Fernsicht des Auges**.

Eine unveränderbare Brechkraft des optischen Systems hätte natürlich zur Folge, dass sich beim Normalsichtigen nur Gegenstände in der Ferne exakt auf die Netzhaut scharf stellen ließen, während nähere Objekte hinter der Netzhaut fokussiert wären und damit nur verschwommen gesehen werden könnten. Dem Ziel der Scharfstellung näher gelegener, kleiner oder großer Gegenstände auf der Netzhaut dient die **Linse**, deren grundsätzliche Brechkraft von gut **15 Dioptrien** (dpt) sich verändern und an die jeweilige Situation anpassen lässt.

Ein Lichtstrahl, der genau von vorne und **exakt in der Mitte** auf die brechenden Systeme auftrifft, wird **nicht abgelenkt**. Er gelangt auf dieser sog. **optischen Achse** direkt zur Fovea centralis. Lichtphotonen, die **neben** der optischen Achse auf die Hornhaut treffen, gelangen dagegen in den Bereich ihrer Krümmung und werden in Richtung der Fovea centralis abgelenkt. Dabei werden Krümmung und damit auch Ablenkung umso stärker, je weiter der Lichtstrahl nach

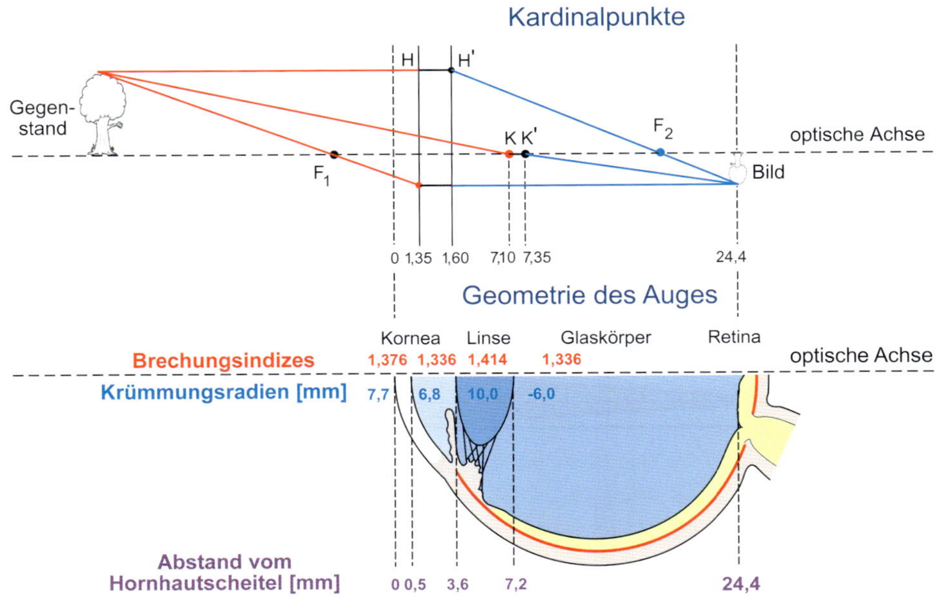

Abb. 6.1 Gegenstände werden umgekehrt und verkleinert auf der Netzhaut abgebildet. [L106]

lateral abweicht. In der Konsequenz wird damit ein Gegenstand beliebiger Größe stark verkleinert auf die Fovea centralis projiziert.

Aus ➤ Abb. 6.1 wird erkennbar, dass das Bild eines aufrecht stehenden Gegenstandes von den Brechungsmedien Kornea und Linse nicht nur verkleinert, sondern auch **umgekehrt auf die Macula lutea** geworfen wird. Man sieht die Umgebung also grundsätzlich **verkleinert** und **auf dem Kopf stehend**. Zurechtgerückt wird dies in der okzipitalen Sehrinde.

Aus ➤ Abb. 6.1 kann auch abgeleitet werden, dass sehr große Gegenstände nicht vollständig auf die Macula lutea, geschweige denn auf die 1,5 mm der Fovea centralis passen können. Nur an dieser Stelle jedoch werden vollkommen scharfe Bilder erzeugt. Lichtstrahlen, die genau von vorne und mittig, also in der optischen Achse auf das Auge treffen, gelangen sehr genau zur Fovea centralis. Dies bedeutet, dass man im Alltag bei großen Objekten den Blick automatisch genau zu der Stelle wendet, die einen gerade am meisten interessiert, sodass sie in der optischen Achse zu liegen kommt, während die Randbereiche umso unschärfer werden, je weiter sie vom Blickzentrum entfernt sind. Immerhin entsteht aber auch in den Randbereichen noch ein Bild ausreichender Schärfe, sodass dieses Manko auch bei sehr großen Objekten nicht als solches empfunden wird.

6

6.1.1 Akkommodation und Adaptation

Akkommodation bedeutet **Anpassung** der brechenden Medien an die **Entfernung** zu einem Objekt, um es auf der Retina scharf abzubilden. Dies erfolgt über **Linse** und Zonulafasern, in geringem Umfang unterstützt von der Blende der Iris.

Dagegen bedeutet *Adaptation* **Anpassung** des Auges an **unterschiedliche Lichtverhältnisse**. Diese Anpassung erfolgt bei wechselnden, aber noch ausreichenden Lichtverhältnissen sehr rasch durch die **Iris** mit Vergrößerung oder Verkleinerung der Pupille. Um sich an deutlich veränderte Lichtverhältnisse zu adaptieren, z. B. beim abrupten Übergang aus einem hell erleuchteten Raum in die Dämmerung, benötigt das Auge dagegen eine gewisse Zeit (etliche Minuten), weil dabei neben dem geringen Beitrag, den die Pupillenerweiterung leistet, v.a. der **Wechsel** vom Zapfen- **zum Stäbchensehen** im Vordergrund steht. Und Stäbchen beginnen erst bei Eintritt der Dämmerung damit, die Synthese ihrer Sehpigmente hochzufahren. Man sieht also bei abruptem Übergang vom Hellen zur Dämmerung – bei nunmehr „abgeschalteten" Zapfen – zunächst gar nichts, bis sich in dem *Schwarz* der Umgebung ganz allmählich Konturen abzuzeichnen beginnen. Insgesamt kann es bis zu 30 Minuten dauern, bis die in der jeweiligen Situation maximal mögliche Sehschärfe hergestellt ist (➤ Abb. 6.8).

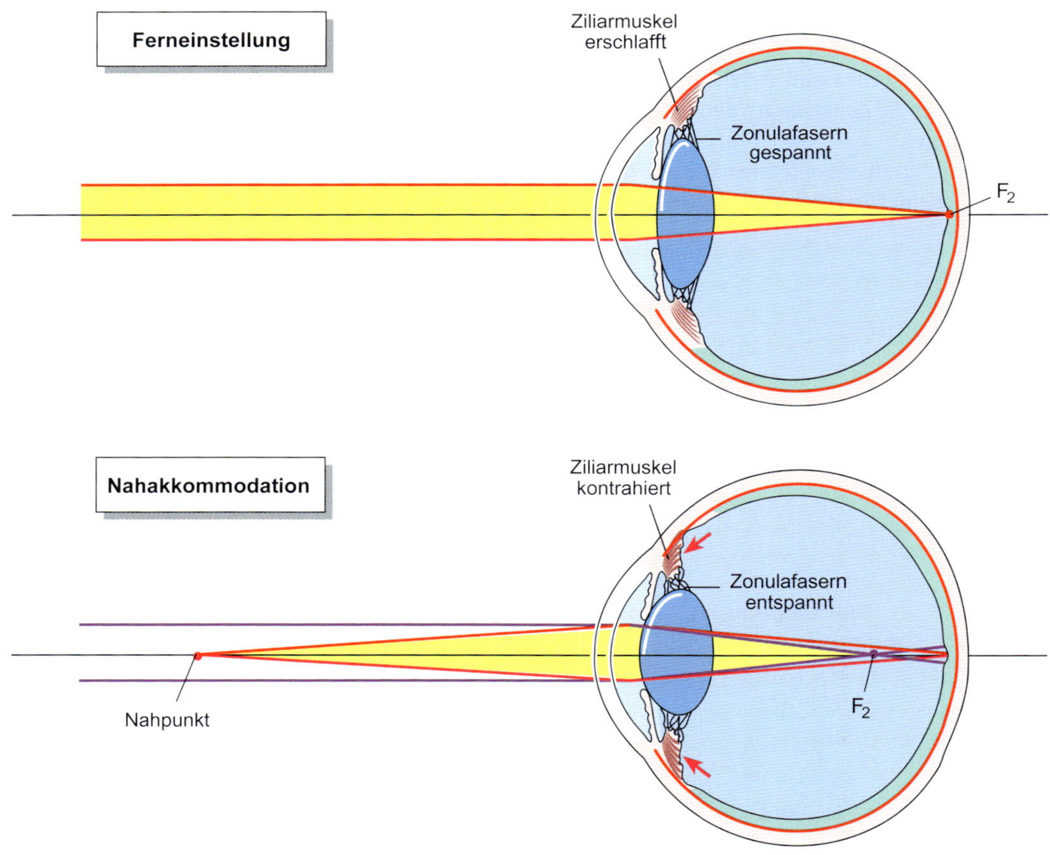

Abb. 6.2 Formänderung der Linse bei der Akkommodation [L106]

Von sehr weit entfernten Gegenständen reflektierte oder ausgesandte Lichtwellen gelangen parallel zum Auge und müssen nicht abgelenkt werden, um die Netzhaut genau zu treffen. Die Brechkraftreserven der Linse werden hier also nicht gebraucht, sodass sie möglichst flach (elliptisch) sein muss (s. oben). Für die **Fernsicht** wird der **Ziliarmuskel** demnach **nicht aktiviert**. Die **Zonulafasern** sind dadurch **angespannt** und ziehen die **Linse** in ihre **flachste** Position (➤ Abb. 6.2). Dies bedeutet, dass die Kornea mit ihren 43 dpt evolutionär auf das scharfe Sehen in die Ferne ausgelegt wurde und die **Linse** in diesem Zusammenhang **überflüssig** ist.

Je mehr sich ein Objekt dem Auge nähert, desto größer wird es in Relation zum Auge und desto häufiger treffen Teile seiner Lichtstrahlen schräg und/oder lateral des Zentrums auf die Kornea. Diese Lichtanteile müssen nun zusätzlich zur Kornea auch noch von der Linse abgelenkt werden, um scharf auf die Netzhaut gebündelt zu werden. Der **Ziliarmuskel kontrahiert** sich analog hierzu und wölbt sich in die hintere Augenkammer. Der Zug der Zonulafasern wird dadurch geringer und die **Linse** kann sich entsprechend ihrer eigenen Elastizität **abkugeln** und damit ihre Brechkraft erhöhen (➤ Abb. 6.2).

MERKE

Dies ist die **Nahakkommodation**. Ihre **Grenze** wird beim normalsichtigen jugendlichen Auge bei einem Abstand von etwa **7 cm** erreicht. Damit erreicht die **Brechkraftanpassung** der Linse zwischen „unendlich weiter" Entfernung und diesem Nahpunkt ein Spektrum von **14 Dioptrien**. Die zur vollständigen Brechkraft der Linse von gut 15 dpt verbleibende Differenz ist der Situation geschuldet, dass die Linse selbst in ihrer flachsten Position eine geringe Wölbung beibehält, die eine Ablenkung der Photonen von 1–2 Dioptrien verursacht. Sofern man es also ganz genau nehmen möchte, beträgt die Brechkraft des Auges, die für die **Fernsicht erforderlich und voreingestellt** ist, nicht 43, sondern **44,5 dpt**. Dies wird erwähnt, weil die Brechkraft der Linse überall mit > 15 dpt angegeben ist, während an anderer Stelle genauso grundsätzlich von 14 dpt Anpassung die Rede ist.

Entfernt liegende Gegenstände werden auf die Fovea centralis beider Augen fokussiert. Werden jedoch kleine Gegenstände immer näher an die Augen herangeführt, tritt in einem Abstand von etwa **25 cm** der Fall ein, dass die Augen aus ihrer parallelen Position abweichen müssen, um noch gemeinsam diesen Punkt fixieren zu können. Die Sehachse beider Augen bewegt sich also bei Entfernungen unterhalb 25 cm nach medial aufeinander zu, wofür der **M. rectus medialis** benötigt wird. Gleichzeitig entsteht das Erfordernis, dass peripheres Streulicht ausgeblendet werden sollte, um die Tiefenschärfe des fixierten Punktes zu erhöhen. Es ist Aufgabe der Iris, während dieser **Nahpunktfixation** die **Pupille enger** zu stellen.

Sämtliche für diesen Vorgang benötigten Muskeln werden vom **N. oculomotorius** innerviert – der **M. rectus medialis** aus seinem motorischen, die **M. sphincter pupillae** und **M. ciliaris** aus seinem parasympathischen Anteil. Tatsächlich stellt diese **Nahpunktakkommodation** hinsichtlich der beteiligten Muskeln eine **Einheit** dar: So, wie die Augenachsen nach innen abweichen, kommt es *gleichzeitig* und parallel zur Kontraktion des Ziliarmuskels **und** zur Engstellung der Pupille (Miosis).

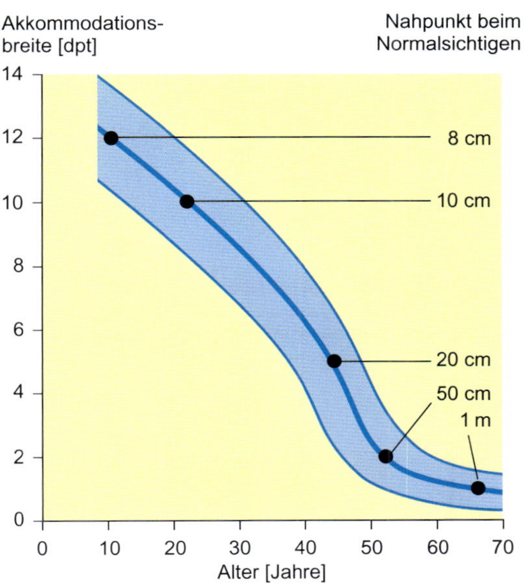

Abb. 6.3 Abnahme der Akkommodationsbreite im Alter (Presbyopie) [L106]

Veränderungen im Alter

Elastizität und damit **Brechkraft** der Linse nehmen mit **zunehmendem Alter** immer weiter **ab** (➤ Abb. 6.3). Von den ursprünglichen 14 dpt Anpassungsmöglichkeit bleiben bei alten Menschen häufig nur noch 1 oder 2 dpt übrig. Dadurch verschiebt sich der scharf einstellbare Nahpunkt von 7 cm auf **mehr als 50 cm**. Diese **Alterssichtigkeit (= Altersweitsichtigkeit)** wird als **Presbyopie** bezeichnet.

6.1.2 Myopie und Hyperopie

Feinste Abweichungen in der **Länge des Bulbus** von den üblichen 24 mm führen dazu, dass sich der Brennpunkt von der Netzhaut entfernt, dass sie also nicht mehr exakt getroffen wird:

- Ist der Augapfel **zu lang**, werden parallel (aus der Ferne) einfallende Lichtstrahlen von Kornea und (flachgestellter) Linse unverändert gebrochen, doch entsteht das Bild **vor der Netzhaut**, also in eigentlich korrekter Entfernung zu den brechenden Medien (➤ Abb. 6.4). Dies kann von der Linse nicht ausgeglichen werden, denn sie vermag ihre flachste, elliptische Endposition nicht noch weiter abzuflachen. Je näher die Objekte zum Auge gelangen, desto weiter verschiebt sich der Brennpunkt nach hinten, bis er auf die Netzhaut fokussiert wird. Dies bedeutet, dass man mit zu langem Augapfel problemlos in die Nähe sehen und hier dann die Linse jeder Situation anpassen kann, dass jedoch weit **entfernte Objekte unscharf** werden. Entsprechend der tatsächlichen Situation wird das als **Kurzsichtigkeit (Myopie)** bezeichnet.
- Ist der Augapfel **zu kurz**, entsteht beim Blick in die Ferne das Bild **hinter der Netzhaut**. Dies ist zunächst weniger problematisch, denn es bedeutet, dass durch Erhöhung der Linsenbrech-

6

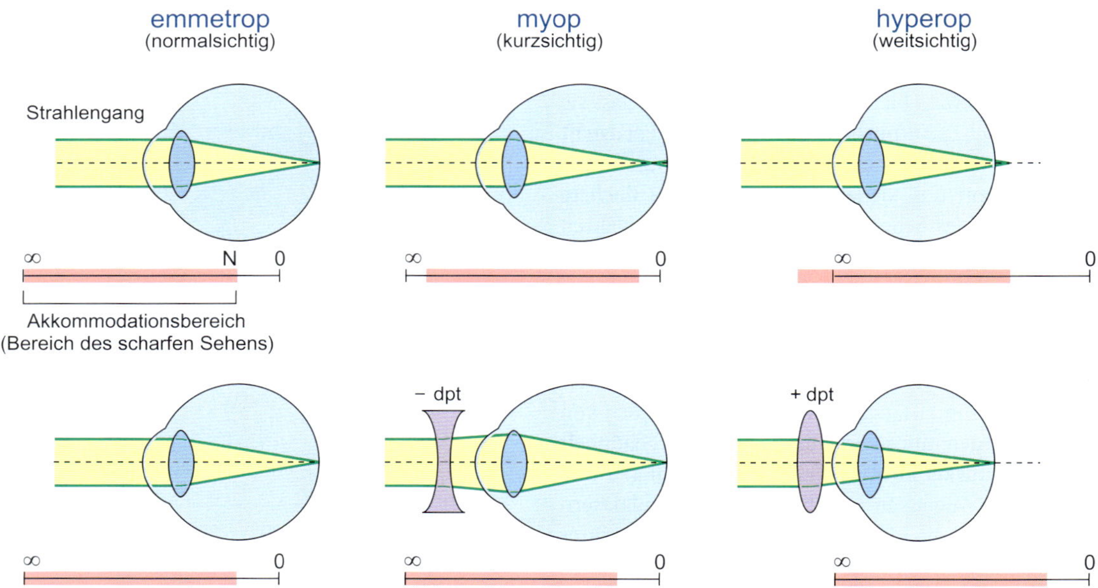

Abb. 6.4 Verschiebung des Brennpunkts und Ausgleich durch Brille oder Kontaktlinse [L106]

kraft nun das Bild nach vorne geschoben, also auf die Netzhaut fokussiert werden kann (➤ Abb. 6.4). Wird die Brechkraft aber bereits für ferne Gegenstände eingesetzt, bleibt für die Nahakkommodation weniger Spielraum übrig. Ferne Gegenstände werden also scharf abgebildet, **sehr nahe Gegenstände** dagegen **verschwimmen**. Dies wird analog zur Situation als **Weitsichtigkeit** (**Hyperopie** bzw. **Hypermetropie**) bezeichnet. Ein weiteres Problem entsteht durch die ständige Aktivierung des Ziliarmuskels, wodurch das üblicherweise sehr entspannende Sehen in die Ferne als **anstrengend** empfunden werden kann.

6.1.3 Astigmatismus

Astigmatismus („Stabsichtigkeit") bedeutet, dass die Symmetrie der brechenden Medien gestört ist – z. B. durch eine unregelmäßige Hornhautoberfläche oder eine Krümmung in der Horizontalen, die von derjenigen in der Vertikalen abgewichen ist. Der Brennpunkt horizontaler Bilder stimmt mit dem Brennpunkt vertikaler Abbildungen nicht überein (➤ Abb. 6.5). Dies führt dazu, dass aus einer **punktförmigen Abbildung** ein **Strich** („Stab") entsteht. Eine vergleichbare Situation entsteht bei unregelmäßigen Krümmungsradien einzelner Hornhautabschnitte, wodurch es hier zu unterschiedlichen Brennweiten kommt.

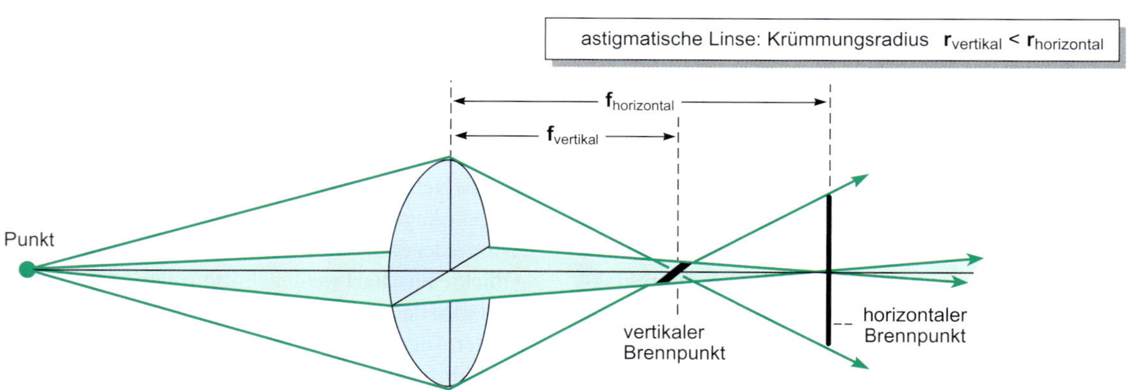

Abb. 6.5 Abweichung des horizontalen vom vertikalen Brennpunkt [L106]

6.1.4 Ursachen der Fehlsichtigkeit

Myopie

Bei der **Geburt** ist der **Augapfel** in Relation zu den brechenden Medien noch **zu kurz**. Dies ist selbstverständlich evolutionär beabsichtigt, denn das **verschwommene Sehen naher Objekte** stellt genau den erforderlichen **Wachstumsreiz** dar, sodass sich Brechkraft des vorderen Augenabschnitts und Bulbuswachstum aneinander anpassen. Ein Wachstumsreiz entsteht angeblich (aus Sicht von „Fachleuten") zusätzlich durch vermehrt einfallendes Licht: Kinder, bei denen nachts regelmäßig das Licht angelassen wurde, entwickeln häufiger eine Myopie. Man könnte diese seit Jahrzehnten übliche Definition allerdings vielleicht auch endlich einmal den korrekten Zusammenhängen anpassen:

Das, was der „Volksmund" bzw. besorgte Eltern immer schon wussten, was aber gleichzeitig von der Medizin immer schon negiert wurde, hat sich als zutreffend herausgestellt. Kinder und junge Erwachsene, die sehr viel **bei schlechter Beleuchtung lesen**, entwickeln eine Myopie und werden zu Brillenträgern. Ursache ist der regelhaft benutzte extreme Nahbereich, um die Schrift wenigstens einigermaßen gut erkennen zu können, und genau diese ausgeschöpfte Nahakkommodation bzw. das selbst dann noch unscharfe Sehen führt sogar jenseits des Kindesalters zum weiteren Wachstum des Bulbus (Myopie). Die Situation **entspricht** damit dem „Schummerlicht", das der abgedunkelten Lichtquelle im nächtlichen Kinderzimmer zuzuordnen ist und hat nichts mit einem „vermehrt einfallenden Licht" zu tun.

EXKURS

Spätestens seit 2016 hat sich die **Myopie** zu einer Art **„Pandemie"** entwickelt. Nach aktuellen Zahlen sind in **China** bis zu 90 % der Kinder und jungen Erwachsenen kurzsichtig und damit auf Sehhilfen angewiesen. Dies ist darin begründet, dass in diesem Land die Heranwachsenden durchschnittlich **doppelt so lange** mit ihren Hausaufgaben beschäftigt sind wie die Kinder westlicher Länder. Dementsprechend beträgt in den westlichen Ländern, so auch in Deutschland, die Prävalenz bei Akademikern bzw. Studenten deutlich mehr als 50 %, im Durchschnitt der Bevölkerung jedoch nur 25 %. Damit hat sich der Anteil in der Bevölkerung in den vergangenen 50 Jahren insgesamt verdoppelt – passend zur in Relation immer weiter zunehmenden Zahl an Abiturienten und Studenten. Bei jungen **Inuit** hat sich der Anteil gegenüber ihren direkten Vorfahren sogar **vervielfacht**. Dies weist ein weiteres Mal darauf hin, dass **genetische Faktoren**, die von den „Fachleuten" (s. oben) noch vor nicht allzu langer Zeit der Einfachheit halber (klingt entsprechend dem Faktor Disstress immer gut und wissenschaftlich und plausibel) als ursächlich für eine Myopie angeschuldigt wurden, so gut wie **keine Bedeutung** haben können, denn genetische Faktoren ändern sich nicht innerhalb von ein oder zwei Generationen.

In dieselbe Richtung weisen Untersuchungen, nach denen der Aufenthalt bzw. **Unterricht im Freien** einen **protektiven Einfluss** ausübt. *Ein* Ergebnis unter mehreren war dabei eben, dass Kinder, die zumindest teilweise im Freien unterrichtet werden, deutlich seltener eine Myopie entwickeln als Altersgenossen ohne dieses Privileg. Interessant ist im Zusammenhang auch eine aufwendig über mehrere Jahre geführte Studie mit schulpflichtigen Kindern aus Singapur, die den Einfluss eines vermehrten Lichteinfalls auf das Bulbuswachstum untersuchte. Dieses zusätzliche Licht wurde nun allerdings nicht durch eine bessere Raumausleuchtung oder Unterricht im Freien bewirkt, sondern durch Atropin-Augentropfen. **Atropin** (Alkaloid aus der Tollkirsche) ist ein Parasympatholytikum, also ein **Hemmstoff des Parasympathikus** und bewirkt am Auge dementsprechend eine **Erweiterung der Pupille**, weil nun der Einfluss des Sympathikus überwiegt. Die Dosierung wurde allerdings so niedrig gewählt, dass diese Erweiterung weniger als 1 mm betrug, sodass das Sehen bei den Kindern nicht spürbar eingeschränkt war. Das Ergebnis nach 5-jähriger Beobachtungszeit entsprach dem Ergebnis, das nach den obigen Ausführungen zu erwarten war: Im Vergleich zu nicht behandelten Kindern war die Neigung zur Entwicklung einer Myopie **um 50 % vermindert**.

Lichteinfall stimuliert die Synthese des Neurotransmitters **Dopamin** im Sinnesepithel des Auges. Der primäre (physiologische) Zweck des Dopaminanstiegs besteht darin, dass dadurch in der Netzhaut vom Stäbchensehen der Dämmerung auf das Zapfensehen am Tag umgeschaltet wird. Der Neurotransmitter Dopamin dient demnach als Taktgeber für die Sinneszellen. Gleichzeitig jedoch **hemmt** Dopamin das **Wachstum** des Bulbus. Ansteigende Dopaminkonzentrationen bei vermehrtem Lichteinfall wirken damit einer Myopie entgegen. Interessant ist auf dieser Basis ein Forschungsprojekt der Uni Tübingen, das bei Hühnern durchgeführt wurde. Durch die Verabreichung von Dopamin-**Hemmern** entwickelten die Hühner trotz unverändert hohem Lichteinfall eine **Myopie** und wurden zu Brillenträgern.

Weit im Vordergrund der „Myopie-Pandemie" stehen also einerseits der weltweit **zunehmende Bildungsstand** mit angepasstem Leseverhalten bei teilweise „suboptimalen" Lichtverhältnissen sowie die exponentiell angestiegene **Bildschirmarbeit** bzw. Nutzung digitaler Quellen mit immer kleineren Displays. Während man seine Freizeit in früheren Zeiten häufig im Freien zubrachte, kommuniziert man heute lieber über Smartphone oder Tablet mit seinem umfangreichen digitalen Freundeskreis.

Hyperopie

Ursachen einer Hyperopie (Hypermetropie) sind weit weniger gut bekannt. Hier kann man nur mutmaßen, dass sich der Augapfel den allgemeinen Wachstumsvorgängen nicht ausreichend angepasst hat oder dass die Brechkraft von Kornea und Linse unzureichend ist. Natürlich ließe sich auch gut unter dem Stichwort *Dopamin* spekulieren – beispielsweise dergestalt, dass diese Augen vielleicht, z. B. bei einem Leben bevorzugt im Freien, im Mittel „zu viel Licht" abbekommen haben, mit entsprechend erhöhten lokalen Dopaminspiegeln. Oder dass es aus anderer Ursache heraus zur vermehrten Dopaminsekretion mit Wachstumshemmung des Bulbus kam.

Astigmatismus

Der Astigmatismus kann **angeboren** sein (häufig) oder sekundär durch **Infektionen** der Hornhaut, Ulzera oder Narben nach **Verletzungen** entstehen. Operative Folgen stellen eine weitere Ursache dar. Schließlich gibt es noch den **Keratokonus**, bei dem die Hornhaut in ihrem zentralen Anteil kegelförmig nach vorne gewölbt ist. Man findet ihn häufiger beim Down-Syndrom, sporadisch auch beim atopischen Ekzem. Vermutet wird eine Synthesestörung der Kornea-Grundsubstanz.

6.1.5 Ausgleich der Fehlsichtigkeit

Myopie und Hypermetropie sind sehr einfach durch Vorsatz brechender Medien auszugleichen:

- **Myopie:** Ist der Augapfel zu lang bzw. (eher theoretisch) die Brechkraft des vorderen Augenabschnitts zu stark, verwendet man eine sog. **Zerstreuungslinse**. Hier werden die einfallenden Lichtstrahlen nach außen abgelenkt, sodass die Gesamtbrechkraft verringert wird und das Bild nicht mehr vor, sondern auf der Netzhaut entsteht. Um die **Dioptrienzahl** der verwendeten Zerstreuungslinse anzugeben, wird ein **Minuszeichen** vor die Zahl gesetzt. Der Patient benötigt also z. B. eine Brille der Stärke -2 oder -3 Dioptrien.
- **Hyperopie:** Ist der Bulbus zu kurz oder reicht die Brechkraft des Auges u.a. bei der Presbyopie nicht dazu aus, das Bild auf die Netzhaut zu fokussieren, muss die Gesamtbrechkraft durch eine vorgesetzte **Sammellinse** erhöht werden. Da die Gesamtbrechkraft zunimmt, setzt man ein **Pluszeichen** vor die benötigte Stärke. In diesem Fall ist die Dioptrienzahl also z. B. mit +2 oder +3 anzugeben.

In beiden Fällen können **Brille** oder **Kontaktlinsen** beliebig nach persönlicher Wahl benutzt werden.

- **Astigmatismus:** Beim Astigmatismus müssen Brille oder Kontaktlinse, sofern die horizontal und vertikal unterschiedlichen Krümmungsradien der Hornhaut „regulär", also in sich gleichmäßig sind, diesen abweichenden Radien angepasst werden. Dies ist durch entsprechend geschliffene, sog. **Zylindergläser** leicht möglich. Schwieriger sind umschriebene Verkrümmungen zu korrigieren. Hier muss man in jedem Fall auf Kontaktlinsen ausweichen, mit denen kleine Unregelmäßigkeiten der Hornhautoberfläche ausgeglichen werden können. Notfalls kann man auch eine operative Begradigung versuchen, z. B. mit dem Laser.

6

6.2 Sehvorgang in der Netzhaut

6.2.1 Biochemische Grundlagen

MERKE

Wie alles, was im tierischen Organismus nach „Leben", nach *Bio*chemischem, Höherwertigem aussieht, ist auch der Sehvorgang, die Umwandlung von Lichtphotonen in Bilder, ein schlichter **chemischer Prozess**. Für diesen Prozess ist **Vitamin A** von entscheidender Bedeutung.

In jedem Auge finden sich knapp **120 Millionen Stäbchen** und **6 Millionen Zapfen**. Da nur etwa **1 Million 3. Neurone** mit ihren Neuriten vorhanden sind, aus denen der Sehnerv hervorgeht, bedeutet dies, dass jeweils zahlreiche, Dutzende bis Hunderte erste Neurone zu einzelnen 3. Neuronen konvergieren, sodass dort Gesamtinformationen größerer Bereiche entstehen und weitergeleitet werden. Diese Konvergenz aus eventuell hunderten Sehzellen auf einzelne Optikus-Neurone betrifft jedoch ausschließlich die **Stäbchen**, während die Zapfen auf eine vergleichsweise geringe Zahl an 3. Neuronen konvergieren. Während es in der Peripherie der Netzhaut einige Dutzend sein können, gibt es in der Fovea centralis sogar eine **1 : 1-Übersetzung**. Das ist, neben dem nahezu vollständigen Fehlen der Stäbchen, der Grund dafür, dass die Auflösung hier sehr viel feiner erfolgt als in den Randbereichen der Netzhaut.

Der **Sehfarbstoff** der Stäbchen und Zapfen heißt **Rhodopsin**. Zusammengesetzt ist er aus dem Protein **Opsin** und **Retinal**, einem Aldehyd des **Vitamin A**. Retinal ist mit seinen zahlreichen Doppelbindungen ein sog. mesomeres System. Solche Systeme absorbieren Lichtquanten, wobei die jeweiligen Frequenzen in diesem Fall durch das gebundene Opsin etwas unterschiedlich sind.

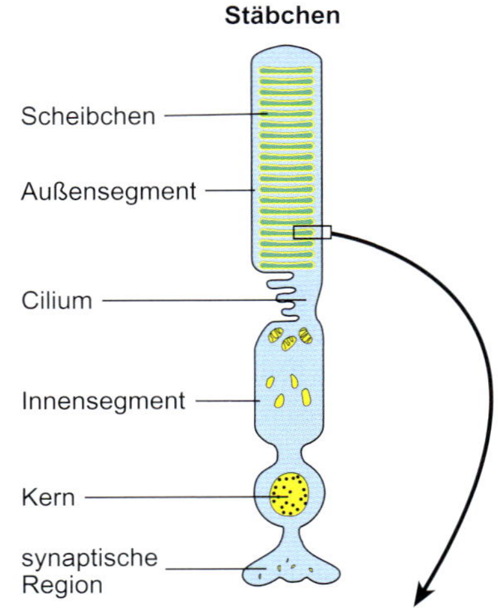

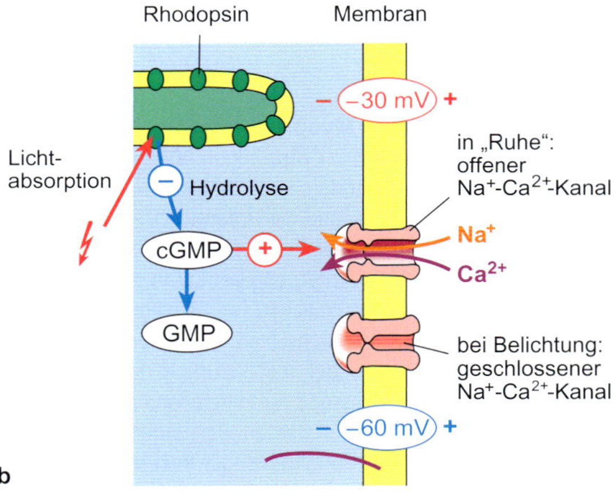

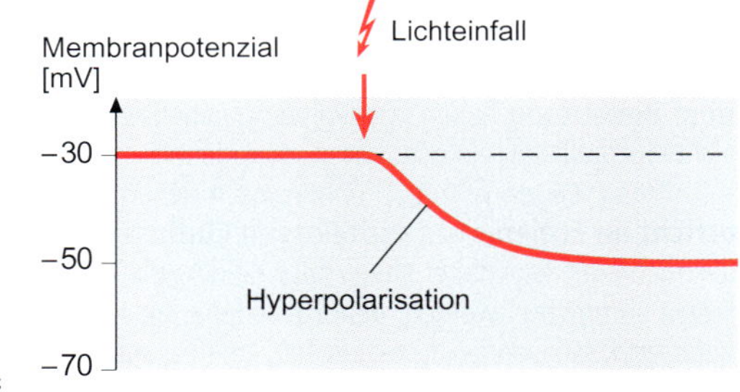

Abb. 6.6 Transduktionsprozesse bei den Stäbchen (**a**). Die Lichtabsorption am Rhodopsin stößt Prozesse an (**b**), die, vermittelt durch das G-Protein Transducin, die Konzentration von cGMP senken, was eine Abnahme im Öffnungsgrad der Na^+-Ca^{2+}-Kanäle zur Folge hat. Dies führt zu einer Hyperpolarisation (**c**). [L106]

Das Opsin unterscheidet sich zwischen Stäbchen und Zapfen, aber auch zwischen den Rot-, Grün- und Blauzapfen in einzelnen Aminosäuren, wodurch das Frequenzspektrum der empfangbaren Lichtquanten eben auch etwas abweicht. Das **Stäbchen-Rhodopsin** ist gleichzeitig **weit empfindlicher** als dasjenige der Zapfen, weshalb Stäbchen selbst allerkleinste Photonenmengen (genauer: **einzelne Photonen**) einfangen können und auf das Sehen in der **Dämmerung** spezialisiert sind. Andererseits sind sie nur zur **Schwarz-Weiß-Darstellung** geeignet, weshalb nachts keine Farben erkannt werden können („nachts sind alle Katzen grau"). Die **Zapfen** benötigen wesentlich mehr Licht (als Minimum 200 Photonen), um überhaupt zu reagieren, verarbeiten dasselbe dann aber **genauer** und können es sogar **unterschiedlichen Farbbereichen** zuordnen.

Die sehr unterschiedliche Lichtfülle, auf die Zapfen und Stäbchen geeicht sind, führt dazu, dass am hellen Tag **ausschließlich** die Zapfen und in der Dämmerung **ausschließlich** die Stäbchen aktiv sind. Bedingt durch die Konvergenz mehrerer Hundert Stäbchen auf ein einzelnes Neuron des N. opticus können Gegenstände in der Dämmerung grundsätzlich niemals vollkommen scharf gesehen werden. Bei unterschiedlichen Lichtmengen, die auf ein Feld von benachbarten Stäbchen auftreffen, ändert sich zwar die Helligkeit dieses Feldes, nicht jedoch die Abbildungsschärfe. Anders ausgedrückt: Ein einzelnes Photon erscheint in seiner Abbildung in der Sehrinde immer an derselben Stelle – unabhängig davon, welches der benachbart liegenden z. B. 300 Stäbchen dieses Photon gerade eingefangen hat.

Der gesamte Prozess, der bei Lichteinfall in Gang gesetzt wird, ist sehr komplex und bedarf weder für die Heilpraktikerprüfung noch für den medizinischen Alltag eines genaueren Verständnisses. Im Wesentlichen werden durch Lichtphotonen und die Absorption durch das Pigmentsystem (Rhodopsin) **Ionenkanäle geschlossen**, die im Ruhezustand der 1. Neurone offen waren (➤ Abb. 6.6). Die entstehende **Hyperpolarisation** von etwa −40 auf z. B. −60 mV wird über die bipolaren 2. Neurone zu den Optikusneuronen geleitet und gelangt schließlich, nach Umschaltung im Thalamus, als Sehinformation zur okzipitalen Sehrinde. Der N. opticus und seine Verschaltung werden im ➤ Fach Neurologie besprochen.

Der Aldehyd Retinal lagert sich beim Einfangen der Photonen zunächst chemisch um, wird dabei zum Alkohol reduziert (durch die Energie der Lichtquanten) und muss anschließend regeneriert werden (➤ Abb. 6.7). Die sog. Scheibchen der Zapfen und Stäbchen, in die das Sehpigment eingelagert ist, werden im Zuge dieser chemischen Veränderung ständig in Richtung der Pigmentzellen abgestoßen, von denselben phagozytiert und nur teilweise regeneriert und zurückgegeben. Wegen dieser Verluste wird kontinuierlich neues Vitamin A benötigt. Der für den Erwachsenen von der DGE empfohlene **Tagesbedarf** liegt bei **1 mg**. Die phagozytierten Pigmente geben dem **Pigmentepithel** (= äußerste Schicht der Reti-

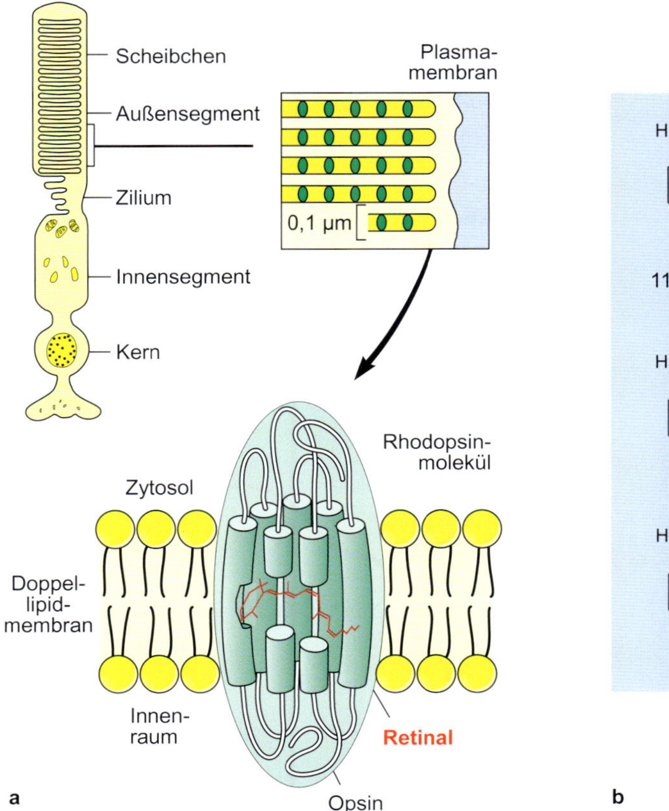

11-*cis*-Retinal

all-*trans*-Retinal

all-*trans*-Retinol (Vitamin A)

b

Abb. 6.7 **a** Darstellung der Photorezeptoren (Schema). **b** Das cis-Retinal wandelt sich bei Lichteinfall zunächst in das trans-Retinal und abschließend in Retinol (Vitamin A) um. [L106]

na) seine Färbung und seinen Namen. Wesentlich daran mitbeteiligt ist allerdings eingelagertes **Melanin**, welches das einschichtige Epithel zur **undurchlässigen Lichtschranke** direkt hinter dem Sinnesepithel als seinem Bestimmungsort werden lässt.

EXKURS

Vitamin A gehört zu den wenigen Vitaminen, die in Pflanzen und damit auch in pflanzlicher Nahrung als **Vorstufe (Provitamin)** vorkommen, aus der im tierischen Organismus problemlos und analog zum jeweiligen Bedarf das eigentliche Vitamin hergestellt werden kann. Dies geschieht überwiegend in der **Leber**, die das Vitamin darüber hinaus auch in größeren Mengen zu **speichern** vermag. Tierische Leber stellt die beste Vitamin A-Quelle dar – in Einzelfällen (bei Eisbären) in einem Umfang, dass der Genuss für den Menschen bereits hoch toxisch werden kann. Der Begriff *Provitamin A* bezeichnet eine ganze **Gruppe** von Substanzen, die als sog. **Carotinoide** einer Vielzahl von Pflanzen ihre typischen Färbungen verleihen – von grünlichen Farbtönen über gelb und orange bis hin zum tiefen Rot reifer Tomaten. Aus der gesamten Gruppe besitzt das β-Carotin (u.a. in Karotten) die höchste Umwandlungsrate in Vitamin A.

Eine Eigenheit der Carotinoide besteht darin, dass ihre positiven Wirkungen auf den tierischen (menschlichen) Organismus sich nicht in der Eigenschaft eines Provitamins erschöpfen; sie besitzen darüber hinaus **antioxidative Eigenschaften**, indem sie sowohl die **UV-Strahlung** des Sonnenlichts **absorbieren** und damit unschädlich machen als auch **Radikale** abfangen, die andernfalls durch Oxidation physiologischer Strukturen zu deren Schädigung geführt hätten. Sowohl die kräftige Eigenfarbe als auch die antioxidative Potenz der Substanzgruppe entsteht, entsprechend Vitamin A, aus dem mesomeren System zahlreicher Doppelbindungen, die mit Lichtquanten (einschließlich UV) in Resonanz treten bzw. sich von Radikalen oxidieren lassen, sich also gewissermaßen durch ihre höhere Affinität gegenüber oxidierenden Substanzen für die umliegenden physiologischen Strukturen „opfern".

Vitamin A und die Gruppe seiner Vorstufen stellen **Fette** dar, wodurch besonders die Carotinoide im Fettgewebe angereichert werden und hier ein Depot für Zeiten des Nahrungsmangels bilden (Vitamin A überwiegend nur in der Leber). Zusätzlich lagern sie sich sowohl in der Oberhaut als auch verstärkt in der **Macula lutea** der Netzhaut ab. Der evolutionäre Sinn ist im Schutz dieser Strukturen zu sehen, die der (UV-)Strahlung auf besondere Weise ausgesetzt sind. Während β-Carotin die Oberhaut bevorzugt und hier z. B. die gelbe Farbe bei Säuglingen erzeugt, die schwerpunktmäßig mit Karottengläschen ernährt werden (sog. **Carotinikterus**), bevorzugen Carotinoide wie besonders **Lutein** und **Zeaxanthin** offensichtlich die **Macula lutea**. Dabei gehören allerdings gerade diese beiden Carotinoide zu denjenigen, die nicht in Vitamin A umgewandelt werden können, sondern eigene antioxidative Funktionen in der Macula erfüllen. Sie stellen damit im eigentlichen Sinn keine Provitamine, sondern **essenzielle Nahrungsfaktoren mit eigener Funktion** dar (Vitamin A, ➤ Fach Stoffwechsel).

PATHOLOGIE

Nachtblindheit und AMD

Stehen **Vitamin A** bzw. – alternativ – die **Carotinoide** bei einer **mangelhaften** Ernährung nicht ausreichend zur Verfügung oder ist in der Leber zu wenig abgespeichert, verlieren zuerst die **Stäbchen** ihre Funktion. Es kommt zur **Nachtblindheit**.

Wahrscheinlich wird auch die **altersabhängige Makuladegeneration (AMD)** durch einen Mangel an eingelagerten Carotinoiden begünstigt. Zumindest scheint die ausreichende Zufuhr v.a. von **Lutein** und **Zeaxanthin** einen **Schutzeffekt** zu besitzen; laut Studienlage kann eine bestehende AMD damit sogar erfolgreich behandelt, jedenfalls aufgehalten werden. In Verbindung mit **Vitamin C** ist sogar eine Schutzwirkung vor der Katarakt gegeben. Die beiden Carotinoide finden sich in dunkelgrünen Gemüsen (u.a. Grünkohl und Spinat), Paprika und Eigelb, bei dem sie die gelborange Farbe verursachen, Zeaxanthin zusätzlich in Mais. Inzwischen sind zahlreiche preiswerte Präparate („Nahrungsergänzungsmittel") mit einem (durchaus wünschenswerten) höheren Gehalt an diesen beiden Carotinoiden erhältlich. Sie sollten spätestens im fortgeschrittenen Lebensalter bei unausgewogener Ernährung zugeführt werden.

Die AMD wird bei den Krankheitsbildern (➤ Kap. 8.9) ausführlicher besprochen.

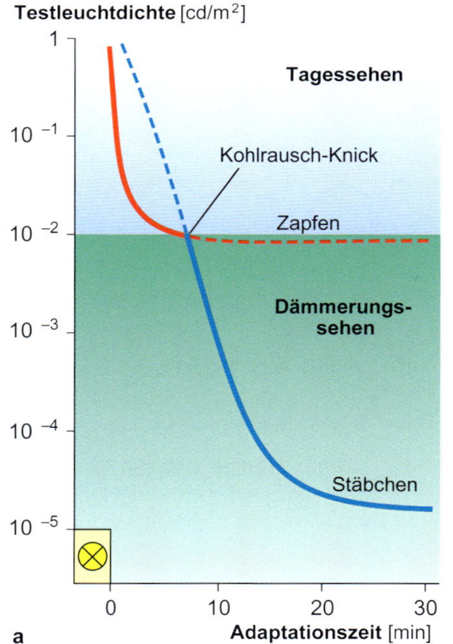

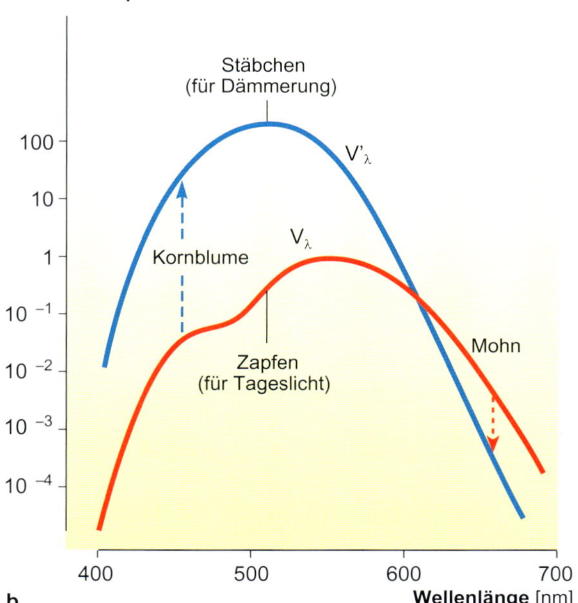

Abb. 6.8 Dunkeladaptation und unterschiedliche Empfindlichkeit von Stäbchen und Zapfen [L106]

MERKE

Die **Zapfen** sind für das Sehen am **Tage**, das **scharfe Sehen** der Netzhaut v.a. in deren Macula lutea sowie für das **Farbensehen** verantwortlich. *Nachts* sind sie **inaktiv** (➤ Abb. 6.8).
Für das Sehen bei **schwachem Licht (Dämmerung)** dienen die **Stäbchen**. Sie lösen weniger genau auf, sind in der Macula lutea nur in geringem Umfang vorhanden und fehlen in der Fovea centralis. Am Tag sind sie inaktiv (➤ Abb. 6.8). Damit sind grundsätzlich **entweder** die Stäbchen **oder** die Zapfen aktiv, höchstens am Übergang vom Tageslicht zur Dämmerung beide gemeinsam.
Interessant ist z. B. folgende Konsequenz, die aus dem Fehlen der Stäbchen in der Fovea centralis resultiert: Will man am nächtlichen Himmel einen schwach strahlenden Stern betrachten, muss man an ihm **vorbeischauen**. Wird er genau fixiert, verschwindet er.

6.2.2 Räumliches Sehen

Überwiegend der **Augenabstand** von 6–7 cm ermöglicht das räumliche, dreidimensionale Sehen. Wirksam ist er allerdings nur bis zu einer Entfernung von maximal 100 m, weil die Augen bereits bei einem Sehabstand von etwa 5 m parallel ausgerichtet sind. Weiter entfernt liegende Objekte erzeugen auf der Retina beider Augen identische Bilder. Trotzdem werden auch entferntere Gegenstände räumlich bzw. perspektivisch gesehen, wozu v.a. die folgenden **Mechanismen** beitragen:

- Wenn ein Objekt ein anderes teilweise verdeckt, entsteht die Schlussfolgerung, dass es sich *vor* demselben befinden muss.
- Farben, die *gesättigter* sind als andere, erscheinen *näher*.
- Das Wechselspiel von Licht und Schatten begünstigt die Tiefenwahrnehmung.
- Parallele Linien (z. B. Gleise) nähern sich mit zunehmender Entfernung einander an, eine Straße wird schmaler.
- Die bekannte Größe eines Objekts – Mensch, Baum, Haus – stellt einen Bezug zur Umgebung und zur Entfernung her.

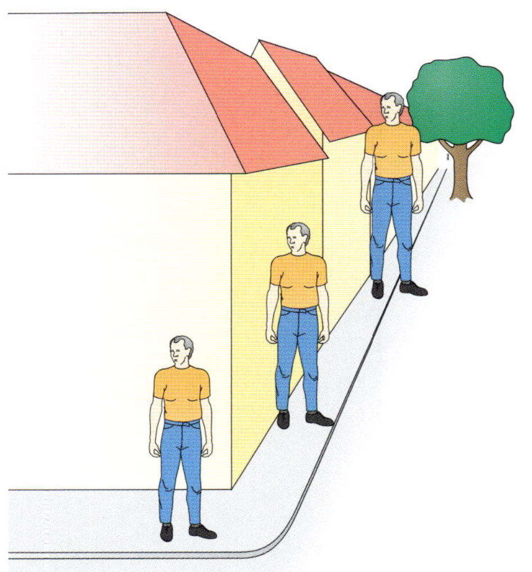

Abb. 6.9 Größenwahrnehmung. Die scheinbare Tiefe der perspektivischen Zeichnung genügt, um die 3 gleich großen Personen unterschiedlich groß erscheinen zu lassen. [L106]

- Beim Blick aus bewegten Objekten (Auto, Zug) verschieben sich nahe gelegene Gegenstände schneller als entferntere. Sehr weit entfernte Objekte scheinen in Relation zur eigenen Bewegung still zu stehen bzw. die eigene Bewegung mitzumachen – z. B. der Mond am nächtlichen Himmel, der das fahrende Auto „begleitet".

Räumliches Sehen wird **erworben**, soweit es nicht bei nahe liegenden Gegenständen aus dem Augenabstand abgeleitet werden kann. Es beruht auf **Erfahrungen**. Die Verarbeitung erfahrener Zusammenhänge kann allerdings auch in die Irre führen. Auf der ➤ Abb. 6.9 sind 3 Personen identischer Größe dargestellt. Die perspektivische Darstellung, zusätzlich mit einem viel zu klein gezeichneten Baum bzw. Haus im Hintergrund, führt zur Annahme, dass es sich bei der Person im Vordergrund um einen Mann üblicher Größe, bei demjenigen im Hintergrund dagegen um einen Riesen handelt.

6.2.3 „Räumliches Sehen" durch 3D-Effekte

Vor wenigen Jahrzehnten ist mit der Einführung der 3D-Filme in Kino und (nachfolgend) häuslichem Fernseher ein neues Problem entstanden. Beide Techniken, die derzeit alternativ im Gebrauch sind, bedienen sich optischer Tricks, um auf einer zweidimensionalen Fläche einen räumlichen Seheindruck **vorzutäuschen**. Dafür müssen entweder beide Augen gleichzeitig unterschiedliche Bilder empfangen (passive Polfiltertechnik), oder der Tiefeneindruck wird über aktiv gesteuerte Shutterbrillen erzeugt, welche die Brillen in sehr schnellem Wechsel einseitig schwärzen, sodass die abgestrahlten Teilbilder immer nur in einem Auge ein Bild erzeugen. Da diese Wechselfrequenz mit 120 Hz sehr schnell erfolgt, wird das nicht, manchmal aber auch als **Flimmern** bzw. **Flackern** empfunden. Erwachsene reagieren auf diese Technik je nach persönlicher Empfänglichkeit mit vorübergehenden Störungen wie Kopfschmerzen oder Übelkeit, weil im Gegensatz zum tatsächlich räumlichen Sehen zwei Bilder **unterschiedlicher Entfernung** gemeinsam bzw. als **scheinbare Einheit** verarbeitet werden müssen. Bei der flackernden Shutter-Technik kann es bei entsprechender Prädisposition sogar zu **epileptischen Anfällen** kommen, vergleichbar mit dem in Diskotheken auftretenden Effekt. Der Vollständigkeit halber sei angefügt, dass sich diese Technik trotz allen Flackerns am Markt gehalten hat, weil bei der Polfiltertechnik durch Aufteilung des eigentlichen Bildes in 2 Teilbilder für die beiden Augen Auflösung verloren geht.

Der große Boom der 3D-Technik ist inzwischen (2017) – wohl wegen der eklatanten Nachteile beider Systeme – deutlich abgeflaut. Außerdem entsteht selbst bei perfektionierten Systemen niemals ein physiologischer Seheindruck mit natürlicher Tiefenstaffelung. Die modernen UHD-(4K-)Fernseher haben die Technik grundsätzlich nicht mehr implementiert.

Beide illusionären, unphysiologischen 3D-Techniken besitzen im **Kindesalter** einen sehr wahrscheinlich auf Dauer **schädigenden Einfluss**. Räumliches Sehen wird **erlernt**, indem zwei unterschiedliche Perspektiven eines einzigen, in definierter Entfernung befindlichen Bildes zu einem gemeinsamen Seheindruck verschmolzen werden. Bei näher liegenden Gegenständen wird zusätzlich die Konvergenz miteinbezogen. Dagegen befinden sich bei der 3D-Dar-

6

stellung die virtuellen Bilder für rechtes und linkes Auge in **unterschiedlicher Entfernung**, sodass die Augen im stetigen Wechsel ihre Akkommodation jeweils neu anpassen müssen. Bei Gegenständen wie z. B. einem virtuell auf den Betrachter zufliegenden Flugzeug wird die Konvergenz eingesetzt, obwohl sich der Fernseher und damit auch das tatsächliche Bild z. B. in 3 m Entfernung befinden. Im schlimmsten Fall **erlernt** das Sehzentrum **virtuelles Sehen** und fängt mit den tatsächlichen Dimensionen des Raums nichts mehr an. Eine derartige Prägung gilt ab dem 10. Lebensjahr als irreversibel.

ACHTUNG

Räumliches Sehen ist erst in einem Lebensalter von etwa 10 Jahren vollständig erlernt und verfestigt. In der Konsequenz sollte man zumindest Kinder im Vorschulalter grundsätzlich keine 3D-Filme anschauen lassen. Bei älteren Kindern mit einer Anfallsanamnese muss man bei der Shutter-Technik besonders vorsichtig sein.

Zusammenfassung

Optisches System des Auges

- Es besteht aus den brechenden Medien im vorderen Augenabschnitt (Hornhaut und Linse) sowie den Stäbchen- und Zapfenzellen (1. Neuron) der Netzhaut.
- Das auf die Netzhaut fokussierte Bild ist verkleinert und steht auf dem Kopf.
- Lichtstrahlen entfernter Objekte treffen parallel auf das Auge und erfordern keine zusätzliche Brechung durch die Linse. Der M. ciliaris ist entspannt, die Linse flach-elliptisch.
- Nahe entstehende Lichtquanten treffen in einem Winkel auf und müssen durch die Linse verstärkt gebrochen werden. Der M. ciliaris ist kontrahiert, die Linse kugelig verformt.

Störungen des optischen Systems

- **Myopie:** Augapfel zu lang, Brennpunkt entfernter Gegenstände vor der Netzhaut → Kurzsichtigkeit
  - entsteht durch anhaltenden Lichtmangel beim Sehen im Nahbereich
  - zunehmende „Pandemie" in entwickelten Ländern
- **Hypermetropie:** Bulbus zu kurz, Brennpunkt hinter der Netzhaut → Weitsichtigkeit
- **Astigmatismus:** abweichende Krümmungsradien der Hornhaut → unscharfe Bilder
- **Presbyopie (Alters[weit]sichtigkeit):** unzureichende Anpassung an nahe gelegene Objekte durch mangelnde Linsenelastizität

Akkommodation

- wechselnde Linsenkrümmung zur Anpassung der Brechkraft an Gegenstände unterschiedlicher Entfernung
  - **Nahakkommodation** möglich bis zu einem minimalen Abstand von etwa 7 cm (beim jugendlichen Auge)
  - **Nahpunktfixation** mit Abweichung der Sehachsen **(Konvergenz)**, sobald ca. 25 cm Abstand zum Objekt unterschritten werden

Adaptation

- Anpassung des Auges an unterschiedliche Lichtverhältnisse
  - sehr rasche Adaptation bei ausreichenden Lichtverhältnissen (Zapfensehen) über die Iris
  - sehr langsame Adaptation (insgesamt bis zu 30 min) beim abrupten Übergang zum Stäbchensehen (helles Licht → Dämmerung)

Stäbchen und Zapfen

Wandeln mit ihrem Sehpigment Rhodopsin (enthält Vitamin A) Lichtquanten in veränderte Membranpotenziale, die zum N. opticus geleitet werden:

- **Zapfen:** scharfes und farbiges Sehen am Tage, sind in der Dämmerung inaktiv
- **Stäbchen:** lösen schlecht auf, sind dafür sehr viel (200-fach) lichtempfindlicher → Sehen in der Dämmerung, sind bei hellem Licht inaktiv

KAPITEL

7 Untersuchung

Einführung

Zur Untersuchung des Auges stehen zahlreiche Methoden zur Verfügung, die z. B. die Sehschärfe, die Größe des Gesichtsfeldes oder die regelrechte, koordinierte Bewegung beider Bulbi bzw. ihre Achsabweichung erfassen. Das Reflexgeschehen wird über die Pupillenreaktionen auf Lichteinfall und über den Kornealreflex überprüft. Mit der Spaltlampe können die brechenden Medien, Kammerwinkel, Iris und Glaskörper, mit dem Ophthalmoskop der Augenhintergrund betrachtet werden. Mit speziellen Farbtafeln werden Schwächen im Erkennen einzelner Farben, mit dem Perimeter Ausfälle des Gesichtsfelds (Skotome) erkennbar.

Die im medizinischen Alltag für den Nicht-Augenarzt wichtigsten Untersuchungen betreffen die Überprüfung der Pupillenreaktionen, die Stellung der beiden Sehachsen zueinander und die Sehschärfe. Zusätzlich sollten besonders wichtige Krankheitsbilder zugeordnet und bei Bedarf notfallmäßig versorgt werden können.

Das Instrumentarium des Heilpraktikers wie auch des Allgemeinarztes dürfte sich meist auf eine Universallampe mit integrierter Lupe **(Otoskop)** beschränken, mit der – abgesehen von Gehörgang und Trommelfell – auch Veränderungen an Haut und Schleimhäuten einschließlich Vestibulum nasi sowie die Pupillenreflexe überprüft werden können. Es spricht allerdings nichts dagegen, zusätzlich ein **Ophthalmoskop** und eine **Spaltlampe** (emittiert ein spaltförmig gebündeltes Licht) zu benutzen, mit denen sämtliche Augenabschnitte eingesehen werden können. Dies macht natürlich nur dann Sinn, wenn der Therapeut Gelegenheit hatte, mit diesen Gerätschaften unter Anleitung zu üben.

7.1 Anamnese

Die augenspezifische Anamnese gehorcht den üblichen Gesetzmäßigkeiten. Die Schilderung des Patienten sollte zunächst die aktuellen **Symptome** umfassen, die ihn zum Therapeuten geführt haben. Bei entzündlichen Veränderungen, Schmerzen oder Sehstörungen ist es wie immer von Bedeutung, nach dem Zeitpunkt und den näheren Umständen des erstmaligen Auftretens zu fragen, nach Veränderungen in der Folgezeit, nach der Art oder Qualität der empfundenen Störungen, Ein- oder Beidseitigkeit und begleitenden Allgemeinsymptomen. Auch jahres- und tageszeitliche Abhängigkeiten oder der Erfolg bisheriger Therapien sind zu erfragen.

Sofern dies bei dem vorliegenden Krankheitsbild möglicherweise von Bedeutung ist, schließt sich die **Eigenanamnese** an, die frühere Krankheiten, Verletzungen oder sonstige Auffälligkeiten beinhaltet, aber auch bedeutsame Allgemeinerkrankungen wie arterielle Hypertonie, Diabetes mellitus, rheumatische Erkrankungen einschließlich Arteriitis temporalis sowie die Medikation einschließen sollte, weil manche Augenerkrankungen z. B. auf die Einnahme von Glukokortikoiden, Diuretika oder Antibiotika zurückzuführen sein können.

Abschließend wird bei Bedarf die **Familienanamnese** erhoben, weil Erkrankungen wie z. B. Strabismus, Glaukom, Katarakt oder Netzhautablösungen familiär gehäuft auftreten können.

7.2 Sehschärfe

Die Visusprüfung bei **Fernsicht** lässt sich am besten mit genormten **Sehtafeln** durchführen, die in einer Entfernung von **5 m** zum Patienten an die Wand gehängt werden. In der Regel sind die Buchstaben oder Zahlen bzw. Symbole (für Kinder) in 5 unterschiedlichen Größen enthalten, aus deren Lesbarkeit die Sehschärfe ohne weitere Umrechnung bestimmt werden kann (➤ Abb. 7.1). Sind die kleinsten Zeichen lesbar, beträgt die Sehschärfe 1,0. Werden dagegen nur die zweitkleinsten erkannt, liegt die Sehschärfe bei 4/5, also 80 %.

Die beiden **Augen** werden **einzeln** überprüft. Dabei sollte jeweils ein Auge locker mit der Handfläche oder einem flächigen Gegenstand abgedeckt werden.

Bedeutung besitzt die Überprüfung der Sehschärfe für den Nicht-Augenarzt eigentlich nur bei der Betreuung von Kindern, um grobe Entwicklungsstörungen rechtzeitig zu erkennen und fachärztlich abklären zu lassen.

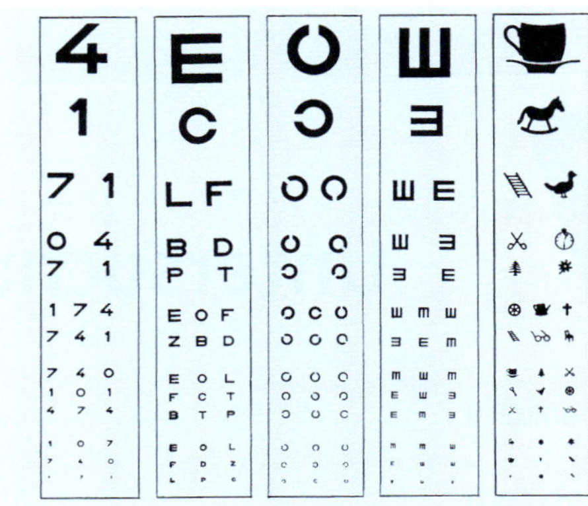

Abb. 7.1 Sehzeichen [L106]

7.3 Farbensehen

Die häufigste angeborene Störung ist die **Rot-Grün-Blindheit**. Sie betrifft etwa 3 % aller Männer – Frauen nur sehr selten, da der Defekt **X-chromosomal rezessiv** vererbt wird.

Erfasst wird die Störung mit verschiedenen **Tafeln**, die dem Patienten vorgelegt werden und auf denen, integriert in ein Muster aus unterschiedlich großen, grauen Kreisen, farbige Zahlen dargestellt sind (➤ Abb. 7.2).

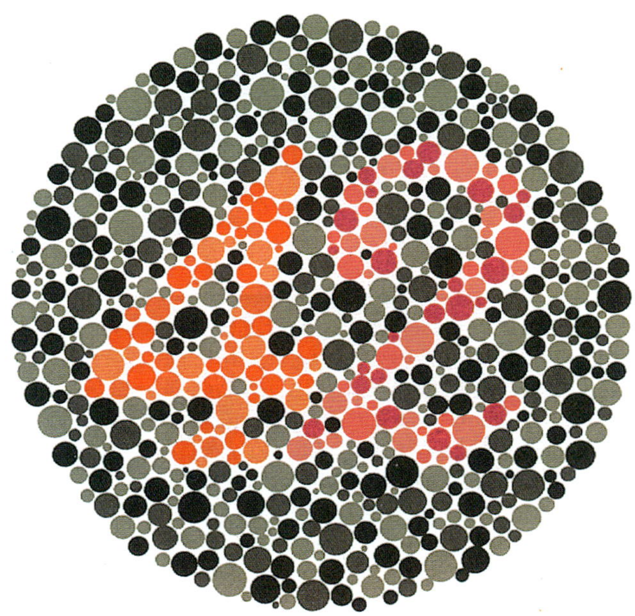

Abb. 7.2 Erfassung von Farbensinnstörungen. Auf pseudoisochromatischen Tafeln unterscheiden sich die Punkte nur durch ihren Farbton und ihre Sättigung, nicht jedoch durch ihren Helligkeitswert. [L106]

7.4 Strabismus

Schielen (Strabismus) entsteht durch eine **Fehlstellung der Sehachsen** zueinander. Für die Überprüfung einer koordinierten Augenstellung und ihre Abweichungen stehen einfache Tests zur Verfügung. Auch hier gilt, dass Abweichungen eines Auges Anlass sein sollten, den Patienten fachärztlich untersuchen zu lassen. Insgesamt gibt es 9 Hauptblickrichtungen, doch reicht für die Funktionsprüfung der 6 äußeren Augenmuskeln die Prüfung der **6 diagnostischen Blickrichtungen** vollkommen aus.

Diagnostische Blickrichtungen

Der Therapeut sitzt dem Patienten gegenüber. Mit einem Gegenstand oder Finger, dessen Bewegungen der Patient bei ruhig gehaltenem Kopf mit den Augen folgen soll, werden die Blickrichtungen nach rechts und links, rechts und links oben sowie rechts und links unten überprüft. Dabei achtet man nicht nur auf die Vollständigkeit der Blickwendungen, sondern auch auf die Symmetrie beider Seiten.

Bei Abweichungen ist hinsichtlich der Zuordnung zu den Augenmuskeln daran zu denken, dass lediglich die Blickwendungen nach rechts und links einem einzelnen Muskel zuzuordnen sind (M. rectus medialis bzw. M. rectus lateralis), während sämtliche weiteren Blickrichtungen aus dem Zusammenspiel mehrerer Muskeln bestehen.

Abweichungen der Sehrichtung

Eine geringe Abweichung der Sehachsen beider Augen voneinander erkennt man am sichersten mit dem **Abdecktest**. Überprüft werden getrennt voneinander **Nah-** und **Fernsicht**. Der Therapeut sitzt dem Patienten gegenüber und fordert ihn auf, entweder einen entfernten Gegenstand hinter seiner Schulter (Fernsicht) oder z. B. die etwa 40 cm entfernte Nasenspitze des Therapeuten (Nahsicht) zu fixieren. Mit einer Lichtquelle würde der Augenarzt nun überprüfen, ob die Lichtreflexe sich in beiden Augen exakt zentral befinden. Es genügt aber vollkommen, nun jeweils ein Auge des Patienten mit der eigenen Hand abzudecken und zu überprüfen, ob das andere Auge hierbei eine **Einstellbewegung** macht. Mit diesem einfachen Test lassen sich auch kleine Achsabweichungen problemlos erkennen.

Der Test kann allerdings nicht funktionieren, wenn eines der beiden Augen hochgradig schwachsichtig ist.

Man kann bei der Durchführung des Tests auch nach Freigabe des abgedeckten Auges überprüfen, ob und wie schnell **dieses Auge** seine **Achse korrigiert**. Dies wird dann als **Aufdecktest** bezeichnet.

7.5 Reflexe

Für die Überprüfung der nervalen Leitungen stehen am Auge 3 Reflexe zur Verfügung, die auch vom Nicht-Augenarzt problemlos und zügig durchgeführt werden können. Lichtreflex und Akkommodation überprüfen neben der Sehbahn auch die ordnungsgemäße Funktion des Vegetativums, mit dem Kornealreflex lässt sich die Funktion der Hirnnerven V und VII kontrollieren. Die Reflexe stellen **Fremdreflexe** dar, indem sensible und motorische Leitungsbahnen unterschiedlichen Strukturen angehören.

7.5.1 Lichtreflex

Bei der Überprüfung der **Pupillenreaktionen** darf der Raum nicht allzu hell sein, damit die Pupillen nicht von vornherein eng gestellt sind. Der Therapeut befindet sich dem möglichst in die Ferne blickenden Patienten gegenüber und führt eine **Lichtquelle** von der Seite zunächst zum einen und anschließend zum kontralateralen Auge. Die physiologische Reaktion besteht in einer **Miosis** des angeleuchteten (= **direkte Lichtreaktion**), gleichzeitig aber auch des nicht direkt betroffenen Auges (= **konsensuelle Lichtreaktion**) (➤ Abb. 7.3).

Der afferente Schenkel des Reflexbogens läuft von Retina und N. opticus über Chiasma und Thalamus zu den oberen Hügeln der Vierhügelplatte des Mittelhirns. Von dort aus wird der Reiz auf die Kerne des N. oculomotorius im Mittelhirn übertragen und efferent zu den äußeren und inneren Augenmuskeln weitergeleitet. Von Bedeutung ist, dass grundsätzlich **alle Informationen** eines Auges auch zur **kontralateralen Seite** der Okulomotorius-Kerne gelangen, wodurch Augenstellung und Pupillenweite beider Augen aneinander angepasst werden. Dies ist der Grund für die konsensuelle Mitreaktion des jeweils kontralateralen Auges bei der Lichtreaktion und die normalerweise perfekte Koordinierung der Sehachsen.

7.5.2 Akkommodation (Naheinstellung)

Der Patient fixiert einen Finger des Therapeuten, der zunächst in ausreichender Entfernung gehalten werden muss, um die Sehachsen parallel zu halten. Der Finger wird dann langsam zu den Augen bzw. exakt mittig zur Nase des Patienten geführt, etwa bis zu einem Abstand von 10 cm, weil in dieser Entfernung die Achsabweichung beider Sehachsen nach medial maximal sein sollte. Bei einer ungestört ablaufenden Akkommodation erkennt der Therapeut ab einem Finger-Augen-Abstand von etwa **25 cm** die allmählich zunehmende **Konvergenz**, unter gleichzeitiger **Verengung der Pupillenweite**. Auch bei dieser Prüfung sollte der Raum etwas abgedunkelt sein, um eine Miosis durch Lichteinfall zu verhindern.

7.5.3 Kornealreflex

Die Kornea wird sensibel aus dem 1. Ast des N. trigeminus (V_1 = N. ophthalmicus) versorgt. Bei der zarten Berührung der Kornea mittels eines fädig ausgezogenen Wattebausches wird der sensible Reiz vom N. trigeminus auf die Kerngebiete des N. facialis (VII) übertragen und führt zum sofortigen **Lidschluss**. Der efferent innervierte Muskel ist der M. orbicularis oculi. Das Heranführen des Wattebauschs muss, für den Patienten nicht erkennbar, von der Seite erfolgen, weil bereits das sichtbare Heranführen eines Gegenstands zum Auge zum reflektorischen Lidschluss führt.

Auch kräftige optische oder akustische Reize sind mit dem N. facialis verschaltet und führen zum reflektorischen Lidschluss.

7.5.4 Störungen der Reflexe

Die Differenzialdiagnostik von Störungen der verschiedenen Reflexe des Auges ist ungewöhnlich schwierig und umfangreich und umfasst neben Abweichungen im Bereich der Augen selbst auch vielfältigste neurologische und internistische Erkrankungen. Sie soll deshalb lediglich anhand einzelner Beispiele dargestellt werden.

Lichtreaktionen

Bei Abweichungen kommen Störungen der gesamten Achse Retina, Sehnerv, Chiasma opticum, Thalamus, Mittelhirn bis hin zur Innervation des N. oculomotorius in den Strukturen der Orbita in Frage. Neben massiven Befunden wie Tumoren, Hirndrucksteigerung oder einer Multiplen Sklerose genügt letztendlich bereits ein milder Sauerstoffmangel im Kerngebiet des N. oculomotorius, weil v.a. seine parasympathischen Anteile darauf sehr sensibel reagieren und ihre Tätigkeit (vorübergehend) einstellen.

Pathologische Pupillenreaktionen können als **Ursache** haben:

- **Augentropfen** wie z. B. Pilocarpin, die parasympathomimetisch wirken, verengen die Pupille; atropinartig, also parasympatholytisch wirksame Augentropfen bewirken eine Mydriasis und dienen damit der Vorbereitung der augenärztlichen Augenspiegelung. Adrenalinartig, also sympathomimetisch wirksame Augentropfen entsprechen in ihrer Wirkung den Parasympatholytika (→ Mydriasis). Entsprechendes gilt für die Wirkungsidentität zwischen Sympatholytika (= Betablocker) und Parasympathomimetika.
- Bei einer **einseitigen Schädigung der afferenten Bahn** (Netzhaut, N. opticus) kann ein Lichteinfall keine Reaktion auslösen. Es entsteht die **amaurotische Pupillenstarre**, die gleichzeitig auch eine konsensuelle Reaktion des anderen Auges verhindert. Dagegen reagiert das erkrankte Auge unverändert auf eine Belichtung des kontralateralen Auges, weil die efferente Strecke ja nicht geschädigt ist (➤ Abb. 7.3).
- Bei einer **einseitigen Schädigung der efferenten Bahn** (N. oculomotorius) reagiert das kontralaterale Auge sowohl direkt als auch konsensuell, während das **betroffene Auge weit** und **lichtstarr** bleibt **(absolute Pupillenstarre)** (➤ Abb. 7.3). Der Seh-

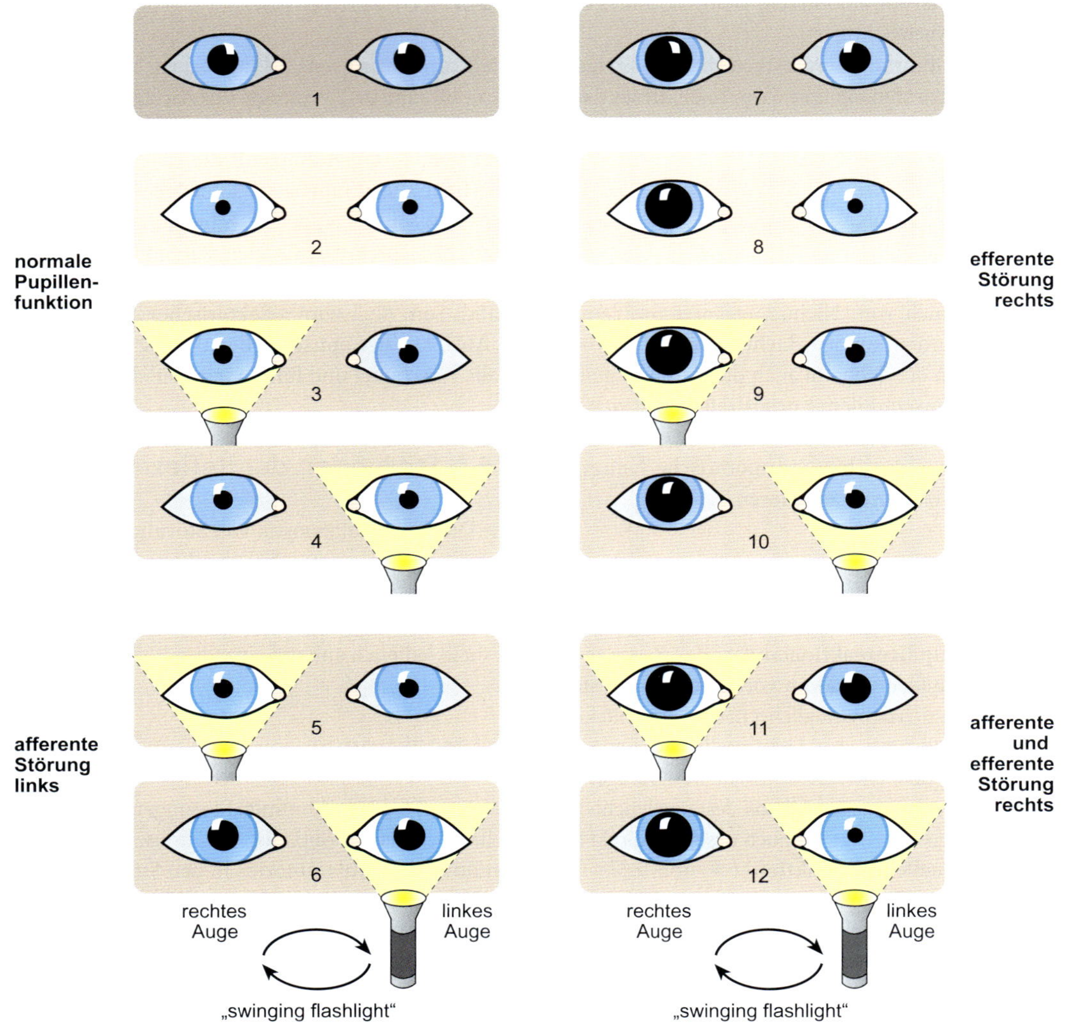

Abb. 7.3 Pupillenreaktionen. **1–4** Normalbefund: Die Pupillen sind im Dunkeln (1) und Hellen (2) gleich weit. Sie reagieren bei Beleuchtung des rechten (3) und linken (4) Auges gleich. **5–6** Störung der Afferenz (Sehnerv, Netzhaut) des linken Auges: Beide Pupillen reagieren besser, wenn das rechte Auge beleuchtet wird (5), im Vergleich zur Beleuchtung des linken Auges (6). **7–10** Störung der Pupillenreaktion rechts: Die Efferenz ist gestört. Die Pupillen sind unterschiedlich weit (Anisokorie), was im Hellen, wo sich die rechte Pupille verengen müsste, noch deutlicher wird (8). Die Reaktion der normal reagierenden linken Pupille ist gleich, unabhängig davon, ob sie selbst (direkte Lichtreaktion; 10) oder die rechte Pupille (konsensuelle Lichtreaktion; 9) beleuchtet wird. **11–12** Kombination einer afferenten und efferenten Störung rechts: Die konsensuelle Lichtreaktion der linken Pupille (11) ist schwächer als die direkte (12). [L106]

nerv bleibt jedoch auf der betroffenen Seite intakt, sodass Lichteinfall am „lichtstarren“ Auge auf der kontralateralen Seite zur konsensuellen Reaktion führt. Als Ursachen kommen raumfordernde Prozesse irgendwo zwischen Mittelhirn und Orbita in Frage, die den N. oculomotorius in seinem Verlauf schädigen. Auch eine, in diesem Fall **einseitige Hirndruckerhöhung** durch Ödem oder Einblutung (epidural, subdural) ist ursächlich möglich, weil sie zunächst die parasympathischen Anteile des Nerven in seinem Verlauf auf der knöchernen Kante (Clivus Blumenbachii) der Hirnbasis, am Übergang von der hinteren zur mittleren Schädelgrube zwischen Os occipitale und Os sphenoidale, mechanisch bedrängt. Dies bezeichnet man als **Klivuskantensyndrom**. Eine jede Schädigung der parasympathischen Fasern des N. oculomotorius – mechanisch, entzündlich, ischämisch – geht also wegen des nunmehr überwiegenden sympathisch innervierten M. dilatator pupillae mit einer **weiten und lichtstarren Pupille** einher. Sind zusätzlich die **motorischen** Fasern des Nerven geschädigt, kommt es zu **Doppelbildern** (= äußere Lähmung).

- Als **Horner-Syndrom** wird die ein- oder beidseitige Trias aus **Miosis**, **Ptosis** und **Enophthalmus** bezeichnet. Ursache ist der Ausfall des Sympathikus mit den von ihm versorgten Strukturen am Auge (M. dilatator pupillae, M. tarsalis, M. orbitalis) in der Folge einer Schädigung irgendwo zwischen seinem Entstehungsgebiet in der Medulla, den Seitenhörnern der BWS und den aus dem sympathischen Grenzstrang des Halses entspringenden Fasern, von denen das Auge versorgt wird. Der Enophthalmus wird häufig als lediglich scheinbar beschrieben, hervorgerufen durch die verengte Lidspalte, doch besteht er auch tatsächlich infolge der Erschlaffung der Fasern des M. orbitalis, die den Bulbus bei ihrem Ausfall nicht mehr nach vorne drücken können. Mögliche Ursachen sind: Entzündungen und Tumoren im Bereich des Hirnstamms, Entzündungen, Traumen, Ischämien oder Tumoren vor (2. Neuron) oder hinter (3. Neuron) dem sympathischen Grenzstrang – z. B. ein Pancoast-Tumor im Bereich der Lungenspitze oder ein Mammakarzinom.

- Beidseits verengte Pupillen können **toxisch** durch Pilzgifte, Parasympathomimetika (Pilocarpin) oder durch **Morphium** verursacht sein.

MERKE

Gerade die engen, „stecknadelkopfgroßen" Pupillen eines komatösen Patienten deuten auf die mögliche bzw., bei zusätzlicher Atemdepression, wahrscheinlichste Ursache einer **Intoxikation durch Morphium** oder seine Abkömmlinge, weil die Pupillen bei nahezu allen weiteren Komaursachen unverändert oder erweitert sind.

- Bei der **Neurosyphilis** entsteht beinahe regelmäßig ein Symptom, das als **Argyll-Robertson-Phänomen** bezeichnet wird: Die Pupillen sind eng und lichtstarr, während die Konvergenzreaktion erhalten bleibt. Das Phänomen kann seit dem „Aussterben" der späten Syphilisstadien in den westlichen Ländern nicht mehr beobachtet werden, tauchte aber des ungeachtet in der Heilpraktikerprüfung auf.

Als Ursache des Phänomens wird eine Schädigung im Bereich des Mittelhirns angenommen, doch lässt sich die **Miosis** damit gerade **nicht erklären**. Man sollte also eher von einer Schädigung sympathischer Kerngebiete durch die Treponemen ausgehen, weil daraus enge Pupillen bei ungestörten Oculomotorius-Funktionen resultieren.

Naheinstellung

Die Konvergenzreaktion bedarf der ungestörten Funktion von **M. ciliaris**, **M. sphincter pupillae** und **M. rectus medialis**. Die 3 Muskeln werden aus dem **N. oculomotorius** innerviert. Zusätzlich darf die Iris in ihrer Funktion nicht beeinträchtigt sein.

Eine Konvergenzlähmung wäre also u.a. bei einer mehr oder weniger vollständigen **Okulomotoriuslähmung** zu erwarten. Bei der Ophthalmopathie des **Morbus Basedow** kann durch die Beteiligung der äußeren Augenmuskeln eines der beiden Augen nach außen abweichen, wenn die Konvergenzreaktion ausgelöst werden soll **(Moebius-Zeichen)**.

Kornealreflex

Bei einem Ausfall des Reflexes kann sowohl die **sensible (N. trigeminus)** als auch die **motorische Bahn (N. facialis)** betroffen sein. Hinweise auf eine sensible Ursache erhält man aus der ebenfalls fehlenden Mitreaktion der Gegenseite, während bei einer motorischen Ursache der Lidschlag gestört ist oder fehlt.

Die sichere Unterscheidung gelingt, indem man den Patienten auffordert, gegen den Widerstand der untersuchenden Finger die Augen zu schließen. Gelingt dies problemlos, kann die motorische Strecke nicht gestört sein. Entsprechend ist in diesen Fällen die Sensibilität des vorderen Augenabschnitts vermindert.

7.6 Vordere Augenabschnitte

Von alltäglicher Bedeutung ist die möglichst ursächliche Einschätzung einer **Konjunktivitis** einschließlich ihrer Abgrenzung zu einer **Keratitis**, die Diagnostik von **Fremdkörpern** und die Erkennung und Erstbehandlung von **Verätzungen**. Für diese Erstbehandlung sollten anästhesierende Augentropfen vorrätig gehalten werden, weil der häufig zu beobachtende Blepharospasmus eine Augenspülung verhindert.

Die Untersuchung erfolgt mit dem **Otoskop** bzw. im Idealfall mit der **Spaltlampe**. Der Lichtstrahl sollte seitlich auf Konjunktiven und Kornea fallen, weil dadurch eine übermäßige Miosis verhindert wird, v.a. aber, weil der vordere Augenabschnitt dadurch besser beurteilt werden kann.

Ektropionieren

Zur Beurteilung der Rückseite der **Lider** (Entzündung, Fremdkörper?) müssen dieselben ektropioniert, also **umgeklappt** werden. Dies gelingt beim Unterlid durch einfaches Herunterziehen an der Lidkante, wobei der Patient nach oben schauen sollte. Für das Ektropionieren des Oberlids wird ein Holzstäbchen, z. B. dasjenige eines Watteträgers benötigt. Der Untersucher legt das Stäbchen horizontal oberhalb des Tarsus dem Lid auf, hält das Lid an den Wimpern und kippt es über das Stäbchen nach oben. Der Patient blickt bei dieser Untersuchung nach unten.

Tränenwege

Die **Durchgängigkeit** der Tränenwege kann problemlos mit einer **Farbstofflösung** geprüft werden, die man in das Auge tropft. Der Farbstoff gelangt bei erhaltener Durchgängigkeit über die Tränenpünktchen am medialen Augenwinkel in den Tränensack und anschließend über den Ductus nasolacrimalis in den unteren Nasengang (Meatus nasi inferior). Wenn der Patient sich also wenige Minuten nach dem Eintropfen die Nase putzt, sollte sich das Papiertaschentuch entsprechend der verwendeten Farblösung (z. B. Fluoreszein) anfärben.

7.7 Ophthalmoskopie

Die Ophthalmoskopie dient der Betrachtung des **Augenhintergrundes** (➤ Abb. 5.6). Auch Veränderungen der optischen Wege zur Retina können damit erkannt werden. Die Untersuchungsmethode steht prinzipiell auch dem Heilpraktiker zur Verfügung, doch

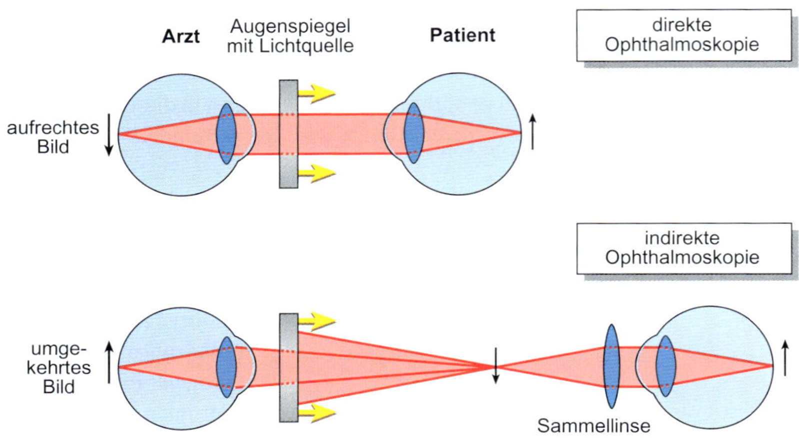

Abb. 7.4 Direkte und indirekte Ophthalmoskopie [L106]

versteht es sich von selbst, dass sie ohne (fach)ärztliches Wissen nicht zu verwertbaren Ergebnissen führen kann.

In der üblichen Betrachtung der Netzhaut mit dem Ophthalmoskop sieht der Therapeut ein etwa 16-fach vergrößertes, aufrecht stehendes Bild. Sofern die Pupille zuvor durch ein Mydriatikum weit gestellt worden ist, kann die Netzhaut in weiten Anteilen eingesehen werden. Der Augenarzt wird die Netzhaut in der Regel durch eine zusätzlich vorgehaltene Lupe betrachten (indirekte Ophthalmoskopie), wodurch die Abbildung der Netzhaut auf dem Kopf steht (➤ Abb. 7.4).

ACHTUNG

Nach Gabe von weit stellenden Augentropfen dürfen die Patienten über mehrere Stunden nicht mehr Auto fahren oder Maschinen bedienen.

7.8 Perimetrie

Das **Gesichtsfeld** wird mit der Perimetrie überprüft. Hierbei wird eine regelrechte Karte des Feldes beider Augen angefertigt. Zur Bestimmung fixiert der Patient, getrennt für beide Augen, das Zentrum einer Halbkugel (➤ Abb. 7.5). Der Untersucher bewegt Lichtreize aus der Peripherie der Halbkugel zu deren Mitte. Das erste Wahrnehmen des Lichtreizes durch den Patienten beschreibt die Grenze des Sichtfeldes. Das Licht wird dann weiter zur Mitte bewegt, um umschriebene **Gesichtsfeldausfälle (Skotome)** erkennen zu können. Diese Untersuchung wird so lange aus unterschiedlichen Richtungen wiederholt, bis das Gesichtsfeld des überprüften Auges vollständig erfasst worden ist.

Fingerperimetrie

Für eine erste **sehr grobe Überprüfung** kann man das Gesichtsfeld auch ohne eigentliches Perimeter oder Lichtquelle mit dem Finger erfassen. Der Untersucher sitzt dabei dem Patienten in einem Abstand von 1 m exakt und auf gleicher Augenhöhe gegenüber und führt einen Finger aus verschiedenen Richtungen von der Seite, von oben oder unten zum Gesichtsfeld beider Beteiligter. Da es sich um eine vergleichende Untersuchung handelt, wird von Therapeut und Patient das jeweils nicht überprüfte, gegenüberliegende Auge mit der Handfläche abgedeckt. Bei uneingeschränktem Gesichtsfeld sehen Therapeut und Patient den Therapeutenfinger jeweils im selben Moment.

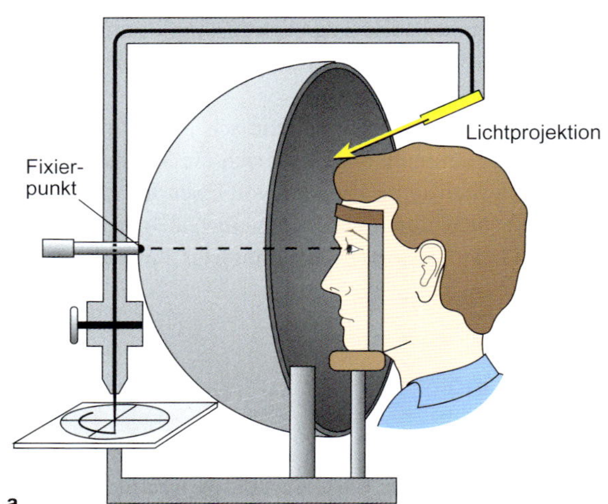

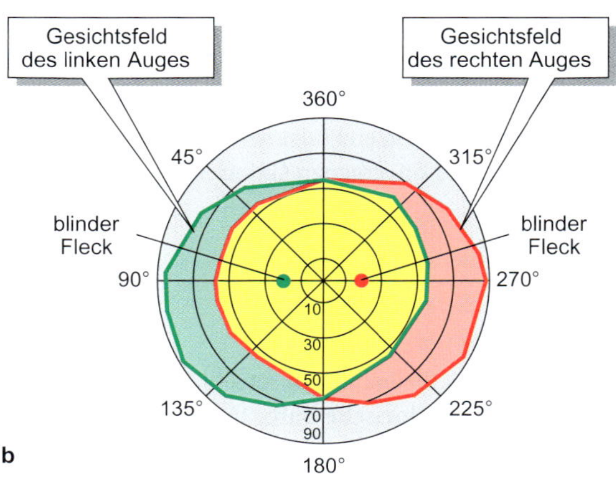

Abb. 7.5 Perimetrie [L106]

7.9 Augeninnendruck

Die Messung des Augeninnendrucks mit dem **Tonometer** wird heute überwiegend schmerzfrei und ohne Vorbereitungen wie z. B. eine Lokalanästhesie mit **Druckluft** durchgeführt, doch sind auch mechanische Verfahren noch im Gebrauch. Normal sind Werte zwischen 10 und 20 mmHg. Bei älteren Patienten wird man einen Grenzwert von 21 mmHg akzeptieren.

Eine **orientierende Überprüfung** des Augendrucks, z. B. beim Verdacht auf einen Glaukomanfall oder beim komatösen Patienten, kann mit den Fingern durchgeführt werden. Dabei drückt der Therapeut von vorne mit seinen Daumen auf die **geschlossenen Augen** des Patienten und beurteilt im **Seitenvergleich** den vorliegenden **Widerstand**. Ein normales Auge lässt sich unter **elastischem** Widerstand **schmerzfrei** einige Millimeter nach innen drücken. Die Begrifflichkeit *„schmerzfrei"* sei an dieser Stelle nochmals hervorgehoben, weil sich angehende Therapeuten erfahrungsgemäß vor dieser Untersuchungsmethode scheuen.

Bei einem **akuten Glaukom** wäre der betroffene Bulbus **„steinhart"**, bei einem dehydrierten Patienten, z. B. im diabetischen Koma, wegen des Wasserverlustes auch retroorbital **weich** bis „matschig". Zu beachten ist, dass mäßige Erhöhungen zwischen 21 und etwa 35 mmHg, wie sie für den vorherrschenden Fall eines Offenwinkelglaukoms typisch sind, für den palpierenden Finger **keinen** erkennbar erhöhten Widerstand erzeugen, also noch nicht einmal als Hinweis dienen können.

Zusammenfassung

Untersuchung des Auges

- **Jetzige Anamnese:**
  - Art der Störung
  - Zeitpunkt und nähere Umstände, Veränderungen
  - bisherige Therapie
- **Eigenanamnese:**
  - zurückliegende Erkrankungen oder Verletzungen
  - aktuelle Begleiterkrankungen (z. B. Diabetes mellitus oder arterielle Hypertonie)
  - Medikation
- **Familien- bzw. berufliche Anamnese:** abhängig vom Krankheitsbild
- **Sehschärfe:** Überprüfung der Nah- und Fernsicht, jeweils getrennt für beide Augen
- **Farbensehen:** Feststellung einer X-chromosomal rezessiv vererbten Rot-Grün-Blindheit mit pseudoisochromatischen Tafeln
- **Strabismus (Schielen):** Prüfung der 6 diagnostischen Blickrichtungen, Abdeck- und Aufdecktest
- **Reflexe**: sind Fremdreflexe
  - **Lichtreflex:** Belichtung eines Auges führt zur Miosis dieses Auges (= direkte Lichtreaktion) und gleichzeitig des anderen Auges (= konsensuelle Lichtreaktion).
  - **Akkommodation:** zunehmende Konvergenz ab einer Entfernung von 25 cm, unter gleichzeitiger Verengung der Pupillen
  - **Kornealreflex:** Berührung der Kornea (von der Seite) führt zum sofortigen Lidschluss
- Beurteilung der **vorderen Augenabschnitte** durch Ektropionieren der Lider, Otoskop und Spaltlampe
- Überprüfung der Durchgängigkeit der **Tränenwege** mit einer Farbstofflösung
- **Ophthalmoskopie:** Betrachtung des Augenhintergrundes
- **Perimetrie:** Erkennen von Gesichtsfeldausfällen (Skotomen)
- Messung des **Augeninnendrucks** (maximal 21 mmHg)

KAPITEL

8 Krankheitsbilder

8.1 Konjunktivitis

Die Konjunktiva (Augenbindehaut) überzieht die Innenseite der Augenlider und den angrenzenden, vordersten Abschnitt der Lederhaut. Das zarte Gewebe wird durch eigene Becherzellen sowie die Sekrete der Tränen- und Talgdrüsen feucht gehalten. Einzelne Blutgefäße sind der durchscheinenden, weißen Sklera aufgelagert.

Die Entzündung der Konjunktiven (Konjunktivitis) ist eine ungemein häufige, fast alltägliche Erkrankung und gilt als **häufigste Augenerkrankung** überhaupt, wenn man vom „physiologischen" Altersstar absieht. Ursache ist ihre **exponierte Lage** – ohne eigene mechanische Widerstandskraft – mit Kontakt zu allen erdenklichen infektiösen, toxischen und allergisierenden Partikeln, mechanischen oder physikalischen Alterationen. Auch die immunologische Barriere durch Faktoren der Tränenflüssigkeit (IgA, Lysozym) ist nicht allzu widerstandsfähig, was man auch daran erkennt, dass die **Konjunktiven** physiologischerweise **bakteriell besiedelt** sind, wie dies für alle äußeren und inneren Körperoberflächen gilt. Allerdings darf diese Besiedelung grundsätzlich als positiv gewertet werden, weil dadurch der Platz „besetzt ist", also für pathogene Organismen blockiert wird.

Ursachen

Eine grobe Unterteilung der Ursachen einer Konjunktivitis kann in **infektiöse** und **nichtinfektiöse** erfolgen. Als häufigste infektiöse Ursache gelten Bakterien. Seltener wird sie durch Viren, sporadisch auch durch Protozoen, Filarien oder Pilze ausgelöst. Eine weitere Unterscheidung wird in die **akute** und in die **chronische** Form (> 3 Wochen) getroffen.

Der übliche **infektiöse Übertragungsweg** ist, abgesehen von **Geburtswegen** und **Schwimmbad**, die **Schmierinfektion** über Finger oder Handtuch. Nicht so ganz selten erfolgt eine Übertragung einzelner Subtypen von **Adenoviren** über unsterile Gerätschaften beim Augenarzt. Die hieraus entstehende **Keratoconjunctivitis epidemica** ist nach dem IfSG (§ 7) **meldepflichtig**. Gleichzeitig entsteht daraus ein **Behandlungsverbot** für Heilpraktiker (➤ Fach Infektionskrankheiten).

Häufige **bakterielle Ursachen:**

- Chlamydia trachomatis (Geburtswege, Schwimmbad- bzw. Einschlusskörperchen-Konjunktivitis)
- Streptokokken (einschließlich Pneumokokken)
- Staphylokokken
- Gonokokken (→ Gonoblennorrhö) als Vertreter der Diplokokken

Virale Ursachen:

- Adenoviren (Keratoconjunctivitis epidemica → Meldepflicht)
- Herpesviren
- Coxsackieviren
- Masern- und Rötelnviren (→ Meldepflicht)

Nichtinfektiöse Ursachen:

- äußere Einflüsse: Staub, Wind, Hitze, Verletzungen, UV-Strahlung, Verblitzung z. B. beim Schweißen = Keratoconjunctivitis photoelectrica
- allergisch: Conjunctivitis vernalis, Rhinoconjunctivitis allergica
- Übermüdung, Mangel an Tränenflüssigkeit, Sehfehler
- begleitend zu systemischen Erkrankungen
- autoimmun: z. B. Morbus Reiter
- benachbarte Prozesse: Hordeolum, Lidkarzinom – z. B. der Meibom-Drüsen, der Reiz durch ein sog. Entropium, bei dem der Lidrand, meist des Unterlids, nach innen verdreht ist und die Konjunktiva berührt

Symptomatik

Allgemeine Hinweise auf eine Konjunktivitis bestehen in einer mehr oder weniger umfangreichen **Gefäßerweiterung** (sog. **konjunktivale Injektion**) bis hin zum „**roten Auge**" (➤ Abb. 8.1). Bindehaut und evtl. auch die Lider sind **geschwollen**. Begleitend erkennt man ein **vermehrtes Exsudat** – bei bakteriellen Ursachen **eitrig** – sowie histologisch eine Infiltration von Leukozyten. Das Exsudat kann serös, schleimig, eitrig oder (nach Traumen oder massiven Infektionen) blutig sein. Es sollte gegen ein verstärktes Augentränen abgegrenzt werden, das überwiegend nach einem mechanischen oder toxischen Reiz von Bindehaut oder Sklera entsteht.

Das Auge kann **brennen** oder **jucken**. Häufig findet man eine milde (!) **Lichtscheu** und ein **Fremdkörpergefühl**. Milde Schmerzen sind in ausgeprägten Fällen möglich. *Heftige* Schmerzen oder eine *ausgeprägte* Lichtscheu entstehen dagegen in aller Regel **nur** bei einer Beteiligung der **Kornea**. Dabei kommt es dann eventuell auch zum **Blepharospasmus** (Lidkrampf), den man nur mittels lokalanästhesierender Augentropfen lösen kann.

Diagnostik

Die große Anzahl infektiöser und nichtinfektiöser Ursachen einer Konjunktivitis erschweren die Diagnostik, sodass abgesehen von sehr milden Reizzuständen grundsätzlich der Augenarzt aufgesucht werden sollte:

- Begleitender Juckreiz oder die Abhängigkeit von Tages- oder Jahreszeiten weisen auf eine allergische Ursache.
- Belastungen am Arbeitsplatz oder entzündliche Reizungen bei Übermüdung oder nach einer Fahrt im Cabrio sind leicht einzuordnen.
- Begleitende Symptome wie Fieber und Gliederschmerzen weisen auf einen viralen Infekt – u.a. durch Coxsackie-, Adeno-, Röteln- oder Masernviren. Dies gilt auch für eine Vergrößerung der regionären Lymphknoten (präaurikulär, submandibulär).
- Eitriges Sekret machen eine bakterielle Infektion wahrscheinlich – z. B. durch Gonokokken. Beim Nachweis von Pseudomembranen ist v.a. eine Diphtherie des Auges auszuschließen.
- Eine Konjunktivitis im Anschluss an einen Schwimmbadbesuch lässt an eine Chlamydieninfektion denken. Der Zusammenhang gilt auch für Neugeborene, sofern das Sekret nicht eitrig ist (→ Gonoblennorrhö). Allerdings kann auch die noch immer häufig eingesetzte Credé-Prophylaxe (Silbernitrat) eine toxische Reizung erzeugen. Neben Chlamydien und Gonokokken findet man beim Neugeborenen auch Herpes-simplex-Viren.
- Beim Morbus Reiter wären anamnestische Hinweise auf eine Urethritis und Oligoarthritis wegweisend. Vor allem bei jungen Männern mit Konjunktivitis sollte an die diesbezügliche Anamnese gedacht werden.

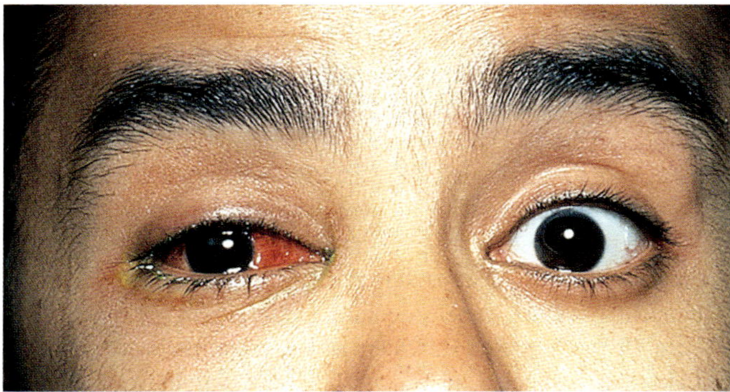

Abb. 8.1 Rotes Auge bei Konjunktivitis [E273]

Auch die **Lokalisation** der konjunktivalen Injektion vermag Hinweise auf die Ursache zu liefern:

- Eine limbusnahe Injektion besteht eher bei einem Defekt der Kornea (→ Keratitis).
- Dagegen nimmt die Gefäßerweiterung bei einer reinen Konjunktivitis zum Limbus corneae hin eher ab.
- Eine zunächst einseitige Augenrötung weist auf eine lokale Infektion oder einen Fremdkörper. Ist sie an diesem Auge umschrieben zu erkennen, ist ein mechanisches Ereignis die wahrscheinlichste Ursache. Allerdings beginnen akute Bindehautentzündungen in der Mehrzahl der Fälle einseitig, bevor das zweite Auge nach Stunden oder Tagen miteinbezogen wird.
- Primär beidseitige, gleichmäßige Rötungen lassen bei begleitendem Fieber einen viralen Infekt erwarten. Hier sind dann in der Regel auch die regionären Lymphknoten präaurikulär und submandibulär vergrößert tastbar. Besteht gleichzeitig bei einem **Kind** eine auffallende Lichtscheu, sollte zunächst eine **Masern- oder Rötelnerkrankung** ausgeschlossen werden.

Der Augenarzt wird mittels Spaltlampe und Abstrich aus der tarsalen Bindehaut versuchen, die Ursache weiter einzugrenzen. Bei einer allergischen Ursache würden mikroskopisch Eosinophile und Lymphozyten im Vordergrund stehen, bei einer viralen Ursache Lymphozyten und Monozyten. Beim Verdacht auf eine Chlamydieninfektion muss Bindehautepithel abgeschabt und weiter aufgearbeitet werden. Hier wären im mikroskopischen Bild die typischen Einschlusskörperchen zu erwarten. Alternativ lassen sich die obligat intrazellulär wachsenden Bakterien auch auf Zellkulturen vermehren.

Differenzialdiagnose Hyposphagma

Mit dem Begriff Hyposphagma wird eine umschriebene **Einblutung** in oder unter die Konjunktiva (zwischen Bindehaut und Sklera) bezeichnet. Abgesehen von traumatischen Ereignissen kommen z. B. **Gerinnungsstörungen, arterielle Hypertonie** oder ein **venöser Rückstau** in Frage, wie er v.a. bei einem forcierten **Valsalva-Manöver** entsteht. Beispiele sind heftiger Husten, Niesen, Heben schwerer Lasten, Obstipation oder Geburtswehen. Besonders regelhaft entsteht ein Hyposphagma bei kindlicher **Pertussis**. Begleitend zu weiteren Symptomen kann bei der Sinus-cavernosus-Thrombose ein Hyposphagma entstehen. Auch im Rahmen **erhöhter Gefäßbrüchigkeit**, bevorzugt bei alten Menschen, findet man umschriebene Einblutungen. Häufig wird allerdings keine klare Ursache erkannt.

Wichtig ist, dass lokale konjunktivale Einblutungen **keine Symptome** verursachen. Abgesehen von einer eventuell zugrunde liegenden massiven Konjunktivitis mit begleitenden Einblutungen entste-

8

hen keinerlei Entzündungsreize, keine Schmerzen und selbstverständlich auch keine Sehstörungen, denn das korneale Sichtfeld ist ja nicht betroffen.

Eine **Therapie** ist weder möglich noch erforderlich, weil sich die Blutung meist innerhalb von etwa 10 Tagen selbst resorbiert. Fassbare Ursachen wie Gerinnungsstörungen oder Blutdruckerhöhungen sollten vorsichtshalber ausgeschlossen werden.

Therapie

Soweit erkennbar sollten die **Ursachen abgestellt** werden. Bei bakteriellen Infekten gibt man (verschreibungspflichtige) **antibiotische Augentropfen**. Handelt es sich um einen äußeren Reizzustand, kann man zunächst versuchsweise **gefäßverengende Augentropfen** (z. B. Berberil®, Visine Yxin®, Ophtalmin® u.a.) applizieren. Für einen sehr milden Reizzustand unklarer Ursache kann man Bepanthen® Augensalbe verwenden. Klingt der Reizzustand nicht innerhalb weniger Tage ab, sollte der Augenarzt aufgesucht werden.

Allergische Reaktionen werden augenärztlich häufig mit Glukokortikoidtropfen oder -salben therapiert. Prophylaktisch lassen sich die Symptome mit Cromoglicin-Augentropfen oder durch eine Desensibilisierung abschwächen oder aufheben. Die Therapie wird im ➤ Fach Atmungssystem in ➤ Kap. 4.14 ausführlicher beschrieben.

Zusammenfassung

Konjunktivitis

Entzündung der Augenbindehaut

Ursachen

- infektiös:
  - Bakterien: Chlamydien, Streptokokken, Staphylokokken, Gonokokken
  - Viren: Adeno-, Coxsackie-, Herpes-, Masern-, Rötelnviren
- nicht infektiös:
  - allergisch, z. B. durch Pollen
  - Mangel an Tränenflüssigkeit, Übermüdung
  - mechanisch, physikalisch
  - autoimmun (Morbus Reiter, Sjögren-Syndrom)

Symptome

- Rötung und Schwellung der Bindehaut
- Brennen, Juckreiz
- Fremdkörpergefühl
- Lichtscheu und Schmerzen (bei Hornhautbeteiligung)
- Differenzialdiagnose Hyposphagma

Diagnostik

- Anamnese
- Spaltlampe
- Abstrichdiagnostik

Therapie

- je nach Ursache gefäßverengende oder antibiotische Augentropfen
- Glukokortikoide lokal
- prophylaktisch bei Rhinoconjunctivitis allergica Cromoglicin-Augentropfen

8.2 Keratitis

Cornu oder Keras bedeuten Horn, Hornhaut. Während sich die Bezeichnung Kornea also des lateinischen Stammes Cornu bedient, leitet sich die Entzündung der Hornhaut (Keratitis) aus dem griechischen Wort Keras ab.

Die **Kornea** ist der etwa 11,5 mm breite, 0,6 mm dicke, durchsichtige Teil der Augenhülle. Durch ihre verstärkte Wölbung ist sie ähnlich einem Uhrglas in die weniger gekrümmte Lederhaut eingelassen und bildet am Übergang einen flachen Saum **(Limbus corneae)**. Der Limbus ist gut durchblutet und dient der Ernährung der Hornhaut. Zusätzlich befinden sich in diesem schmalen Bereich die teilungsfähigen Stammzellen, aus denen das mehrschichtige Plattenepithel der Kornea, zusätzlich zu dessen Basalzellschicht, regenerieren kann. Dabei geht die Regeneration nach einem Epitheldefekt auffallend schnell vonstatten: Durch Zellteilungen und Verschieben einzelner Zellen können Defekte innerhalb weniger Stunden verschlossen werden. Schwieriger gestalten sich Heilungsvorgänge am inneren, einschichtigen Endothel.

Im Gegensatz zum bedeckenden Epithel mit seinem gut durchbluteten Randbereich heilen tiefer reichende Defekte nur langsam bzw. unzureichend, weil das vergleichsweise dicke, kollagenfaserreiche, zellarme Hornhautstroma (Substantia propria) nicht durchblutet ist und eher sparsam aus Limbus und Kammerwasser mit Nährstoffen versorgt wird. Hierdurch bedingt erhält auch das Immunsystem keinen Kontakt zu dem Gewebe, wodurch **Hornhauttransplantationen** selbst bei ungünstigen HLA-Konstellationen üblicherweise **ohne Abstoßungsreaktionen** einheilen (➤ Abb. 8.2).

Ernährt wird das Hornhautgewebe durch Diffusion aus dem Gefäßplexus des Limbus, aus dem Kammerwasser sowie dem Tränenfilm. Der Tränenfilm bildet zusätzlich eine immunologische Barriere (Lysozym, IgA) und glättet, gemeinsam mit dem Sekret der Meibom-Drüsen und Becherzellen die ansonsten raue Hornhautoberfläche.

Die sensible Versorgung der Hornhaut aus dem N. trigeminus (N. ophthalmicus) sorgt für den schnellen Lidschluss bei feinsten Berührungen und für die **große Schmerzhaftigkeit** bei Verletzungen oder Verätzungen mit resultierendem Lidkrampf **(Blepharospasmus)**. Gleichzeitig beginnt das Auge zu tränen. Auch der Umkehrschluss ist zulässig:

MERKE

Ein **Blepharospasmus** mit **Tränenfluss** und heftigen **Schmerzen** deutet auf eine Verletzung oder ausgeprägte Entzündung der Kornea als wahrscheinlichster Ursache.

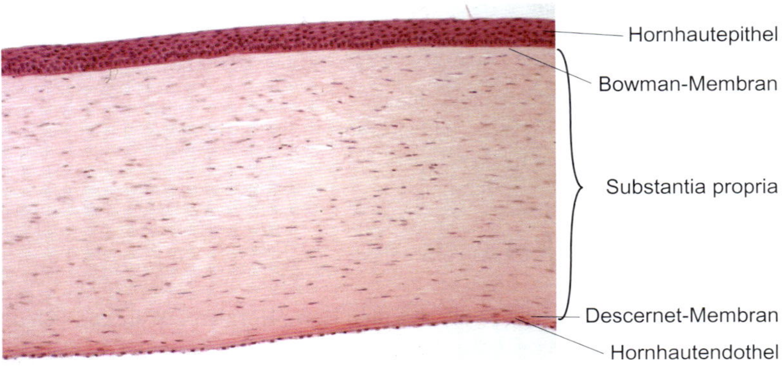

Abb. 8.2 Aufbau der Kornea [L141]

Ursachen

Die Ursachen der Keratitis gleichen denjenigen der Konjunktivitis (➤ Kap. 8.1), doch sind dafür im Allgemeinen **prädisponierende Faktoren** erforderlich. Hierzu gehören Epitheldefekte, vorbestehende Infektionen weiterer Augenabschnitte (z. B. an Lidrand oder Tränendrüse), das Tragen von Kontaktlinsen und immunsuppressive Therapien. Epitheldefekte entstehen auch beim trockenen Auge, woraus dessen Bezeichnung als Keratitis oder Keratoconjunctivitis **sicca** ihre Berechtigung erfährt. Abgesehen von Traumen stehen v.a. **bakterielle** (Anteil > 90 %) und virale **Infektionen** im Vordergrund. Eher als Ausnahme findet man Protozoen (Amöben, v.a. bei Kontaktlinsenträgern) oder Pilze (Candida, Aspergillus).
Während Bakterien, abgesehen von Gonokokken (→ Gonoblennorrhö), das intakte Epithel nicht überwinden können, gelingt dies Viren ohne Probleme. Besonders gefürchtet sind Infektionen durch Herpesviren, z. B. im Rahmen eines **Zoster ophthalmicus** (V_1).
Wichtigste infektiöse Ursachen:

- **Bakterien:**
  - Staphylokokken (Staphylococcus aureus und epidermidis)
  - Streptokokken
  - Pseudomonas
- **Viren:**
  - Herpes simplex
  - Varizella-Zoster-Virus
  - Adenoviren

Mechanische Ursachen:

- Verblitzen (UV-Strahlung beim Schweißen, Sonne in Schneegebieten)
- Fremdkörper (Splitter)
- Austrocknung bei fehlendem oder unzureichendem Lidschluss (Fazialisparese, ausgeprägter Exophthalmus)
- Austrocknung bei Keratitis (Keratoconjunctivitis) sicca („trockenes Auge")

Krankheitsentstehung

Das Eindringen von Keimen (meist Bakterien) durch Hornhautdefekte in die **Substantia propria** führt zur entzündlichen Gefäßerweiterung an Limbus und Konjunktiven (→ **rotes Auge**; ➤ Abb. 8.3) und zur Infiltration durch Leukozyten und humorale Immunfaktoren (→ **Hornhauttrübung**). Wenn die Bakterien die Hornhaut vollständig durchdringen, kommt es in der vorderen Augenkammer zur entzündlichen Reizung und **Eiterbildung**, wobei sich der Eiter entsprechend der Schwerkraft am Boden der Kammer sammelt und einen Spiegel bildet (**Hypopyon**; ➤ Abb. 8.4). In der Folge kann die Hornhaut perforieren, sodass Kammerwasser nach außen fließt und die Iris in die entstandene Lücke der Vorderkammer

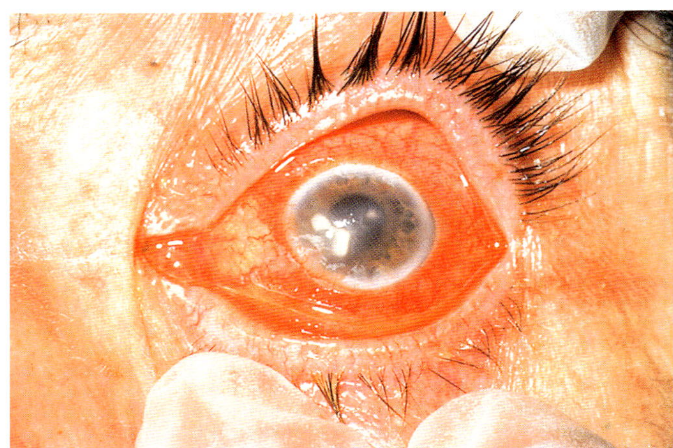

Abb. 8.3 Keratoconjunctivitis epidemica (verursacht durch Adenoviren) [E273]

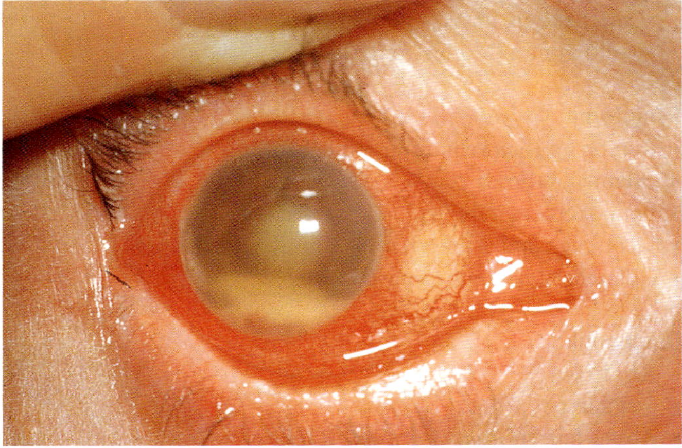

Abb. 8.4 Ulcus corneae mit Hypopyon der vorderen Augenkammer [E273]

8

prolabiert. Eine solche Perforation mit Sehverlust des Auges kann sich innerhalb weniger Tage entwickeln, im Einzelfall bereits nach Stunden.

Symptomatik

Jeder Defekt und jede Entzündung der Kornea verursacht (krampfartige) **Schmerzen** und einen verstärkten **Tränenfluss**, **Lichtscheu** (Photophobie) und **Sehverschlechterung**. Bei ausgeprägten Defekten kommt es zum **Blepharospasmus**. Bei bakteriellen Infekten wird das Augensekret eitrig, bei viralen Infekten bleibt es wässrig.

In Bezug auf eine ausgeprägte **Lichtscheu** im Rahmen einer Konjunktivitis ist ebenfalls der Umkehrschluss zulässig: Sie ist nur möglich, wenn der Entzündungsprozess auf den lichtdurchlässigen Teil des Bulbus übergegriffen und zur **Streuung** des auftreffenden Lichts geführt hat, beweist also eine zumindest milde Keratitis.

Diagnostik

Mit der **Spaltlampe** erkennt der Augenarzt nicht nur gröbere Defekte, sondern sogar **feinste Trübungen** oder **ödematöse Schwellungen**. Durch Benetzen mit **Farbstofflösungen** lassen sich minimale Epitheldefekte lokalisieren. Der **Kornealreflex** dient neben der Überprüfung der Achse N. trigeminus/N. facialis auch der Erkennung viraler Entzündungen: Ist das entzündliche Sekret des Auges wässrig, kann an der **verminderten Sensibilität** der Kornea die **virale** Infektion erkannt bzw. vermutet werden.

Bei eitrigem Sekret wird möglichst aus dem Ulkus ein **Abstrich** entnommen und der Erreger über Gramfärbung und Kultur nachgewiesen. Bei Kontaktlinsenträgern sollten sowohl die Linsen als auch der Linsenbehälter untersucht werden, um deren Besiedelung nachzuweisen oder auszuschließen.

Therapie

ACHTUNG

Ein Defekt der Kornea (Erosion, Ulkus) ist grundsätzlich als **Notfall** anzusehen. Dies gilt erst recht, wenn die Infektion bereits die Vorderkammer erreicht hat (Hypopyon).

Bis zum Nachweis des verursachenden Erregers wird lokal mit **Breitspektrumantibiotika** (z. B. Chinolone) therapiert. Ist die Vorderkammer erreicht, wird das Auge zusätzlich durch eine Mydriasis **ruhiggestellt**. Dies kann mittels **parasympathikolytisch** wirkenden (Atropin-artigen) **Augentropfen** erfolgen. Beim perforierten Ulkus bleibt meist nur die **Operation** (Keratoplastik). Dabei muss nicht in jedem Fall die gesamte Hornhaut durch eine Spenderhornhaut ersetzt werden; häufig genügen auch umschriebene Transplantationen.

Virale Entzündungen der Hornhaut therapiert man lokal, bei tiefer reichenden Entzündungen auch oral mit **Virustatika** (z. B. Aciclovir).

Zusammenfassung

Keratitis

Entzündung der Hornhaut, meist als Keratokonjunktivitis

Ursachen
- bakterielle, seltener virale Infektionen, mehrheitlich auf dem Boden von Hornhautdefekten

Symptome
- ausgeprägte Schmerzen
- Tränenfluss
- Photophobie
- eitriges Sekret (Bakterien)

Diagnostik
- Untersuchung mit der Spaltlampe
- Anfärbung der Hornhautdefekte mit Farbstoffen
- Abstrich bei bakterieller Ursache

Therapie
- antibiotisch oder virustatisch wirkende Augentropfen
- parasympatholytisch wirkende Augentropfen → Ruhigstellung durch Mydriasis
- bei Ulkusperforation Keratoplastik durch Spenderhornhaut

8.3 Keratoconjunctivitis sicca

Dieses besonders in der **zweiten Lebenshälfte** ungemein häufige Syndrom sollte besser als **Sicca-Syndrom** (sicca = trocken) bzw. als **„trockenes Auge"** bezeichnet werden, weil es sich dabei zumindest ursächlich um **keine Entzündung** handelt. **Frauen** sind aufgrund ihres Hormonmangels nach der Menopause, teilweise auch wegen der mehrheitlich geringeren Flüssigkeitsaufnahme wesentlich häufiger betroffen als Männer, analog zu weiteren Symptomen wie trockenen, atrophierenden Schleimhäuten oder einer Osteoporose, die ebenfalls auf den Östrogenmangel zurückzuführen sind.

Krankheitsentstehung

Grundsätzlich handelt es sich entweder um einen **Mangel an Tränenflüssigkeit** oder um eine **veränderte Zusammensetzung des Flüssigkeitsfilms**, der Hornhaut und Bindehaut benetzen und für die Lider gleitfähig halten soll. Der **Östrogenmangel** führt im Verlauf der Jahre zu einer Atrophie der Tränendrüsen mit verminderter Produktion, gleichzeitig aber auch zur verminderten Produktion der Talgdrüsen. Im hohen Alter kommt es bei beiden Geschlechtern zu einem Nachlassen der Drüsenfunktionen. Zusätzlich spielen **Umweltbelastungen** eine Rolle bei der Entstehung.

Begünstigt wird der Mangel durch
- eine zu geringe Flüssigkeitsaufnahme mit Hypovolämie
- Vitaminmangelzustände (z. B. bei Vitamin A bzw. Carotinoiden)

8

- manche Medikamente (Betablocker, Diuretika, angeblich auch die Pille)
- Nikotinabusus (Gefäßverengungen, Reizung durch den Rauch)
- klimatisierte Räume (schnellere Verdunstung des Flüssigkeitsfilms)
- Arbeit am Bildschirm. Besonders bei für das Auge belastenden Tätigkeiten wie Bildschirmarbeit oder stundenlangem Autofahren **reduziert** sich häufig der übliche **Lidschlag** mit seiner Frequenz von etwa 15/min auf wenige Schläge, sodass selbst bei ausreichender Tränenproduktion der Film abreißen kann. Dies gilt auch für einen ausgeprägten Exophthalmus, weil der Weg für die Lider dabei „zu weit" werden kann. Zusätzlich besteht dabei allerdings, sofern es sich um einen Morbus Basedow handelt, auch ein seltener Lidschlag. Dies wird als **Stellwag-Zeichen** bezeichnet. Dabei können im Einzelfall sogar Hornhautdefekte entstehen.

Teilweise kommt es begleitend bei der rheumatoiden Arthritis, bei Multipler Sklerose, Kollagenosen wie Sklerodermie oder Lupus erythematodes, Sarkoidose oder der HIV-Erkrankung zum trockenen Auge. Ganz besonders trifft dies auf eine **periphere Fazialisparese** oder das **Sjögren-Syndrom** zu, einer Autoimmunerkrankung unklarer Ursache, von der **sämtliche exokrinen Drüsen** betroffen sind.

Symptomatik

Das Aufreißen des Flüssigkeitsfilms führt zu **Brennen**, „müden Augen" und **Fremdkörpergefühl** (Sandkorngefühl). Teilweise bestehen **Schmerzen**, der Lidschlag kann wegen der zunehmenden Reibung erschwert sein. Sekundär entstehen manchmal eine **entzündliche Rötung** oder sogar ein **reflektorischer Tränenfluss**. Defekte der Hornhaut können die **Lichtempfindlichkeit** erhöhen. Ausgelöst oder verstärkt werden die Beschwerden durch zusätzliche äußere Faktoren wie Kälte, Hitze, Wind oder durch längeres Lesen.

8

Diagnostik

Mit der **Spaltlampe** erkennt man die erweiterten Gefäße der Bindehaut sowie oberflächliche Epitheldefekte der Hornhaut. Im **Schirmer-Test** misst man die Menge an Tränenflüssigkeit, die innerhalb von 5 Minuten auf Papierstreifen übergeht, die ins untere Augenlid eingehängt werden (➤ Abb. 8.5). Sie ist beim Sicca-Syndrom deutlich vermindert. Entsprechendes gilt für die Verkürzung der sog. **Tränenfilmaufrisszeit**, bei der vom Augenarzt nach Anfärbung des Tränenfilms die Zeitspanne gemessen wird, nach der unter der Spaltlampe und bei Vermeidung des Lidschlags die ersten trockenen Stellen erscheinen.

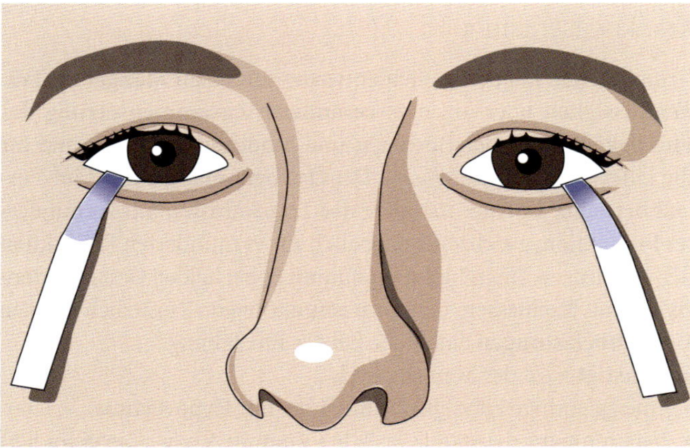

Abb. 8.5 Schirmer-Test [L106]

Therapie

Werden **Ursachen** des trockenen Auges erkennbar, werden diese therapiert, soweit dies im Einzelfall möglich ist. Wichtig sind eine ausreichende **Flüssigkeitszufuhr** und die **Anfeuchtung** der **Raumluft**. Zugluft – z. B. im Auto – ist zu vermeiden. Die Patienten sollten dazu angehalten werden, ihren **Lidschlag** zu **forcieren**. **Gähnen** kann die Tränenproduktion anregen.

Als **Tränenersatz** stehen zahlreiche **Augentropfen** bzw. **Augengele** zur Verfügung, die Hyaluronsäure oder weitere großmolekulare, Flüssigkeit bindende Inhaltsstoffe aufweisen und einen **Ersatzfilm** auf das Auge legen. Alternativ können auch pflanzliche oder homöopathische **Euphrasia**-Augentropfen (z. B. in der D2 von Wala, als D3 von Weleda) versucht werden. Ein anderes Präparat enthält die Urtinktur in Kombination mit Hyaluronsäure, was sicherlich auch einen Versuch wert ist. Die orale Zufuhr von Omega-3-Fettsäuren ist in ausreichender Dosierung möglicherweise hilfreich.

Notfalls kann der Augenarzt die Tränenpünktchen am inneren Lidrand verschließen, um die (wenige) Tränenflüssigkeit länger am Auge zu halten.

Zusammenfassung

Trockenes Auge (Sicca-Syndrom, Keratoconjunctivitis sicca)

Mangel an Tränenflüssigkeit und/oder an den Lipiden der Talgdrüsen

Ursachen

- primär bei Sjögren-Syndrom, peripherer Fazialis-Parese oder ausgeprägtem Exophthalmus
- begleitend bei chronischer Polyarthritis, Multipler Sklerose, Kollagenosen, Sarkoidose
- Hormonmangel nach der Menopause, hohes Alter (beide Geschlechter)
- Hypovolämie
- Rauchen
- Bildschirmarbeit
- Umweltfaktoren (trockene Raumluft, Hitze, Kälte, Wind, Ozon u.a.)

Symptome

- Brennen
- Sandkorngefühl
- müde Augen
- Blendempfindlichkeit
- rotes Auge
- evtl. Schmerzen und reaktives Tränen

Diagnostik

- Untersuchung mit der Spaltlampe
- Suche nach systemischen Ursachen
- Schirmer-Test
- Messung der Tränenfilmaufrisszeit

Therapie

- ausreichende Flüssigkeitsaufnahme, feuchte Raumluft, Meidung reizender Umweltfaktoren, Vermeiden eines zu seltenen Lidschlags
- Behandlung fassbarer Ursachen
- Tränenersatzpräparate oder Euphrasia (Augentrost) lokal, Omega-3-Fettsäuren oral

8.4 Uveitis

Die Uvea ist die **mittlere Augenhaut**, bestehend aus Choroidea, Corpus ciliare und Iris (➤ Kap. 5.2.2). Die 3 Anteile können sich gemeinsam entzünden (eigentliche Uveitis bzw. Panuveitis). Ungleich häufiger betrifft die Entzündung allerdings nur die vorderen Abschnitte Iris (→ **Iritis**) und Corpus ciliare (→ **Zyklitis**), zumeist gemeinsam als **Iridozyklitis**. Der Begriff Zyklitis lässt sich ableiten von Cyklon = Kreis bzw. von Zyklide = kreisförmige Fläche, weil der Ziliarkörper kreisförmig als Fortsetzung der Choroidea angeordnet ist. Das gilt zwar auch für die Iris, doch existiert hier mit „Iritis" bereits eine naheliegende Benennung.

Die Iris dient mit ihren beiden vegetativ innervierten Muskeln M. dilatator und M. sphincter pupillae als Blende für den Lichteinfall. Das Corpus ciliare vereinigt die Funktionen der Akkommodation (M. ciliaris) und der Bildung des Kammerwassers (Ziliarzotten). An ihrem inneren Rand liegt die Iris der Linse auf und bildet damit die äußere Begrenzung der Pupille (➤ Abb. 8.6).

Der **Melaningehalt** der Iris, wichtig für ihre Lichtundurchlässigkeit, bestimmt die **Augenfarbe**. Neugeborene haben grundsätzlich eine noch sehr helle, grau-blaue Augenfarbe, weil die Pigmentierung erst im Verlauf des 1. Lebensjahres vollständig ausgebildet wird. Ist der Melaningehalt dann besonders hoch, werden die Augen braun. Beim (angeborenen) **Albinismus**, der den gesamten Organismus, aber auch lediglich die Augen betreffen kann, fehlt das Melanin oder ist (überwiegend) nur vermindert. Die Iris ist hellblau oder rötlich gefärbt, sofern das auftreffende Licht bis zur Retina reicht. Da auch die Fovea centralis während ihrer embryonalen Entwicklung betroffen sein kann, besteht in diesen Fällen neben der **Blendempfindlichkeit** eine **Visusminderung**.

Die **Irisstruktur** mit ihren Bälkchen (Trabekeln) und dazwischen befindlichen Lücken (Krypten) ist üblicherweise gut und scharf abgrenzbar. Scheint das Relief **verschwommen**, kann dies als **Hinweis** auf eine **Iritis** verstanden werden.

Ursachen

Die akute Iritis bzw. Iridozyklitis entsteht **infektiös** nach penetrierenden Verletzungen oder einem penetrierenden Ulkus der Kornea,

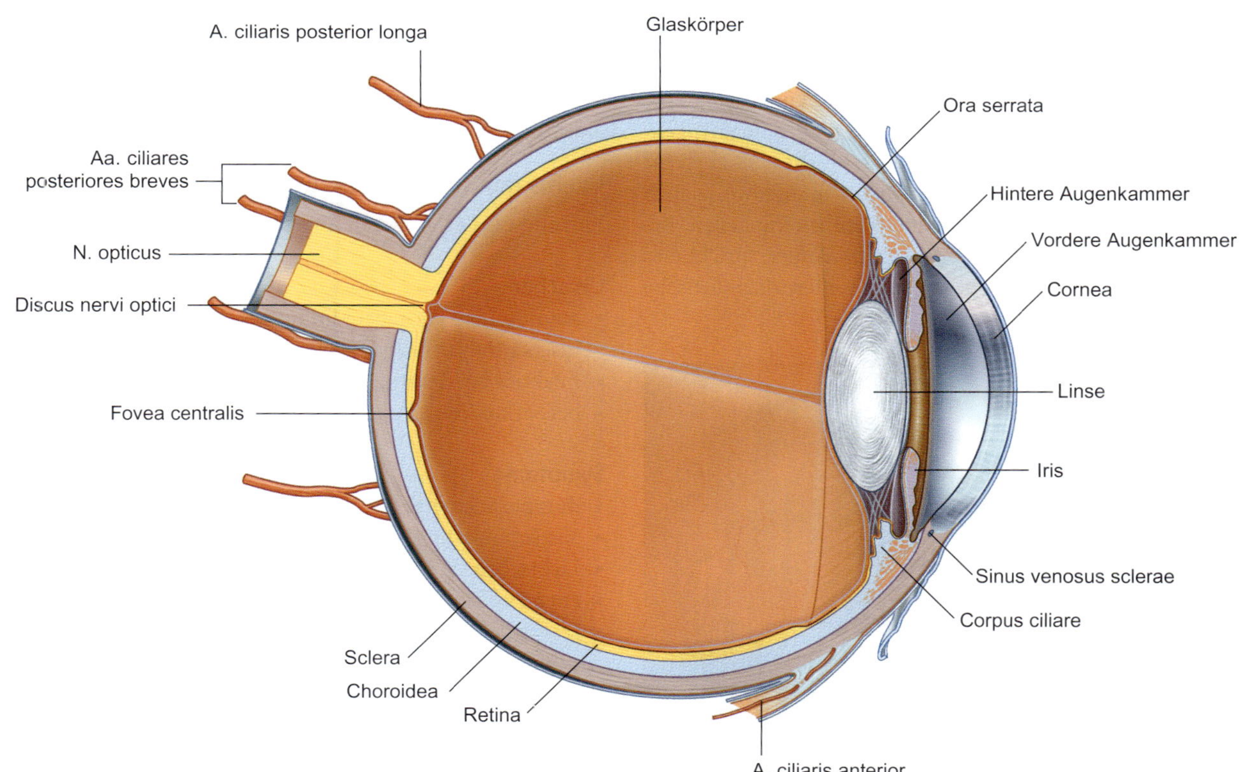

Abb. 8.6 Horizontalschnitt durch das rechte Auge [E402]

8

aber auch über den Blutweg im Rahmen einer **Bakteriämie** (u.a. Lues, Tuberkulose, Borreliose) oder **Virämie**.

Besonders häufig kommt es bei Personen mit dem HLA-Gen B27 im Rahmen einer **Bechterew-Erkrankung** bzw. eines **Morbus Reiter** entweder zur Konjunktivitis oder zur Iridozyklitis. Ebenfalls vergleichsweise häufig entsteht die Entzündung begleitend zu einer **rheumatischen Erkrankung** wie der (v.a. juvenilen) rheumatoiden Arthritis. Als Systemerkrankung mit Granulomen auch in den Augenhüllen ist die **Sarkoidose** zu nennen.

Symptomatik

Neben einer **Lichtscheu** und **Sehverschlechterung** kommt es zu **dumpfen Schmerzen**, übertragen durch die vegetativen, vor allem aber durch die **Trigeminusfasern** von Iris und Ziliarkörper, evtl. mit Ausstrahlung in die Stirn (V_1 = N. ophthalmicus). Reaktiv ist die **Tränenproduktion verstärkt**. Begleitend besteht häufig eine **Konjunktivitis**. Dieser Zusammenhang darf gleichzeitig als Mahnung verstanden werden:

ACHTUNG

Patienten mit Konjunktivitis müssen rechtzeitig zum Augenarzt überwiesen werden, um die Beteiligung weiterer Augenabschnitte nicht zu übersehen. Dies gilt für **jeden Fall** einer **Sehverschlechterung** sowie dumpfen (tiefliegenden) oder auch krampfartigen **Schmerzen** im Bereich des Auges – u.a. eben wegen einer möglichen Keratitis oder Iridozyklitis.

Diagnostik

Die **Irisstruktur** erscheint **verwaschen**. Bei der Untersuchung mit der **Spaltlampe** sind normalerweise keine Gefäße erkennbar. Ihre **Erweiterung** bei der Iritis oder weiteren Erkrankungen der Iris, eventuell verbunden mit einem „roten Auge", dienen dem Augenarzt als diagnostisches Kriterium (➤ Abb. 8.7). Dies gilt auch für die begleitende **Trübung** von **Kammerwasser** und teilweise auch **vorderem Glaskörper**, evtl. ergänzt durch enthaltene Zellen. Befinden sich Zellen auch in der hinteren Augenkammer, spricht dies für eine Beteiligung des Ziliarkörpers. Durch weitere diagnostische Hilfsmittel kann der Augenarzt zusätzliche, in der Spaltlampe nicht erfassbare Strukturen wie die Iriswurzel erkennen und beurteilen.

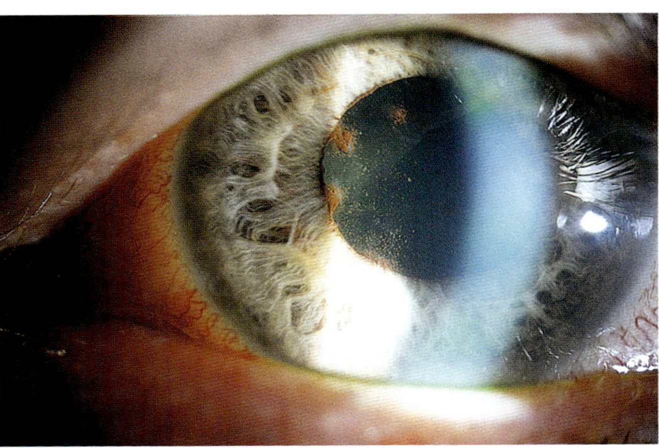

Abb. 8.7 Iridozyklitis unter der Spaltlampe [E426]

Bei einer infektiösen Iridozyklitis versucht man den **Erregernachweis** aus einem Konjunktivalabstrich oder aus der Blutkultur.

Therapie

Die wesentliche **Komplikation** der Iritis besteht neben dem möglichen Übergang in eine chronische Form in der Bildung von **Verwachsungen** mit Linse oder Rückfläche der Hornhaut, in deren Folge ein Druckanstieg mit resultierendem Glaukom droht. Man gibt deshalb einerseits **Glukokortikoide** und stellt andererseits das Auge durch eine **therapeutische Mydriasis** ruhig. Geeignet hierfür sind parasympatholytisch (Atropin, Scopolamin Augentropfen) oder sympathomimetisch wirkende Augentropfen. Bei bakterieller Ursache kommen zusätzlich Antibiotika zum Einsatz.

EXKURS

Ruhigstellung des Auges

Ruhigstellung eines Auges durch **Mydriasis** bedeutet nicht nur, dass die Iris infolge verminderter Auflagefläche und geringerem Druck weniger leicht mit der Linse verkleben kann, sie bewirkt gleichzeitig eine erhebliche **Schmerzlinderung**, weil der parasympathisch innervierte, besonders **schmerzempfindliche M. ciliaris** dadurch ruhiggestellt wird. Zusätzlich dürfte die Blockade der Funktionen von Iris und Ziliarkörper, im eigentlichen Sinn also die Ruhigstellung dieser Strukturen, die Abheilung entzündlicher Vorgänge ebenso beschleunigen, wie sie dies an jeder weiteren Lokalisation des restlichen Körpers auch bewirkt.

Zusammenfassung

Uveitis (meist als Iridozyklitis)

Entzündung der mittleren Augenhaut

Ursachen
- autoimmune Form bei Morbus Bechterew, Morbus Reiter, chronischer Polyarthritis
- infektiös bei Keratitis, traumatisch oder auf dem Blutweg
- bei Sarkoidose

Symptome
- dumpfe Schmerzen
- Visusminderung
- Lichtscheu
- enge Pupillen
- reaktiv Konjunktivitis und Augentränen

Diagnostik

Bei Untersuchung mit der Spaltlampe:
- Gefäßerweiterung der Iris
- verwaschene Zeichnung der Iris
- Trübung des Kammerwassers, einzelne Zellen

Therapie

- Glukokortikoide lokal
- therapeutische Mydriasis (Parasympatholytika, Sympathomimetika)
- Antibiotika nach Bedarf

8.5 Katarakt

Die (!) Katarakt, auch **grauer Star** genannt, bezeichnet eine **Trübung der Linse**, die von ihrer Ausprägung her das Sehen mehr oder weniger deutlich einschränkt bzw. im Endstadium zur **Erblindung** führt. Sie stellt weltweit eine der häufigsten Ursachen der Blindheit dar. In den westlichen Ländern gilt dies allerdings nur noch sehr eingeschränkt, weil sie operativ problemlos zu beheben ist. In der westlichen Welt beherrschen deshalb AMD, Glaukom und Diabetes mellitus das Bild.

Katarakt leitet sich von *katarheo = herabfließen* oder auch *katarraktäs = herabstürzend* ab, weil man ursprünglich davon ausging, dass sich eine Flüssigkeit vor die Linse ergossen hat. Der deutsche Begriff „Star" fußt wahrscheinlich auf dem „starren" Blick der (blinden) Patienten.

Krankheitsentstehung

Es gibt eine große Anzahl möglicher **Ursachen:**

- In einem sehr kleinen Teil der Fälle wird die Erkrankung **vererbt** – teilweise rezessiv und teilweise dominant. Allerdings scheint auch die mit einem Anteil von > 90 % mit weitem Abstand **häufigste Form**, die **Alterskatarakt (Cataracta senilis)**, durch Erbfaktoren beeinflusst, weil sie in etlichen Familien gehäuft bzw. frühzeitig auftritt. Insgesamt sind von den über 70-Jährigen etwa 10 % von einem bereits **klinisch relevanten** grauen Star betroffen, bei nahezu **allen alten Menschen** wird er irgendwann zumindest in der Spaltlampe nachweisbar.
- Eine weitere, in den westlichen Ländern inzwischen kaum noch gesehene Ursache stellen **infektiöse Embryopathien** dar – u.a. bei Röteln, Mumps und Toxoplasmose.
- Eine Stoffwechselkrankheit, die immer noch **häufig** zur Katarakt führt, ist der **Diabetes mellitus**. Seltenere Stoffwechselkrankheiten, die ursächlich in Frage kommen, sind z. B. Amyloidose (Ablagerung von Proteinen), Galaktosämie (Ablagerung von Galaktose) oder Morbus Wilson (Ablagerung von Kupfer).
- Die mit weitem Abstand häufigste **medikamentöse Ursache** ist die lokale oder systemische Therapie mit **Glukokortikoiden**, sofern sie (zu) lange und hoch dosiert stattgefunden hat. Auch der *grüne* Star (Glaukom) tritt darunter relativ häufig auf.
- Äußere Einwirkungen, die in eine Katarakt münden können, stellen **Verletzungen** und **Strahlenbelastungen** (einschließlich UV-Belastungen) dar.
- Begünstigend wirken **Rauchen**, **Mangelernährung** (Dritte Welt) und **Hitzebelastungen** (bei Glasbläsern oder Hochofenarbeitern als **Berufskrankheit** anerkannt)
- Schließlich kommt es auch **begleitend** zu **chronifizierten Entzündungen** des Auges wie einer Iridozyklitis oder einer **Retinopathia** („Retinitis") **pigmentosa** zur Linsentrübung. Im Einzelfall kann dabei allerdings kaum zwischen den Folgen von (entzündlicher) Erkrankung und Therapie (Glukokortikoide) unterschieden werden.

PATHOLOGIE

Retinopathia pigmentosa

Bei der Retinopathia pigmentosa handelt es sich um eine **degenerative** Veränderung der **Netzhaut**, bei der allmählich im Verlauf von Jahrzehnten die **Sinneszellen** zugrunde gehen – in aller Regel **ohne entzündliche Veränderungen**. Die Erkrankung ist eher **selten**. In Deutschland rechnet man mit insgesamt 20.000–30.000 Patienten.

Meist beginnen die Veränderungen im **mittleren Lebensabschnitt** (es gibt auch einen sporadisch vorkommenden **juvenilen Typ**) in der **Peripherie der Netzhaut**, um sehr langsam in Richtung der Macula lutea voranzuschreiten. Da primär zunächst die **Stäbchen** betroffen sind, bestehen die ersten Symptome zumeist in **Nachtblindheit** und **Sehverschlechterung** in Bezug auf das **periphere Sichtfeld**. Jahre oder (mehrheitlich) Jahrzehnte später sind nur noch zentrale Anteile der Netzhaut erhalten, wodurch sich das Sichtfeld auf einen kleinen zentralen Ausschnitt der Umwelt reduziert. Es entsteht der sog. **Tunnelblick**. Nach langer Krankheitsdauer kann es zur **vollständigen Blindheit** kommen.

Begleitend findet man **in jedem zweiten Fall** eine **Katarakt**. Die vermehrt in die Retina eingelagerten **Pigmente** führten zur Namensgebung der Erkrankung. Die Pigmentaggregate, sog. Knochenkörperchen, entstehen aus **fehlgefalteten Proteinen** der Photorezeptoren (zunächst) der Stäbchen.

Die tiefere **Ursache** blieb bisher in der Regel unklar. Neuerdings findet man allerdings beinahe regelhaft zugrunde liegende **chromosomale Mutationen**, wobei mehrere Dutzend unterschiedlicher Gene identifiziert worden sind, die dominant oder rezessiv vererbt werden. Der Zusammenhang mit den Proteinen von Stäbchen und (terminal) Zapfen wird noch nicht verstanden. Manchmal scheinen **toxische Faktoren**, z. B. das Malariamedikament Chloroquin, zum Krankheitsbild beizutragen oder sogar ursächlich zu sein. Bei mehr als 20 % der Betroffenen liegen weitere Symptome wie u.a. Hörstörungen oder muskuläre Erkrankungen vor, die auf denselben chromosomalen Veränderungen beruhen.

Diagnostisch werden zunächst in der Perimetrie die peripheren Gesichtsfeldausfälle erkennbar. Am Augenhintergrund sieht man u.a. Ausfällungen der „Knochenkörperchen". In der **Elektroretinografie** werden Sehschärfe, Gesichtsfeld, Farbsinn und Adaptation an unterschiedliche Lichtverhältnisse geprüft.

Eine spezifische **Therapie** existiert bis heute **nicht**. Mit der Gabe von Vitamin A, Lutein und Zeaxanthin, besonders auch **hyperbaren Sauerstofftherapien** (in spezifischen Druckkammern) lässt sich der Verlauf möglicherweise verlangsamen. Neuerdings wurden mit Antikörpern gegen den Wachstumsfaktor **VEGF** (s. später unter „AMD", ➤ Kap. 8.9) erste Erfolge erzielt. Retina-Implantate scheinen in Endstadien gewisse Effekte zu erzielen. Problematisch kann zwischen Betroffenen und ihrer Umgebung die Tatsache werden, dass sie mit ihrem Tunnelblick einerseits auf den sog. Blindenlangstock angewiesen sind, um sich einigermaßen gefahrlos bewegen zu können, und andererseits gemütlich bei einer Tasse Kaffee sitzen und Zeitung lesen!

Die Linse bildet denjenigen Teil der brechenden Medien, der in seiner Brechkraft den Erfordernissen angepasst werden kann – durch ihre eigene Elastizität sowie den parasympathisch innervierten M. ciliaris über die verbindenden Zonulafasern. Elastische Fasern und ein hoher Wassergehalt ermöglichen die gummiartige Elastizi-

8

tät, lösliche Proteine („Kristalline") tragen zur Auslenkung der Lichtstrahlen bei.

Wenn sich im Alter die Zusammensetzung der Proteine verändert und die **Kristalline** durch Fehlfaltung **unlöslich** werden, kommt es einerseits zur **verminderten Elastizität (→ Altersweitsichtigkeit)** und andererseits zur **Trübung (Katarakt)** des Kerns. Verstärkt wird dieser Prozess durch **Wasserverlust** und durch die lebenslang anhaltenden **Zellteilungen**. Indem nicht mehr benötigte Zellen die Linse wegen der dichten Kapsel nicht z. B. durch Abschilferung verlassen können, wird der Linsenkern mit zunehmendem Alter immer dichter.

MERKE

Eine gewisse Eintrübung des Linsenkerns kann im hohen Alter als überaus physiologisch gelten. Dies ist weltweit etwa bei jedem Zweiten über 70 Jahre bereits derart ausgeprägt, dass Sehstörungen entstanden sind.

Symptomatik

Der Patient betrachtet seine Umgebung wie durch eine **Milchglasscheibe** oder einen **Schleier** hindurch, der die Gegenstände **verschwommen** und **unscharf** erscheinen lässt und auch die **Farben verfälscht**. Im Endstadium sind nur noch Unterschiede der Helligkeit wahrnehmbar (➤ Abb. 8.8).

Allerdings entwickeln sich die Symptome, wenn man von angeborenen Formen oder einer traumatisch oder durch Glukokortikoide verursachten Katarakt absieht, **schleichend** über viele Jahre. Auch im subjektiven Erleben findet man erhebliche Abweichungen. Teilweise fällt den Patienten zunächst nur eine erhöhte **Blendempfindlichkeit** auf, bevor der „Schleier" erkennbar wird. Die Blendempfindlichkeit entsteht als Folge der Lichtstreuung an den eingelagerten Partikeln.

Diagnostik

Die Trübung der Linse, ihr Ausmaß und die jeweilige Lokalisation in Kern oder Randbereichen erkennt der Augenarzt im durchscheinenden Licht bzw. mit der **Spaltlampe**. Ergänzende Informationen liefert der Ultraschall. Diagnostische Probleme können im Zusammenhang dadurch entstehen, dass der Augenarzt aufgrund der Trübung den Augenhintergrund nicht mehr beurteilen kann, wenn es beispielsweise um eine adäquate Diagnostik und Therapie weiterer, im Alter häufiger Augenerkrankungen geht, während der Patient vielleicht mit seiner Linsentrübung noch sehr gut zurechtkommt und deshalb keine OP möchte.

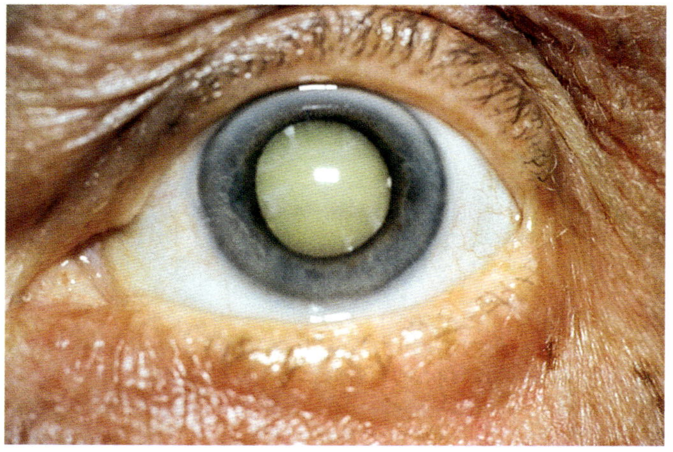

Abb. 8.8 Katarakt im Endstadium [E273]

Therapie

Von seltenen Ausnahmen wie v.a. einer Galaktosämie abgesehen, existiert keine medikamentöse Therapie einer Katarakt, sodass es zur **Operation** keine Alternativen gibt. Man wartet dabei meist den Zeitpunkt ab, an dem sich der Patient in seinem Alltag entscheidend behindert fühlt.

Die Operation erfolgt heute in aller Regel ambulant und dauert maximal 30 Minuten. Sie wird in Deutschland rund **700.000-mal/Jahr** durchgeführt und gilt damit als weitaus **häufigste Operation** überhaupt. Dabei wird üblicherweise in Lokalanästhesie, mikrochirurgisch unter dem Operationsmikroskop, die Linse durch eine Kunstlinse (sog. Intraokularlinse) ersetzt, die genau an die individuellen Verhältnisse des einzelnen Patienten angepasst sein muss – u.a. hinsichtlich der Sehschärfe und Brechkraft des kontralateralen Auges oder einer etwa vorhandenen Abweichung der Hornhautkrümmung. Sind beide Augen betroffen, wird zunächst das Auge mit der geringeren Sehschärfe operiert und wenige Wochen danach die andere Seite.

Die Operationsverfahren haben sich im Lauf der Zeit verändert und in Bezug auf die Ergebnisse erheblich verbessert. Standard ist inzwischen die **Teilentfernung der Linse** (Absaugung der vorderen Kapsel mit Linsenkern nach Zerkleinerung mittels Ultraschall oder Laser) und nachfolgende **Implantation der** (elastischen) **Kunstlinse**. Dadurch bleiben hinterer Kapselanteil und Befestigung an den Zonulafasern erhalten, wodurch die Strukturen stabilisiert werden. Der Nachteil besteht darin, dass es bei einem kleinen Teil der Patienten in den Folgejahren zur erneuten Eintrübung kommen kann (sog. **Nachstar**), weil die Zellen der hinteren Linsenanteile erhalten bleiben und unverändert vermehrungsfähig sind. Das kann jedoch inzwischen problemlos mit speziellen Lasern korrigiert werden.

Insgesamt führt die Operation in 99 % der Fälle zu mehrheitlich bleibenden, guten bis sehr guten Ergebnissen. Für die **Nahakkommodation** muss eine **Brille** getragen werden, weil die Brechkraft der Kunstlinse üblicherweise an das Sehen in die Ferne angepasst wird.

Ausblick

Hoffnung auf eine **medikamentöse Therapie** weckt eine Studie aus dem Jahr 2015, die zunächst an genveränderten Mäusen durchgeführt wurde. Danach gelang es mit einem noch nicht näher bezeichneten Stoff, den Verklumpungsprozess der Kristalline aufzuhalten und teilweise sogar, bereits fehlgefaltete Kristalline wieder in Lösung zu bringen, sodass sich die Augenfunktion der bereits von der Katarakt betroffenen Tiere deutlich besserte. Der Stoff lagert sich spezifisch an die Kristalline an und stabilisiert ihre Konformation. Schließlich konnten die Forscher den Effekt sogar an Linsen nachweisen, die älteren Menschen bereits entnommen worden waren, sodass der Tierversuch auf den Menschen übertragbar scheint.

Damit könnte also mittelfristig und erstmals eine Alternative zur Operation bzw. bereits zur **prophylaktischen Therapie** gegeben sein. Langfristig besteht mit diesem Ansatz sogar die Option, die Verklumpungsprozesse, die zahlreichen weiteren Erkrankungen des Alters bis hin zur Amyloidose oder der Alzheimer-Demenz zugrunde liegen, aufzuhalten bzw. erfolgreich zu therapieren.

Mittelfristig scheint auch eine Therapie mit **Lanosterol-haltigen Augentropfen** überaus erfolgversprechend. Sie befindet sich derzeit noch in vorklinischen Versuchen. Lanosterol (ein Cholesterin-Abkömmling) ist physiologischerweise reichlich in der Linse enthalten, wobei seine **Hauptfunktion** wohl darin besteht, ein Verklumpen der Kristalline **zu verhindern**. Es scheint nach bisherigen Anwendungen (beim Hund) sogar bereits bestehende Ausfällungen wieder in Lösung bringen zu können. Das Problem besteht derzeit noch darin, das wasserunlösliche Lanosterol durch kleine Molekülabwandlungen soweit wasserlöslich zu bekommen, dass es aus den Augentropfen heraus die Linse überhaupt erreicht. Bei den ersten Tierversuchen musste es noch direkt in die Linse injiziert werden.

Zusammenfassung

Katarakt (grauer Star)

Linsentrübung

Ursachen

- bei der Hauptform (Cataracta senilis = **Altersstar**) zunehmende Fehlfaltung der Kristalline und Verdichtung des Kerns als Folge ständiger Zellvermehrung und begleitendem Wasserverlust, evtl. verstärkt durch weitere Faktoren
- Therapie mit Glukokortikoiden
- Diabetes mellitus
- Rauchen
- Embryopathien (Röteln usw., heute sehr selten)
- Mangelernährung (in Entwicklungsländern)
- Strahlenschäden (auch UV), Verletzungen
- (beruflicher) Umgang mit großer Hitze (z. B. Glasbläser)
- begleitend bei lokalen chronischen Entzündungen

Symptome

- Verlust der Sehschärfe
- Verblassen der Farben
- verschwommenes Sehen („grau in grau")
- erhöhte Blendempfindlichkeit

Diagnostik

- Spaltlampe
- Ultraschall

Therapie

- operative Teilentfernung der Linse und Implantation einer elastischen Kunstlinse
- mittelfristig dürften lokal wirksame Medikamente (z. B. Lanosterol) auf dem Markt erscheinen, welche die OP überflüssig werden lassen.

8.6 Glaukom

Unter der Diagnose Glaukom (= **grüner Star**) versteht man seit der ersten Definition vor gut 150 Jahren einen **erhöhten Augeninnendruck**, der zur **Schädigung der Sehnervenpapille** mit **Einschränkung des Gesichtsfeldes** bis hin zur **Blindheit** geführt hat. In den westlichen Ländern gilt das Glaukom, nach der AMD und gemeinsam mit Katarakt und Diabetes mellitus, als eine der häufigsten Ursachen der Blindheit. Wenn man die operative Korrekturmöglichkeit der Katarakt berücksichtigt, ist das Glaukom mit einem Anteil von annähernd 20 % in Deutschland nach AMD und Diabetes mellitus die **dritthäufigste Ursache** der **Blindheit**. Mindestens 10 % der Menschen weisen in der 2. Lebenshälfte einen erhöhten Augeninnendruck auf. Etwa 800.000 (1 % der Bevölkerung) sind bereits manifest erkrankt, also augenärztlich diagnostiziert. Mindestens 10 % davon (80.000) würden ohne Therapie erblinden.

Als **primäres Glaukom** bezeichnet man die Erkrankung, wenn sie aus den üblichen Ursachen heraus entsteht; **sekundär** bedeutet, dass das Glaukom **begleitend** zu einer weiteren Augenerkrankung oder z. B. in der Folge einer Medikamentenwirkung entstand. Nicht so selten findet man Glaukome **angeboren** (autosomal-rezessiv) bereits **im Kindesalter**. Grundsätzlich jedoch nimmt der Augeninnendruck aufgrund degenerativer Prozesse u.a. am Augenwinkel im Lauf des Lebens stetig zu.

Physiologische Vorbemerkungen

Gebildet wird das Kammerwasser in einer Menge von ca. 3–4 µl/min (= 3–4 mm^3) von den Zotten des Ziliarkörpers. Die Gesamtmenge dieser klaren, farblosen Flüssigkeit in den beiden Augenkammern liegt bei knapp 0,3 ml, was bedeutet, dass es ungefähr einmal pro Stunde ausgetauscht wird. Während die Menge der produzierten Flüssigkeit grundsätzlich konstant bleibt, wenn man einmal von einer übermäßigen und chronischen Sympathikusaktivierung mit ihrer Stimulierung der Produktion absieht, kann der **Abfluss** des Kammerwassers an zwei Stellen **gestört** werden (➤ Abb. 8.9):

- Das erste Hindernis stellt der **Übergang der hinteren zur vorderen Augenkammer** dar, wo die Iris am Rand der Pupille der Linse aufliegt und durch ihre Masse sowie den histologischen Aufbau einschließlich der beiden enthaltenen Muskeln einen gewissen **Widerstand** bildet. Es muss also durch die nachproduzierte Flüssigkeit in der hinteren Augenkammer immer erst ein Druck aufgebaut werden, der den Gegendruck aus vorderer Augenkammer und aufliegender Iris übertrifft, um diesen Widerstand zu überwinden. Der Abfluss in die vordere Kammer erfolgt aus diesem Grund **pulsatil in Intervallen**. Bei einem kurzen, **hypermetropen Bulbus** ist der Widerstand **erhöht**. Dasselbe gilt für eine **vergrößerte Linse**, wie dies im höheren Lebensalter oder durch osmotische Quellung beim **Diabetiker** regelhaft zu beobachten ist. Auch bei einer **kleinen Pupille** (Miosis), wie sie ebenfalls im Alter durch eine Atrophie der Irismuskulatur (v.a. des M. dilatator) entstehen kann, ist der Abfluss erschwert. Erst recht gilt dies für **Verwachsungen** im Anschluss an eine Iritis oder für eine Irisverdickung beim Diabetiker.
  In der Folge des gestörten Abflusses mit erhöhtem Druck in der

8

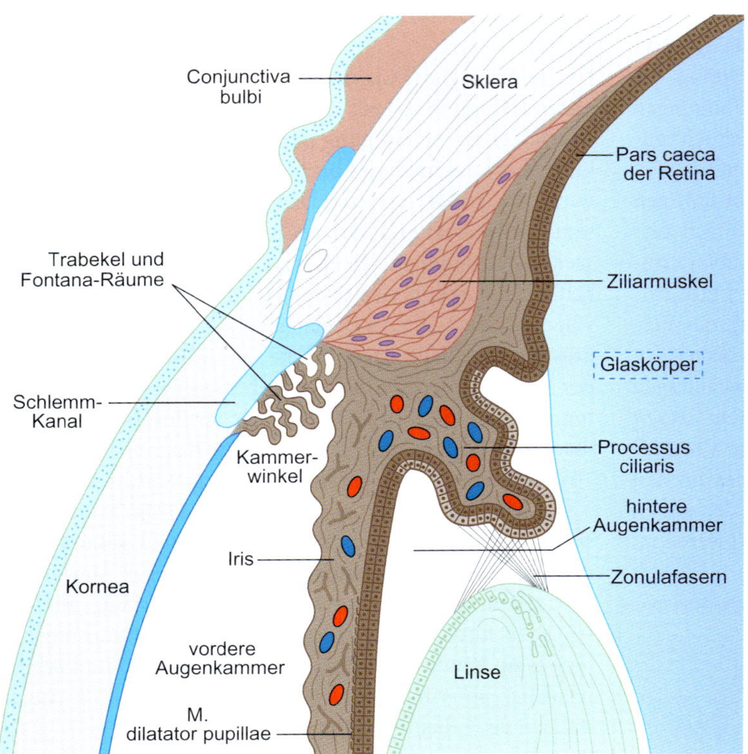

Abb. 8.9 Strukturen des Kammerwinkels [L141]

hinteren Kammer **wölbt sich die Iris segelartig in die vordere Kammer** hinein und kann dabei eventuell den Winkel mit seinen Trabekeln verlegen. Anatomisch nachvollziehbar wird dieser Vorgang, wenn man die geringe Tiefe der vorderen Augenkammer berücksichtigt, die zentral noch bei etwa 3 mm liegt, um sich **seitlich** in Richtung des Abflusswinkels auf die Größenordnung eines **einzigen Millimeters** zu reduzieren. **Begünstigt** wird der Vorgang deswegen zusätzlich durch eine anlagebedingt eher **flache vordere Augenkammer**.

Abflusshindernisse des Kammerwassers von der hinteren in die vordere Kammer können eine **chronische Druckerhöhung** bedingen oder begünstigen, stellen jedoch **nicht** die Hauptursache für eine *akute* Verlegung des Kammerwinkels dar. Beispielsweise prädestiniert eine **Mydriasis** sehr viel eher dazu als die Miosis, weil das Irisgewebe dabei weicher und nachgiebiger ist, sodass die Iris an ihrem Abgang vom Ziliarkörper leichter in den direkt benachbarten Augenwinkel gedrückt werden kann. Sofern es also bei flacher Vorderkammer, kurzem Bulbus, verdickter Linse (Katarakt, Diabetes) und erhöhtem Druck auch noch zu **akut weit gestellten Pupillen** kommt (→ Angst, therapeutische Mydriasis), sind alle Voraussetzungen für eine Abflussblockade gegeben. Diese mechanische Verlegung des Winkels liegt ungefähr **5 %** aller Glaukome zugrunde **(Engwinkel- bzw. Winkelblockglaukom)**, **Frauen** deutlich häufiger als Männer.

- Das zweite Hindernis für den Abfluss des Kammerwassers stellt das **Trabekelwerk** des Augenwinkels dar, durch den das Kammerwasser in den Schlemm-Kanal abfließt. Dieses Trabekelwerk besteht aus einem lockeren, schwammartigen Bindegewebe, das in der zweiten Lebenshälfte durch **degenerative Prozesse** einen zunehmend größeren Widerstand aufbaut und damit den Abfluss behindert. Dieser Mechanismus liegt > 90 % aller Glaukome zugrunde. Da der Kammerwinkel makroskopisch unverändert ist, spricht man vom **Offen-** bzw. **Weitwinkelglaukom**. **Sekundär** kann diese Glaukomform z. B. durch **Ablagerungen** von Polysacchariden nach einer länger dauernden, hoch dosierten **Glukokortikoidtherapie** (lokal oder systemisch > 3 Wochen), durch Proteinablagerungen im Rahmen lokaler Entzündungen oder bei einer ausgeprägten **Myopie** durch sich ablösende Pigmentgranula der Iris entstehen.

Krankheitsentstehung

Der erhöhte Augeninnendruck ist überwiegend vorhanden, wurde in seiner allgemeingültigen Bedeutung aber inzwischen relativiert, weil weitere Zusammenhänge erkannt worden sind. Der Begriff des Glaukoms gilt deshalb heute eher als **Sammelbezeichnung** für unterschiedliche Erkrankungen des Auges, die über eine **Vertiefung der Exkavation** zur **Schädigung des Sehnervs** geführt haben, erkennbar am charakteristischen **Papillenbefund** und bestimmten Mustern von **Gesichtsfeldausfällen** (meist **parazentral-nasal**). Am Ende der unzureichend behandelten Erkrankung steht die **Erblindung** (➤ Abb. 8.10).

Die häufigste Ursache des Glaukoms besteht in einer **Abflussstörung des Kammerwassers** durch das Trabekelwerk in den Schlemm-Kanal, wobei hier **familiäre Dispositionen** zu bestehen scheinen. Dasselbe gilt für **ethnische** Dispositionen, weil das Glaukom beispielsweise bei Schwarzafrikanern weit häufiger vorkommt als bei Weißen. Eine Mehrproduktion von Kammerwasser, die ebenfalls zum erhöhten Druck führen könnte, kommt praktisch nicht vor, zumindest nicht in nennenswertem Umfang (s. oben).

Der normale Druck in der vorderen Augenkammer liegt zwischen **10 und maximal 21 mmHg**, zumeist bei 14–18 mmHg – allerdings mit **Schwankungen** im Tagesverlauf. Der Druck sorgt nicht nur für eine gleichmäßige Vorwölbung der Kornea, er setzt sich über den Glaskörper auch auf die Retina fort und führt hier zum stabilen Aufeinanderliegen der beiden Blätter. Außerdem hält er die Länge des Auges konstant, wichtig für die gleichmäßige Brechkraft der Kornea. Im Bereich der **Sehnervenpapille** führt der Druck zur **physiologischen Excavatio disci nervi optici**. Jede anhaltende Druckerhöhung über 21 mmHg hinaus vertieft und erweitert diese Exkavation. Während sie beim Gesunden kreisrund ist, wird sie nun unter Abblassung längsoval. Außerdem führt sie zum Abknicken von Gefäßen und zur **Druckschädigung** von Fasern des **Sehnervs** und begleitenden Gliazellen. Dieser Vorgang kann sich bei der chronischen Form **allmählich** über viele Jahre entwickeln, bei massiv erhöhten Drücken aber auch **akut** innerhalb von Minuten oder wenigen Stunden.

MERKE

Die **chronische Form** ist typisch für das **Offenwinkelglaukom**, die **akute** für das **Winkelblockglaukom**. Betroffen sind von beiden Formen mehrheitlich ältere Menschen.

Für die sozusagen dritte ursächliche Möglichkeit der Entstehung eines Glaukoms, das **Niedrig-** bzw. **Normaldruckglaukom,** findet man als wahrscheinlichste Ursache einen **lokalen arteriellen Unterdruck** im Bereich der Sehnervenpapille u.a. infolge einer massiven **systemischen Hypotonie** – entweder idiopathisch bzw. familiär oder z. B. bei sekundärer Hypovolämie. Dabei könnte eine **geringere Drucktoleranz** des Discus eine Rolle spielen. Die augenärztlich gemessene Excavatio ist vertieft, obwohl sich der gemessene **Augeninnendruck im Normbereich befindet**.

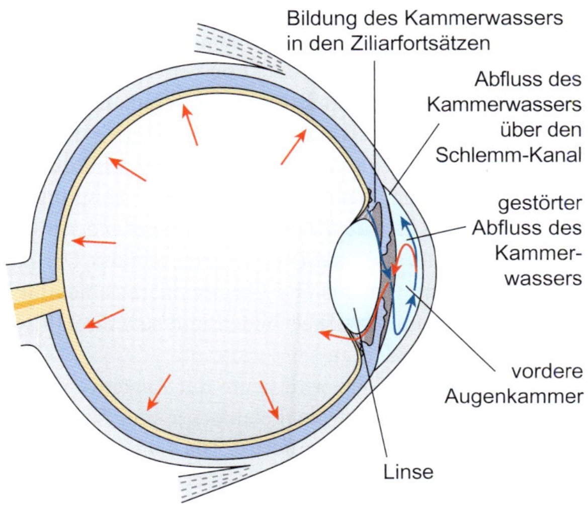

Abb. 8.10 Weitwinkelglaukom mit Druckübertragung auf Glaskörper, Retina und Papille [L106]

Eine gewisse bzw. eher gewichtige Bedeutung besitzt bei der Frage einer Entstehung des Normaldruckglaukoms die **Relation** des Kammerwasserdrucks zum Blutdruck der **A. centralis retinae**, weil dieser Druck an der Papille eine **Gegenkraft** aufbaut, die den Sehnervenkopf an seinem Abgang aus dem Bulbus schützt: Die Excavatio ist nur so tief, wie es der Gegendruck der Arterie zulässt. Hohe arterielle Blutdrücke können damit einen Ausgleich selbst zu einem erhöhten Kammerwasserdruck herstellen, während niedrige oder schwankende Drücke die Papille anfälliger werden lassen. Dies gilt entsprechend für arteriosklerotisch verursachte Stenosen der Zentralarterie, die ungeachtet eines ausreichend hohen systemischen Blutdrucks bestehen und zum Glaukom führen können.

Zum besseren Verständnis der Zusammenhänge sei darauf hingewiesen, dass sich die physiologische, druckbedingte Excavatio im Bereich des **geringsten Widerstands** bildet. Und der besteht nicht im Bereich der gebündelten Optikusfasern, sondern inmitten der Papille, wo A. und V. centralis retinae, umgeben von weichem Bindegewebe, in den Bulbus eintreten. Jede Widerstandsänderung der Gefäße verändert demnach im Verbund mit dem Augeninnendruck auch Tiefe und Weite der Excavatio.

Symptomatik

Chronisches Glaukom

Typisch für das Glaukom sind **Gesichtsfeldausfälle** (Skotome). Bei der mit weitem Abstand häufigsten Form (> 90 %), dem **Offen-** bzw. **Weitwinkelglaukom**, entwickeln sich die Sehstörungen allmählich über viele Jahre und meist **ohne begleitende Symptome**. Dies bedeutet, dass der Patient die Sehnervenschädigung erst zu einem Zeitpunkt bemerkt, an dem es bereits zu spät ist, weil zugrunde gegangene Nervenfasern nicht regenerieren können. Bei einzelnen Patienten entwickeln sich **unspezifische Vorboten** der Erkrankung in Form von **Kopfschmerzen**, geröteten bzw. **gereizten Augen** und **verschwommenem Sehen**. Selten kommt es ähnlich wie beim akuten Winkelblock zu **Farbringen** rund um Lichtquellen.

8

Akutes Glaukom

Während die mäßig auf 22 bis maximal 35 mmHg erhöhten Drücke des Offenwinkelglaukoms erst nach Jahren zur irreversiblen Schädigung und zu ersten Symptomen führen, ist der Druck in der Augenkammer beim **Winkelblockglaukom** akut und massiv auf Werte **bis zu 70–80 mmHg** erhöht, sodass sich die Druckschädigung sehr rasch entwickelt und zusätzlich weitere Symptome entstehen. Die Druckübertragung auf die **Trigeminusfasern** der Dura mater (einschließlich Sklera und Hornhaut) und des vorderen Augenabschnitts mit Iris und Ziliarkörper führt zu **stärksten Kopfschmerzen** – evtl. mit Ausstrahlung in Kiefer, Schläfe und Hinterkopf, diejenige auf die parasympathischen Fasern des Bulbus zu **Übelkeit mit Erbrechen,** verstärkt durch die Druckübertragung auf den Liquor des Subarachnoidalraums, in dem der N. opticus verläuft. Schon vorher kann der mechanische Druck auf den Sehnerv zu **verschwommenem Sehen** und zur Wahrnehmung von **Regenbogenfarben** führen. Die Kompression der parasympathischen Fasern hat zusätzlich einen **Ausfall des M. sphincter pupillae** zur Folge, wodurch die **Pupille** nicht nur **weit** und teilweise sogar **entrundet** wird, sondern auch durch Lichteinfall nicht mehr verengt werden kann (**„lichtstarr"**). Der gestörte Blutabfluss kann an **erweiterten Gefäßen** in den **Konjunktiven** abgelesen werden („rotes Auge"), an der Hornhaut kommt es zum Ödem.

Meist entsteht der akute Glaukomanfall **einseitig** und bei vorbestehend weiten Pupillen (Dunkelheit, Stress), weil das Irisgewebe dabei lockerer ist und im Randbereich leichter in die vordere Augenkammer gedrückt werden kann (s. oben). Als **Paradebeispiel** kann ein Horrorfilm im Fernsehen bzw. Kino gelten. Entsprechend birgt auch die augenärztlich verursachte medikamentöse Mydriasis bei flacher Vorderkammer Risiken.

Diagnostik

Akutes Glaukom

Der akute Glaukomanfall des Engwinkelglaukoms ist in aller Regel leicht zu diagnostizieren. Neben der einseitig weiten und lichtstarren Pupille bei rotem Auge, verbunden mit stärksten Schmerzen und Übelkeit, sind der abrupte Beginn und die weiteren Symptome unverkennbar. Zur unzweifelhaften Diagnose führt der vergleichende Druck auf beide Bulbi – von vorne mit den Daumen auf die geschlossenen Augen des Patienten, bei dem das betroffene Auge **steinhart** getastet werden kann. Augenärztlich fallen die matte, ödematöse Hornhaut, die verwaschene Iriszeichnung und die flache oder aufgehobene Vorderkammer mit nicht einsehbarem Winkel auf. Wegen der Hornhauttrübung ist der Augenhintergrund kaum darstellbar. Das **Sehvermögen** ist deutlich **reduziert**.

MERKE

Wegweisend für den akuten Glaukomanfall ist die Konstellation aus einseitig rotem Auge, weiter und lichtstarrer Pupille, Kopfschmerzen, Übelkeit und palpatorisch hartem Bulbus.

8

Chronisches Glaukom

Für die Diagnose eines chronischen Glaukoms sind augenärztliche **Druckmessungen**, möglichst zu unterschiedlichen Tageszeiten, eine Beurteilung des Kammerwinkels mit der Gonioskopie und die Beurteilung der **Papille** notwendig. An derselben kann auch das Ausmaß bereits bestehender Schäden abgelesen werden, ergänzend zu etwaigen Gesichtsfeldausfällen. Das Niedrigdruckglaukom wird **ausschließlich** aus der **Excavatio disci nervi optici** diagnostiziert (➤ Abb. 8.11). Eine Verdachtsdiagnose durch **Palpation** der Bulbi ist beim chronischen Glaukom **nicht möglich**, weil die milde Druckerhöhung in den Augenkammern damit nicht erkennbar wird.

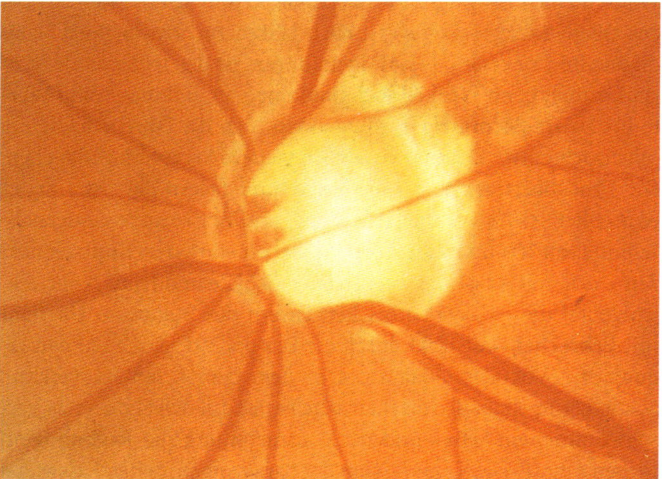

Abb. 8.11 Chronisches Glaukom: vertiefte, abgeblasste Papille und abgeknickte Gefäße [E273]

Therapie

MERKE

Wichtiger als eine Therapie des manifesten Glaukoms ist seine **Prophylaxe** bzw. frühzeitige Erkennung. Anzustreben ist aus diesem Grund eine regelmäßige (jährliche) augenärztliche Druckmessung aller Personen ab dem 40., spätestens 50. Lebensjahr.

Winkelblockglaukom

Der akute Glaukomanfall stellt einen **Notfall** dar, der umgehend augenärztlich behandelt werden muss, weil das Auge innerhalb weniger Stunden erblinden kann. In der Regel wird der Augeninnendruck zunächst medikamentös, lokal oder systemisch abgesenkt; anschließend wird operiert. Hierbei kann z. B. mit dem **Laser** eine Öffnung in der **Iris** geschaffen werden, die als Shunt zwischen Hinter- und Vorderkammer zum Druckausgleich und damit zum Offenhalten des Winkels führt. Am kontralateralen Auge sollte geprüft werden, ob dieselben Voraussetzungen vorliegen, die dann einer prophylaktischen Therapie bedürfen.

Offenwinkelglaukom

Das chronische Glaukom wird medikamentös therapiert, wobei lokale und systemische Alternativen bestehen, die auch in Kombination eingesetzt werden können. In Frage kommen systemisch oder lokal **Hemmer der Carboanhydrase** (z. B. Trusopt® Augentropfen) oder **Augentropfen** mit **Sympathikolytika** = **Betablocker** (z. B. Timolol), die die Kammerwasserproduktion verringern, ohne deutliche Einflussnahme auf die Pupillenweite. **Prostaglandinabkömmlinge** wie Xalatan® oder Travatan® verbessern den Abfluss des Kammerwassers durch die Trabekel. **Parasympathikomimetika** (z. B. Pilocarpin) führen über die Kontraktion von M. sphincter pupillae und M. ciliaris zu einem **Zug auf die Trabekel** des Kammerwinkels und damit ebenfalls zum erleichterten Abfluss. Der Zug auf die Trabekel entsteht, weil Iris und Corpus ciliare gemeinsam den hinteren Teil des Kammerwinkels bilden und sich direkt daneben das Trabekelwerk befindet.

In den allermeisten Fällen wird heute mit Augentropfen therapiert, die eine **Kombination** aus Betablocker und Prostaglandin-Abkömmling enthalten (z. B. Ganfort®). Die Compliance wird dadurch verbessert, dass eine einmalige Gabe/Tag ausreicht. An das kurzzeitige (1–2 min) Verschließen des medialen Augenwinkels im Anschluss an die Applikation, jedenfalls bei multimorbiden Patienten zur Minimierung systemischer Nebenwirkungen, sei erinnert.

Falls eine medikamentöse Therapie nicht möglich oder nicht erfolgreich ist (selten), kann der Kammerwinkel z. B. mit dem Laser durchlässiger gemacht werden. Weitere operative Verfahren sind im Gebrauch.

Normaldruckglaukom
Patienten mit einem Niedrigdruckglaukom sind sehr schwer zu therapieren, weil mit einer weiteren Drucksenkung des Kammerwassers nur wenig erreicht werden kann. Hier geht es vorrangig um eine **Stabilisierung** des **systemischen Blutdrucks**.

Zusammenfassung

Glaukom (grüner Star)

Kombination aus verstärkter Exkavation der Sehnervenpapille, meist erhöhtem Augeninnendruck und dem Entstehen von Skotomen bis hin zur Erblindung

Risikofaktoren
- familiäre Belastung
- Diabetes mellitus
- Glukokortikoide
- kurzer Bulbus (für das Winkelblockglaukom)
- langer Bulbus (für das Offenwinkelglaukom)
- Mydriasis
- arterielle Hypertonie und Hypotonie (Normaldruckglaukom)

Ursachen
- **Winkelblockglaukom** (5 % der Fälle): akute Form bei flacher Vorderkammer und Verlegung des Kammerwinkels, meist bei vorbestehender Mydriais
- **Weitwinkelglaukom** (> 90 % der Fälle): chronische Form, offener Kammerwinkel, Abflussstörung durch die Trabekel in den Schlemm-Kanal
- **Niedrigdruckglaukom** (hohe Dunkelziffer): ungestörte Abflussverhältnisse, unzureichender Druck in der A. centralis retinae in Relation zum Kammerdruck, u.a. bei arterieller Hypotonie
- **sekundäre** Glaukomformen z. B. durch Therapie mit Glukokortikoiden, bei Diabetes mellitus

Symptome
- **akutes Glaukom:**
  - hochakut stärkste Kopfschmerzen
  - Übelkeit mit Erbrechen
  - Sehstörungen, Farbringe
  - rotes Auge mit weiter, manchmal entrundeter, lichtstarrer Pupille
  - Ödem der Kornea
  - palpatorisch harter Bulbus
- **chronisches Glaukom:**
  - meist keine Frühsymptome
  - Beginn mit Gesichtsfeldausfällen
  - teilweise Vorboten in Form von verschwommenem Sehen, Farbringen um Lichtquellen, Kopfschmerzen

Diagnostik
- akutes Glaukom: wegweisende Symptomatik, palpatorisch harter Bulbus
- chronisches Glaukom: Druckmessungen – möglichst prophylaktisch ab dem 40.–50. Lebensjahr, Beurteilung von Kammerwinkel und v.a. Excavatio disci nervi optici, Sehprüfungen

Therapie
- (akutes) Winkelblockglaukom: medikamentöse Drucksenkung und nachfolgende Operation
- (chronisches) Weitwinkelglaukom: v.a. lokal (Augentropfen) mit Carboanhydrasehemmern, Prostaglandinabkömmlingen, Betablockern oder Parasympathikomimetika

8.7 Optikusneuritis

Die Neuritis nervi optici kann (überwiegend!) **retrobulbär**, aber auch im Auge selbst, im Bereich der **Papille (Papillitis)** ablaufen. Die beiden Ausprägungen haben überwiegend, abgesehen von der MS, dieselben Ursachen. Manchmal ist die Entzündung des Sehnervs lediglich ein Vorbote einer nachfolgenden Enzephalitis. Betroffen sind mehrheitlich noch recht junge Erwachsene, Frauen etwas häufiger als Männer, weil die Multiple Sklerose als eine ihrer Hauptursachen eben bei (jungen) Frauen häufiger vorkommt.

Ursachen

Papillitis
In mehr als der Hälfte aller Fälle lässt sich **keine Ursache** eruieren. Dies erinnert an die Fazialisparese. Die ursächlich erkennbaren intraokulären Neuritiden kann man in 3 Gruppen einteilen, die infektiös, autoimmun oder toxisch ausgelöst werden:
- **Infektionen:**
  - Borreliose
  - Neurosyphilis
  - Sarkoidose
  - fortgeleitet aus entzündlichen Prozessen der Orbita oder der Nasennebenhöhlen
  - nach Impfungen (extrem selten)
- **autoimmun** u.a. bei
  - systemischem Lupus erythematodes
  - Panarteriitis nodosa
- **toxisch** u.a. durch
  - Bleibelastungen
  - Methanol
  - einzelne (selten eingesetzte) Antibiotika

Retrobulbärneuritis
Die Retrobulbärneuritis ist deutlich **häufiger** als die papilläre Form. Ganz im Vordergrund dieser Form steht die Demyelinisierung des Sehnervs bei der **Multiplen Sklerose**, in rund einem Drittel der Fälle als deren **Erstsymptom**. Die weiteren Ursachen **entsprechen** weitgehend denjenigen der **Papillitis**.

Symptomatik

Das eigentliche **Leitsymptom** ist die **akute Sehverschlechterung** innerhalb von Stunden oder wenigen Tagen, typischerweise als **Zentralskotom**. Vor allem bei der Multiplen Sklerose kann die Visusminderung im Rahmen einer systemischen Temperaturerhöhung (Fieber, körperliche Arbeit) erscheinen. **Farben** können hinsichtlich ihrer Intensität **nicht** mehr deutlich **unterschieden** werden. **Schmerzen** bestehen spontan, in jedem Fall aber bei Augenbewegungen oder beim Druck auf den Bulbus.

Differenzialdiagnostisch käme eine **feuchte AMD** infrage, bei der jedoch **keine Schmerzen** entstehen. Ein embolischer **Verschluss** der A. centralis retinae weist ebenfalls **keine Schmerzen** auf und entsteht nochmals sehr viel abrupter, sozusagen „von jetzt auf gleich". Die Sehverschlechterung ist vollständiger, bis hin zur Blindheit. Beim **Glaukomanfall** weisen die Mitbeteiligung äußerer Augenpartien, die begleitende Übelkeit und der steinharte Bulbus auf die Diagnose. Der Beginn ist hochakut innerhalb von Minuten, der Schmerz nochmals sehr viel heftiger. Die **Netzhautablösung** ist schmerzlos und zeigt sehr typische Begleitsymptome.

Diagnostik

Bei der Spiegelung des Augenhintergrundes erscheint bei der okulären Form die **Papille** aufgrund des entzündlichen Ödems mit **unscharfer Begrenzung**. Die **Excavatio** ist **verstrichen**. In der **Perimetrie** wird das zentrale oder parazentrale **Skotom** erkannt. Das Bild ähnelt einer Stauungspapille, doch kommt es bei derselben nicht zur Visusminderung.

Bei der **retrobulbären Form** ist der **Augenhintergrund unverändert:**

8

MERKE
„Der Patient sieht nichts und der Arzt auch nicht."

Erst durch die Perimetrie kann die Diagnose gestellt werden. Gleichzeitig besteht in beiden Fällen eine **afferente Pupillenstörung**, die sich darin ausdrückt, dass das betroffene Auge auf Lichteinfall im Vergleich zur Gegenseite **verzögert reagiert**.

Beim Verdacht auf eine Multiple Sklerose sowie in unklaren Fällen wird die Diagnostik durch **Lumbalpunktion** und **MRT** ergänzt.

Therapie

Unabhängig von der Ursache therapiert man mit hoch dosierten **Glukokortikoiden**. Bei bakteriellen Ursachen gibt man zusätzlich **Antibiotika**. In der Mehrzahl der Fälle ist die Prognose gut: Abgesehen von kleineren Funktionsdefiziten ist die Visusminderung reversibel.

Zusammenfassung

Optikusneuritis

Entzündung des Sehnervs im Bereich des Auges (papillär) oder retrobulbär

Ursachen
- meist idiopathisch
- infektiös (z. B. Borrelien, Syphilis)
- autoimmun (z. B. Systemischer Lupus erythematodes)
- toxisch (z. B. Bleibelastungen, Methanol)
- Bei der retrobulbären Form steht die Multiple Sklerose im Vordergrund.

Symptome
- akute Sehverschlechterung als Leitsymptom
- Schmerzen zumindest bei Augenbewegungen oder Druck auf den Bulbus

Diagnostik
- zentrales oder parazentrales Skotom in der Perimetrie
- bei der Papillitis unscharfe Begrenzung der Papille, verstrichene Excavatio
- bei der retrobulbären Form „sieht der Patient nichts und der Arzt auch nicht"
- afferente Pupillenstörung (verzögerte Reaktion auf Licht)
- bei Verdacht auf Multiple Sklerose Lumbalpunktion, MRT

Therapie
- Glukokortikoide hochdosiert
- je nach Ursache zusätzlich Antibiotika

8.8 Zentralarterienverschluss

Dieser meist nicht näher zugeordnete Begriff steht für den akuten Verschluss der Zentralarterie (A. centralis **retinae**) des **Auges**, üblicherweise durch einen thrombotischen **Embolus** („Blutgerinnsel"). Mehrheitlich stammt der Embolus aus dem **linken Herzen**, z. B. von einer entzündeten Mitral- oder Aortenklappe **(Endokarditis)** oder bei **Vorhofflimmern**, selten aus einem muskulären (benignen) **Myxom** des linken Vorhofs oder einem Defekt des **Vorhofseptums**. Eine weitere Quelle stellen **arteriosklerotische Beete** zwischen Aortenbogen und A. ophthalmica dar, besonders häufig an der Gabelung der A. carotis communis, aus denen sich ein Embolus ablösen und in das nachgeschaltete Gefäßbett ausgeschwemmt werden kann.

Eine seltenere Ursache besteht in der **Arteriitis temporalis** (Horton), einer Autoimmunkrankheit, die nach ihrem bevorzugten Befall der A. temporalis der Schläfe benannt ist, häufig jedoch auf weitere Arterien v.a. im Ausbreitungsgebiet der A. carotis übergreift.

Krankheitsentstehung

Der Bogen, den die A. carotis interna nach ihrem Eintritt in den Sinus cavernosus beschreibt (Karotissiphon), bedingt den bevorzugten Übertritt kleinerer Emboli an der konvexen Seite dieses Bogens in die dort entstehende A. ophthalmica. Allerdings entstehen auch im Karotissiphon selbst nicht so selten arteriosklerotische Beete, aus denen sich Thromben ablösen können. Abhängig von der Größe abgehender Emboli entsteht die Embolie entweder in der A. centralis retinae selbst, oder der Thrombus wird in eine nachfolgende Arteriole der Netzhaut weitergeschwemmt. In diesen Fällen entsteht keine vollständige Amaurose dieses Auges, sondern lediglich ein umschriebenes Skotom.

Grundsätzlich entspricht die Empfindlichkeit der Netzhaut gegenüber einem Ausfall der Sauerstoffversorgung demjenigen zerebraler Strukturen: Bereits eine vollständige Unterbrechung der Blutzufuhr über wenige Sekunden führt zum Funktionsverlust. Nach 4–6 Minuten Dauer entstehen Nekrosen der Netzhaut, sodass die Ausfälle irreversibel werden. Andererseits bleibt teilweise eine geringe Restdurchblutung erhalten, sodass eine rasch eingeleitete Therapie in einem Zeitfenster von wenigen Stunden die Augenfunktion vollständig oder teilweise wiederherstellen kann.

Symptomatik

Leitsymptom ist die **plötzliche**, vollständige oder unvollständige, **schmerzlose Erblindung** eines Auges, in aller Regel ohne irgendwelche vorausgehenden oder begleitenden Symptome. Allein dadurch können bereits weitere Ursachen wie z. B. Glaukomanfall, Optikusneuritis oder Netzhautablösung ausgeschlossen werden. Von den Patienten beschrieben wird der Vorgang häufig als plötzliches Herabfallen eines Vorhangs.

Die Pupille ist weit und lichtstarr, weil das auf die Netzhaut fallende Licht nicht aufgefangen und damit auch nicht zu Strukturen weitergeleitet werden kann, die Pupillenreaktionen auslösen könnten (obere Hügel des Mittelhirns, Oculomotoriuskerne). Aus diesem Grund entsteht auch **keine** Reaktion des **kontralateralen** Auges. Dagegen verengt sich beim Lichteinfall in das kontralaterale Auge auch die Pupille des erkrankten Auges (konsensuelle Reaktion), weil der N. oculomotorius von der Ischämie nicht betroffen ist.

Diagnostik

Beim vergleichenden Druck auf die Augen entstehen keine Auffälligkeiten. Dies gilt auch für den äußeren Aspekt des Auges und seiner Umgebung.

Am Augenhintergrund erscheint die Netzhaut vollständig oder in Teilen blass, die Arteriolen sind verengt und die Fovea centralis ist kirschrot verfärbt.

Nach dem möglichen Entstehungsort des Thrombus wird u.a. mittels Echokardiographie und Dopplersonographie der A. carotis gesucht. Autoimmunprozesse (z. B. Horton-Krankheit und Panarteriitis) können aus den Laborergebnissen erkannt oder vermutet werden. Unter anderem ist die Blutsenkung stark beschleunigt. Ebenso kann aus weiteren Parametern wie z. B. den D-Dimeren die Embolie als solche zugeordnet werden.

Differenzialdiagnose

Amaurosis fugax

Ebenso, wie eine zunächst als Schlaganfall imponierende Symptomatik (z. B. eine Halbseitenlähmung) sich als TIA entpuppen und damit sozusagen (vorübergehend) in Wohlgefallen auflösen kann, gilt dies auch für den akuten Verschluss der A. centralis retinae oder eines ihrer Folgegefäße. Man spricht in den Fällen **vorübergehender Erblindung**, meist nur für **wenige Minuten**, von der **Amaurosis fugax** – einer Blindheit (Amaurosis), die sich rasch wieder verflüchtigt (fugax). Entsprechend der TIA zerebraler Strukturen sorgt auch am Auge die zügig einsetzende (physiologische) **Fibrinolyse** kleiner Thromben für Zerfall bzw. Auflösung des Blutgerinnsels und damit für eine rasche Erholung der retinalen Strukturen. Dies gilt für den gesamten Organismus (Fach Hämatologie). Alternativ liegen einer TIA oder Amaurosis fugax **arteriosklerotische Gefäßprozesse** zugrunde, die eine **kritische Mangelversorgung** nachgeschalteter Strukturen verursachen, sodass die Amaurose z. B. das Resultat eines kurzfristigen Blutdruckabfalls darstellen kann. In jedem Fall erholen sich definitionsgemäß die betroffenen Strukturen, weshalb über eine sich anschließende **effektive Diagnostik** und **Prophylaxe** die Chance gegeben ist, Rezidive zu verhindern und damit einen irreversiblen Untergang des jeweiligen Gewebes zu vermeiden.

Zentralvenenverschluss

Der Verschluss der Zentralvene (V. centralis retinae) kann dem arteriellen Verschluss vergleichbare Symptome erzeugen. Die Unterscheidung gelingt am Augenhintergrund, wo im Fall des venösen Staus prall gefüllte, geschlängelt verlaufende Venen gesehen werden können. Zusätzlich kommt es zu kleinen Einblutungen in die Retina.

Ursächlich kommen u.a. Gerinnungsstörungen, Polyglobulie oder Thrombozytose infrage. Auch ein Glaukom kann über die erhöhten Drücke auf die dünne Venenwand einen Verschluss begünstigen.

Therapie

Grundsätzlich handelt es sich um einen dringlichen **Notfall**. Abgesehen von der selbstlimitierenden Amaurosis fugax kann die Funktion des betroffenen Auges nur selten wenigstens teilweise erhalten werden – schon deswegen, weil ein vollständiger Verschluss der Zentralarterie bereits nach 5–6 Minuten zu irreversiblen Netzhautausfällen führt. Im Vordergrund der Therapie steht die Lyse mittels t-PA.

Zusammenfassung

Zentralarterienverschluss

Akuter Verschluss der A. centralis retinae, in aller Regel einseitig

Ursachen

- Thrombus aus dem linken Vorhof (Vorhofflimmern, Endokarditis)
- arteriosklerotische Beete im Verlauf der A. carotis communis oder interna

Symptomatik
- hochakute, teilweise oder vollständige Erblindung des betroffenen Auges
- weite, lichtstarre Pupille
- keine weiteren Symptome, auch keine Schmerzen

Diagnostik
- Spiegelung des Augenhintergrundes
- Echokardiographie, Doppler-Sonographie der A. carotis
- Labornachweis der D-Dimere

Differenzialdiagnose
- TIA des Auges (= Amaurosis fugax), venöser Gefäßverschluss (V. centralis retinae)

Therapie
- hochakuter Notfall (→ Notarzt, Augenklinik)
- Lysetherapie

8.9 Altersbedingte Makuladegeneration (AMD)

Die AMD ist in der zweiten Lebenshälfte eine häufige Erkrankung, mit starker Zunahme v.a. **nach dem 65. Lebensjahr**. Man geht in Deutschland von aktuell rund **4 Millionen** Erkrankungsfällen aus. Bei über 50-Jährigen gilt sie in den westlichen Ländern mit einem Anteil von rund einem Drittel an allen Fällen als **Hauptursache der Blindheit**. Damit hat sie z. B. dem Diabetes mellitus oder dem Glaukom längst den Rang abgelaufen. Allerdings ist die Blindheit bei der AMD nie ganz vollständig, weil im Wesentlichen nur die Macula lutea betroffen ist. Während das scharfe Erkennen der Umwelt im Zentrum des Sichtfeldes also zunehmend verloren gehen kann, bleibt das unscharfe, **orientierende Erkennen** des peripheren Gesichtsfeldes **erhalten**, sodass die Betroffenen im persönlichen Alltag zumindest über längere Zeit noch einigermaßen zurechtkommen. Das gilt auch für das Sehen in der Dämmerung, das nur wenig eingeschränkt ist. Es bietet sich an dieser Stelle ein Vergleich mit der **Retinopathia pigmentosa** an, bei der der Prozess gerade in der Peripherie beginnt und die Makula selbst in fortgeschrittenen Fällen meist verschont (➤ Kap. 8.5).

Sehr viel **seltener** als die eigentliche, altersabhängige MD findet man weitere Formen einer Makuladegeneration, die teilweise bereits in der **Jugend** auftreten. Bekannt sind u.a. **toxische Formen**, z. B. durch Einnahme von Chloroquin, einem Malariamedikament, oder durch **entzündlich-degenerative** Prozesse oder eine Degeneration, die bei ausgeprägter **Myopie** entstehen kann.

Krankheitsentstehung

Man unterscheidet bei der AMD **zwei Formen** der Erkrankung, eine **trockene** und eine **feuchte** (exsudative bzw. neovaskuläre), wobei die beiden Formen in Spätstadien auch parallel im selben Auge auftreten können. Die **trockene** Form ist mit einem Anteil von etwa 85 % sehr viel **häufiger** und steht üblicherweise am Beginn der Erkrankung. Sie schreitet mehrheitlich langsam über Jahre voran, kann sogar zwischendurch stehen bleiben, während die feuchte Form oft sehr zügig zu zentralen Sehstörungen führt, manchmal innerhalb weniger Wochen.

Trockene AMD
Das Hauptproblem besteht bei dieser Form darin, dass die **Funktion des Pigmentepithels** aufgrund **oxidativ-degenerativer Prozesse** mit intra- und extrazellulären Ablagerungen von u.a. **Lipofuszin** zunehmend **verloren geht**. Dabei stellt eine gewisse intrazelluläre Lipofuszin-Bildung einen durchaus **physiologischen Alterungsprozess** zahlreicher Gewebe einschließlich des Auges dar. Bei der AMD sind die oxidativen Vorgänge, die dazu führen, erheblich gesteigert. Zusätzlich gelangen die Lipofuszine im Krankheitsverlauf auch in die Umgebung, mit Schwerpunkt in der **Basalmembran** des Pigmentepithels und einer Anreicherung in der **Bruch-Membran**.

Die degenerativen Prozesse in Zellen des Pigmentepithels haben zur Folge, dass die von den 1. Neuronen verbrauchten und abgestoßenen Sehpigmente nicht mehr in vollem Umfang phagozytiert und regeneriert werden. Schließlich gehen an unterschiedlichen Lokalisationen Anteile des Pigmentepithels zugrunde, woraufhin auch die **1. Neurone** ihre Funktion **vollständig verlieren** und die entsprechenden Abschnitte keine Sehinformationen mehr empfangen können. Wegen der ungleichmäßigen Verteilung dieser Ausfälle nennt man die **trockene** AMD zumindest in Spätstadien auch **geografische Atrophie**.

Parallel zu diesem Prozess scheint die **Durchblutung** der darüber befindlichen Anteile der Aderhaut abzunehmen, sodass die Degeneration des Pigmentepithels möglicherweise neben einer Schädigung durch oxidative Prozesse auch **ischämisch verursacht** oder verstärkt wird, z. B. im Rahmen **arteriosklerotischer Prozesse** der Aderhautgefäße. Bei der feuchten Form dürfte dies sogar ganz im Vordergrund stehen.

Als wichtigste **Risikofaktoren** von feuchter und besonders **trockener AMD** gelten:
- **fortgeschrittenes Lebensalter**
- **Rauchen** und weitere, oxidativ (über Radikale) wirkende Einflüsse bzw. ein **Missverhältnis** zwischen diesen und neutralisierenden, **antioxidativen Faktoren**
- **arterielle Hypertonie**
- **erhöhte Homocystein-Serumspiegel**
- **genetische Faktoren**

Feuchte AMD
Bei der exsudativen (neovaskulären) Form kommt es zu **Gefäßneubildungen in der Aderhaut**, die durch die Bruch-Membran hindurch in den Bereich des Pigmentepithels einsprossen. Diese Gefäße neigen zu **Ödembildungen** und **Einblutungen**, in deren Folge **Nekrosen** im Bereich der **Makula** entstehen. Die feuchte AMD kann als mögliche Spätform einer zunächst langsam voranschreitenden trockenen AMD verstanden werden, die eventuell allmählich in einen zentralen Gesichtsfeldausfall übergeht oder, bei zusätzlicher Gefäßneubildung, diesen Endzustand als feuchte Form häufiger und v.a. schneller erreicht.

Ursächlich für die Gefäßneubildung sind lokale **Wachstumsfaktoren**, besonders **VEGF** (**v**ascular **e**ndothelial **g**rowth **f**actor), die in der Folge einer Ischämie der Aderhaut gebildet werden.

Symptomatik

Hauptsymptom ist zunächst eine meist stetig voranschreitende, schmerzlose, zentrale Visusminderung, die beide Augen betrifft, jedoch häufig zunächst einseitig in Erscheinung tritt. Als **Leitsymptom** entsteht dann neben der **Visusminderung** eine **wellenförmige Deformierung** gerade verlaufender Linien, z. B. einer Schrift oder einer geometrischen Figur, verursacht durch umschriebene Abhebungen des Pigmentepithels. **Farben** werden zunehmend **blasser**. Neben einer möglichen **Blendempfindlichkeit** ist die Anpassung an unterschiedliche Lichtverhältnisse erschwert. Schließlich verschwimmen direkt fixierte Gegenstände und zuletzt erscheint das gesamte zentrale Sichtfeld **leer** bzw. als **grauer Fleck**. In diesem Spätstadium ist Lesen nicht mehr möglich, das Erkennen von Gesichtern oder auch eine einigermaßen selbstständige Lebensführung sind schwierig geworden.

Diagnostik

Hinführend sind zunächst die weitgehend **typischen Symptome**. Bei der Spiegelung der Netzhaut stehen für den Augenarzt **kleine gelbliche Ablagerungen**, sog. **Drusen** im Vordergrund, mit einer Häufung im Bereich der Makula. Dabei handelt es sich um die angesprochenen **Lipofuszine**, ergänzt durch **verbrauchte Sehpigmente** der Zapfen. Die Drusen werden im weiteren Verlauf größer und nehmen an Zahl zu.

Mit dem sog. **Amsler-Gitter-Test**, einer gleichmäßigen Gitterstruktur, die dem Patienten vorgehalten wird, lassen sich die Abweichungen gerader Linien frühzeitig erkennen.

Die **Fluoreszenzangiographie** dient dem Nachweis der **feuchten** AMD. Dabei werden dem Patienten Farbstoffe intravenös injiziert, die vom Augenarzt in ihrer Verteilung auf den Augenhintergrund bewertet werden. Bei der feuchten AMD ist die Verteilung ungleichmäßig und erfolgt verzögert.

Therapie

Eine heilende oder ursächliche Therapie wurde bislang nicht gefunden. Man kann jedoch prophylaktisch einwirken bzw. den bereits stattfindenden Prozess verzögern. Die wichtigsten prophylaktischen oder auch verlangsamenden Maßnahmen bestehen in **Nikotinverzicht**, Einstellung **erhöhter Blutdruckwerte** sowie Senkung erhöhter **Homocystein**-Serumspiegel. **Antioxidativ wirksame Nahrungsfaktoren**, zu denen Gemüse und Salate zählen, idealerweise auch Seefisch, sind besonders wertvoll.

Zu den **antioxidativ wirksamen** Faktoren, die bei unzureichender Ernährung **substituiert** werden sollten und deren Effektivität im Rahmen der trockenen AMD teilweise bereits in Studien nachgewiesen wurden, zählen

- Lutein (mindestens 20 mg/Tag) und Zeaxanthin, ergänzt durch mäßige Mengen an β-Carotin und eventuell Vitamin A (1 mg)
- antioxidativ wirksame Vitamine, besonders Vitamin C (mind. 500 mg/Tag) und E (mind. 20 mg) sowie Vitamin D (mind. 25–50 µg)
- Zink (10–20 mg/Tag), Selen (55–100 µg) und Kupfer (1 mg)
- B-Vitamine als Komplexpräparat oder in der Kombination aus Folsäure, B_6 und B_{12}, sofern besonders auf einen erhöhten Homocystein-Serumspiegel eingewirkt werden soll
- antioxidativ wirksame Nahrungsergänzungsmittel wie z. B. ω-3-Fettsäuren (eventuell noch wirksamer: fetter Seefisch), Coenzym Q 10, α-Liponsäure, L-Taurin, (reduziertes) Glutathion, Resveratrol und weitere. Als Ausgangsstoff für Taurin und Glutathion könnte auch Cystein, z. B. als Acetylcystein (ACC, NAC usw.) zugeführt werden. Die semiessenzielle Aminosäure Cystein ist vollkommen atoxisch und auch unabhängig von der AMD wertvoll.

Etliche dieser Substanzen sind mit Bezug auf die AMD noch spekulativ, doch handelt es sich andererseits ausnahmslos um physiologische Substanzen, die aus dem Gesamtzusammenhang heraus eine gewisse oder auch deutliche Wirksamkeit versprechen. Dabei sind die wichtigsten Bestandteile, auf der Basis von Lutein und Zeaxanthin, bereits kombiniert und in überwiegend sinnvoller Dosierung in überaus preiswerten Drogeriemarkt-Präparaten wie z. B. *Augen Vital Kapseln* (Abtei) bzw. *Sehkraft Kapseln* (Tetesept) enthalten. In Abhängigkeit von der Qualität der eigenen Ernährung könnten weitere Faktoren zugeführt werden, in jedem Fall Vitamin D, weil diesbezüglich die Nahrung immer unzureichend ist und die für einen ausreichend hohen Serumspiegel (> 50 ng/ml Calcidiol = 25(OH)D) eigentlich benötigten Insolationen heute sehr unüblich geworden sind (➤ Fach Stoffwechsel).

Seit wenigen Jahren laufen bisher vielversprechende Studien, bei denen man den Patienten embryonale Pigmentepithel-Stammzellen in die Netzhaut spritzt. Es kann deshalb mittelfristig mit verbesserten therapeutischen Optionen bei der trockenen AMD gerechnet werden.

Bei der **feuchten AMD** geht es vorrangig darum, die Aussprossung neuer Gefäße so gut wie möglich zu unterbinden. Dies gelingt wenigstens in einem Teil der Fälle sehr effektiv durch **Antikörper** gegen den Wachstumsfaktor **VEGF**. Bisherige Präparate sind u.a. Ranibizumab oder Aflibercept. Die Präparate werden 1-mal/Monat direkt in den Glaskörper injiziert. Besonders bei dieser Form sollte eine weitere Zunahme arteriosklerotischer Veränderungen wirksam verhindert werden, wobei dann auch das LDL-C berücksichtigt werden muss.

Zusammenfassung

Altersbedingte Makuladegeneration (AMD)

Eingeteilt in eine trockene Form (85 %) und eine feuchte Form

Ursachen

- fortgeschrittenes Lebensalter (meist > 65 Jahre)
- Rauchen
- degenerative oxidative Prozesse in den Zellen des Pigmentepithels mit ausgeprägter Bildung von Lipofuszin, das später auch

8

extrazellulär unterhalb der Netzhaut in Basalmembran und Bruch-Membran abgelagert wird („Drusen")
- Mangel an antioxidativen Nahrungsfaktoren – u.a. Lutein und Zeaxanthin
- arterielle Hypertonie
- erhöhter Homocystein-Serumspiegel
- genetische Faktoren

Symptome

- Visusminderung bzw. verschwommenes Sehen im zentralen Sichtfeld
- Verkrümmung gerader Linien
- verblasste Farben
- Blendempfindlichkeit
- im Spätstadium zentrale Blindheit (häufigste Ursache in den westlichen Ländern)

Diagnostik

- gelbliche Ablagerungen (Drusen) am Augenhintergrund, hinter der Netzhaut und mit Schwerpunkt im Bereich der Makula
- gekrümmte Linien im Amsler-Gitter-Test
- Ödeme und Einblutungen bei der feuchten AMD
- Fluoreszenzangiographie zum frühen Nachweis der feuchten Form

Therapie

- trockene Form: die Carotinoide Lutein und Zeaxanthin, in Verbindung mit verschiedenen Antioxidantien, in Spätstadien nicht mehr wirksam
- feuchte Form: monatliche Injektionen von VEGF-Antikörpern in den Glaskörper
- in Zukunft eventuell lokale Injektionen von embryonalen Pigmentepithel-Stammzellen

8.10 Netzhautablösung

Die Netzhaut (Retina) als innerste Schicht der Augenhüllen besteht aus 2 Blättern, die locker aufeinander liegen und an der Ora serrata ineinander übergehen. Das innere, dem Glaskörper zugewandte Blatt enthält den lichtempfindlichen Teil, den man (theoretisch) in 9 Schichten untergliedern kann und in dem 3 hintereinander geschaltete Neurone das Licht einfangen und weiterleiten. Das äußere Blatt besteht lediglich aus dem lichtunempfindlichen Pigmentepithel, das jedoch essenzielle Bedeutung für die Funktion des 1. Neurons besitzt. Bei der Netzhautablösung löst sich das **innere Blatt** vom äußeren **Pigmentepithel**. Die Folgen bestehen in Skotomen. Im schlimmsten Fall droht die Erblindung.

Krankheitsentstehung

Es gibt einige wenige Formen einer Netzhautablösung (**Ablatio** oder **Amotio retinae**). Grundsätzlich bedarf das innere Blatt der Netzhaut eines gewissen Drucks durch den Glaskörper, um dem Pigmentepithel lückenlos anzuliegen. Dabei ist der Glaskörper lediglich an der Ora serrata sowie im Bereich der Sehnervenpapille an der inneren Augenhaut festgewachsen. Allerdings gibt es auch in weiteren Bereichen **umschriebene Adhäsionen** zwischen Glaskörper und Netzhaut, die beim Abheben des Glaskörpers, z. B. durch Schrumpfung, einen Zug an der Retina bewirken und in diesen Bereichen zu **Einrissen** *oder* zum **Abheben des inneren Blatts** vom Pigmentepithel führen können. **Begünstigt** wird das Zurückweichen des Glaskörpers von einem verlängerten Augapfel **(Myopie)**, während ein zu kurzer Bulbus (Hypermetropie) eher einen Schutzfaktor darstellt, weil der Druck des Glaskörpers auf die Netzhaut dabei stabiler ist.

Die Ursachen einer Netzhautablösung lassen sich in 2 Gruppen zusammenfassen, die sich allerdings überschneiden:

- **Degenerative Veränderungen** von Netzhaut und/oder Glaskörper führen zu **hufeisenförmigen Einrissen** der Netzhaut. Begünstigt wird v.a. diese Form von einer **Myopie** oder einer **Aphakie** (Fehlen der Linse [= Phakos] nach Trauma oder Staroperation), weil der Druck aus den vorderen Augenabschnitten auf den Glaskörper hierbei nachlässt. Bekannt ist bei dieser Form auch eine familiäre Disposition.
- Bei der zweiten Gruppe kommt es nicht zu Einrissen, sondern über eine **Schrumpfung des Glaskörpers** zum **Zug an einzelnen Netzhautabschnitten**. Degenerative **Alterungsprozesse**, aber auch ein **Diabetes mellitus** mit seiner Retinopathie samt Glaskörperveränderungen führen zu dieser Form. Alternativ kann auch ein Druck aus dem Bereich der Choroidea, z. B. durch entzündliches Exsudat bei der **Choroiditis** (Panuveitis) oder durch einen **Tumor** (z. B. ein malignes Aderhautmelanom) auf die Retina zu deren Ablösung führen.

Symptomatik

Leitsymptome sind **Lichtblitze** sowie, bei Blutungen durch Gefäßzerreißungen der Retina, zahlreiche **schwarze Punkte**, die nach unten absinken (sog. **Rußregen**). Allerdings kann die Ablatio retinae in frühen Stadien auch symptomlos oder unter dem Bild von schwarzen (!) Punkten, die sich bei der Blickwendung mitbewegen (**Mouches volantes** = fliegende Mücken), verlaufen – ein Symptom, das eher mit vorübergehenden Trübungen des Glaskörpers assoziiert ist. Hier erscheinen sie allerdings mehr als einzelne **graue Fusseln**. Zusätzlich entsteht bei der Netzhautablösung ein **Schatten im Gesichtsfeld**, in Abhängigkeit von der Lokalisation eher als Vorhang, der sich senkt, oder als von unten hochwachsende Mauer. Es bestehen **keine Schmerzen**, weil die Netzhaut nicht sensibel innerviert ist.

Diagnostik

In der **Spiegelung des Augenhintergrundes** erscheint die abgelöste Netzhaut weiß und ödematös aufgequollen. Bei Einrissen erkennt man wegen der freiliegenden Choroidea ein rot aufleuchtendes Loch, eventuell auch Einblutungen. Die Gefäße können gefältelt verlaufen (➤ Abb. 8.12).

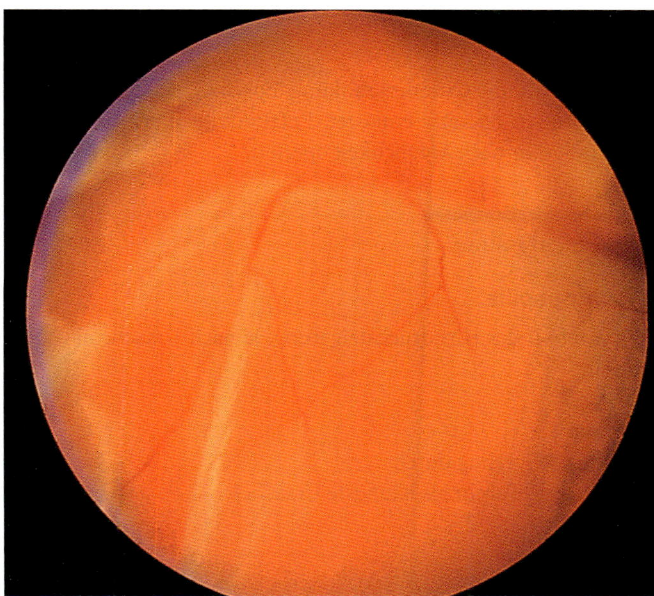

Abb. 8.12 Fältelung der Gefäße bei Netzhautablösung [E273]

Therapie

Das Ziel besteht in der **Fixierung der Netzhaut** in den Randbereichen der Ablatio. Dies erfolgt bevorzugt mit dem Laser. Bei größeren Defekten wird der Bulbus operativ im Bereich der Ablatio von außen eingedellt (Silikonschaum-Plombe, Silikonband), um innen den Kontakt wiederherzustellen. Nur wenn diese Verfahren nicht zum gewünschten Ergebnis führen, wird der Glaskörper gegen Flüssigkeit (Ringer-Lösung, Silikonöl) ausgetauscht.

Zusammenfassung

Netzhautablösung

Ursachen
- degenerative Veränderungen, Einrisse
- Schrumpfung des Glaskörpers
- Tumoren der Augenhüllen (z. B. malignes Melanom)
- begünstigt durch Myopie und Aphakie

Symptome
- Lichtblitze
- bei Blutungen schwarze Punkte (Rußregen)
- Schatten im Gesichtsfeld (Vorhang, Mauer)
- keine Schmerzen

Komplikation
- Erblindung

Diagnostik
- weiße, aufgequollene Netzhautabschnitte in der Ophthalmoskopie
- rote Bereiche (= Aderhaut) bei Einrissen
- Fältelung der Gefäße

Therapie
- Fixierung der Netzhaut mit dem Laser
- operative Eindellung der Sklera (Silikon)
- Ersatz des Glaskörpers durch Flüssigkeit

Prophylaxe
- jährliche Kontrollen bei Risikopatienten (ausgeprägte Myopie, familiäre Belastungen)

8.11 Stauungspapille

Die Stauungspapille ist keine Erkrankung, sondern ein **Symptom**, das in der Folge eines **zerebralen Überdrucks** entsteht. Diese Druckerhöhung greift auf den Sehnerven über, weil er bis zur Papille von den Hirnhäuten umgeben ist, also sozusagen bis zum Bulbus intrazerebral liegt.

Krankheitsentstehung

Druckerhöhungen werden durch **Flüssigkeitsvermehrungen** verursacht. Diese können serös als **Hirnödem** entstehen, aufgrund von **Einblutungen**, **eitrig** bei bakteriellen Entzündungen oder durch Vergrößerung der Ventrikel **(Hydrozephalus)**. Besonders häufig stellen sie wegen dessen randnahen Ödems einen **frühen Hinweis** auf einen zerebralen **Tumor** dar.

Betrifft die Druckerhöhung mehr oder weniger gleichmäßig das gesamte Cerebrum, sind **beide Augen** betroffen. Dagegen erscheint die Stauungspapille bei einseitigen Prozessen wie z. B. einer epi- oder subduralen Blutung **einseitig** auf der Seite der Drucksteigerung.

Mögliche Ursachen einer Hirndrucksteigerung sind:
- **zerebrale Ödeme:**
  - Hirntumor (häufigste Ursache)
  - Entzündungen (Meningitis, Enzephalitis, Abszess)
  - hypertone Krise (RR systolisch meist > 240 mmHg)
  - zerebrale Überhitzung (> 42 °C – z. B. Sonnenstich, Hitzschlag)
- **Blutungen:**
  - traumatisch als Epi- oder Subduralblutung (einseitiger Befund)
  - Subarachnoidalblutung, z. B. durch Einreißen eines Aneurysma
  - hämorrhagischer Hirninfarkt
- **Hydrozephalus:**
  - angeboren
  - Hirntumor
  - postinfektiöse Verwachsungen
  - Subarachnoidalblutung

Symptomatik

Eine Stauungspapille entsteht in der Regel innerhalb weniger Stunden nach dem Auftreten der Hirndrucksteigerung, doch gibt es für den Patienten **keine frühen Hinweise** wie z. B. Sehstörungen, weil der Sehnerv erst nach Wochen oder sogar Monaten der Druckerhöhung geschädigt wird. Die Symptomatik entsteht also überwiegend als **Folge der Hirndrucksteigerung** bzw. deren **Ursache** (➤ Fach Neurologie, ➤ Fach Leitsymptome).

Allerdings wirkt sich die Hirndrucksteigerung auch auf den **N. oculomotorius** auf seinem Weg vom Mittelhirn bis zum Bulbus, u.a. auf dessen parasympathische Anteile aus. Der Ausfall von M. sphincter pupillae und M. ciliaris mit resultierendem Überwiegen des sympathisch innervierten M. dilatator pupillae zeigt sich in einer **großen** und **lichtstarren Pupille**. Dies muss gegen die übliche Mydriasis durch sympathische Aktivierung (Blutdruckabfall, Hypoglykämie, Hypoxie, Angst) abgegrenzt werden, weil die Pupillen in diesen Fällen durchaus auf Lichteinfall reagieren, also **weit**, aber **nicht lichtstarr** sind.

MERKE

Bei einem komatösen Patienten mit weiten(r), lichtstarren(r) Pupille(n) und gleichzeitig nachweisbarer Stauungspapille kann abgeleitet werden, dass die Ursache des Komas in einer akuten Hirndrucksteigerung, z. B. in Folge einer Einblutung, besteht.

Dabei ist zu beachten, dass eine weite und lichtstarre Pupille **ohne Stauungspapille** andere Ursachen hat. Im Vordergrund stehen hier das akute Glaukom oder eine Raumforderung zwischen Mittelhirn und Bulbus bei einseitigem sowie eine zerebrale Hypoxie bei symmetrischem Befund.

Diagnostik

Bei der Spiegelung des Augenhintergrunds (➤ Abb. 8.13) ist die Papille nach innen gewölbt (prominent), die **Exkavation** damit **aufgehoben**, die **Begrenzung** wegen des entstehenden Ödems **unscharf**. Die Venolen sind infolge des gestörten Abflusses erweitert und geschlängelt, die Arteriolen eher eng. Im Randbereich der Papille kommt es zu Einblutungen.

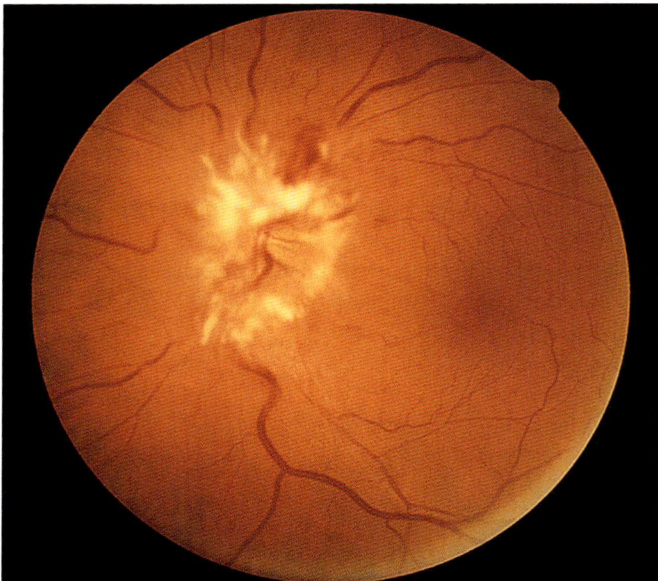

Abb. 8.13 Stauungspapille [E273]

Therapie

Behandelt wird die Grunderkrankung. Epi- bzw. subdurale Einblutungen werden operativ entlastet, Entzündungen adäquat behandelt, ein Tumor nach Möglichkeit operiert.

Zusammenfassung

Stauungspapille

Ein Symptom der Hirndrucksteigerung, je nach Ursache ein- oder beidseitig

Ursachen

Hirndrucksteigerung durch
- Hirnödem (Tumor als häufigste Ursache)
- Einblutung
- Hydrozephalus

Symptome
- alle Symptome der Hirndrucksteigerung (Kopfschmerzen, Erbrechen usw.)
- ein- oder beidseits weite, lichtstarre Pupillen
- am Auge, abgesehen von einer Blendneigung wegen der weiten Pupille, keine spezifischen Symptome, keine Visusminderung

Diagnostik
- in der Funduskopie prominente, ödematöse Papille mit unscharfer Begrenzung
- gestaute (erweiterte), geschlängelte Venolen
- verengte Arteriolen
- randständige Einblutungen

Therapie
- Behandlung der Ursache

8

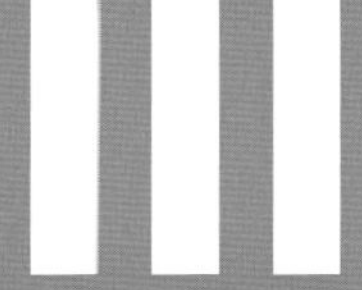

Sinnesorgane: Ohr

KAPITEL

9 Anatomie

Einführung

Das Ohr besteht aus 3 Anteilen, die als **äußeres Ohr**, **Mittelohr** und **Innenohr** bezeichnet werden. Die Ohrmuschel fängt die Schallwellen auf und leitet sie in den äußeren Gehörgang. Die Grenze zum Mittelohr bildet das Trommelfell. Im Mittelohr werden die Schallwellen mechanisch über eine hintereinander geschaltete Kette aus Knöchelchen auf das Innenohr übertragen und dort in der Schnecke verarbeitet. Schließlich gelangen sie über den N. vestibulocochlearis zur Hörrinde. Unabhängig vom Hörorgan und ohne Verbindung zu den äußeren Anteilen des Ohres findet sich im Innenohr als weiteres Organ der Vestibularapparat, zuständig für den Gleichgewichtssinn.

9.1 Äußeres Ohr

Das äußere Ohr besteht aus der Ohrmuschel und dem äußeren Gehörgang (Meatus acusticus externus). Das Trommelfell (Membrana tympanica) bildet die Grenze zum Mittelohr (➤ Abb. 9.1).

9.1.1 Ohrmuschel

Aufgebaut wird die Ohrmuschel aus **elastischem Knorpel**, der von normaler Oberhaut überzogen ist. Sie sitzt, einschließlich eines Teils des äußeren Gehörgangs, dem Schläfenbein (Os temporale) auf und ist bindegewebig mit seinem Periost verwachsen. Ihre Funktion besteht im **Einfangen der Schallwellen**. Zu diesem Zweck sind kleine Muskeln (sog. innere Muskeln) in die Knorpelschicht integriert, mit denen eine (beim Menschen lediglich noch rudimentäre) Ausrichtung zur Schallquelle hin möglich ist. Zusätzlich ziehen äußere Muskeln von der Kopfschwarte zur Ohrmuschel. Innerviert werden beide Muskelgruppen vom N. facialis.

Man kann an der Ohrmuschel verschiedene Anteile unterscheiden (➤ Abb. 9.2). Den äußeren Rand nennt man **Helix**, die davor befindliche, parallel zur Helix verlaufende knorpelige Leiste **Anti-**

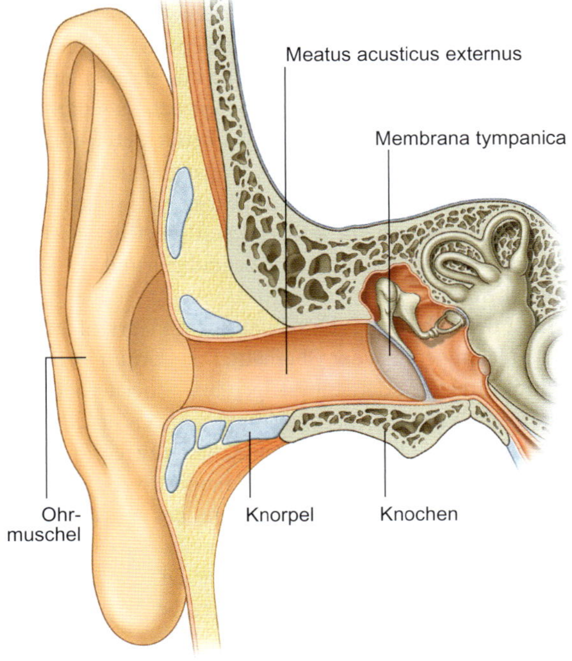

Abb. 9.1 Übersicht über das äußere Ohr [E402]

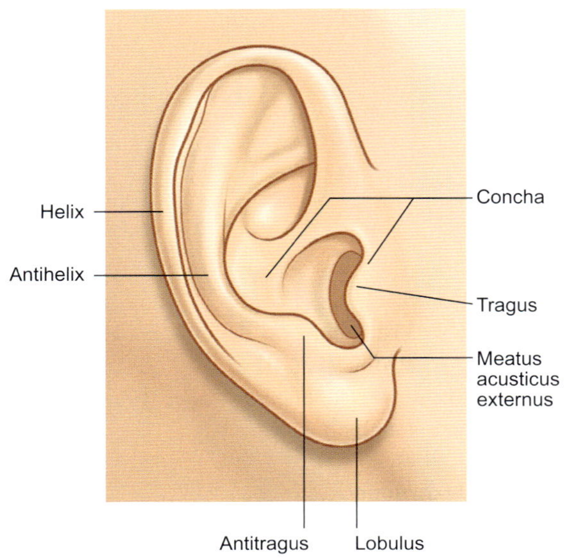

Abb. 9.2 Aufbau der Ohrmuschel [E402]

helix. Die Helix geht unten in das **Ohrläppchen** über, den einzigen knorpelfreien Anteil der Ohrmuschel. Der zentrale Anteil der Ohrmuschel heißt **Concha**. Sie bildet die trichterförmige Umrahmung der Öffnung des äußeren Gehörgangs, welche die Schallwellen auffängt und zum Gehörgang leitet. Im vorderen Anteil der Concha findet sich als kleine knorpelige Erhebung der **Tragus** (= „Ohrecke").

9.1.2 Äußerer Gehörgang

Der äußere Gehörgang **(Meatus acusticus externus)** ist **2,5–3 cm** lang und besitzt einen inneren Durchmesser von 6–8 mm (➤ Abb. 9.1). Im äußeren Anteil ist die Wandung aus elastischem Knorpel aufgebaut, im inneren Anteil aus Knochen des Os temporale. Der Gang ist beim Erwachsenen (von außen betrachtet) S-förmig nach hinten oben gebogen, zusätzlich am Übergang des knorpeligen zum knöchernen Teil verengt und leicht gekrümmt, weshalb man bei der **Ohrenspiegelung** beim Erwachsenen die **Ohrmuschel** nach **hinten oben** ziehen muss, um ihn zu begradigen und das Trommelfell einzusehen.

9

Die Haut des Gehörgangs besteht aus dem mehrschichtigen verhornenden Plattenepithel der Oberhaut. Das Corium ist jedoch ohne Subkutis direkt mit den knorpeligen bzw. knöchernen Anteilen des Gehörgangs verwachsen. Im Corium befinden sich Talgdrüsen, Terminalhaare (im äußeren Anteil) und diesen zugeordnete apokrine Schweißdrüsen, die allerdings ein modifiziertes, sehr bitteres Sekret absondern, das den Hauptanteil des **Cerumens (Ohrschmalz)** ausmacht. Sie werden deshalb auch als **Ceruminaldrüsen** bezeichnet. Zusätzlich sind abschilfernde Zellen, Hornschuppen und Staubpartikel enthalten. Das Cerumen besitzt bakterienhemmende Eigenschaften, u.a. durch seinen Gehalt an Lysozym, und eine **Reinigungsfunktion** für den Gehörgang, indem es nach außen abfließt. Anlagebedingt produzieren manche Menschen größere Mengen oder ein eingedicktes Sekret, sodass der Gehörgang verstopfen kann, wodurch **Schallleitungsstörungen** entstehen. Ursächlich kommen hierfür auch Abflussstörungen bei zu engem Gehörgang in Frage.

Sensibel versorgt wird der Gehörgang u.a. vom **N. vagus**. Dadurch kann es bei Reinigungsversuchen (Wattestäbchen) oder beim zu tiefen Einführen eines Ohrtrichters zu **Husten** oder sogar zu **Übelkeit** mit Erbrechen kommen.

Die vordere Wand des Gehörgangs grenzt an das **Kiefergelenk**, im hinteren unteren Anteil, im Kontakt zum Mastoid, verläuft der **N. facialis**, der von dort aus nach vorn zur Parotis weiterzieht.

9.1.3 Trommelfell

Das Trommelfell (Membrana tympanica) bildet die Begrenzung des Gehörgangs und gehört bereits zum Mittelohr. Es besteht aus einer bindegewebigen Platte mit einer **Dicke** von lediglich **0,1 mm** und einem **Durchmesser** von etwa **1 cm**. Nach außen wird diese Platte von dünner Haut, zum Mittelohr hin von Schleimhaut überzogen. Über einen faserknorpeligen Rand ist das Trommelfell am Felsenbein des Os temporale befestigt. Zentral ist es minimal eingezogen, in der **Aufsicht** also **konkav**, insgesamt unten und vorne leicht schräg **nach innen (medial) gekippt**.

Bei der Ohrenspiegelung erscheint das Trommelfell **grau** (bis graurötlich), **perlmuttartig** und **durchscheinend**, wodurch sich das innen anliegende bzw. mit ihm verwachsene Gehörknöchelchen **(Malleus)** abzeichnet (➤ Abb. 9.3). Typischerweise wird bei dieser Untersuchung bei normalem, nicht entzündlich verändertem oder vernarbtem Trommelfell ein **heller dreieckiger Lichtreflex** im vorderen unteren Quadranten erkennbar.

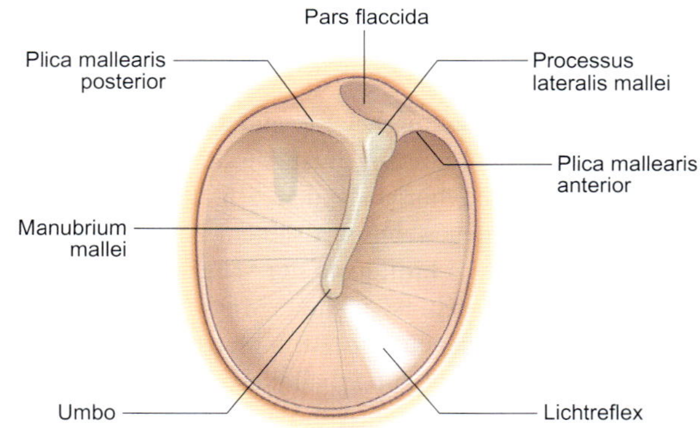

Abb. 9.3 **a** Trommelfell. **b** Ohrspiegelbild des Trommelfells. [E402]

9.2 Mittelohr

Der Raum des Mittelohrs (➤ Abb. 9.4) wird als **Paukenhöhle** (Cavitas tympani oder Tympanon) bezeichnet. Ihr **Längsdurchmesser** zwischen Trommelfell und ovalem Fenster liegt bei lediglich **5 mm**, die Höhe bei 1–1,5 cm. Die Paukenhöhle enthält in ihrem oberen Anteil die **3 Gehörknöchelchen**, die den Schall über die Schwingung des Trommelfells aufnehmen und zum ovalen Fenster übertragen, an dem das Innenohr beginnt. Sie befindet sich, von einer **Schleimhaut** ausgekleidet, im Schläfenbein am Übergang zur Felsenbeinpyramide (➤ Fach Bewegungsapparat).

Der Längsdurchmesser der Paukenhöhle von gerade mal 5 mm ermöglicht eine sehr treffende Vorstellung davon, wie winzig die 3 Gehörknöchelchen tatsächlich sind, denn sie passen hintereinander geschaltet, als Kette, in diesen Raum!

9.2.1 Tuba auditiva

In ihrem unteren Anteil ist die Paukenhöhle über die **Ohrtrompete** (**Tuba auditiva**, Eustachio-Röhre, **Eustachische Röhre**; ➤ Abb. 9.4) mit dem oberen Teil des Rachens, dem **Nasopharynx**, verbunden und deswegen **lufthaltig** (pneumatisiert). Außerdem kann hierüber der (spärlich gebildete) Schleim abgeleitet werden.

Die Wand der annähernd **4 cm langen** Ohrtrompete besteht, abgesehen vom knöchernen Anfangsteil, aus **elastischem Knorpel**. Der Knorpel umgibt die Wand nur unvollständig, sodass der bindegewebige Anteil bei einem Unterdruck nach innen gezogen werden und den Gang verschließen kann. Innen wird die Tube von einer Schleimhaut ausgekleidet, die Flimmerhärchen enthält. Als **Funktion** der Tuba auditiva wird meist der Druckausgleich zwischen Mittelohr und Außenwelt definiert. Bevor jedoch ein Ausgleich stattfinden kann, muss die Luft erst einmal hineingelangen, was nur auf diesem Weg möglich ist. Das Trommelfell ist luftundurchlässig. Die Ohrtrompete dient also in erster Linie der **Belüftung** von Mittelohr und Mastoid. Der durchaus notwendige **Druckausgleich** findet ununterbrochen, verstärkt jedoch beim **Schlucken** oder **Gähnen** statt, weil die Tube dabei zusätzlich aufgezogen, ihr Lumen also erweitert wird.

9.2.2 Mastoid

Hinter der Hinterwand der Paukenhöhle befindet sich das Mastoid (Processus mastoideus, Warzenfortsatz). Es setzt sich aus zahlreichen kleinen knöchernen Höhlen (Cellulae mastoideae) zusammen, die miteinander kommunizieren und mit Schleimhaut ausgekleidet sind. Das Mastoid bildet hinter dem Ohr einen knöchernen Vorsprung und kann dort beurteilt werden.

PATHOLOGIE

Da die knöcherne Abgrenzung zur Paukenhöhle Lücken enthält, wird die **Luft** der Außenwelt über das Mittelohr bis ins Mastoid weitergeleitet. Gleichzeitig bedeutet dies, dass **Entzündungen der Paukenhöhle** (Otitis media) aufs **Mastoid übergreifen** können. Handelt es sich dabei um eine bakterielle, eitrige Entzündung, kann sie über die äußerst dünne Knochenlamelle, die das Mastoid von der mittleren Schädelgrube trennt, auf das Gehirn übergreifen. Es kommt zur **Meningitis** oder zum **Hirnabszess**.

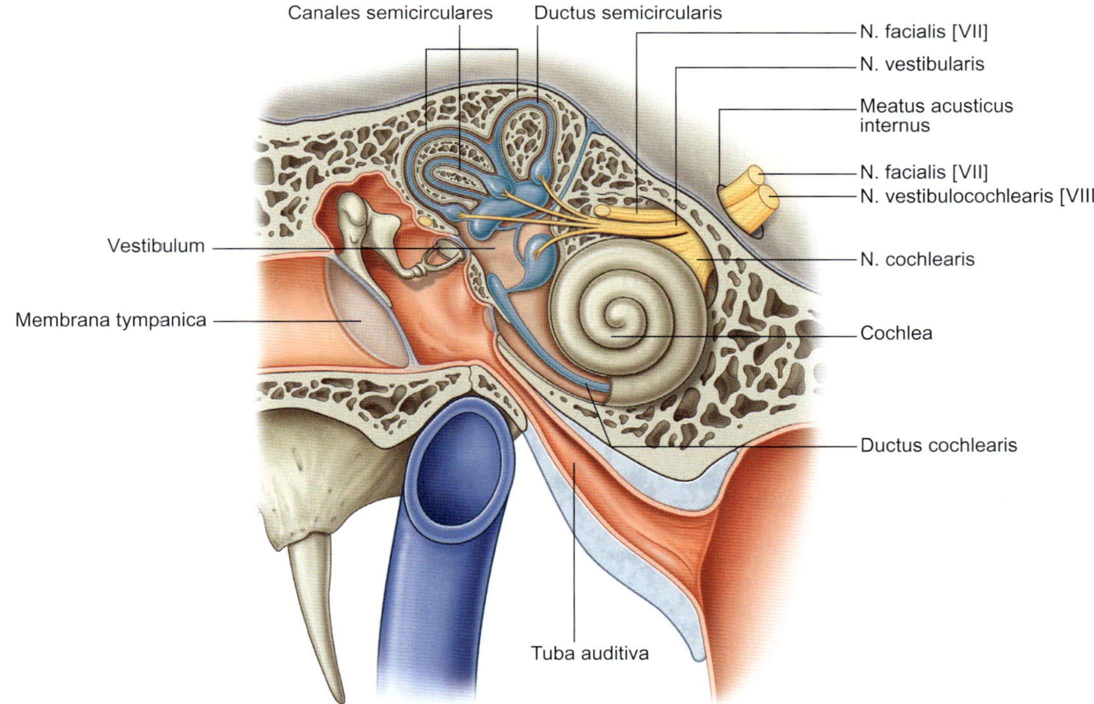

Abb. 9.4 Übersicht über das Mittelohr. N. vestibularis vom Gleichgewichtsorgan und N. cochlearis vom Hörorgan bilden den N. vestibulocochlearis. [E402]

9.2.3 Gehörknöchelchen

Die 3 Gehörknöchelchen **Hammer** (Malleus), **Amboss** (Incus) und **Steigbügel** (Stapes) übertragen die Schwingung des Trommelfells mechanisch auf die Membran des ovalen Fensters (➤ Abb. 9.4). Zu diesem Zweck sind sie gelenkig miteinander verbunden. Ihre genaue Form samt der jeweiligen Bezeichnungen sind nicht prüfungsrelevant und besitzen, außer für den HNO-Arzt, auch keine Bedeutung.

Die Knöchelchen bilden eine Kette, über die die Schwingung des Trommelfells auf den festgewachsenen **Griff** (Manubrium) des **Hammers**, über das Hammer-Amboss-Gelenk und das Amboss-Steigbügel-Gelenk schließlich auf das ovale Fenster übertragen wird. Dabei stellt die breite Basis des Steigbügels über eine ringförmig verlaufende Membran den Kontakt zum ovalen Fenster her.

9.2.4 Muskeln der Paukenhöhle

Zwei äußerst kleine Muskeln sind mit den Gehörknöchelchen verbunden. Sie sind unterschiedlich innerviert, arbeiten allerdings in der Regel zusammen. Ihre Funktion besteht in einer reflexartigen Kontraktion bei sehr lauten Umgebungsgeräuschen.

Der **M. tensor tympani** entspringt überwiegend der knöchernen Wandung der **Ohrtrompete** und verläuft von dort in einem eigenen knöchernen Kanal zum **Handgriff** des Hammers. Bei seiner Kontraktion zieht er den Hammer mitsamt dem festgewachsenen Trommelfell nach innen. Dadurch nimmt die Vorspannung des Trommelfells zu, seine Schwingungsfähigkeit jedoch ab. Gleichzeitig wird die ganze Kette der Gehörknöchelchen verschoben und in ihrem Bewegungsumfang eingeschränkt. Innerviert wird der Muskel aus dem 3. Ast (N. mandibularis) des **N. trigeminus**.

Beim **M. stapedius** handelt es sich um den **kleinsten Muskel des menschlichen Körpers**. Er zieht von der Wand des Mastoids (direkt hinter dem Stapes) zum Steigbügel und hebelt die Steigbügelplatte ein wenig vom ovalen Fenster weg (➤ Abb. 9.9). Der verringerte Kontakt führt zur **Abschwächung** der Schwingungsfähigkeit des ovalen Fensters. Gleichzeitig werden die Gehörknöchelchen gegeneinander gepresst, unterstützt durch die Funktion des M. tensor tympani, wodurch ihre Beweglichkeit leidet. Beide Funktionen dienen der **reflektorischen Anpassung an übermäßig laute Umgebungsgeräusche**. Innerviert wird er aus dem **N. facialis**.

PATHOLOGIE

Hyperakusis und Knalltrauma

Beim **Ausfall** der nervalen Versorgung können laute Töne nicht mehr abgeschwächt werden. Es entsteht die **Hyperakusis**, eine schmerzhafte Verstärkung lauter Umgebungsgeräusche.

Zu beachten ist außerdem, dass es einige wenige Millisekunden dauert, bis ein übermäßig lauter Schall über die nervale Strecke auf die beiden Muskeln der Paukenhöhle übertragen wurde und sie zur Kontraktion bringt. Beim **Knalltrauma**, verursacht z. B. durch einen Gewehrschuss in unmittelbarer Nähe, kann es passieren, dass selbst diese extrem kurze Zeitspanne nicht mehr dazu ausreicht, eine Anpassung vorzunehmen, wodurch der hohe Schalldruck ungeschmälert ins Innenohr gelangt und dort zu Tinnitus und Hörstörungen führt (s. später).

9.3 Innenohr

Äußerer und mittlerer Teil des Ohrs dienen der Aufnahme und Leitung der Schallwellen zunächst durch die Luft von Außenwelt und Gehörgang und schließlich, im Mittelohr, mechanisch über die Gehörknöchelchenkette. Im Innenohr werden die Signale verarbeitet, in nervale Aktionspotenziale übersetzt und schließlich zur Hörrinde übertragen. Gleichzeitig enthält das Innenohr als weiteres „Sinnesorgan" das Gleichgewichtsorgan (Vestibularorgan).

EXKURS

Die 5 Sinne des Menschen beinhalten Sehen, Hören, Riechen, Schmecken und den Tastsinn der Haut. Das Gleichgewicht ist nicht darin enthalten und steht selbstverständlich auch nicht für den sog. 6. Sinn. Des ungeachtet wird im üblichen Sprachgebrauch manchmal der Begriff „Gleichgewichtssinn" verwendet.

Die beiden Organe für Hören und Gleichgewicht liegen in einer Ansammlung knöcherner Höhlen, die miteinander kommunizieren und wegen ihres Aussehens und in ihrer Gesamtheit als **knöchernes Labyrinth** (➤ Abb. 9.6) bezeichnet werden. Die einzelnen Teile dieser Höhlen werden in **Schnecke (Cochlea)**, **Bogengänge** (Canales semicirculares) und das **Vestibulum** (Vorhof) unterschieden (➤ Abb. 9.5). Auch der innere Gehörgang (Meatus acusticus internus), durch den der N. vestibulocochlearis zu den beiden Organen des Innenohrs zieht, kann dazu gerechnet werden. Überzogen werden die knöchernen Hohlräume vom Periost. Das gesamte System

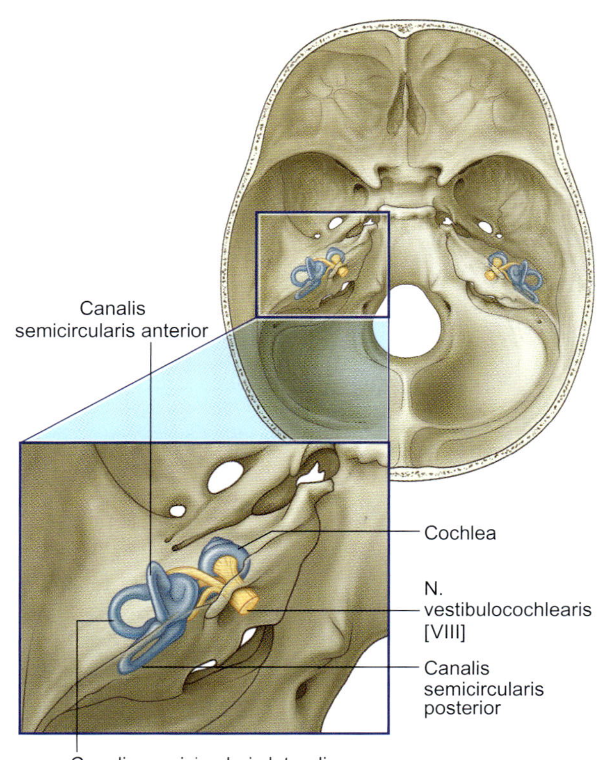

Abb. 9.5 Lage des Innenohrs in der Felsenbeinpyramide [E402]

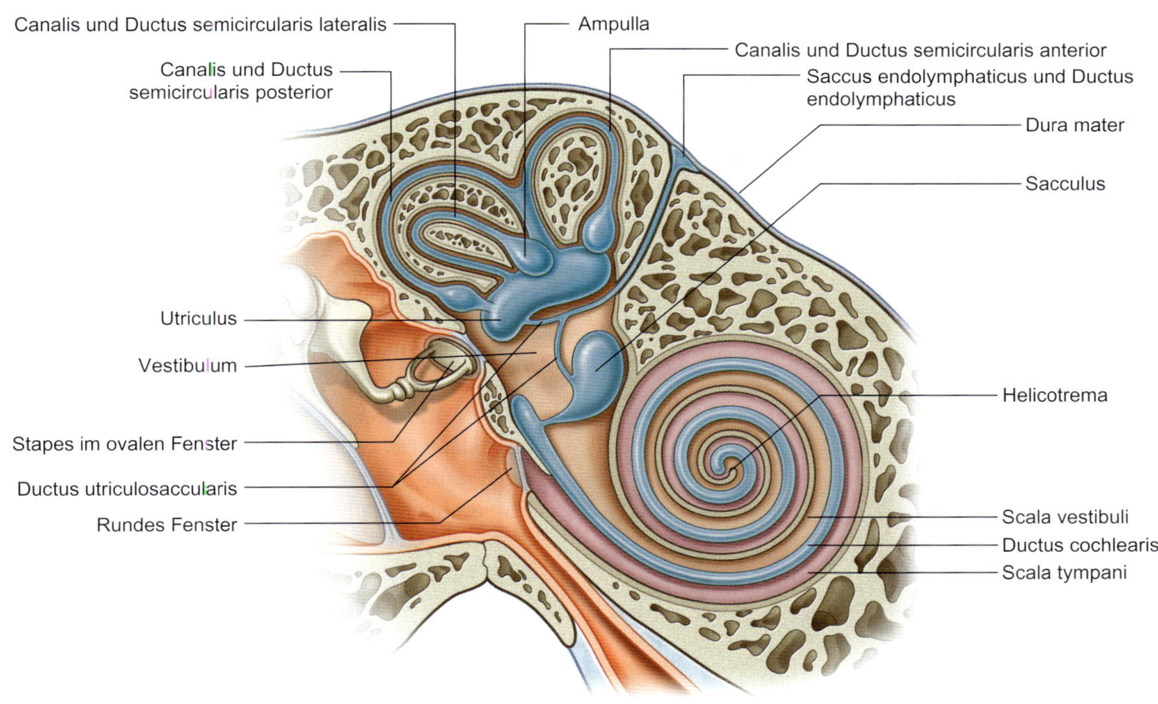

Abb. 9.6 Häutiges Labyrinth, umgeben vom knöchernen Labyrinth. Das Vestibulum befindet sich zentral zwischen Cochlea und Bogengängen. [E402]

befindet sich in der **Felsenbeinpyramide** des Schläfenbeins und weist einen Gesamtdurchmesser von nicht einmal ganz 2 cm auf.

Eingebettet in die knöchernen Höhlen und damit gut geschützt bildet ein zusammenhängendes, in sich geschlossenes System aus **bindegewebigen Häuten** Gänge und Säcke aus. Dies ist das **häutige Labyrinth** (➤ Abb. 9.6). In seinem Inneren befindet sich eine klare Flüssigkeit, die als **Endolymphe** bezeichnet wird. Zwischen den Häuten dieses Labyrinths und dem umgebenden Knochen bleibt ein spaltförmiger Hohlraum bestehen, in dem sich ebenfalls eine klare Flüssigkeit befindet. Dies ist die **Perilymphe**. Über einen schmalen knöchernen Kanal steht der Perilymphraum an der dorsalen Begrenzung der Felsenbeinpyramide mit dem **Subarachnoidalraum** in Verbindung.

Die einzelnen Anteile des häutigen Labyrinths bestehen aus den beiden sackartigen Aufweitungen **Utriculus** und **Sacculus**, aus den **3 Bogengängen** und einem weiteren Gang, der sich zu einer Schnecke (Cochlea) aufrollt **(Ductus cochlearis)** (➤ Abb. 9.6). Das knöcherne Vestibulum enthält kein häutiges Pendant, doch liegen in diesem Raum die häutigen Utriculus und Sacculus.

MERKE
Die Cochlea mit dem Ductus cochlearis bildet das Hörorgan, Bogengänge, Utriculus und Sacculus das Gleichgewichtsorgan.

9.3.1 Knöchernes Labyrinth

Im Anschluss an das ovale Fenster, direkt medial der Paukenhöhle und zentral im knöchernen Labyrinth, befindet sich das **Vestibulum** (Vorhof) (➤ Abb. 9.6). Etwas unterhalb und medial des Vestibulum liegt die Cochlea, dahinter und oberhalb die Bogengänge (Canales semicirculares; ➤ Abb. 9.5).

Vorderer, hinterer und lateraler (= horizontaler) **Bogengang** erstrecken sich vom Vestibulum aus also nach lateral, hinten und oben. Sie stehen **senkrecht** in 90°-Winkeln aufeinander, wodurch alle **3 Dimensionen** des Raums abgebildet werden. Jeder Kanal beschreibt einen Zweidrittelkreis, der wiederum am Vestibulum endet. Jeweils ein Ende der Bogengänge ist ein wenig **aufgetrieben (Ampulle)**.

Aus dem Vestibulum heraus erstreckt sich nach medial und vorne die knöcherne **Schnecke (Cochlea)**. Sie beschreibt etwa **2,5 Windungen** um eine zentrale Knochensäule **(Modiolus)** herum, um schließlich an deren Spitze **blind** zu enden. Vom Modiolus aus schiebt sich eine dünne knöcherne Leiste **(Lamina spiralis)** in die Windungen der Cochlea und teilt sie der Länge nach **unvollständig** in 2 etwa gleich große Kanäle (**Scala vestibuli** = Vorhoftreppe und **Scala tympani** = Paukentreppe), die lediglich am aufgerollten Schneckenende über eine Lücke (Schneckenloch = **Helicotrema**; Trema = Öffnung) miteinander verbunden sind bzw. hier ineinander übergehen (➤ Abb. 9.7). Die Kanäle (Skalen) sind mit **Perilymphe** gefüllt.

Die von der Lamina spiralis zwischen den beiden Skalen freigelassene Lücke wird vom **Ductus cochlearis** (Schneckengang) als Teil des häutigen Labyrinths verschlossen, sodass die Perilymphe der Vorhoftreppe erst am Schneckenloch (Helicotrema) in die Perilymphe der Scala tympani übergeht (➤ Abb. 9.7). Durch seine Lage zwischen den beiden knöchernen Skalen heißt der Ductus cochlearis auch **Scala media**. Die Flüssigkeit namens Perilymphe befin-

9

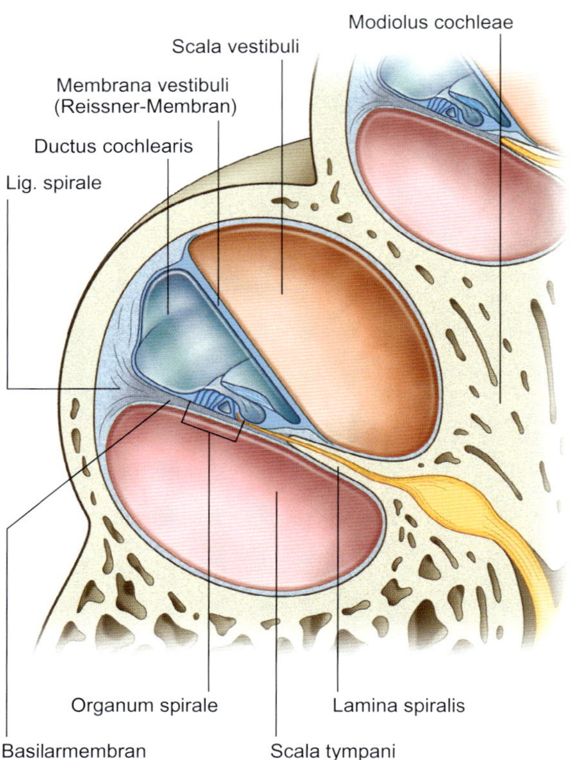

Abb. 9.7 Die 3 Räume der Schneckenwindungen [E402]

det sich also in einem vergleichsweise großen zentralen Raum (Vestibulum) und umspült hier die eingelagerten Utriculus und Sacculus, um sich von dort aus auf der einen Seite nahtlos in die Scala vestibuli fortzusetzen und auf der anderen Seite in den spaltförmigen Perilymphraum der Bogengänge (➤ Abb. 9.6).

EXKURS

Für ein besseres, v.a. dreidimensionales Verständnis der Schnecke und ihrer Gänge kann man sich vorstellen, dass die Cochlea zentral aus einer sich nach oben verjüngenden (konischen) **Knochensäule (Modiolus)** besteht, um die herum sich mit Beginn an der Basis (noch im Vestibulum) eine **Wendeltreppe** nach oben schlingt, bis sie an der Spitze des Modiolus angekommen ist. In ihrem Verlauf beschreibt sie **2½ Windungen** um die zentrale Knochensäule herum. Von der gesamten Länge des Modiolus ausgehend, ebenfalls mit Beginn an seiner Basis, zieht eine dünne Knochenleiste **(Lamina spiralis)** schräg in die spiraligen Windungen der Wendeltreppe hinein und unterteilt dieselbe dadurch in zwei Hälften. Die Unterteilung wäre eigentlich unvollständig, weil die Lamina spiralis vom Modiolus aus zwar diese Zwischenwand beginnt, aber nicht vervollständigt. Sie wird jedoch dadurch komplettiert, dass sich als Fortsetzung der Lamina spiralis noch der schlauchförmige **Ductus cochlearis** inmitten der Wendeltreppe zum Ende des Modiolus windet.

Die (schmale) Wendeltreppe besteht also aus zwei vollständig voneinander getrennten Hälften (Skalen), wodurch man sich gewissermaßen entscheiden muss, auf welcher Seite man hinaufsteigt, um auf der anderen wieder nach unten zu gelangen. Im Ohr ist dies allerdings vorgegeben: Der **Aufstieg** beginnt im Vestibulum über die **Scala vestibuli**, der Abstieg erfolgt über die offene Verbindung (**Helicotrema**, Schneckenloch) der Schneckenspitze auf der anderen Seite **(Scala tympani)** und **endet am runden Fenster**. Entsprechend dem sich nach oben verjüngenden Modiolus werden auch die beiden „Treppenhälften" zum Schneckenloch hin immer enger.

In der zentralen Knochensäule gut geschützt verläuft der Hörnerv **(N. cochlearis)**. Am Übergang des Modiolus zur Lamina spiralis befinden sich im gesamten Verlauf der Knochensäule die Ganglien des Hörnerven (N. cochlearis) mit ihren bipolaren Nervenzellen (s. später).

9.3.2 Häutiges Labyrinth

Das in sich geschlossene System des häutigen Labyrinths liegt im knöchernen Labyrinth, durch die Perilymphe von den knöchernen Anteilen getrennt. Die 3 **häutigen Bogengänge** (Ductus semicirculares) liegen in den **knöchernen Bogengängen** (Canales semicirculares), die **häutige Schnecke** (Ductus cochlearis bzw. Scala media) verläuft durch die Windungen der knöchernen Schnecke (Cochlea).

Der ovale **Utriculus** liegt im Vestibulum am Ausgangspunkt der Bogengänge. An ihm entstehen die Ductus semicirculares, um durch die knöchernen Bogengänge zu laufen und wieder in den Utriculus zu münden. Der rundliche **Sacculus** ist etwas kleiner als der Utriculus. Er befindet sich im mittleren Anteil des Vestibulum neben dem Anfangsteil der Cochlea und ist über einen schmalen Kanal mit dem Utriculus verbunden. Utriculus und Sacculus stehen senkrecht aufeinander (➤ Abb. 9.6).

Neben dem Sacculus beginnt der **Ductus cochlearis** als häutiger Teil der Schnecke, läuft anschließend zwischen den beiden knöchernen Skalen durch die Schneckenwindungen und endet **blind** an der Schneckenspitze. An seinem Beginn, noch im Vestibulum, ist er über einen schmalen Gang **(Ductus reuniens)** mit dem Sacculus verbunden. Dieser Verbindungsgang soll sich angeblich meist im Erwachsenenalter verschließen, sodass der Ductus cochlearis mit dem enthaltenen Hörorgan (Corti-Organ) ab diesem Zeitpunkt vom restlichen häutigen Labyrinth abgetrennt wäre und ein eigenes, geschlossenes System bilden würde.

EXKURS

Das **häutige Labyrinth** bildet einen Raum, der mit Endolymphe gefüllt ist. Produziert wird die Endolymphe mit ihrer sehr spezifischen Zusammensetzung **aktiv** in umschriebenen Anteilen **sämtlicher Häute** (s. später), sodass es im Hinblick auf den „Nachschub" an Endolymphe keine Rolle spielt, ob sich der Ductus reuniens im Lauf der Jahre verschließt oder nicht. Ganz anders ist die Situation hinsichtlich des notwendigen **Abflusses**, weil die Endolymphe wie sämtliche Körperflüssigkeiten ständig erneuert, also ausgetauscht wird. Die **einzige Abflussmöglichkeit** von Bedeutung ist ein Gang **(Ductus endolymphaticus)**, der die Endolymphe in den **Saccus endolymphaticus** transportiert, von wo aus sie in Venen der Dura mater abgeleitet wird. Gut zu erkennen ist dies auf der ➤ Abb. 9.6.

Der Ductus cochlearis bildet in der Schnecke einen häutigen Schlauch, der vom Vestibulum aus 2½ Windungen um den Modiolus herum als Scala media zur Schneckenspitze zieht und direkt vor dem Schneckenloch **blind** endet. Genauso blind verschlossen ist der Ductus cochlearis jedoch auch an seinem **Beginn** im Vestibulum, in Nachbarschaft zum ovalen und runden Fenster. Dies bedeutet, dass der **Ductus reuniens** als Verbindungsgang zum Sacculus die **einzige Abflussmöglichkeit** für die enthaltene

Endolymphe darstellt und deshalb im Gegensatz zur Lehrmeinung mancher histologischer Werke zeitlebens **unmöglich verschlossen sein kann**.

Tatsächlich hat man inzwischen in Versuchsreihen gefunden, dass selbst in den Fällen, in denen eine Farbstofflösung den Gang nicht mehr vollständig passieren kann, ein schmaler Durchlass von etwa 40 µm Lumen bestehen bleibt. Dies reicht vollständig dazu aus, die wässrige Endolymphe problemlos passieren zu lassen, sodass sie aus dem Ductus cochlearis **ungehindert** in den **Saccus endolymphaticus** entsorgt werden kann. Allergrößte Bedeutung besitzt dieser Zusammenhang im pathophysiologischen Verständnis der Menière-Krankheit, bei der es zu einem **Hydrops der Endolymphe** kommt (➤ Kap. 12.5).

Die **Schallwellen** der Luft werden mechanisch über die Knöchelchen des Mittelohrs auf die Flüssigkeit hinter dem **ovalen Fenster** übertragen. Vom Fenster aus pflanzen sie sich durch die **Perilymphe** des **Vestibulum** in die Perilymphe der **Scala vestibuli** fort. An der Helicotrema erfolgt der Übergang in die **Scala tympani**. Diese endet schließlich unterhalb des ovalen Fensters an einer weiteren Begrenzung den Innen- zum Mittelohr, die rundlich ist und entsprechend dem ovalen Fenster aus einer **bindegewebigen Membran** besteht. Diese Struktur wird als **rundes Fenster** oder Schneckenfenster bezeichnet.

Der **Ductus cochlearis** bildet im Querschnitt eine **dreiseitige Struktur** (➤ Abb. 9.7, ➤ Abb. 9.8), mit der Spitze im Kontakt zur Lamina spiralis und der breiten Basis festgewachsen an der äußeren Wand der „Wendeltreppe". Dieses Festwachsen erfolgt über das bindegewebige **Ligamentum spirale**, an dessen innerer Oberfläche, dem Binnenraum des Ductus cochlearis zugewandt, die **Stria vascularis** aufgelagert ist – ein mehrschichtiges Epithel, das von zahlreichen Kapillaren durchzogen wird. In der Stria vascularis wird die Endolymphe des Ductus cochlearis **aktiv** mittels einer großen Zahl an Ionenpumpen **produziert**.

Eine Seite des Ductus grenzt an die Perilymphe der Scala tympani, die Gegenseite hat Kontakt zur Perilymphe der Scala vestibuli. Die Begrenzung zur Scala **vestibuli** besteht aus 2 Schichten Plattenepithel mit wenig eingeschobenem Bindegewebe. Diese Seite der Scala media heißt dementsprechend Membrana vestibuli oder auch (geläufiger) **Reissner-Membran**. Die Begrenzung zur Scala **tympani** wird von der sog. **Basilarmembran** gebildet, die im Verlauf des Ductus cochlearis sehr unterschiedliche Breiten aufweist. Mit etwa **0,1 mm** am schmalsten ist sie **am Beginn** des Schneckengangs neben dem ovalen Fenster. Andererseits ist sie hier besonders **straff gespannt**. An der Schneckenspitze ist sie mit etwa **0,5 mm** 5-mal so breit, gleichzeitig aber auch **nachgiebiger**, also sehr viel weniger vorgespannt. Dies besitzt große Bedeutung für die Abbildung unterschiedlicher Frequenzen gehörter Töne im Schneckenverlauf (s. Physiologie).

MERKE

Die **Basilarmembran** ist an ihrem Beginn sehr schmal und gleichzeitig straff gespannt, an ihrem Ende an der Schneckenspitze sehr viel breiter und nachgiebiger.

Auf der Basilarmembran sitzen, dem Binnenraum des Ductus cochlearis zugewandt, neben verschiedenen Stützzellen auch die **Haarzellen**, welche die Schallschwingungen auffangen, in Aktionspotenziale umwandeln und auf die anliegenden Dendriten des N. cochlearis übertragen (➤ Abb. 9.8). Die Sinneszellen (Haarzellen) bilden mit den umgebenden Strukturen das eigentliche **Hörorgan** (= **Corti-Organ**).

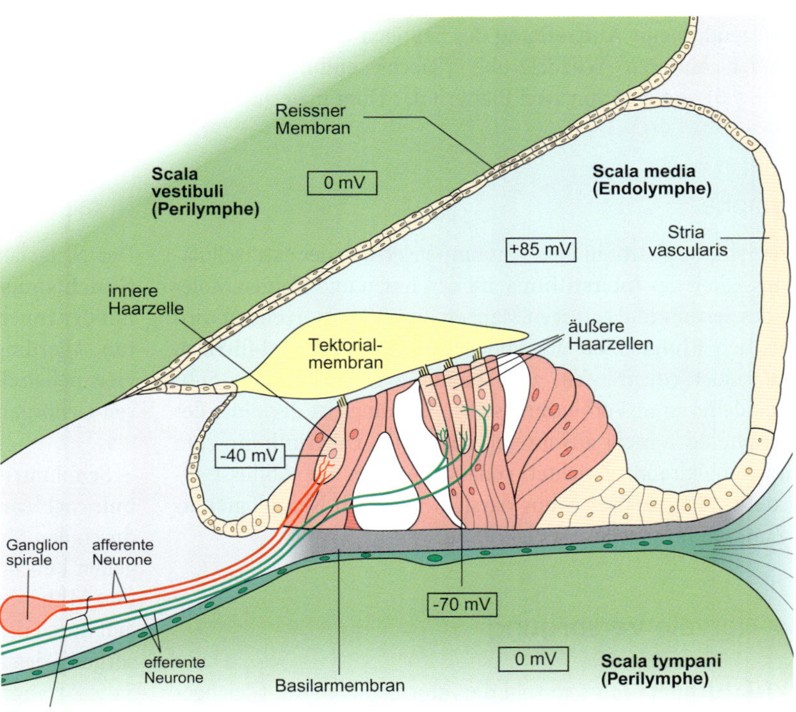

Abb. 9.8 Corti-Organ im Ductus cochlearis zwischen Scala vestibuli und Scala tympani. Die Potenzialdifferenzen zwischen den Räumen werden im Rahmen der Physiologie (➤ Kap. 10.1.3) besprochen. [L106]

9.3.3 Flüssigkeiten des Innenohrs

Während die **Paukenhöhle lufthaltig** und wie alle Räume des Körperinneren, die Kontakt zur Außenwelt besitzen, mit **Schleimhaut** ausgekleidet ist, sind sämtliche Räume des **Innenohrs** mit **Flüssigkeit** gefüllt. Im häutigen Labyrinth befindet sich Endolymphe, im Raum zwischen den häutigen und knöchernen Anteilen des Labyrinths Perilymphe. Dies bedeutet, dass die Schallwellen zunächst durch die Luft transportiert werden (Außenohr), im Mittelohr von der Kette der Gehörknöchelchen übernommen werden, um schließlich ab dem ovalen Fenster durch die Flüssigkeit der Perilymphe zu laufen. Die Flüssigkeitswellen gelangen über die Scala vestibuli zur Helicotrema und werden über die Perilymphe der Scala tympani schließlich zur Membran des runden Fensters geleitet und aufgefangen. Die Funktion des **runden Fensters** besteht demnach im **Druckausgleich**. Dass die Flüssigkeitswellen nicht einfach über die beiden Skalen zum runden Fenster laufen, wird im Rahmen der Physiologie besprochen, doch ändert dies nichts an der Funktion des runden Fensters.

Endolymphe

Die Flüssigkeit im Inneren des häutigen Labyrinths hat eine ähnliche Zusammensetzung wie der **Intrazellulärraum**, ist also u.a. sehr **kaliumreich** (145 mmol/l). Von daher könnte man das häutige Labyrinth als eine einzelne, riesengroße „Zelle" betrachten. Produziert wird die Endolymphe aktiv aus Gefäßen des Ductus cochlearis (**Stria vascularis**, s. oben), aus **Zellansammlungen** in **Utriculus** und **Sacculus** (Maculae utriculi und sacculi) und von den Häuten in den **Ampullen** der Bogengänge. Dies wird später noch etwas genauer besprochen. Abgeleitet wird die Flüssigkeit wie erwähnt weit überwiegend in eine **Auftreibung** des häutigen Labyrinths im Bereich der hinteren Schädelgrube (**Saccus endolymphaticus**; ➤ Abb. 9.6), die dort von zwei Blättern der Dura mater umgeben ist.

Perilymphe

Die Perilymphe gleicht in ihrer Zusammensetzung der extrazellulären Flüssigkeit des **Interstitiums** mit den Ionen und kleinen Molekülen des Serums und geringen Mengen Eiweiß. Entsprechend wird sie aus den **Blutgefäßen** des knöchernen Labyrinths **abfiltriert**, enthält jedoch (theoretisch) auch Liquor, weil sie mit dem Subarachnoidalraum in Verbindung steht. Allerdings ist der Fluss der Perilymphe doch mehr aus ihrem knöchernen Labyrinth hin zum Subarachnoidalraum gerichtet, sodass dies eher die Abflussrichtung bis zu den venösen Sinus darstellt (➤ Fach Neurologie) als eine Zumischungsquelle.

9.3.4 Nervale Versorgung

Der **VIII. Hirnnerv** führt sowohl die Informationen des Gleichgewichtsorgans (Vestibularorgan) als auch diejenigen des Hörorgans der Schnecke zum Hirnstamm. Sein Name **N. vestibulocochlearis** (alte, sporadisch noch benutzte Bezeichnung: N. statoacusticus) entspricht dieser Doppelfunktion (➤ Abb. 9.4). Der Nerv besitzt seine Kerngebiete, in denen die afferent (sensorisch) aus dem Innenohr ankommenden Reize umgeschaltet werden, in Brücke (Pons) und Medulla oblongata des Hirnstamms. Im Os temporale verläuft der Nerv durch den **inneren Gehörgang** (Meatus acusticus internus) und teilt sich direkt anschließend in seine beiden Anteile **N. vestibularis** und **N. cochlearis**.

N. cochlearis

Der Hörnerv tritt an der Basis der Schnecke in den Modiolus ein. Die Ganglienzellen des Nerven (= 1. Neuron) liegen im **Ganglion spirale** am Abgang der Lamina spiralis. Es handelt sich um bipolare Nervenzellen, deren reizaufnehmende (dendritische) Fortsätze das Hörorgan der Schnecke innervieren, während der zweite Fortsatz (Axon) zum inneren Gehörgang zieht und sich dort mit dem N. vestibularis zum VIII. Hirnnerven verbindet (➤ Kap. 10.1.4). Der cochleäre Anteil des N. vestibulocochlearis zieht zu seinen Kerngebieten im **Hirnstamm** (2. Neuron). Von dort aus wird die Hörinformation zu den unteren Hügeln der **Vierhügelplatte** (3. Neuron) und zum Thalamus übertragen und abschließend zum **Hörzentrum** (Heschl-Querwindungen) des **Schläfenlappens**.

N. vestibularis

Die ebenfalls bipolaren Nervenzellen des Gleichgewichtsnervs liegen im **Ganglion vestibulare** (1. Neuron) am Boden des **inneren Gehörgangs**. Die afferenten Zuflüsse (Dendriten) kommen aus den Bogengängen, aus Utriculus und Sacculus. Der efferente N. vestibularis (Axone) zieht vom Ganglion aus zu den Nuclei vestibulares des **Hirnstamms** (2. Neuron). Diese Kerne sind mit zahlreichen weiteren Kernen verschaltet.

N. facialis

Der N. facialis (VII. Hirnnerv) versorgt **motorisch** die gesamte **Gesichtsmuskulatur** mit Ausnahme der Kaumuskeln und hat mit der Innervation von Hör- und Gleichgewichtsorgan nichts zu tun. Allerdings verläuft er durch Strukturen des Ohrs und innerviert neben den Muskeln der Ohrmuschel sowie Teilen des äußeren Gehörgangs auch den **M. stapedius** des Mittelohrs (➤ Abb. 9.9).

Sein Eintritt ins Innenohr erfolgt **gemeinsam** mit dem **N. vestibulocochlearis** und der **A. labyrinthi** (→ häutiges Labyrinth) durch den **Meatus acusticus internus** (➤ Abb. 9.4). In einem eigenen knöchernen Kanal bildet er anschließend zwischen Innen- und Mittelohr das **Ganglion geniculi**. Hier und im weiteren Verlauf durch das Os temporale gibt er einzelne Äste ab – u.a. zur Versorgung des **M. stapedius** sowie die **Chorda tympani** (Chorda = Saite, Strang), die für einen Teil des **Geschmackssinns der Zunge** zuständig ist.

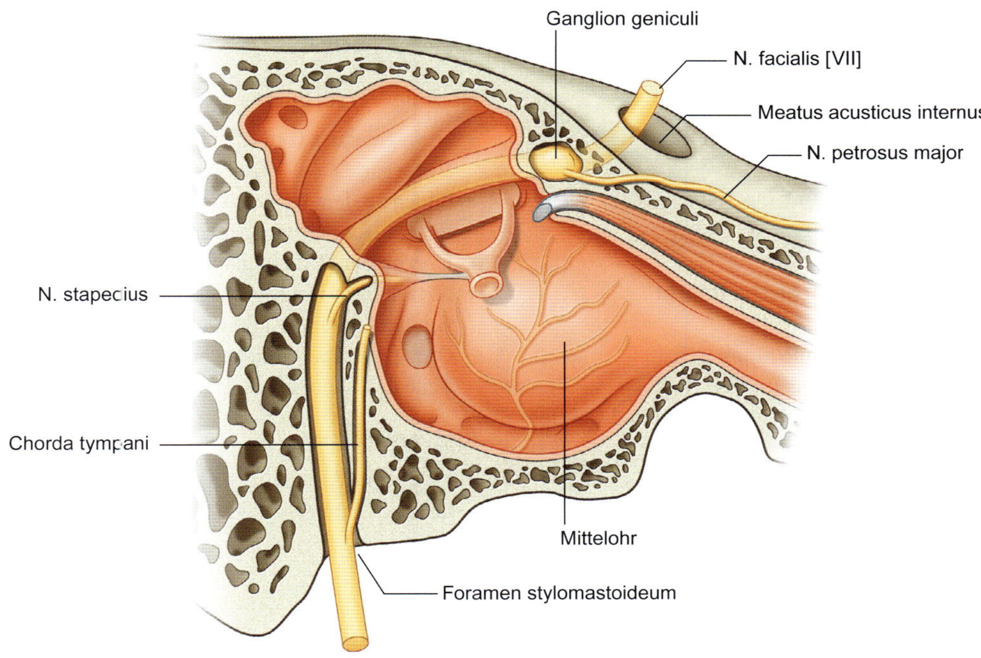

Abb. 9.9 N. facialis im Bereich des Ohrs [E402]

HINWEIS PRÜFUNG

Es versteht sich von selbst, dass derlei Details nicht prüfungsrelevant sein können. Lediglich seine „Zuständigkeit" für den M. stapedius sollte im Zusammenhang beachtet werden, weil anders nicht abzuleiten ist, dass beim Ausfall des N. facialis eine Hyperakusis entstehen kann. Zusätzlich kann der Nerv im Rahmen einer **eitrigen Entzündung** des Mittelohrs (Otitis media) durch Übergreifen der Entzündung auf den Knochen geschädigt werden. Entsprechend kann ein Tumor des N. vestibulocochlearis im **inneren Gehörgang**, wo beide Nerven direkt nebeneinander verlaufen, zur Schädigung des N. facialis führen.

9.4 Blutversorgung

Weichteile und knöcherne Strukturen des Schädels werden aus der A. carotis **externa** versorgt, die Hirnstrukturen aus der A. carotis **interna** bzw. (basal und dorsal) aus der A. vertebralis (➤ Fach Neurologie). Diese Gesetzmäßigkeit gilt auch für die einzelnen Anteile des Ohrs. Am Innenohr entsteht deshalb eine Zweiteilung, indem die **knöchernen Anteile** (knöchernes Labyrinth) aus Folgegefäßen der **A. carotis externa** mit Blut versorgt werden und das **häutige Labyrinth** einschließlich des VIII. Hirnnervs aus der **A. basilaris** (A. vertebralis → A. basilaris). Die hieraus entstehende Endarterie ist die **A. labyrinthi**. Sie zieht durch den Meatus acusticus internus und verzweigt sich ins häutige Labyrinth.

Zusammenfassung

Äußeres Ohr

Aufnahme der Schallwellen

Ohrmuschel

- fängt Schallwellen ein
- besteht überwiegend aus elastischem Knorpel

Äußerer Gehörgang (Meatus acusticus externus)

- S-förmig gebogen und am Übergang des knorpeligen zum knöchernen Teil verengt → bei der Ohrenspiegelung die Ohrmuschel des Erwachsenen nach hinten oben ziehen, um das Trommelfell einzusehen, beim Kind lediglich nach hinten
- Apokrine Schweißdrüsen (sog. Ceruminaldrüsen) sondern ein Sekret ab, das den Hauptanteil des Cerumens (Ohrschmalz) bildet, ergänzt vom Fett der Talgdrüsen, Zelldetritus und Schmutz aus der Umwelt
- Schallleitungsstörungen durch Verlegung des Gehörgangs mit Cerumen möglich
- sensibel u.a. vom N. vagus versorgt

Trommelfell (Membrana tympanica)

- bildet die Grenze zum Mittelohr
- dünne (0,1 mm), bindegewebige Platte mit einem Durchmesser von 1 cm
- leicht konkav nach innen gewölbt und im vorderen unteren Anteil nach innen (medial) gekippt

- erscheint bei der Ohrenspiegelung grau bis graurötlich, perlmuttartig und durchscheinend, der Handgriff des Malleus zeichnet sich ab, bei der Otoskopie erscheint ein heller dreieckiger Lichtreflex im vorderen unteren Quadranten

Mittelohr (Paukenhöhle)

Lufthaltig und mit Schleimhaut ausgekleidet, mechanische Weiterleitung der Schallwellen

Tuba auditiva (Ohrtrompete, Eustachische Röhre)

- etwa 4 cm lang
- verbindet die Paukenhöhle mit dem Nasopharynx
- dient der Belüftung von Paukenhöhle und Mastoid
- Druckausgleich besonders effektiv beim Schlucken und Gähnen

Gehörknöchelchen

- Hammer (Malleus), Amboss (Incus) und Steigbügel (Stapes)
- übertragen die Schwingung des Trommelfells auf das ovale Fenster

Muskeln

- M. tensor tympani (innerviert vom N. trigeminus)
- M. stapedius (innerviert vom N. facialis)
- schützen bei ihrer Kontraktion das Innenohr vor zu lauten Umgebungsgeräuschen

Mastoid

- hinter der Hinterwand der Paukenhöhle, lufthaltig (pneumatisiert)
- Entzündungen (Otitis media) können von der Paukenhöhle übergreifen → Mastoiditis, bei bakterieller Entzündung evtl. eitriges Durchbrechen der knöchernen Wand zwischen Mastoid und mittlerer Schädelgrube → Meningitis oder Hirnabszess

Innenohr

Enthält Hör- und Gleichgewichtsorgan, Verarbeitung der Signale und Weiterleitung über den N. vestibulocochlearis zu Kerngebieten des Hirnstamms

Knöchernes Labyrinth

- Höhlensystem mit Vestibulum (Vorhof), Schnecke (Cochlea) und Bogengängen (Canales semicirculares)
- befindet sich in der Felsenbeinpyramide des Schläfenbeins

Häutiges Labyrinth

- in sich geschlossenes System im knöchernen Labyrinth
- mit Endolymphe gefüllt
- besteht aus Utriculus, Sacculus und den 3 Bogengängen, die das Gleichgewichtsorgan bilden, sowie dem Ductus cochlearis mit dem Hörorgan (Corti-Organ)
- Ductus cochlearis im Querschnitt dreiseitige Struktur: grenzt über Reissner-Membran an Scala vestibuli und über Basilarmembran an Scala tympani; auf der Basilarmembran sitzen neben Stützzellen die Haarzellen, die den wichtigsten Anteil des Corti-Organs bilden
- Zwischen häutigem und knöchernem Labyrinth befindet sich die Perilymphe.

Nervale Versorgung

- N. vestibularis vom Gleichgewichtsorgan und N. cochlearis vom Hörorgan
- bilden ab dem inneren Gehörgang den gemeinsamen VIII. Hirnnerven N. vestibulocochlearis
- Hörrinde im Schläfenlappen
- N. facialis (VII. Hirnnerv) zieht auf seinem Weg zur Muskulatur von Gesicht und Außenohr durch knöcherne Strukturen des Ohrs und versorgt dabei auch den M. stapedius sowie (sensibel) Teile des Gehörgangs

Blutversorgung

- knöcherne Anteile: aus A. carotis externa
- häutiges Labyrinth: aus A. vertebralis → A. basilaris → A. labyrinthi

KAPITEL

10 Physiologie

10.1 Hörorgan

10.1.1 Definitionen

Schall

Schallwellen entstehen auf der Erdoberfläche durch **periodische Schwingungen** der Luftmoleküle N_2 und O_2. Im luftleeren Raum bzw. einem Vakuum ist keine Schallübertragung möglich, weil es nichts gibt, das schwingen könnte. Bei der Übertragung von Licht bestehen andere Gesetzmäßigkeiten: Licht besteht selbst aus winzigen Teilchen, den Photonen, die sich wellenförmig fortbewegen – und dies umso problemloser, je weniger sie von Materie daran gehindert werden. Beim Schall handelt es sich dagegen um **Druckwellen**, die zunächst von einem **schwingenden Körper** wie z. B. einer Lautsprechermembran erzeugt werden. Der Druck wird von der Membran **mechanisch** auf ein Medium übertragen, das die Wellen aufnimmt und weiterleitet. Dieses Medium kann aus einer Flüssigkeit bestehen, aus den Molekülen der Luft oder z. B. aus der Kette der Gehörknöchelchen. Selbst der knöcherne Schädel kann Schallwellen aufnehmen und weiterleiten **(Knochenleitung)**.

Das Hin- und Herschwingen der Schallquelle führt zu Verdichtungen und Verdünnungen des angrenzenden Mediums bzw. der enthaltenen Moleküle (➤ Abb. 10.1). Diese Moleküle bewegen sich dabei nicht selbst in der Ausbreitungsrichtung der Schallwellen – sie prallen lediglich auf ihre jeweiligen Nachbarmoleküle und wieder zurück, schwingen also **auf der Stelle** hin und her. Die getroffenen Nachbarmoleküle ihrerseits machen es ihnen nach, geben den Druck also weiter, verbleiben jedoch ebenfalls an Ort und Stelle.

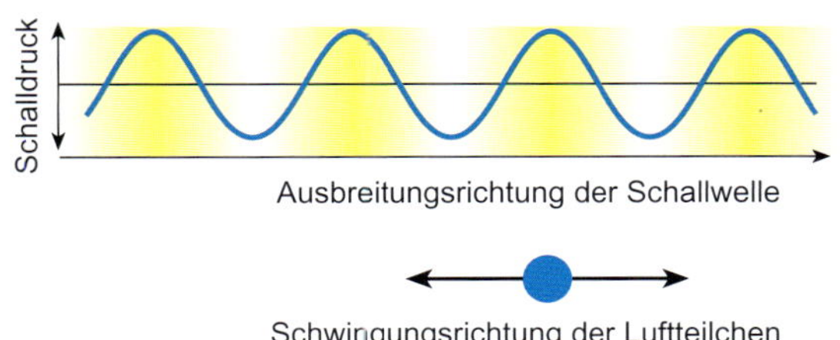

Abb. 10.1 Schema einer Schallwelle. Der alternierende helle und dunkle Hintergrund zeigt die periodische Kompression und Verdünnung der Luft durch die longitudinale Schwingung der Teilchen. [L106]

EXKURS

Schallwellen stellen damit im Gegensatz zum üblichen Verständnis einer beliebigen sinusförmigen Schwingung lediglich rein **mechanische Druckwellen** dar. Diese Pseudowellen aus Verdichtungen und Verdünnungen könnte man auch dadurch erzeugen, dass man mit der Hand irgendwo dagegen drückt, natürlich (um im Bild zu bleiben) ständig wiederholt in möglichst schnellem Wechsel und im Idealfall auf ein Trommelfell, das diesen abwechselnden Druck und Unterdruck aufnimmt und hin- und herschwingt und dadurch mittels Weitergabe des Wechseldrucks zu Mittel- und Innenohr dem Gehirn eine Melodie vorspielt, wenn man es gut macht.

Ungeachtet des zeitaufwendigen Dominoeffekts breiten sich Schallwellen mit großer Geschwindigkeit aus:

MERKE

Die Ausbreitungsgeschwindigkeit des Schalls in Luft liegt bei 1.200 km/h (333 m/s). In wässrigen Flüssigkeiten geschieht die Ausbreitung beinahe 5-mal so gut und schnell, weshalb er sich z. B. im Meer nicht nur schneller fortpflanzt, sondern auch sehr viel weiter getragen wird als an Land, bevor er durch die Reibungsverluste versandet.

Dezibel

Die Stärke (Kraft, Amplitude) der entstehenden Wellen, der resultierende **Schalldruck**, kann mit geeigneten Instrumenten gemessen werden. Da hierbei zwischen ganz leise und ganz laut **sehr große Differenzen**, mithin also viel zu große, zur Beschreibung ihrer Intensität unhandliche Zahlen entstehen würden, wird zur Angabe der Lautstärke der Schalldruck-**Pegel** benutzt. Dieser stellt eine **logarithmische Umrechnung** des Schalldrucks dar und wird in **Dezibel (dB)** angegeben.

Die entstehenden Zahlenwerte sind durch diese Umrechnung zwar „handlicher", aber nicht mehr linear und damit nicht mehr unmittelbar vergleichbar. Zum Beispiel entspricht eine **Verdoppelung des Schalldrucks** einer Zunahme des **Schalldruckpegels** um lediglich **6 dB**. 6 dB Differenz bedeuten also „doppelt so laut". Eine Erhöhung um **20 dB** entspricht bereits einer **Verzehnfachung** der eigentlichen Lautstärke, eine von 80 dB einer 10.000-fachen Anhebung des Schalldrucks.

Wenn man von der leisesten Lautstärke von etwa **4 dB** ausgeht, die das menschliche Ohr gerade noch aufnehmen und erkennbar verarbeiten kann (viele Tierarten hören wesentlich besser), liegt die Differenz dieser **Hörschwelle** bis zu einem Lautstärkepegel von ca. **130 dB**, der als schmerzhaft empfunden wird **(Schmerzschwelle)**, bei 126 dB. Wie „handlich" diese logarithmische Einteilung tatsächlich geworden ist, ersieht man daraus, dass 130 dB **millionenfach lauter** sind als 4 dB.

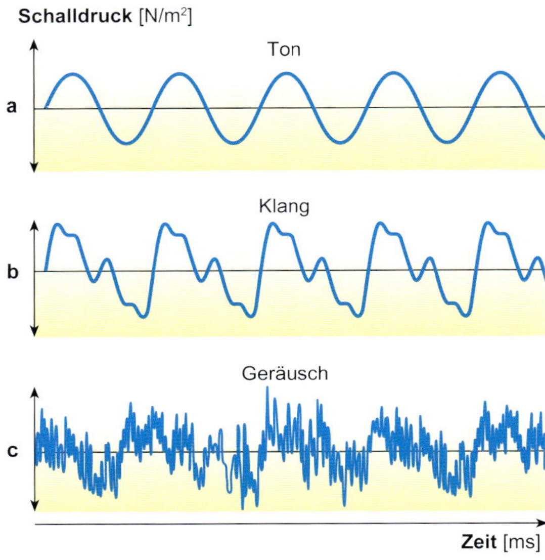

Abb. 10.2 **a** Ton als Sinusschwingung. **b** Klang, der sich aus mehreren Sinusschwingungen zusammensetzt. **c** Geräusch, das aus zahlreichen Frequenzen ohne regelhaften Bezug zueinander besteht. [L106]

Tonhöhe

Töne, die durch Schwingungen **hoher Frequenz** erzeugt werden, werden als **hoch** empfunden, solche **langsamer Frequenz** als **tief**. Ausgedrückt wird die Frequenz in **Hertz (Hz)**, also **Schwingungen/s**. Ein Ton, der in einer Sekunde 20 Verdichtungen und Verdünnungen aufweist, besitzt eine **Frequenz** von **20 Hz**. Dies stellt gleichzeitig die **untere Grenze** dessen dar, was ein menschliches Ohr aufnehmen und verarbeiten, also **hören** kann. Die **obere Grenze** liegt bei 16.000 Hz (= 16 Kilohertz [kHz]), im Kindesalter bei **maximal 20 kHz**. Bei sehr alten Menschen fällt die gerade noch hörbare Frequenz aufgrund degenerativer Prozesse auf z. B. 10 kHz oder auch darunter **(Altersschwerhörigkeit = Presbyakusis)**. Viele Tierarten registrieren weit höhere Frequenzen; **Fledermäuse** (und Delphine) senden Ultraschall mit Frequenzen von > **100 kHz** aus, um aus dem Echo ihre Flugbahn um Hindernisse herum bzw. die Art potenzieller Beute abzuleiten. 100 kHz sind 100.000 Schwingungen in einer einzigen Sekunde!

MERKE
Allgemein ist der Hörbereich jugendlicher Ohren mit einer Spanne von **20 Hz–20 kHz** definiert.

10

Töne, Klänge und Geräusche (➤ Abb. 10.2)

Schwingungen, die aus einzelnen, sich periodisch wiederholenden **identischen Frequenzen** bestehen, werden als **Töne** wahrgenommen. Addieren sich zu einem Grundton, z. B. bei einem schwingenden Musikkörper (Klavier, Violine usw.), **harmonische Obertöne** hinzu, entsteht ein **Klang**. Dabei lässt sich allerdings nicht übersehen (überhören), dass hinsichtlich „harmonischer" Obertöne nicht ausnahmslos Übereinstimmung hergestellt werden kann. Was z. B. dem kleinen Blockflötenspieler und seinen Eltern *harmonisch* als Klang erscheint, treibt bekanntlich so manchen Zuhörer in die Flucht oder in den Wahnsinn, falls keine Fluchtmöglichkeiten gegeben sind.

Ein **Geräusch** besteht im Unterschied zum Klang aus zahlreichen, **regellos zusammengesetzten Frequenzanteilen** ohne sich wiederholende, periodische Anteile. Die menschliche Sprache enthält in Form der Vokale Klänge und gleichzeitig durch ihre Konsonanten auch Geräusche.

Phon

Die **Hörbarkeit** eines Tons hängt nicht nur von seiner **Lautstärke**, sondern auch von seiner **Frequenz** ab, weil das menschliche Ohr hier sehr deutliche Unterschiede in seiner Empfindlichkeit aufweist. **Besonders gut „geeicht"** ist das Ohr hinsichtlich derjenigen Frequenzen, die auch im Spektrum von Sprache und Gesang bzw. üblicher Umgebungsgeräusche enthalten sind. Diese Frequenzen liegen im Bereich von etwa **500–5.000 Hz**. Dagegen ist die Hörschwelle für tiefere oder höhere Frequenzen weniger fein, sodass der Schalldruck hier teilweise sehr viel höher sein muss, um überhaupt wahrgenommen, zumindest aber als gleich laut wie mittlere Frequenzen empfunden zu werden.

Diesem Umstand versucht man durch die Einheit **Phon** Rechnung zu tragen. Phon ist demnach das Maß für die **subjektiv empfundene Lautstärke**, definiert an einem Kollektiv Versuchspersonen, die Töne unterschiedlichster Frequenzen so lange einpegeln, bis sie alle als gleich laut empfunden werden (➤ Abb. 10.3). Man kann die Einheit Phon auch instrumentell messen, indem man die Eigenheiten des menschlichen Gehörs in die Geräte einprogrammiert.

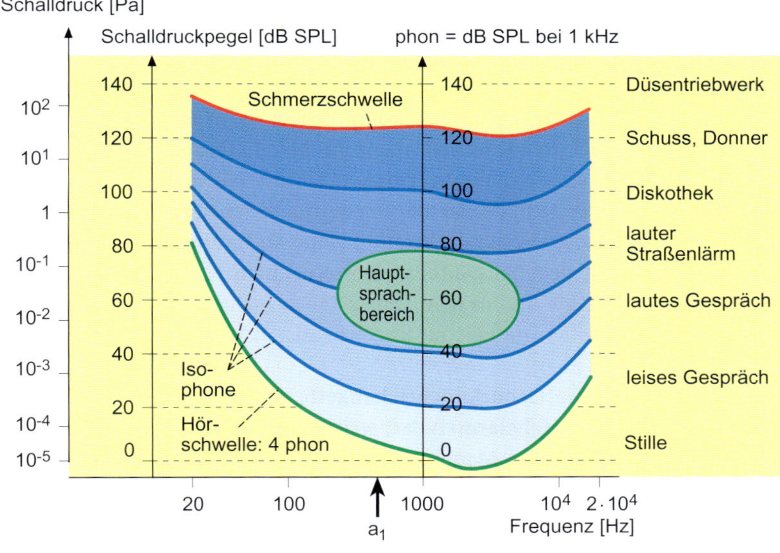

Abb. 10.3 Hörbereich des menschlichen Ohrs und Zusammenhang zwischen dB und Phon. Die dargestellten Linien sind Dezibel-Kurven, also unterschiedlich starke Schalldruckpegel, welche die gleiche Lautstärkeempfindung (Phon) hervorrufen. Bei mittleren Frequenzen sind demnach sehr viel geringere Schalldruckpegel erforderlich. Der eingetragene Hauptsprachbereich gibt den für das Sprachverständnis besonders wichtigen Frequenz- und Schalldruckpegelbereich an. [L106]

Unterscheidungsfähigkeit einzelner Frequenzen

Nacheinander erklingende Töne, die sich bezüglich ihrer Frequenz und damit Tonhöhe nur minimal voneinander unterscheiden, lassen sich problemlos auseinanderhalten. Bei einer Grundfrequenz von 1.000 Hz (1 kHz), einem noch recht tiefen Ton, liegen die **Halbtöne** eines Klaviers etwa **60 Hz** auseinander. Das menschliche Ohr ist jedoch (im Idealfall) in der Lage, sogar eine demgegenüber minimale Abweichung von gerade mal **3 Hz** zu erkennen. Ebenso können **Lautstärken** abgegrenzt werden, die sich lediglich durch **1 dB** voneinander unterscheiden.

10.1.2 Schallleitung

Die Ohrmuschel bzw. ihre Concha fängt die Schallwellen in der Form eines Trichters auf und leitet sie über den äußeren Gehörgang zum Trommelfell. Dessen Schwingungen übertragen sich auf die Gehörknöchelchen, welche die Schallwellen mechanisch auf die Flüssigkeit des Innenohrs weiterleiten. Da die Schallwellen durch das lufthaltige Medium von Außenwelt, äußerem Ohr und Paukenhöhle geleitet werden, spricht man von der **Luftleitung**, auch wenn dies mit Bezug auf die Paukenhöhle nicht ganz korrekt ist, denn bei aller „Lufthaltigkeit" des Mittelohrs erfolgt die Leitung doch rein **mechanisch** als Auslenkung der 3 Knöchelchen. Häufig soll der Begriff allerdings lediglich den Unterschied zur Knochenleitung herausstellen, bei dem anstelle des üblichen Weges über das Außenohr der Schall über die **Knochen des Schädels** zum Innenohr geleitet wird – u.a. der Klang einer vibrierenden Stimmgabel, die auf den Schädel aufgesetzt wurde.

Auch Knochen leitet demnach den Schall, wenn auch viel weniger effektiv (um rund 50 dB abgeschwächt), was dazu führt, dass man die eigene Stimme durch direkte Übertragung der Schwingungen im Mund-Nasen-Rachen-Raum auf die Felsenbeinpyramide hören kann **(Knochenleitung)**. Dabei wird das Klangbild gegenüber der reinen Luftleitung etwas verfälscht. Man erkennt das ganz gut, wenn man sich die eigene Stimme von einem Aufzeichnungsgerät anhört.

MERKE

Von praktischer Bedeutung ist, dass man sich die Messung der Knochenleitung für die Differenzialdiagnose zwischen Mittelohr- und Innenohrschwerhörigkeit zunutze machen kann (➤ Kap. 11.1.2).

Funktion des Mittelohrs

Schallwellen, die aus einem Medium, das **gut komprimierbar** ist (Luft!), auf ein Medium treffen, das so gut wie **nicht komprimiert** werden kann (Wasser), werden an der Grenzfläche **reflektiert**. Dies bedeutet, dass der Schall der Luftleitung nur sehr stark abgeschwächt auf das Innenohr übertragbar wäre, sodass die Informationen nicht oder fast nicht ankommen würden. Anders formuliert: Würde das Trommelfell direkt an das Vestibulum des Innenohrs mit der enthaltenen Perilymphe angrenzen, träfen die Schallwellen der Luftmoleküle über das Trommelfell auf den Widerstand des trägen und nicht kompressiblen Wassers. Die auftreffende Luft würde komprimiert, der verbleibende Druck würde am übermäßig hohen Widerstand versanden. Im Ergebnis wären selbst laute Umweltgeräusche gar nicht oder höchstens gerade noch wahrnehmbar. Der Hörsinn hätte sich nicht entwickeln können.

Um diese physikalische Schwierigkeit zu überwinden, wurde nun evolutionär wieder eine dieser ungezählten faszinierenden Lösungen entwickelt: Knochen ist genauso wenig kompressibel wie Wasser. Trifft also ein beweglicher Knochen über eine Membran auf Wasser, wird die einwirkende Kraft mit geringsten Verlusten übertragen und auch der Widerstand der Membran des ovalen Fensters zwischen den beiden Medien besitzt in Relation keine Bedeutung. Nun wäre allerdings mit dem Einspannen eines **einzelnen** Knochens zwischen Trommelfell und ovalem Fenster noch nichts gewonnen, denn das Auftreffen von Luft auf Knochen anstatt Wasser verändert das Problem ja nicht.

Nun stellt allerdings die **Gehörknöchelchenkette** ein perfekt ausgeklügeltes System von **Hebelarmen** dar, welches die Schwingung des Trommelfells auf das Manubrium des Hammers aufnimmt und über gelenkige Verbindungen zwischen den 3 Knöchelchen auf die Steigbügelplatte **erheblich verstärkt**. Dadurch werden die zunächst entstehenden Schwingungsverluste beim Auftreffen der Luftwellen auf den Hammer in einem ersten Schritt bereits deutlich abgemildert (➤ Abb. 10.4).

Zusätzlich besitzt das **Trommelfell** mit seinem **Durchmesser** von rund 1 cm eine schwingende Fläche von knapp **100 mm²**, während das **ovale Fenster** eine Fläche von lediglich **3 mm²** aufweist. In der Konsequenz wird die **Kraft**, die auf das ovale Fenster einwirkt, um den **Faktor 30 verstärkt**. In der Summe reduzieren die beiden Mechanismen die **Verluste** bis zum Übergang auf die Flüssigkeit des Innenohrs um lediglich ⅓, sodass rund ⅔ der Schallwellenintensität der Luft **in der Schnecke ankommen**. Diese **Verstärkungsfunktion des Mittelohrs** bezeichnet man als **Impedanzanpassung** (Widerstandsanpassung).

Bei unangenehm **lauten Umgebungsgeräuschen** wird dagegen die **Impedanz reflektorisch erhöht**, indem M. tensor tympani und M. stapedius durch ihre Kontraktion die Knöchelchenkette versteifen, die Schwingungen des Trommelfells begrenzen und die Kontaktfläche der Steigbügelplatte zum ovalen Fenster verringern.

10.1.3 Corti-Organ

Die Schwingungen des **ovalen Fensters** übertragen sich auf die **Perilymphe** in Vestibulum und Skalen und erzeugen analog zu Frequenz und Intensität der Umweltgeräusche **Flüssigkeitswellen** entsprechender Frequenz und Stärke (Amplitude) (➤ Abb. 10.4).

Im **3,5 cm langen** Schlauch der knöchernen Schnecke (Cochlea) befinden sich 3 voneinander getrennte Gänge. Die Schallwellen laufen aus der Perilymphe des Vestibulum durch die Perilymphe der Scala vestibuli bis zur Schneckenspitze. Zwischen den über die Helicotrema verbundenen Gängen von Scala vestibuli und Scala tympani befindet sich, neben der knöchernen Abtrennung durch die Lamina spiralis, der **häutige Ductus cochlearis** (= Scala media bzw. Schneckengang), gefüllt mit Endolymphe (➤ Abb. 9.6, ➤ Abb. 9.7). Am Boden des häutigen Schneckengangs trennt die **Basilarmembran** die Scala media von der Scala tympani. Die **gesamte Scala media** mit ihren Grenzstrukturen Basilarmembran und Reissner-Membran ist **elastisch** und damit zumindest prinzipiell **schwingungsfähig**, wodurch sich der Druck der ankommenden Schallwellen auf die Perilymphe der Scala tympani übertragen kann.

Das Sinnesepithel des **Corti-Organs** sitzt auf der **Basilarmembran** (➤ Abb. 10.5). Neben verschiedenen Stützzellen (z. B. Pfeilerzellen, Deiters-Zellen, Phalangenzellen) besteht es aus den inneren und äußeren Haarzellen. Die **inneren Haarzellen** (etwa **4.000/Ohr**), der *innen* liegenden Lamina spiralis direkt benachbart, dienen der eigentlichen **Schallanalyse** samt **Weiterleitung ans Gehirn**. Sie besitzen an ihrer Spitze einen Besatz aus haarähnlichen, untereinander durch fädige Fibrillen (sog. **Tip links** oder auch Tip-Links) verbundene Strukturen, die **Stereozilien** (Stereovilli). Dieselben, etwa 80/Zelle, besitzen unterschiedliche Längen, wodurch sie wie **Orgelpfeifen** angeordnet sind. Sie lassen sich mechanisch verbiegen und geben dies als **Potenzialänderung** an ihre **Haarzelle** weiter.

Über das Corti-Organ gebreitet, mit geringem Abstand zu den Spitzen der längsten Stereozilien der inneren Haarzellen, befindet sich die **Tektorialmembran**. Sie besteht aus einer weichen, **gallertigen Struktur** aus großmolekularen Polysacchariden, die mit ihrer

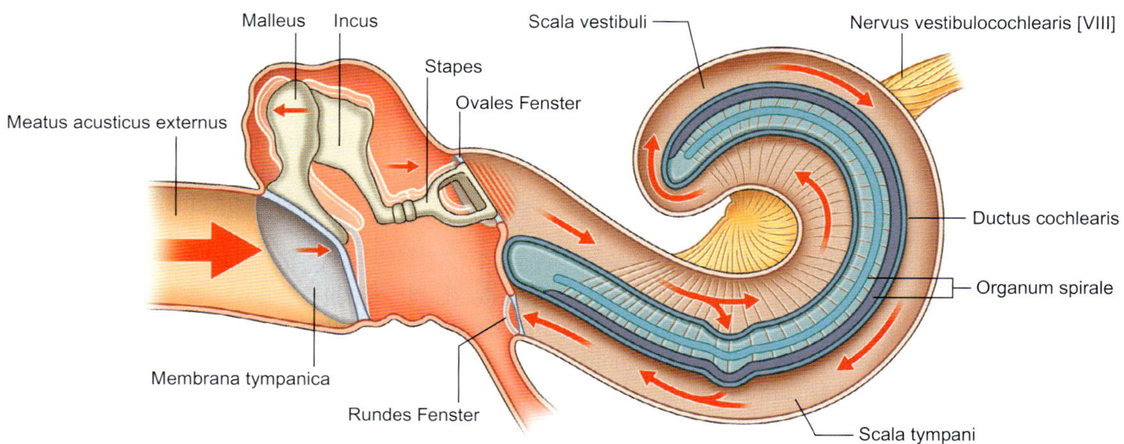

Abb. 10.4 Schallleitung [E402]

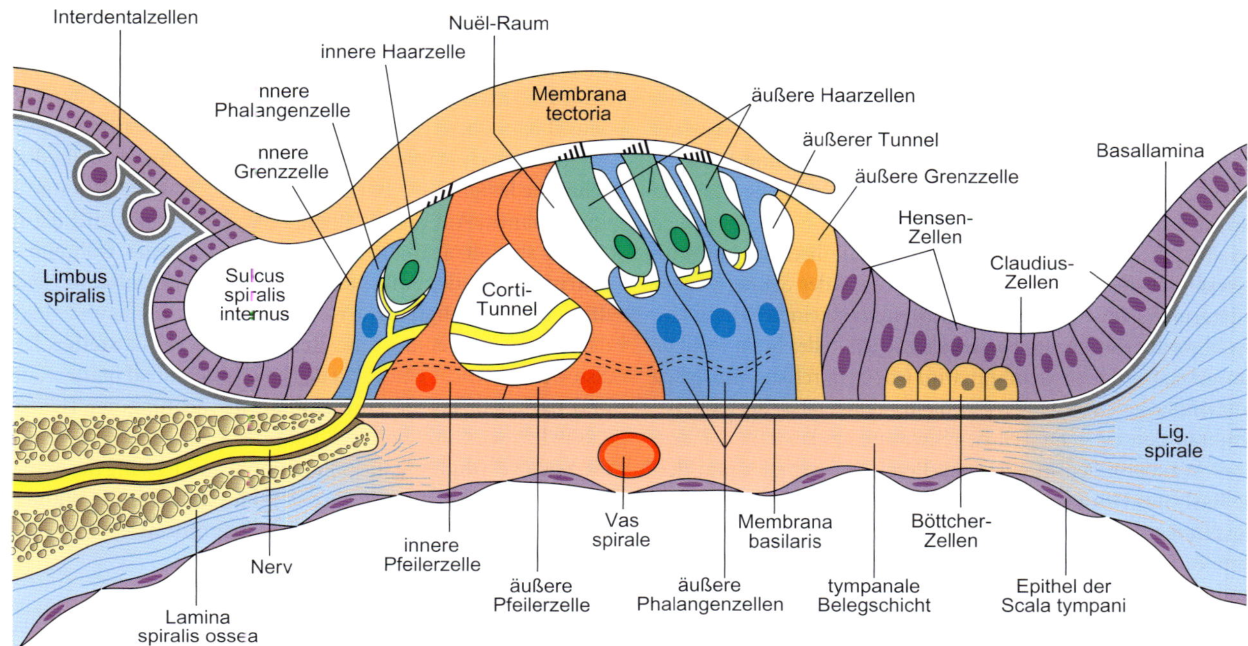

Abb. 10.5 Corti-Organ [L107]

Wasserbindung für diese Konsistenz verantwortlich sind, sowie kollagenen und weiteren Eiweißmolekülen, welche die Membran stabilisieren bzw. ihre Form konstant halten.

Die in 3 Reihen beieinander stehenden, mit etwa 12.000/Ohr sehr viel zahlreicheren **äußeren Haarzellen** empfangen **keine** Hörinformationen; sie stellen gewissermaßen **Hilfszellen** der eigentlichen Sinneszellen dar. Im Gegensatz zu diesen sind ihre längsten Haare **direkt an der Tektorialmembran angeheftet**. Sie reagieren dadurch sehr viel feinfühliger auf deren Bewegungen. Ihre überragende Bedeutung wird unten im Zusammenhang besprochen.

Grundsätzlich bedeutet bei beiden Haarzell-Typen, dass eine jede Bewegung der längsten Haare gleichzeitig über die Tip links auch **sämtliche weiteren Haare** verbiegt.

Druckausgleich

Der Gesamtraum zwischen ovalem und rundem Fenster ist flüssigkeitsgefüllt (Perilymphe). Wässrige Flüssigkeiten sind nicht kompressibel. Dies bedeutet, dass die Schwingung des **ovalen Fensters** sich über die **Perilymphe** der Schnecke **direkt** auf das **runde Fenster** überträgt. Wird das ovale Fenster durch die Steigbügelplatte nach innen gedrückt, stülpt die Perilymphe das runde Fenster in den Raum des Mittelohrs hinein. Wird die Membran des ovalen Fensters im Verlauf ihrer Schwingung nach innen zur Paukenhöhle gezogen, wölbt sich also in Richtung der Gehörknöchelchenkette, entsteht gleichzeitig ein Unterdruck im Perilymphraum, der das runde Fenster in die Scala tympani hineinschiebt. Das **runde Fenster** dient also **ausschließlich** dem **Ausgleich der Flüssigkeitsbewegungen** der Perilymphe. Und weil das ovale Fenster im selben Augenblick ins Vestibulum gedrückt wird, in dem sich das Trommelfell als Resultat einer Schallwelle nach innen bewegt und das runde Fenster ins Mittelohr hinein, entstehen streng **koordinierte Bewegungen aller 3 Membranen**.

Große Bedeutung besitzt dies bei statischen Abweichungen des ovalen oder runden Fensters, wie sie aus **Druckschwankungen im Mittelohr**, im Rahmen von Eiterungen einer Otitis media bzw. bei fehlendem Druckausgleich zur Außenwelt infolge Stenosierungen der Tuba auditiva resultieren können. Hier sind die beiden Fenster fixiert und die Perilymphe bewegt sich nur noch sehr eingeschränkt über die Helicotrema zwischen den beiden Skalen, ohne deutliche Auslenkung der Basilarmembran und **verbunden** mit ausgeprägtem **Hörverlust**.

Wanderwellen

Die Wanderwellen der Perilymphe zwischen den beiden Fenstern treffen auf die elastische Struktur der **Scala media (Ductus cochlearis)** einschließlich ihrer **Basilarmembran** und **bewegen** sie **abwechselnd** in Richtung der beiden Skalen. Bei einer Druckwelle vom ovalen Fenster in Richtung Helicotrema weicht der Ductus cochlearis in Richtung Scala tympani aus, bei der Gegenschwingung des Fensters zieht der entstehende Sog in der Perilymphe der Scala vestibuli die Basilarmembran mit dem Corti-Organ in diese Skala hinein. Allerdings sind die Bewegungen des Ductus cochlearis sehr klein und könnten auf diese Weise ohnehin keine Hörinformationen übertragen. Es bedurfte deswegen mehrerer ineinander greifender Besonderheiten im Verlauf der Schnecke, um unterschiedliche Frequenzen von Schall und Wanderwelle abzubilden und das gesamte Hörspektrum zwischen 20 und 20.000 Hz in Einheiten von jeweils 3 Hz zu zerlegen.

Dabei steht die **Basilarmembran** in Bezug auf ihre sich **kontinuierlich verändernde Nachgiebigkeit** im Verlauf der Schnecke ganz im Vordergrund, während die Reissner-Membran keinen Beitrag leistet, obwohl sie dem Druck der Flüssigkeitswellen in der Scala vestibuli direkt ausgesetzt ist. Diese Membran wird jedoch durch die Flüssigkeit der Endolymphe gewissermaßen geschient, sodass tatsächlich die Basilarmembran den einzigen Teil der Scala media darstellt, der dem Druck der Wanderwellen in einzelnen Bereichen nachgibt und deshalb die **Basis des Hörens** bildet. Die Frequenz des Schalls bestimmt die Frequenz der Wanderwelle und entscheidet damit über den genauen Ort im Verlauf der Skalen, an dem diese Frequenz mit der Basilarmembran **in Resonanz tritt**. Ausschließlich an dieser Stelle schwingt die Basilarmembran in Frequenz und Amplitude der Wanderwelle und leitet dies an die Strukturen des Corti-Organs weiter.

Die umschriebenen Auslenkungen der Basilarmembran übertragen sich über die Bewegungen der Endolymphe auf **Haarzellen** und **Tektorialmembran**, die sich dadurch in geringem Umfang gegeneinander verschieben und damit zu **Scherbewegungen der Stereozilien** führen (➤ Abb. 10.6). Je nach der Auslenkbewegung bei Druck oder Sog sind diese Bewegungen **gegenläufig**, wodurch die resultierende Potenzialänderung an den Haarzellen einmal zur **Depolarisation** und einmal zur **Hyperpolarisation** führt.

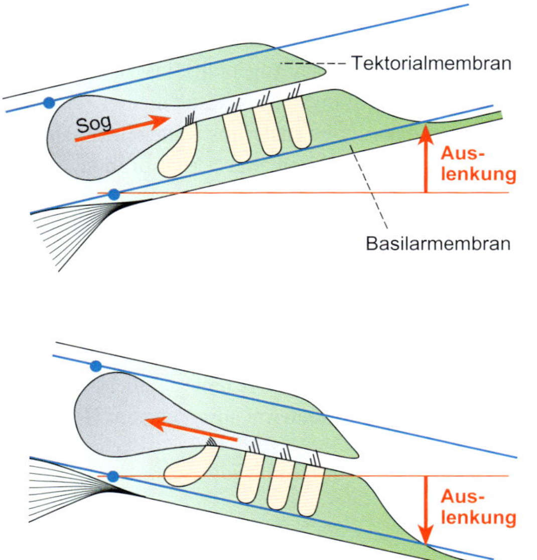

Abb. 10.6 Auslenkung der Stereozilien durch die Schwingung der Basilarmembran [L106]

Abbildung unterschiedlicher Frequenzen

Die Wanderwelle der Perilymphe trifft auf eine **Basilarmembran**, die in ihrem Verlauf von der **Basis** der Schnecke zur Spitze **unterschiedlich breit**, **unterschiedlich dick** und unterschiedlich stark **vorgespannt** ist. Am Beginn der Schneckenwindungen, nahe dem ovalen Fenster, ist die knöcherne Lamina spiralis breiter, wodurch dem Ductus cochlearis und seiner Basilarmembran wenig Raum zur Verfügung steht. Die **Basilarmembran** ist demnach an der **Basis** der Schnecke lediglich **0,04 mm breit**, vergleichsweise **dick** und **kräftig vorgespannt**. Auf dem Weg zur Schneckenspitze wird die Lamina spiralis absolut, aber auch relativ immer schmaler, während die **Basilarmembran** der Scala media **an Breite zunimmt** und gleichzeitig **dünner** und **nachgiebiger** wird. Die weniger breite und gleichzeitig dickere Basilarmembran am **Beginn** des Wegs ist **steifer**, lässt sich also weniger leicht eindrücken als die zunehmend breitere, dünnere und nachgiebigere Basilarmembran in Richtung der Helicotrema. Zusätzlich wird mit dem sich konisch verjüngenden Modiolus auch die **Scala vestibuli** mit ihrer Perilymphe in Richtung der Schneckenspitze immer **enger**, wodurch der **Widerstand** für die **Wanderwelle** zur Schneckenspitze hin immer weiter **zunimmt**.

MERKE

Grundsätzlich gilt, dass sehr **steife Membranen** nur von sehr **hohen Frequenzen** eingedrückt werden, während **tiefe** Frequenzen **nachgiebigere Membranen** für eine Auslenkung benötigen, demnach zunächst ohne Wirkung durch die Schnecke laufen, um erst **in der Nähe der Helicotrema** in **Resonanz** mit der **Basilarmembran** der Scala media zu treten.

Resonanz bedeutet auch Übereinstimmung der Eigenschaften. Sichtbar wird der Zusammenhang an einem Streichinstrument wie einer Violine, bei der die Saiten für die Erzeugung hoher Töne sehr viel stärker vorgespannt werden müssen als diejenigen, die für tiefere Töne benutzt werden. Dies lässt sich nochmals über Cello bis hin zum Kontrabass steigern, deren Saiten unabhängig vom Klangkörper nochmals länger sowie sehr viel weniger vorgespannt sind. Ebenso benötigt der Mann für seine tiefere Stimme längere und weniger straffe Stimmbänder als die Frau.

Die unterschiedlichen mechanischen Eigenschaften führen also dazu, dass der **Ort** der Auslenkung der Basilarmembran direkt von der **Frequenz** der Wanderwellen abhängt, entsprechend der Tonhöhe des auf das Ohr treffenden Schalls. **Sehr hohe Töne** mit einer Frequenz in der Nähe von 20 KHz liegen mir ihrer maximalen Auslenkung der Basilarmembran **ganz am Beginn der Schneckenwindung**, während die **tiefsten Töne** im Bereich von 20 Hz an der **Schneckenspitze** eine Resonanz hervorrufen. Auf dem 3,5 cm langen Weg zwischen diesen Eckpunkten **liegen alle weiteren Frequenzen**. Dadurch, dass eine Welle bestimmter Frequenz eine Auslenkung an definierter Stelle erzeugt, mit Druckübertragung auf die Perilymphe der Scala tympani, und der Widerstand dahinter in der enger werdenden Scala vestibuli zunimmt, **versandet** die Flüssigkeitswelle an dieser Stelle. **Tiefste Frequenzen** werden dementsprechend **spätestens** an der **Helicotrema abgefangen**.

Ein **Ton bestimmter Frequenz** trifft auf immer **denselben Anteil** des Corti-Organs und führt dort zur Auslenkung der Stereozilien. Indem auch die **Nervenzellen** eines definierten Abschnitts der Schnecke auf eine **bestimmte Frequenz** (Tonhöhe) **geeicht sind**, werden sämtliche Frequenzen, die in einem Klang oder Schall enthalten sind, **getrennt voneinander**, aber praktisch gleichzeitig über den Hirnstamm auf die jeweils zugehörigen Anteile der Hörrinde übertragen, sodass sich Tonhöhe und Abbildung exakt entsprechen.

Die **Auslenkungen** der Basilarmembran sind **unvorstellbar klein**. Bei Wanderwellen sehr kleiner Amplitude, die an der Grenze zur Hörschwelle liegen, betragen sie etwa den Durchmesser des kleinsten Atoms, das existiert (Wasserstoff [H]). Damit stellt das Ohr das **empfindlichste Sinnesorgan** überhaupt dar. Daraus kann man gleichzeitig ableiten, dass die millionenfach höheren Amplituden, die z. B. einer Lautstärke von 130 dB entsprechen, zu entsprechend monströsen Auslenkungen des Ductus cochlearis im Bereich der zugehörigen Frequenz führen müssen, sodass es zu **Schäden** an den empfindlichen Haarzellen kommt, spätestens bei längerem oder wiederholtem Einwirken.

MERKE

Bei der üblichen Definition sozusagen „einmaliger Empfindlichkeit" des Sinnesorgans Ohr wird möglicherweise nicht bedacht, dass die **Stäbchen** des Auges **einzelne Photonen** verarbeiten – und Photonen besitzen noch nicht einmal eine Masse wie z. B. das Wasserstoffatom. Faszinierend bleibt es natürlich trotzdem, denn ein H-Atom besitzt einen Durchmesser in der Größenordnung von 0,1 nm. Damit beträgt die Auslenkung der Basilarmembran etwa 0,0001 µm. Diese Größenordnung lässt sich berechnen, kann jedoch noch nicht einmal mehr mit einem Elektronenmikroskop dargestellt werden.

Die Spezifizierung eines jeden Abschnitts des Ductus cochlearis einschließlich der dazugehörenden Nervenzellen besitzt noch eine weitere mögliche Folge: Jede umschriebene Schädigung führt an **diesem** Ohr zum **Hörverlust** für die betreffende Frequenz, weil Haarzellen nicht regenerieren können und weil der nachfolgende Abschnitt eben für andere Frequenzen zuständig ist. Dies gilt bereits für die früheste Kindheit, weil nach der Embryonalzeit keine neuen Sinneszellen mehr gebildet werden.

Haarzellen-Potenziale

Die **Enden der Stereozilien** sind durch die **Tip links** miteinander verbunden. In den Stereozilien befinden sich **Ionenkanäle**, an denen die Tip links ansetzen, sodass sich nicht nur sämtliche Haare als Einheit verbiegen, sondern eben auch ein gemeinsames und damit effektiveres Aktionspotenzial an ihren Zellkörper weitergeben. Dabei sind die längsten Haare der **äußeren** Haarzellen an der Tektorialmembran **angeheftet** und reagieren damit **direkt** auf feinste Bewegungen der Tektorialmembran an den jeweiligen Resonanzstellen der Wanderwellen. Dagegen weisen die längsten Haare der **inneren** Haarzellen **keinen direkten Kontakt zur Tektorialmembran** auf, sodass sie bei einer Fehlfunktion der äußeren Haarzellen erst auf ausgeprägtere Bewegungen von Tektorialmembran und Endolymphe, also auf höhere Schalldrücke mit entsprechenden Amplituden der Wanderwellen reagieren können. Damit wird nun bereits auf die Funktion der äußeren Haarzellen hingewiesen (s. unten).

Stehen die Stereozilien in der Ruhe **aufrecht**, sind aufgrund einer nur geringen Vordehnung der fädigen Tip links lediglich **einzelne Ionenkanäle** geöffnet, wodurch vereinzelte **Aktionspotenziale** oder auch nur ein gewisses **Bereitschaftspotenzial** entstehen. Eine **Dehnung** der Tip links, die durch eine Wanderwelle in Richtung Schneckenspitze mit der zugehörigen Bewegung der Stereozilien entsteht, **öffnet zusätzliche Ionenkanäle** und führt zur **Depolarisation** der Haarzelle (➤ Abb. 10.7). Die nachfolgende gegenläufige Wellenbewegung führt zur Auslenkung der Stereozilien in Gegenrichtung und damit zur völligen **Entspannung aller** Tip links, wodurch nun **sämtliche Ionenkanäle geschlossen** werden und eine **Hyperpolarisation** der Haarzelle resultiert.

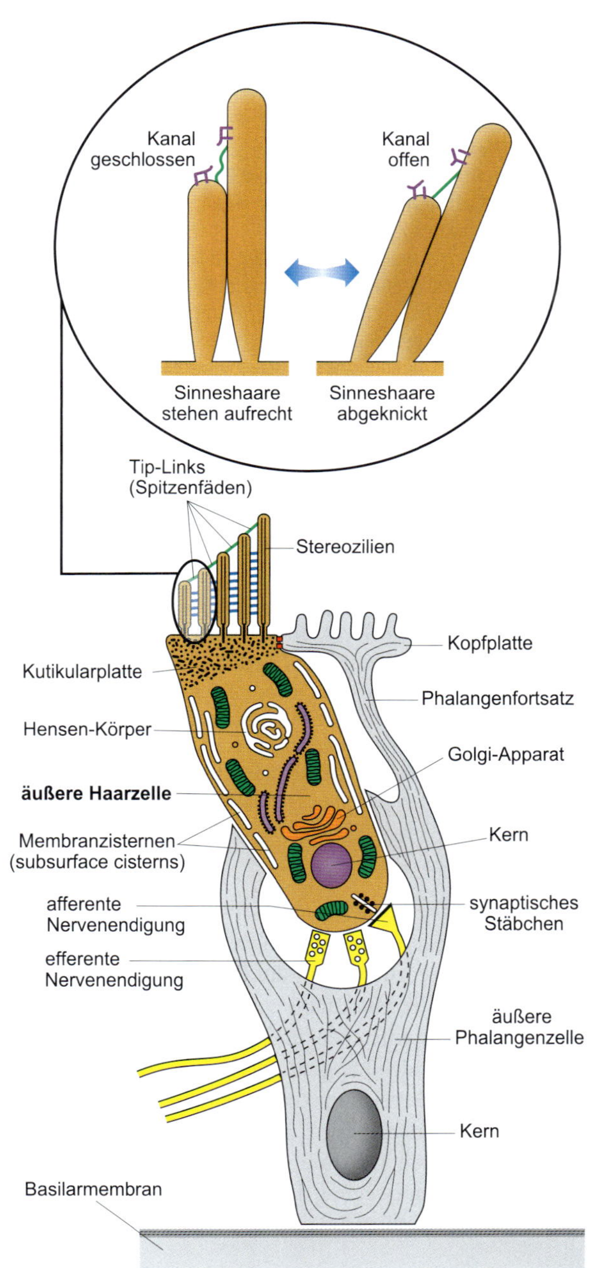

Abb. 10.7 Ausschnitt aus dem Corti-Organ [L141]

EXKURS

Die **Stereozilien** der Haarzellenspitze ragen in die **Endolymphe** und werden von ihr umspült, während die **Basis** der Haarzellen bzw. der **gesamte Zellkörper** an seiner Zellmembran Kontakt zu einer üblichen **interstitiellen Flüssigkeit** analog der Perilymphe besitzt. Die **Endolymphe entspricht** mit einem Gehalt von annähernd 150 mmol/l Kalium der **Intrazellulärflüssigkeit**, die Umgebung der Zellkörper mit rund 4 mmol/l Kalium und 140 mmol/l Natrium dagegen der Extrazellulärflüssigkeit. Das Ruhepotenzial der Haarzellen befindet sich dadurch im üblichen Bereich von etwa –70 bis –80 mV.

Während interstitielle Flüssigkeit wie auch die Perilymphe passiv aus Kapillaren abgepresst wird, entsteht die **Endolymphe** in einem **aktiven Prozess**: Der Ductus cochlearis besitzt bekanntlich eine dreiseitige, pyramidenförmige Struktur, deren Spitze der Lamina spiralis zugewandt ist und die breite Basis zur Lateralseite der knöchernen Schnecke. An dieser Stelle findet sich, dem Ligamentum spirale aufsitzend, ein dicht von Kapillaren durchsetztes Epithel **(Stria vascularis)**, aus dem die Ionen der Endolymphe von verschiedenen Pumpen in die Scala media gepumpt werden. Das Wasser strömt passiv hinterher. Eine Eigenheit dieser Pumpen besteht darin, **mehr Kationen** wie K^+ als zugehörige **Anionen** in die Endolymphe zu transportieren, wodurch der **Endolymphraum** insgesamt eine **positive Aufladung von +80 mV** erhält, die auch an der Außenseite der **Haare** bestehen bleibt.

Beim Aktionspotenzial von Zellen strömen üblicherweise Natriumionen aufgrund ihres Konzentrationsgefälles aus der interstitiellen Umgebung ins Zellinnere und erzwingen eine Potenzialumkehr. Dagegen beginnen die Aktionspotenziale der Haarzellen ausschließlich im Bereich ihrer Stereozilien an den dort befindlichen Kanälen und diese werden nicht von 140 mmol Na^+, sondern von 145 mmol K^+ umgeben. Dies entspricht der Kaliumkonzentration des Zellinneren, sodass bei sich öffnenden Kaliumkanälen **kein Konzentrationsgefälle** entstehen kann, wodurch die übliche Ursache für eine derartige Potenzialumkehr entfällt. Allerdings ist auch hier die **Innenseite** der Membran **negativ** geladen, sodass die positiv geladenen Kaliumionen aufgrund dieser Ladungsgegensätze einströmen und an der gesamten Zellmembran ein Aktionspotenzial erzeugen. Es wird also nun im Spitzenbereich der Zelle über die geöffneten Kaliumkanäle ein Aktionspotenzial als **Kaliumpotenzial** erzeugt (➤ Abb. 10.8). Aufgrund des Sogs der negativ geladenen Membraninnenseite der gesamten Zelle auf die Kaliumionen strömen dieselben zwar über die Stereozilien in den Zellkörper, gelangen dort jedoch aufgrund des Konzentrationsgefälles zur interstitiellen Flüssigkeit wieder aus der Zelle hinaus, werden von umgebenden Stützzellen aufgenommen und letztendlich wieder der Stria vascularis zugeführt. Im Ergebnis bewegt sich während des Aktionspotenzials der Haarzellen Kalium aus der Endolymphe durch die Haarzelle hindurch und über deren Umgebung wieder zurück zu den Pumpen der Stria vascularis.

Das Aktionspotenzial der **äußeren** Haarzellen im Rahmen der Bewegungen ihrer Stereozilien dient der **Öffnung von Calciumkanälen**, wie dies u.a. an der Muskulatur zu beobachten ist. Auch an den **äußeren Haarzellen** entstehen dadurch **muskuläre Kontraktionen**, die zu oszillierenden **Längenänderungen** dieser Zellen führen – und dies exakt im Bereich maximaler Übereinstimmung mit der Frequenz der Wanderwelle. Die Längenänderungen sind das Resultat der abwechselnden De- und Hyperpolarisation der Zelle im Rhythmus der Wellenbewegung der Perilymphe und ihrer Übertragung auf die Basilarmembran.

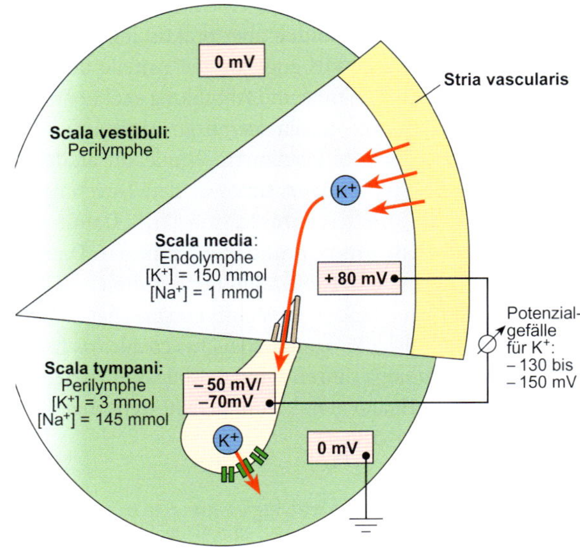

Abb. 10.8 Potenzialdifferenzen zwischen den Räumen der Cochlea [L106]

Als Folge der Oszillationen geraten Endolymphe und Tektorialmembran in Bewegung, wodurch sich nun auch die Stereozilien der **inneren** Haarzellen der Tektorialmembran annähern und verbogen werden. Letztendlich gelangen deren Haare also bei üblichen Lautstärken erst durch die Kontraktionen der äußeren Haarzellen überhaupt in Kontakt zur Tektorialmembran. Das nun dort entstehende Aktionspotenzial (ebenfalls als Kaliumpotenzial) mit nachfolgend einströmenden Calciumionen bewirkt schließlich die Transmitterausschüttung (Glutamat) an den basal befindlichen dendritischen Synapsen der Nervenzellen des Ganglion spirale – mit nachfolgender Übertragung auf deren Axone, Bündelung zum N. cochlearis/vestibulocochlearis und Weiterleitung zu den Kernen des Hirnstamms.

MERKE

Die **äußeren Haarzellen** ermöglichen aufgrund ihrer oszillierenden Schwingungen mit deren Übertragung auf die Tektorialmembran und resultierenden **Wellenbewegungen der Endolymphe**, dass die **inneren** Haarzellen bereits auf niedrige und mittlere Lautstärken reagieren. Man bezeichnet die **äußeren Haarzellen** aus diesem Grund als **cochleären Verstärker**.

PATHOLOGIE

Nebenwirkung von Schleifendiuretika

Dem Ionentransport aus der Stria vascularis in die Endolymphe dient eine ganze Reihe verschiedener Pumpen – neben der Natrium-Kalium-Pumpe z. B. einer Ionenpumpe, die entsprechend der dicken aufsteigenden **Henle-Schleife** der Nierentubuli (➤ Fach Urologie) Natrium, Kalium und Chlorid im Cotransport befördert. Aufgrund der **Identität** dieser Pumpe in Niere und Innenohr wird sie auch in der Stria vascularis durch **Schleifendiuretika** wie **Furosemid gehemmt**, was v.a. bei einer chronischen und sehr **hohen Dosierung** zum Kaliumverlust der Endolymphe, zur Störung des Potenzials an den Stereozilien und damit zum **Hörverlust** führen kann. Diese mögliche Nebenwirkung einzelner Diuretika gilt es im Alltag (und in der Prüfung!) zu beachten.

Äußere Haarzellen

Die äußeren Haarzellen (etwa 12.000/Ohr) sind in 3 Reihen angeordnet (➤ Abb. 10.5). Sie besitzen **keine ausgehende** (afferente) Verschaltung mit Hirnstrukturen im Sinn einer Aufnahme und Weiterleitung von Schallinformationen. Sie werden überwiegend nur **efferent** von Axonen aus Nervenzellen erreicht, die sich in den oberen **Oliven** der Medulla oblongata des Hirnstamms befinden und der Einstellung der Ansprechschwelle dienen.

Die äußeren Haarzellen führen letztlich das fort, was an **Schallverstärkung** bereits im Mittelohr begonnen wurde. Sie sind in der Lage, die Empfindlichkeit des Corti-Organs gegenüber geringen Lautstärken zu erhöhen, sodass **leise Umweltgeräusche** erst dadurch überhaupt **hörbar werden** (s. oben). Außerdem erhöhen sie die Spezifität einzelner Bereiche der Schneckenwindungen und verstärken so die sehr feinfühlige Wahrnehm- bzw. **Unterscheidbarkeit** direkt benachbarter Frequenzen.

PATHOLOGIE

Beim isolierten Ausfall der **äußeren Haarzellen** entsteht eine **Innenohrschwerhörigkeit** in Bezug auf Geräusche **unterhalb** einer Schallintensität von etwa **60 dB**. Zusätzlich **verschlechtert** sich die **Unterscheidbarkeit** nahe beieinander liegender Frequenzen, wodurch beispielsweise einzelne Stimmen nicht mehr so gut aus einem Stimmengewirr herausgefiltert werden können.
Im Gegensatz dazu ist die Innenohrschwerhörigkeit beim Verlust der **inneren Haarzellen** für die jeweils betroffenen Anteile der Cochlea **vollständig**.

Die Verstärkung des Schalls durch die äußeren Haarzellen (**„cochleärer Verstärker“**) führt dazu, dass Gesprochenes mittels Elektroden am **runden** Fenster aufgenommen und apparativ verstärkt werden kann. Auf diese Weise lässt sich bei Übertragung auf einen angeschlossenen Lautsprecher das, was man in ein Ohr hineinspricht, wiedergeben und verstehen. In geringerem Umfang kann man die Anteile, die nach einem Schallreiz aus dem Ohr austreten, sogar vor dem **Trommelfell** messen oder eventuell direkt hören. Faszinierend ist die gewissermaßen beständige **Grundaktivität** oder auch Habt-Acht-Stellung der äußeren Haarzellen, wodurch es in Einzelfällen ohne äußere Schallreize, also **in vollkommener Ruhe**, durch deren spontane Aktivitäten zu **feinsten Wellenbewegungen** in Endo- und Perilymphe und damit zu **Tönen** kommt, die man mit empfindlichen Mikrophonen vor dem Trommelfell messen kann.

HINWEIS PRÜFUNG

Den Studenten, die im Verlauf dieses langen Kapitels mit seinen zahlreichen Details längst das Handtuch geworfen haben, sei an dieser Stelle das Mitgefühl des Autors versichert. Klar ist, dass ein derart tiefreichendes Verständnis im Hinblick auf die Prüfung nicht ansatzweise erforderlich sein kann. Allerdings sind einzelne Schlussfolgerungen im Einzelfall durchaus prüfungsrelevant, sodass es nicht allzu tragisch wäre, wenn wenigstens ein gewisses Grundverständnis entstanden sein sollte. Beispielsweise sind die mögliche Nebenwirkung von **Schleifendiuretika** wie Furosemid am Innenohr, die Innenohrschwerhörigkeit (nicht Taubheit!) beim Ausfall der **äußeren** Haarzellen oder die Zuordnung höchster und tiefster Frequenzen zur jeweiligen Lokalisation in der Schnecke theoretisch prüfungsrelevant.

10.1.4 Nervale Leitung

Die bipolaren Nervenzellen des **Ganglion spirale**, am Übergang des Modiolus zur Lamina spiralis, liegen mit ihren dendritischen Fortsätzen den **inneren Haarzellen** an (➤ Abb. 10.5). Dabei bilden an jeder der 4.000 Haarzellen bis zu **10 Neurone** jeweils eine einzelne synaptische Verbindung aus. Ein jedes dieser Neurone innerviert dabei ausschließlich „seine Haarzelle“, ohne Verbindung zu weiteren Haarzellen. Dies bedeutet, dass die sensorische Empfindung einer einzelnen Sinneszelle vollständig getrennt von den Informationen benachbarter Sinneszellen übertragen wird, wodurch erst die Möglichkeit der feinen Unterscheidbarkeit direkt benachbarter Frequenzen gegeben ist.

Während die **scharfe Abbildung einzelner Frequenzen** in der Hörrinde auf diese Weise zustande kommt, entsteht die Abbildung unterschiedlicher **Schallintensitäten** durch die relativ große Zahl an Neuronen, die eine einzelne Sinneszelle innervieren: Einzelne Neurone überdecken lediglich einen Bereich von maximal 50 dB, der durch Veränderung der **Aktionspotenzialfrequenz** in Abhängigkeit von der jeweiligen **Schallintensität** (Amplitude) zustande kommt. Für das gesamte Hörspektrum von deutlich mehr als 130 dB werden demnach mehrere Neurone mit unterschiedlichen Ansprechschwellen benötigt.

MERKE

Nervale Ganglien stellen in der Regel umschriebene „Zellhäufchen“, Ansammlungen von beieinanderliegenden Nervenzellen dar, deren Axone mehr oder weniger gemeinsam, z. B. zu einem Nerven gebündelt in Richtung ihres Ziels ziehen. Die Cochlea bietet auch hier wieder eine anatomische Besonderheit insofern, als die gut 30.000 Neurone dieses Ganglions eben nicht umschrieben als einzelnes „Zellhäufchen“ beieinander liegen, sondern sich spiralig in der Art eines „Nervenzell-Schlauches“ über die gesamte Strecke von der Schneckenbasis bis zur Helicotrema erstrecken, jeweils am Abgang der „spiraligen“ Lamina spiralis vom Modiolus. Auf jeder Segmenthöhe ziehen die Dendriten durch die knöcherne Lamelle zu den inneren Haarzellen, während die Axone ihre Zellen ebenfalls in jeder Segmenthöhe über den Modiolus verlassen und sich erst an der Basis der Knochensäule und direkt vor dem Erreichen des inneren Gehörgangs zum vollständigen N. cochlearis verbinden.

Hörbahn

Die Axone der Ganglienzellen leiten die über ihre Dendriten von den Haarzellen empfangenen Aktionspotenziale in Richtung **Meatus acusticus internus** (→ **N. cochlearis**), wo sie sich für eine kurze Wegstrecke mit dem N. vestibularis zum VIII. Hirnnerv, dem **N. vestibulocochlearis** zusammenschließen. In der Folge werden die Signale auf etwa 5 Kerne des Hirnstamms (u.a. Nucleus cochlearis und untere Hügel) umgeschaltet und verteilt, bevor sie die Hörrinde erreichen (➤ Abb. 10.9). Die Verschaltungen dienen der genauen Analyse der eingegangenen Signale. Jeder Kern besitzt im Rahmen dieser Analyse andere Schwerpunkte. Auch die **unterschiedlichen Laufzeiten** der Signale aus **beiden** Ohren werden hier analysiert und zum genauen **Richtungshören** umgerechnet und verwendet. Zum Beispiel werden bereits in den Oliven, getrennt voneinander und von der Gegenseite, Laufzeit und Schallintensität untersucht.

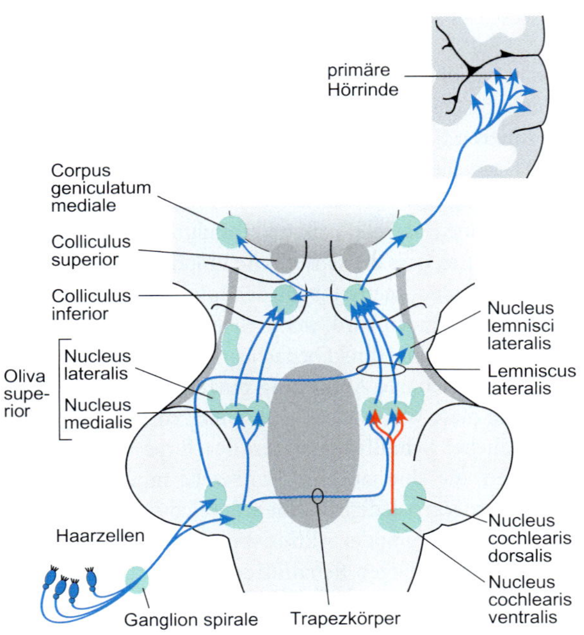

Abb. 10.9 Hörbahn vom Ganglion spirale im Innenohr zu den Heschl-Querwindungen des Temporallappens [L106]

MERKE

Entsprechend der Situation sämtlicher motorischen, sensorischen und sensiblen Abbildungen der Großhirnrinde gilt auch für das Gehör, dass die Informationen eines Ohres zur **gegenseitigen Hirnrinde** ziehen.

Die einzelnen **Umschaltstationen** sind:

- mehrere Kerne der Oliven der Medulla oblongata
- Lemniscus lateralis der Brücke (Pons)
- die unteren Hügel (Colliculus inferior) der Vierhügelplatte des Mittelhirns
- das Corpus geniculatum mediale im Zwischenhirn (Thalamus)

Von dort aus läuft die Hörbahn zuletzt zu den **Heschl-Querwindungen** des **Temporallappens** (Gyrus temporalis transversus) und wird hier zum Hörerleben zusammengesetzt.

Zusammenfassung

Hörorgan

- liegt aufgerollt in der Form einer Schnecke mit 2½ Windungen und einer Länge von 3,5 cm in der Felsenbeinpyramide des Os temporale
- enthält die mit Endolymphe gefüllte häutige Schnecke (Ductus cochlearis = Scala media) zwischen den mit Perilymphe gefüllten Scala vestibuli und Scala tympani

Corti-Organ

- der Basilarmembran als Grenze zur Scala tympani aufsitzend
- enthält neben Stützzellen (z. B. Phalangenzellen) innere und äußere Haarzellen und wird bedeckt von der Tektorialmembran
  - innere Haarzellen: die eigentlichen Sinneszellen zur Reizaufnahme
  - äußere Haarzellen: dienen der Verstärkung leiser Umweltgeräusche sowie der schärferen Frequenzabbildung
- Übertragung der Wanderwellen auf das runde Fenster (Druckausgleich)
- spezifische Auslenkung einzelner Bereiche der häutigen Schnecke in Abhängigkeit von der Tonhöhe als Folge unterschiedlicher Steifigkeit der Basilarmembran im Verlauf der Schneckenwindungen; Resonanz höchster Frequenzen am Beginn der Strecke, tiefster Frequenzen in der Nähe der Helicotrema
- Übertragung der mechanischen Auslenkung der Stereozilien auf Aktionspotenziale der Haarzellen
- dendritische Leitung zum Ganglion spirale und Übertragung auf dessen Axone (= N. cochlearis)

Hörbahn

- N. cochlearis läuft als Teil des N. vestibulocochlearis zu den Oliven der Medulla oblongata und weiteren Kernen (z. B. Nucleus cochlearis)
- Projektion zu den unteren Hügeln und zum Zwischenhirn
- Hörwahrnehmung in den Heschl-Querwindungen (= Hörrinde) des Lobus temporalis

10.2 Gleichgewichtsorgan

10.2.1 Aufbau

Das Gleichgewichtsorgan **(Vestibularorgan)** bildet mit seinem häutigen Labyrinth einen einheitlichen, mit Endolymphe gefüllten Raum mit den häutigen Anteilen des Hörorgans der Schnecke. Verbunden sind die beiden Anteile über den Ductus reuniens, der vom vestibulären Anfangsteil des Ductus cochlearis zum Sacculus zieht (➤ Abb. 10.10). Am nachfolgenden Verbindungsgang zwischen Sacculus und Utriculus entsteht der **Ductus endolymphaticus**, der die gesamte Lymphe des häutigen Labyrinths schließlich in den **Saccus endolymphaticus** ableitet, einen Raum am dorsalen Hinterrand des Felsenbeins, eingehüllt von zwei Durablättern.

Auch die **Perilymphe** zwischen häutigem und knöchernem Labyrinth einschließlich des zentralen Vestibulums bildet einen einheitlichen Flüssigkeitsraum in beiden Organen. Abgeleitet wird die Perilymphe ebenfalls am dorsalen Anteil des Felsenbeins über den **Ductus perilymphaticus** (= Aqueductus cochleae) in den Subarachnoidalraum. Dies wird auf den üblichen Abbildungen nicht dargestellt, besitzt aber auch keine weitere Bedeutung.

Grundsätzlich ähneln sich die Strukturen der beiden Sinnesorgane, ungeachtet ihrer unterschiedlichen Funktion, sowohl in ihrem mikroskopischen Aufbau als auch in ihren physiologischen Eigenheiten. In beiden Systemen wird die **mechanische Auslenkung** feinster Haare (Stereozilien) für die Aufnahme der zugehörigen Reize benutzt und als **Aktionspotenzial** auf anliegende Nervenzellen bzw. deren Dendriten übertragen.

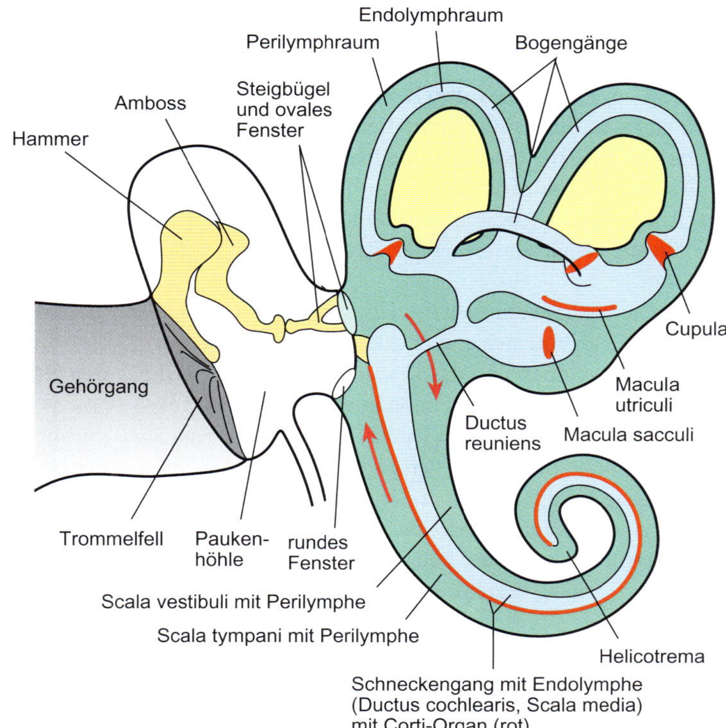

Abb. 10.10 Strukturen des Gleichgewichtsorgans [L106]

Das **Gleichgewichtsorgan** besteht aus **zwei Systemen**, deren **Funktionen** sich überlappen, v.a. aber **ergänzen**. In der Summe bildet es ein Organ, das

- über die **Stellung des Kopfes** im Raum informiert,
- **Längs- und Drehbewegungen** registriert,
- und die **Schwerkraft** der Erde berücksichtigt.

Die beiden Systeme sind die **Makulaorgane** in Utriculus und Sacculus sowie der **Bogengangsapparat**.

Ergänzt wird ihre Funktion durch die Augen sowie durch Messfühler **(Propriozeptoren)** des **Bewegungsapparats** (z. B. in Sehnen und Gelenkkapseln), die den Bezug zwischen Kopf und restlichem Organismus herstellen, sodass Bewegung und Position des Körpers auch bei geschlossenen Augen abgebildet werden.

10.2.2 Bogengangsapparat

Die 3 *knöchernen* Bogengänge (*Canales* semicirculares) enthalten die **3 häutigen Bogengänge** (*Ductus* semicirculares). Diese entstehen im Vorhof (Vestibulum) des Innenohrs an dessen **Utriculus** und beschreiben Zweidrittelkreise, die jeweils **senkrecht aufeinander** stehen. An ihrem Ende, der Einmündung wiederum in Vestibulum (knöchern) bzw. Utriculus (häutig), sind die Bogengänge zur **Ampulle** aufgetrieben. Die 3 Gänge sind in den **3 Achsen des Raumes** angeordnet. Bezeichnet werden sie als vorderer, hinterer und horizontaler (= lateraler) Bogengang. Vorderer und hinterer Bogengang stehen vertikal, 90° zueinander abgewinkelt.

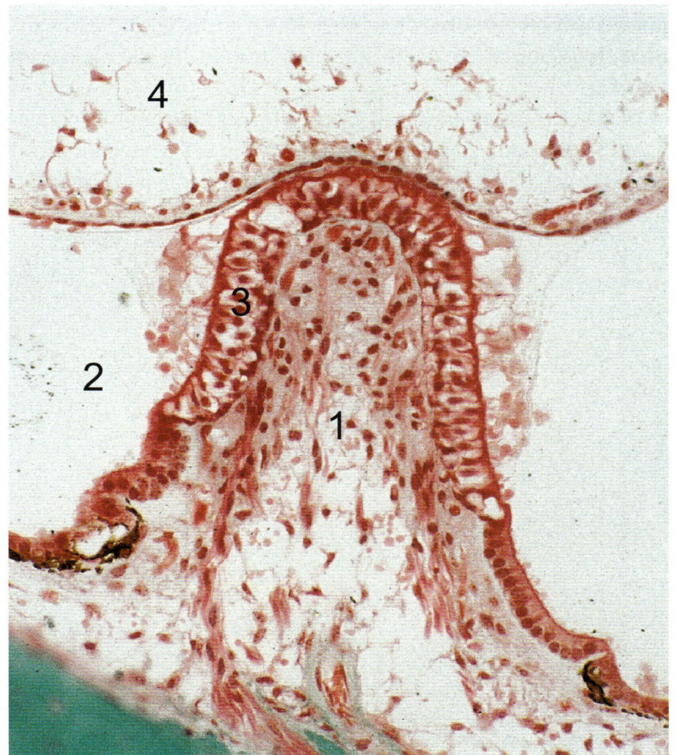

Abb. 10.11 Crista ampullaris (**1**) mit Haarzellen (**3**) und Cupula (**4**). **2** = mit Endolymphe gefüllte Lichtung des Bogengangs. [M375]

Das **Sinnesepithel** befindet sich in den 3 **häutigen Ampullen**. Es wölbt sich leistenartig (= **Crista ampullaris**) in diesen Teil der Bogengänge hinein (➤ Abb. 10.11). Sein Aufbau entspricht mit **Haarzellen** und begleitenden **Stützzellen** prinzipiell dem Corti-Organ. Auch hier sind die ca. 80 **Stereozilien** der einzelnen Haarzellen unterschiedlich lang, wie Orgelpfeifen nebeneinander angeordnet und mit fädigen Strukturen (Tip links) untereinander verbunden. Am Ende der längsten Stereozilien ist allerdings ein noch etwas längeres Haar abweichender Struktur, das **Kinozilium**, hinzugefügt.

Bedeckt werden die Cristae ampullares *kuppelartig* von einer **gallertigen Membran** aus Proteinen und Zuckerstrukturen, der **Cupula**, in welche die Stereozilien und das Kinozilium eintauchen. Die Cupula **entspricht** in Struktur und Funktion weitgehend der **Tektorialmembran** des Corti-Organs, ist jedoch nicht nur im Bereich der Crista fixiert, sondern auch auf der gegenüberliegenden Seite am häutigen Bogengang festgewachsen. Dadurch werden die Relativbewegungen zu den Sinneshaaren, die sie über ihre elastischen Verformungen gemeinsam mit der Endolymphe vollziehen, auf einen angemessenen Umfang begrenzt.

10.2.3 Makulaorgane

In **Utriculus** und **Sacculus** befinden sich die Sinneszellen, entsprechend der Situation in den Bogengängen, umschrieben beieinander. Die beiden Felder aus Haarzellen und begleitenden Stützzellen stehen senkrecht zueinander und werden als Macula utriculi und Macula sacculi bezeichnet (➤ Abb. 10.10). Dabei liegt die **Macula utriculi** bei aufrechter Kopfhaltung **horizontal**, die **Macula sacculi vertikal**.

Der Aufbau der Sinneszellen mit **Stereozilien** und begleitendem **Kinozilium** entspricht genauso wie die Bedeckung durch eine gallertige Membran, in welche die Haare eintauchen **(Cupula)**, dem Bogengangsapparat. Der wesentliche Unterschied besteht darin, dass in die Cupula wenige Mikrometer große **Kristalle** aus **Calciumcarbonat** (= **Kalzit**) eingebettet sind, die das **spezifische Gewicht** der Gallerte bzw. ihre Dichte **erhöhen** und dadurch bedingt auch die **Trägheit dieser Masse** gegenüber der umgebenden Endolymphe (auf mehr als das Doppelte). Die Kalzitsteine werden als **Otolithen** („Ohrsteine"), seltener auch als **Statolithen** bezeichnet.

10.2.4 Funktionen

Bogengangsapparat

Entsprechend den cochleären Sinneszellen führt eine **Verbiegung der Haare** in Richtung Kinozilium zu **Aktionspotenzialen**, die auf die anliegenden Nervenfortsätze (Dendriten) des **N. vestibularis** übertragen werden. Allerdings bilden die Sinneszellen des Vestibularapparats bereits im Ruhezustand **regelmäßige Potenziale** weit über die vereinzelten Potenziale der cochleären (äußeren) Haarzellen hinaus, die bei Verbiegung der Haare lediglich nochmals weiter gesteigert werden. Dies bedeutet, dass auch in körperlicher **Ruhe** ein stetiger Informationsfluss zum Hirnstamm zieht, der ununterbrochen über die **Stellung im Raum** informiert. Erst bei einer Verbiegung der Stereozilien zum **Ende** der **kurzen Haare** hin wird die Sinneszelle **hyperpolarisiert** und vermindert oder beendet dadurch die spontanen Ruheentladungen (➤ Abb. 10.12).

Die gallertige Struktur der Cupula der Bogengangsorgane besitzt **dieselbe Dichte** wie die **Endolymphe**, in welche die Strukturen eingelagert sind. Sie bewegt sich deshalb parallel zu den Bewegungen der Endolymphe in den Bogengängen und verschiebt damit die Stereozilien in Richtung Kinozilium oder in Richtung der kurzen Stereozilien. Die Endolymphe bewegt sich mit der jeweiligen Cupula v.a. bei **Drehbewegungen** bzw. **Drehbeschleunigungen** des Kopf-

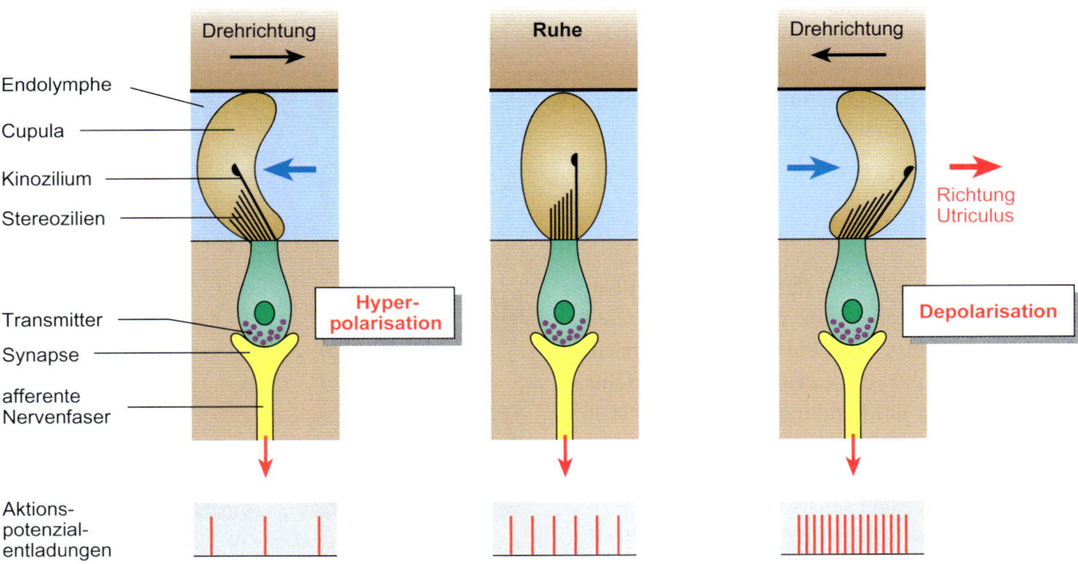

Abb. 10.12 Bogengänge: Auslenkung der Stereozilien und zugehörige Aktionspotenziale [L106]

10

es. Dabei werden die knöchernen und häutigen Bogengänge in die Drehbewegung einbezogen, während Endolymphe und Cupula aufgrund ihrer Trägheit zunächst zurückbleiben, bis sie die Bewegung schließlich mitvollziehen. Die Crista ampullaris mit ihren Sinneszellen ist in die **Wandung** des häutigen Labyrinths integriert und bewegt sich **ohne Zeitverzögerung**, sodass es am Beginn von Drehbewegungen zunächst zu **Relativbewegungen** zwischen Sinnesepithel und Cupula samt Endolymphe kommt, welche die Cupula und damit auch die Stereozilien **entgegen der Drehbewegung** verbiegen. Die Abknickung der Stereozilien führt bereits bei kleinsten Bewegungen von lediglich 1 Tausendstel (0,001) Grad zur Aktivitätsänderung der Aktionspotenziale und damit zur Meldung in Richtung Hirnstamm.

In den **symmetrisch** zueinander angeordneten **Bogengängen** der **beiden Innenohren** sind die **Stereozilien gegenläufig angeordnet**. Bei einer Rotationsbewegung kommt es also auf der einen Seite zur Steigerung der Aktionspotenziale und auf der kontralateralen Seite zur Hyperpolarisation. In den **Vestibulariskernen** des Hirnstamms wird dann die Auslenkung der Stereozilien sämtlicher Bogengänge ausgewertet und die zugehörige Drehbeschleunigung des Kopfes berechnet.

Makulaorgane

Die gallertige Cupula der Makulaorgane in Utriculus und Sacculus besitzt durch die beigemischten **Otolithen** eine mehr als doppelt so hohe Dichte wie die Flüssigkeit der umgebenden Endolymphe. Sie wird dadurch von der **Erdanziehung** in Relation zur Endolymphe **stärker angezogen**. Die Relativbewegung von Cupula und Stereozilien gegenüber ihren Sinneszellen löst dadurch bereits **in Ruhe** einen Informationsfluss zum Hirnstamm aus, aus dem die Lage des Kopfes im Raum abgeleitet wird. Sobald sich eine Makula exakt **horizontal** befindet, gibt es **keine gegenseitige Verschiebung** mehr. Dafür findet nun im zweiten Makulaorgan eine ausgeprägtere Relativbewegung statt, weil die beiden Makulaorgane senkrecht aufeinander stehen (➤ Abb. 10.13, ➤ Abb. 10.14). Durch die mal mehr und mal weniger ausgeprägte Auslenkung in einem oder in beiden Makulaorganen errechnet das Gehirn die **genaue Position des Kopfes im Raum**.

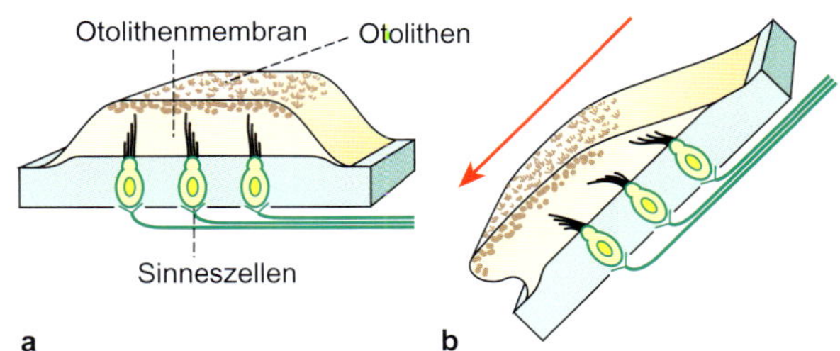

Abb. 10.13 Makulaorgane: **a** Keine Verbiegung der Stereozilien in horizontaler Position. **b** Die Schwerkraft verschiebt die Otolithenmembran gegen die Stereozilien. [L106]

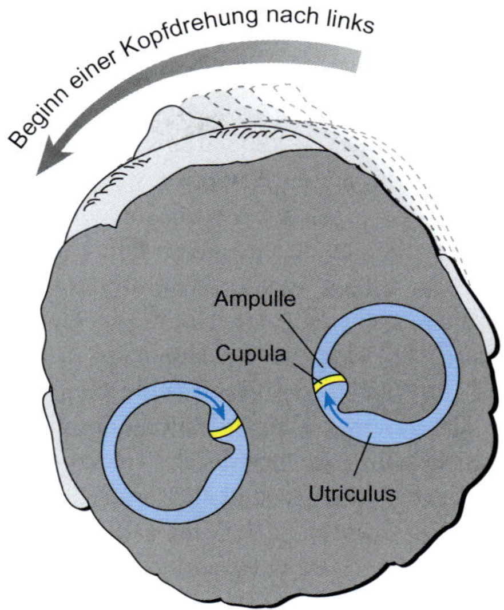

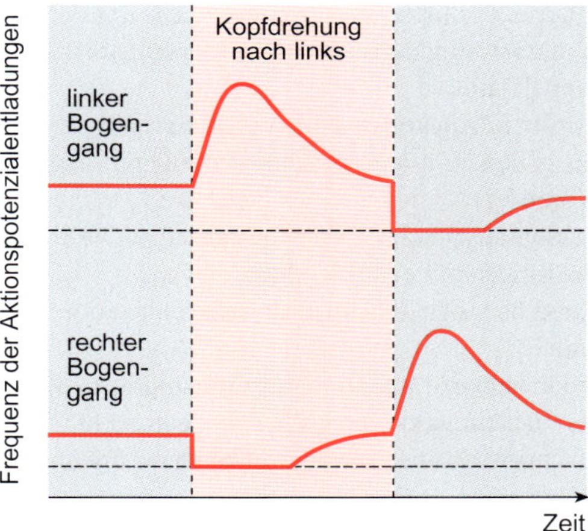

Abb. 10.14 Gegenläufige Auslenkung der Cupula im kontralateralen Innenohr [L106]

Ergänzt werden diese Meldungen durch die Bogengänge, deren Stereozilien ja ebenfalls bereits in Mittenstellung Aktionspotenziale zum N. vestibularis leiten, wodurch die kleinste Neigung oder Drehung eines vollkommen ruhig gehaltenen Kopfes zusätzlich in die Berechnungen eingeht. Über die Propriozeptoren der Peripherie entsteht aus der minutiösen Abbildung des Kopfes die Position des gesamten Körpers.

Der **Informationsfluss** aus den beiden Makulaorganen wird **verstärkt**, wenn zusätzlich zur Schwerkraft **geradlinige (lineare) Beschleunigungen** auf den Kopf einwirken – z. B. beim Beschleunigen oder Bremsen in einem Fahrzeug, im Fahrstuhl oder in der Achterbahn. Die Relativbewegungen der Otolithenmembran mit den eingebundenen Stereozilien gegenüber deren Sinneszellen kann man aus den Bewegungen eines Gegenstandes auf dem glatten Kofferraumboden eines Autos ableiten, der beim Beschleunigen oder Bremsen nach hinten bzw. vorne rutscht – und dies umso heftiger, je ausgeprägter die Beschleunigungs- bzw. Bremsvorgänge ausfallen.

10.2.5 Nervale Leitung

Das **Ganglion vestibulare** befindet sich im **Meatus acusticus internus**. Die bipolaren Nervenzellen ziehen mit ihren **Dendriten** zu den Sinneszellen der Vestibularorgane und mit ihren zum **N. vestibularis** gebündelten **Axonen** als Teil des N. vestibulocochlearis zu den gleichseitigen Vestibulariskernen am Übergang von der Brücke zur Medulla oblongata (am sog. **Kleinhirnbrückenwinkel**). Bei diesen Nervenzellansammlungen handelt es sich um 4 größere und etliche kleinere Kerne, die sämtlich untereinander verschaltet sind, sodass bereits in dieser ersten Umschaltstation (2. Neuron) ein exaktes Bild über die Stellung im Raum und das gesamte aktuelle Bewegungsmuster entworfen wird. Ermöglicht wird dies auch durch Projektionen auf die kontralateralen Kerne. Zusätzlich sind die Kerne efferent und afferent mit dem Kleinhirn sowie einer Vielzahl weiterer zentraler Zentren verschaltet. Daneben bestehen besonders wichtige Verbindungen zur HWS, insbesondere zum **Atlas**, ihrem obersten Wirbel, zum **Brechzentrum** sowie zu den Motoneuronen und Propriozeptoren der Peripherie. Es dürfte kaum weitere Kerne des Hirnstamms geben, die derart umfangreich mit unterschiedlichsten Zentren rückgekoppelt sind.

Die wichtigsten **Projektionen** der **Vestibulariskerne** sind:

- Bahnen zu den Hirnnervenkernen der äußeren Augenmuskeln (III, IV und VI)
- Informationsaustausch mit den kontralateralen Vestibulariskernen
- Verschaltungen mit dem Kleinhirn
- Projektion über den Thalamus als Umschaltstation zur Großhirnrinde
- Projektion zum extrapyramidalen System und zu Motoneuronen des Rückenmarks, von größter Bedeutung für den Erhalt des Gleichgewichts bei unwillkürlichen bzw. unkontrollierten Bewegungen
- Verschaltungen mit Atlas und Brechzentrum der Medulla oblongata

10.2.6 Nystagmus

Relativbewegungen zwischen Auge und Umwelt dürfen nicht allzu schnell sein, wenn ein scharfes Bild auf der Retina erhalten bleiben soll, weil die begrenzte Verarbeitungsgeschwindigkeit des optischen Systems nicht folgen könnte. Die Verschaltung der Vestibulariskerne mit den **äußeren Augenmuskeln** (➤ Abb. 10.15) führt deshalb dazu, dass bei **schnellen Rotationsbewegungen**, die von den Bogengangsapparaten registriert werden, die Augenachsen **in Gegenrichtung** zur Drehung des Kopfes geführt werden. Dadurch bleibt die **aktuell eingestellte Abbildung** der Umwelt ungeachtet der Rotationsbewegung des Kopfes unverändert **erhalten**.

Bei anhaltender Kopfrotation müssen die Augen der Bewegung spätestens bei einem Drehwinkel von 20° nachfolgen, weil ein größerer Winkel der Sehachsen nicht möglich ist. Dies geschieht in einer **schnellen Bewegung** der Augen in die neue Mittenstellung der gerade eingenommenen Kopfhaltung. Bei unverändert fortgeführter Drehbewegung wird nun diese Abbildung der Umwelt wiederum so lange fixiert, bis die maximale Auslenkung der Augenachsen erreicht ist, woraufhin es erneut zur schnellen Augenrückholbewegung in die neue Mittenstellung kommt. Es entsteht dadurch ein **Muster**, das sich aus **langsameren** Bewegungen der Augenachsen **entgegen der Drehrichtung** mit jeweils nachfolgenden **schnellen** Bewegungen **in Drehrichtung** zusammensetzt. Dies wird als **Nystagmus** (Augenpendeln) bezeichnet. Es geschieht **unbewusst** und **reflektorisch** aus dem Zusammenspiel zwischen Bogengängen und Augenmuskeln, unter Feinabstimmung der Bewegungen durchs Kleinhirn. Bei weiter anhaltender Drehbewegung des Kopfes schwächt sich der Nystagmus wegen der Rückstellung der Cupula allmählich ab und ist schließlich **nicht mehr vorhanden**: Die Bewegung von Endolymphe und Cupula **entspricht** ab diesem Zeitpunkt der Bewegung der Bogengänge, sodass die Stereozilien keine Auslenkung mehr erfahren.

MERKE

Definiert ist die **Richtung** des Nystagmus nach den **schnellen Rückholbewegungen** des Auges. Bei einer Drehbewegung des Kopfes nach rechts kommt es also zum Nystagmus nach rechts.

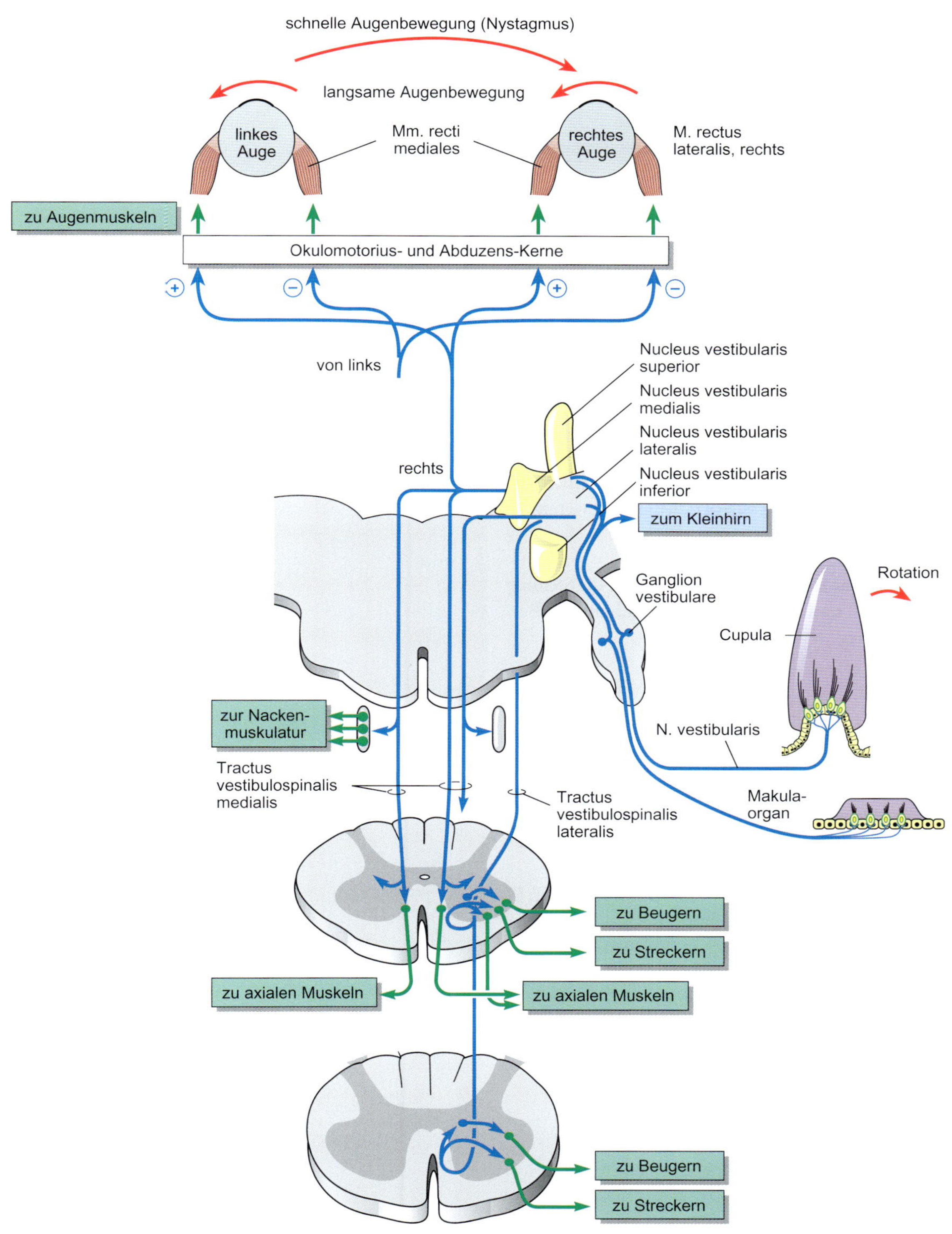

Abb. 10.15 Verschaltungen der Vestibulariskerne [L106]

Zusammenfassung

Gleichgewichtsorgan

- Lage in der Felsenbeinpyramide des Os temporale
- besteht aus insgesamt 5 häutigen Strukturen: 3 Bogengänge und 2 Makulaorgane (Utriculus und Sacculus)

Bogengangsapparat

- Crista ampullaris (mit Sinnesepithel aus Haarzellen), überdachende Cupula (ohne Otolithen!)
- Der horizontale und die beiden vertikalen, senkrecht zueinander stehenden Bogengänge decken die 3 Dimensionen des Raumes ab.
- reagieren auf **Drehbeschleunigungen** (Winkelbeschleunigungen)

Makulaorgane

- fleckförmige Ansammlungen von Sinneszellen (Haarzellen) in Utriculus und Sacculus, bedeckt von der dichten (schweren) Otolithenmembran
- stehen senkrecht zueinander
- reagieren auf die **Erdanziehung** (informieren über die Stellung des Kopfes im Raum) **und** auf **lineare Beschleunigungen** (Beschleunigen, Bremsen)

Nervale Leitung

- N. vestibularis (Ganglion im inneren Gehörgang)
- Vestibulariskerne der Medulla oblongata am Übergang zum Pons mit vielfältigsten Verschaltungen zur Gegenseite, zu Thalamus, Groß- und Kleinhirn, zu den äußeren Augenmuskeln, zu Atlas und Brechzentrum und zur Muskulatur der Peripherie

Nystagmus

- Die Verschaltung der Vestibulariskerne mit den Nerven (III, IV und VI) der äußeren Augenmuskeln führt im Rahmen schneller Rotationsbewegungen zur reflektorischen (unbewussten) Fixierung von Gegenständen mit anschließender schneller Augenbewegung (Rückholbewegung) in Drehrichtung.

KAPITEL

11 Untersuchung

11.1 Hörorgan

Die **akute Entzündung** von Mittelohr und/oder äußerem Ohr ist besonders im **Kindesalter** eine häufige Begleiterscheinung viraler oder bakterieller Infektionen. **Chronische** Infektionen des **äußeren** Gehörgangs, primär oder sekundär durch Pilze kompliziert, treten eher im **Erwachsenenalter** auf, während das Mittelohr nur selten betroffen ist.

Anlass der Untersuchungen des Innenohrs ist üblicherweise eine erkennbare oder vermutete Hörminderung. Weitere Indikationen bestehen in einem neu aufgetretenen Tinnitus, als arbeitsrechtliche Maßnahme oder im Säuglingsalter bei Verdacht auf angeborene Hörstörungen.

Während die Untersuchung des äußeren sowie eine erste grobe Diagnostik des Mittelohrs bei einiger Übung auch dem Heilpraktiker problemlos gelingen sollten, stellt die genauere Überprüfung von Paukenhöhle und v. a. Innenohr eine Domäne des HNO-Arztes dar. Diese Untersuchungen sollen deshalb lediglich in ihren Grundzügen kurz erörtert werden.

11.1.1 Ohrspiegelung

Für die Untersuchung von Gehörgang und Trommelfell eignet sich ein einfaches **Otoskop**, u. a. von Heine. Es dient mit seiner integrierten Lupe als (relativ) preiswertes **Universalgerät** für die Untersuchung von Ohr, Rachen, Vestibulum nasi, Pupillenreflexen und Hautveränderungen. Für die Untersuchung von Ohren und Naseneingang gibt es als Zubehör **Einmalspekula** (Ohrtrichter) unterschiedlicher Größen, die wenig kosten und Reinigungsarbeiten ersparen. Dem Autor haben sich diejenigen mit schmaler Spitze (ca. 2,5 mm) besonders bewährt, weil sie für Kinderohren geeignet sind, aber auch problemlos beim Erwachsenen bzw. für das Vestibulum nasi benutzt werden können. Man erspart sich damit das Vorrätighalten unterschiedlicher Größen und erweitert gleichzeitig die Untersuchungsmöglichkeiten im Hinblick auf einen sehr engen Gehörgang bzw. auf eine Teilverlegung durch Cerumen.

Der **gewundene Verlauf des Gehörgangs** erfordert, ihn zunächst zu begradigen, um das Trommelfell einsehen zu können. Hierfür zieht man bei der Untersuchung eines **Kindes** die **Ohrmuschel** nach **hinten**, und beim **Erwachsenen** nach **hinten oben**. Der Ohrtrichter wird zunächst unter Sicht auf die Öffnung des Gehörgangs gelegt. Anschließend wird das Otoskop gerade gestellt, sodass der Blick nun durch das mikroskopisch vergrößernde Glas auf den Lichtkegel bzw. das angestrahlte Gewebe fällt, während die andere Hand über den Zug an der Ohrmuschel den Gehörgang begradigt. Nun kann durch vorsichtiges, nicht zu tiefes Einführen des Ohrtrichters die Wandung des **Gehörgangs** und schließlich das **Trommelfell** inspiziert werden. Erkennbar wird das gesunde Trommelfell, bei unauffälligem Mittelohr, am hellen, dreieckigen **Lichtreflex** im vorderen unteren Bereich der **perlmuttartig** schimmernden Membrana tympanica (➤ Abb. 9.3). Auch dann, wenn man zunächst nur unterschiedliche Wandanteile des Gehörgangs zu Gesicht bekommt, sollte man den Ohrtrichter nicht einfach weiter nach innen schieben – schon deshalb, weil man dabei Schmerzen und eventuell auch Hustenreiz oder Übelkeit verursacht. Es genügt in aller Regel, durch wechselnd starken Zug an der Ohrmuschel in Verbindung mit kleinen Kippbewegungen des Otoskops nach freier Sicht auf das Trommelfell zu suchen.

11.1.2 Audiometrie

Die Audiometrie dient dem Nachweis einer **Schwerhörigkeit**, kann aber mit ihren verschiedenen Methoden auch Hinweise zur **Ursache eines Hörverlustes** liefern. Es lassen sich subjektive Methoden, die der Mitarbeit des Patienten bedürfen, von objektiven Verfahren abgrenzen, die aufwändiger sind, dafür aber auch bei Patienten eingesetzt werden können, die zur Mitarbeit nicht in der Lage sind (z. B. Säuglinge). Die am einfachsten durchführbaren und deshalb am häufigsten eingesetzten **subjektiven Verfahren** sind die Schwellenaudiometrie und die Untersuchungen nach Weber und Rinne.

Schwellenaudiometrie

Bei dieser Untersuchung wird über Kopfhörer nacheinander die **Luftleitung** beider Ohren überprüft. Der Patient erhält **Töne unterschiedlichster Frequenzen** (meist von 125 Hz bis 8 kHz) in jeweils **ansteigender Lautstärke**. Die erhaltenen Hörschwellen werden anschließend in Beziehung zum altersgemäßen Durchschnittswert gesunder Ohren gesetzt.

Ergänzt werden kann die Untersuchung durch die Überprüfung der **Knochenleitung**. Dabei wird dann anstelle des Kopfhörers ein Tongeber auf das **Mastoid** aufgesetzt.

Weber-Rinne-Versuch

Für den Versuch benötigt man lediglich eine einfache **Stimmgabel** (Schwingung 440 Hz), die man auf dem knöchernen Schädel des Patienten aufsetzt. Mit dieser schnell durchführbaren Methode lassen sich **Schallleitungsstörungen** gut von **Innenohrschäden** abgrenzen. Während sich die Untersuchung nach Weber der Knochenleitung bedient, erfolgt beim Versuch nach Rinne ein Vergleich zwischen Luft- und Knochenleitung.

Weber-Versuch

Der Fuß einer schwingenden Stimmgabel wird auf die **Mitte des Schädels** aufgesetzt. Der Ton erreicht das Innenohr dadurch hauptsächlich über die **Knochenleitung** von Schädeldach und Felsenbeinpyramide. Vom Gesunden wird der Klang auf beiden Ohren als gleich laut empfunden (➤ Abb. 11.1a).

Bei einer **Schädigung des Mittelohrs (Schallleitungsstörung)** empfindet der Patient den Ton auf der **erkrankten Seite lauter**, glaubt also, der Ton käme von dieser Seite. Ursache hierfür ist zum einen, dass das Hörorgan seine Sensibilität erhöht, wenn es über die Paukenhöhle zunehmend weniger Informationen erhält, und zum anderen, dass bei einer Schallleitungsstörung nicht nur der Transport zum Innenohr, sondern auch der Abfluss gestört ist, sodass die über den Knochen ankommende Hörinformation deutlicher erhalten bleibt.

Bei einer **Innenohrschädigung (Schallempfindungsstörung)** hört der Patient den Ton auf der **gesunden Seite**, was einfach zu interpretieren ist: Ein geschädigtes Hörorgan wird weder über die Luft- noch über die Knochenleitung ausreichend erregt.

Zu beachten ist, dass der Ton **nicht** einfach auf einer Seite *verstärkt* wahrgenommen wird. Das Gehirn interpretiert vielmehr die Hörinformation als **Richtungshören**. Der Patient lateralisiert also den Ton zielgerichtet auf die Seite der lauteren Wahrnehmung.

MERKE

Weber-Versuch

Untersuchung ausschließlich auf der Basis der **Knochenleitung**
- **Innenohrschädigung:** Tonempfindung auf der gesunden Seite
- **Schallleitungsstörung:** Tonempfindung auf der erkrankten Seite

Rinne-Versuch

Der Fuß der Stimmgabel wird bei diesem Versuch auf das **Mastoid** gesetzt (➤ Abb. 11.1b). Das Innenohr wird hauptsächlich über **Knochenleitung** erreicht. Sobald der Patient den Ton nicht mehr hört, gibt er ein Zeichen und der Untersucher hält die noch schwingende Stimmgabel nun **vor das Ohr** des Patienten. Der Gesunde hört den Ton nun wieder, weil **Luftleitung** sehr viel **effektiver** ist als Knochenleitung (um ca. 40 dB). Dies gilt jedoch auch bei einer Schädigung des Innenohrs, weil auch dabei die Intensität der ankommenden Schallwellen erhöht ist, sodass die Hörschwelle des geschädigten Hörorgans nun eventuell wieder erreicht wird. Dagegen ist der Ton für einen Patienten mit **Schallleitungsstörungen** beim Umsetzen der Stimmgabel vom Mastoid vor das Ohr **nicht mehr hörbar**.

MERKE

Rinne-Versuch

Untersuchung, die sich die unterschiedliche Effektivität von **Knochen- und Luftleitung** zunutze macht
- **Innenohrschädigung:** Der Ton wird über Luftleitung wieder vernehmbar (Rinne positiv). Das gilt allerdings auch für die Prüfung beim **Gesunden**.
- **Schallleitungsstörung:** Der Ton ist auch über Luftleitung nicht hörbar (Rinne negativ).

Ohne apparative Zusatzdiagnostik kann allein aus Weber *oder* Rinne nicht eindeutig zwischen den vorliegenden Störungen unterschieden werden. Es sind also für eine erste Hinweisdiagnose stets **beide Untersuchungen in Kombination** durchzuführen.

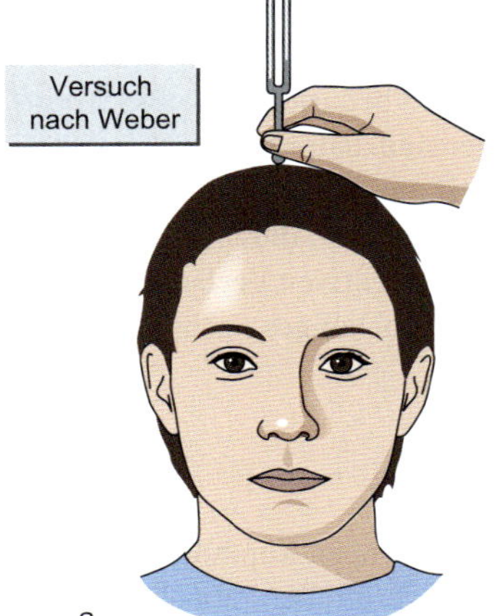

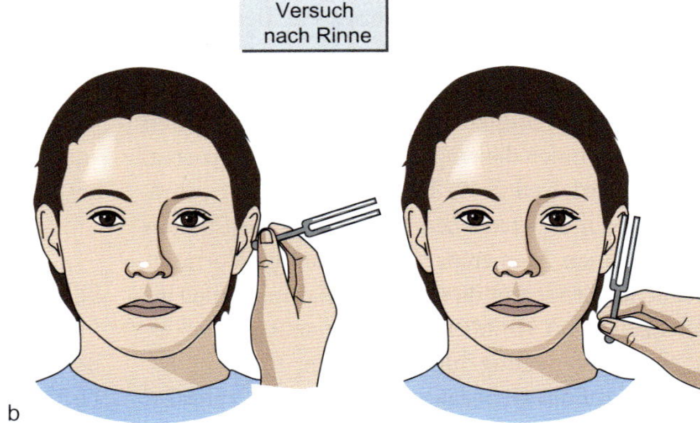

Abb. 11.1 **a** Versuch nach Weber. **b** Versuch nach Rinne. [L106]

11

11.2 Gleichgewichtsorgan

11.2.1 Gleichgewichtsprüfung

Die Untersuchung des Gleichgewichtsorgans ist die Domäne von HNO-Arzt bzw. Neurologen und spielt im medizinischen Alltag von Allgemeinarzt und erst recht Heilpraktiker keine Rolle. Sie soll deshalb nur kurz zusammengefasst werden, um die prinzipiellen Möglichkeiten aufzuzeigen. Gleichgewichtsprüfungen erfolgen in erster Linie bei Patienten mit **Schwindelanamnese** und sollen Hinweise liefern, ob das Symptom dem Vestibularorgan zuzuordnen ist und ob eine vorliegende Störung peripher oder zentral verursacht wird. Die Differenzialdiagnose des Schwindels wird im ➤ Fach Leitsymptome erörtert.

Mögliche Versuche zur Untersuchung des Gleichgewichts sind:

- Beim **Romberg-Versuch** lässt man den Patienten im Stehen mit geschlossenen, parallel ausgerichteten Füßen die Augen schließen und kontrolliert, ob er dabei ins Schwanken gerät (→ Standataxie).
- Beim **Unterberger-Tretversuch** tritt der Patient mit geschlossenen Augen **50-mal** (etwa 1 min lang) auf der Stelle. Die Arme können nach vorne ausgestreckt werden. Es sollte keine einzelne Licht- oder Geräuschquelle als Orientierungshilfe vorhanden sein, die das Ergebnis verfälschen könnte. Ergibt sich dabei eine Drehbewegung von > **45°**, gilt dies als **pathologisch**. Kleinere Abweichungen um vielleicht 10 oder 20° sind durchaus physiologisch.
- Beim **Geradeausgehen** mit geschlossenen Augen wird die Abweichung von der Geraden oder eine evtl. bestehende Fallneigung geprüft.

11.2.2 Nystagmus

Die wichtigste Untersuchung zur Überprüfung des Vestibularorgans besteht in unterschiedlichen Methoden der Nystagmusprüfung. Ein wichtiges Hilfsinstrument zur schnellen Erkennung des Nystagmus bei den verschiedenen Prüfungen stellt die **Frenzel-Brille** dar, die dem Patienten aufgesetzt wird (➤ Abb. 11.2). Dabei handelt es sich um eine Brille mit lupenartig vergrößernden Gläsern und Lämpchen in der Fassung, die das (vergrößerte) Patientenauge beleuchten und damit in seinen Reaktionen besser erkennbar machen. Durch die Gläser mit ihren 15 Dioptrien wird gleichzeitig eine **Fixation** der Patientenaugen auf einen Gegenstand **verhindert**, die den Nystagmus hemmen würde.

Die Registrierung und Dokumentation des Nystagmus ist auch ohne direkte Beobachtung auf elektrophysiologischem Weg möglich. Dafür werden Elektroden auf den Schläfen des Patienten angelegt, mit denen die Potenzialverschiebungen der Augenbewegungen zwischen Kornea und Retina gemessen werden.

Der Facharzt überprüft nun auf dem **Drehstuhl**, bei verschiedenen **Lagerungen** oder auch **Kopfbewegungen** des Patienten die physiologische oder pathologische Reaktion der Augenbewegungen – zusätzlich auch **thermisch**, indem er unterschiedlich warmes Wasser in die Gehörgänge einbringt. Die Prüfung auf dem Drehstuhl entspricht einer Situation, bei der der Proband aus dem fahrenden Zug blickt. Dies wird auf der ➤ Abb. 11.3 dargestellt und beschrieben.

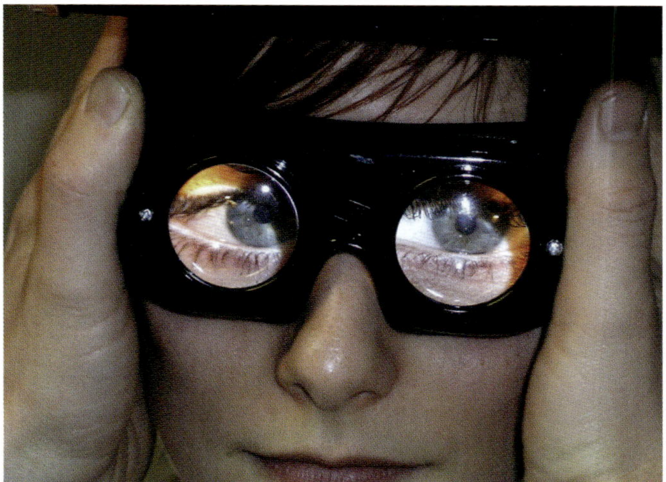

Abb. 11.2 Frenzel-Brille [T522]

Bei der thermischen Überprüfung wird der Gehörgang des Probanden zunächst mit Wasser oberhalb 40–42 °C gespült, in einem zweiten Durchgang mit Wasser von etwa 25–30 °C. Die unterschiedlichen Temperaturen übertragen sich auf den horizontalen (lateralen) Bogengang, der vergleichsweise nahe hinter dem Trommelfell verläuft. Wärme lässt die Endolymphe nach oben steigen, Kälte lässt sie absinken, sodass sich gegenläufige Bewegungen und damit auch ein Nystagmus in Gegenrichtung ergeben. Dabei gilt, dass der Nystagmus im physiologischen Fall **in Richtung der Erwärmung** weist, während die schnelle Rückholbewegung bei der Kaltspülung in die Gegenrichtung erfolgt.

Merkhilfe: Der Nystagmus liebt die Wärme.

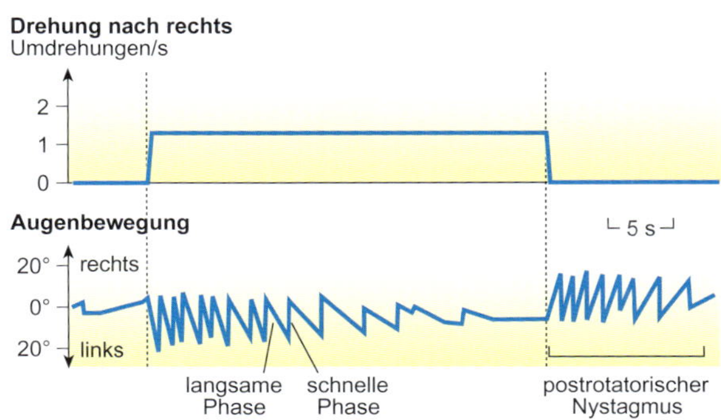

Abb. 11.3 Nystagmus bei Rotation auf einem Drehstuhl. Nach dem Andrehen kommt es erst zu kompensatorischen langsamen Augenbewegungen gegen die Drehrichtung und schnellen Augenrückholbewegungen in Drehrichtung. Bei anhaltender Rotation geht der Nystagmus aufgrund der Rückstellung der Cupula zurück. Nach dem Abbremsen tritt ein spiegelbildlicher postrotatorischer Nystagmus auf, da die Cupula in Gegenrichtung ausgelenkt wird. Dieser zeitliche Verlauf spiegelt das Erregungsverhalten der Bogengangsafferenzen wider. [L106]

Die thermische Prüfung funktioniert auch in der Schwerelosigkeit, weshalb manchmal gemutmaßt wird, dass nicht die Wärmeübertragung auf den horizontalen Bogengang mit entsprechender Flüssigkeitsbewegung, sondern andere Faktoren ursächlich sein müssten. Die Frage ist, was die Bogengänge mit der Schwerkraft zu tun haben sollen. Außerdem ergeben die Temperaturänderungen gegenüber der Ausgangstemperatur (Körpertemperatur) im Weltraum dieselben Relativbewegungen der Endolymphe.

KAPITEL

12 Krankheitsbilder

12.1 Otitis externa

Entzündungen des Ohrs sind häufige Ereignisse. Überwiegend im Kindesalter kommt es isoliert oder begleitend zu einem Infekt der Atemwege zur Entzündung der Paukenhöhle. Die Entzündung des **Gehörgangs** entsteht dagegen mehrheitlich im **Erwachsenenalter**.

Krankheitsentstehung

Cerumen besitzt trotz des alkalischen Sekrets seiner spezialisierten apokrinen Schweißdrüsen (Zeruminaldrüsen) antibakterielle Eigenschaften, u.a. aufgrund enthaltenen Lysozyms. Das mehrschichtige, verhornende Plattenepithel des Gehörgangs entspricht demjenigen der Oberhaut und stellt eine weitgehend undurchlässige Barriere dar. Es bedarf aus diesem Grund begünstigender Faktoren, die eine Überwindung dieser immunologischen Schranke ermöglichen. In Frage kommen neben systemischen, immunschwächenden Faktoren wie z. B. einem **Diabetes mellitus** oder einer **Zytostatika-Therapie** v.a. lokale Abweichungen. Hierzu gehören **Mikrotraumen** durch ungeeignete Reinigungsversuche, die sog. **Badeotitis** durch Mazeration (Quellung) der Haut mit Invasion von Keimen in verunreinigtem Wasser (Schwimmbad), **allergische Reaktionen** gegenüber lokalen Faktoren (Kosmetika, Shampoo) oder **Anomalien** des Gehörgangs. Veränderungen hinsichtlich der Menge oder Zusammensetzung des **Cerumens** bzw. Abflussstörungen können ein Milieu schaffen, in dem sich pathogene Keime leichter vermehren.

HINWEIS DES AUTORS

Dies wird letztendlich auch durch die **modernen Vorgaben** begünstigt bzw. geradezu **forciert**, nach denen das Cerumen ruhig bis zur Concha quellen darf, weil eigene Reinigungsversuche – z. B. regelmäßiges Ausspülen mit Wasser, vorsichtiges Trocknen mit dem Wattestäbchen – mit schlimmsten Folgen verbunden sind. Die einzige Alternative zu diesen sinnfreien Empfehlungen besteht in Dauerterminen beim HNO-Arzt (z. B. immer donnerstags um 16 Uhr), der den Gehörgang fachmännisch sauber hält.

Abgesehen von allergischen Reaktionen wird die Otitis externa meist durch **Bakterien** verursacht, bei den chronischen Formen eventuell überlagert durch **Pilze**. Im Vordergrund stehen Staphylokokken und Streptokokken, Proteus und Pseudomonas, also die üblichen Verdächtigen. Aus den Terminalhaaren des Gehörgangs kann sich ein **Furunkel** entwickeln, bei einer Streptokokkeninfektion ein **Erysipel**.

Bei **mykotischen Superinfektionen** findet man meist Candida oder Aspergillus. In Frage kommen auch **Herpesviren** als primäre Infektion oder sekundär als Zoster oticus.

Symptomatik

Bakterielle Infektionen sind häufig **nässend** oder sogar **eitrig**. Zusätzlich zu den **Schmerzen** in den entzündlichen Schwellungen kann es dabei zu leichtem Juckreiz kommen. Bei den chronischen, primär oder sekundär mykotischen Formen steht der **Juckreiz** im Vordergrund. Zu **Hörminderungen** (Schallleitungsstörungen) kommt es bei massiven Schwellungen, Cerumen-Verlegungen oder Mitbeteiligung des Mittelohrs. Bei umfangreicherer Sekretbildung entstehen sichtbare Absonderungen **(Otorrhö)**. Ist das Sekret schleimig, sollte an eine Beteiligung des Mittelohrs gedacht werden.

Diagnostik

Neben der **otoskopischen** Musterung des **Gehörgangs** darf die Inspektion des **Trommelfells** nicht vergessen werden, um eine eventuell sogar ursächliche Mitbeteiligung von Trommelfell und Mittelohr bei vorhandener Trommelfellperforation nicht zu übersehen. Die

Abstrichdiagnostik kann Aufschluss über den Erreger geben, doch hat dies eigentlich nur für den Arzt Bedeutung, weil die adäquate Therapie verschreibungspflichtig ist. Bei bakterieller Ursache können die **regionären Lymphknoten** im Bereich des Ohrs geschwollen sein.

Chronische Gehörgangsekzeme sind schwierig zu diagnostizieren, weil neben infektiösen Ursachen auch allergische, ein seborrhoisches oder atopisches Ekzem in Frage kommen.

Therapie

Kleinere Reizzustände können versuchsweise z. B. mit Otalgan® Ohrentropfen behandelt werden. Sie wirken osmotisch entquellend und durch den Gehalt an Procain auch analgetisch. Bei Otovowen® Ohrentropfen handelt es sich um ein homöopathisches Komplexpräparat, das bei unspezifischen Entzündungen helfen kann. Der HNO-Arzt wird in der Regel mit **antibiotischen** oder **antimykotischen** Tropfen oder Salben behandeln, beim chronischen Ekzem ergänzt durch lokale **Glukokortikoide**. Bei ausgeprägteren Befunden, spätestens beim Furunkel oder Erysipel, werden Antibiotika auch systemisch eingesetzt.

Zusammenfassung

Otitis externa

Entzündung v.a. des Gehörgangs

Ursachen
- meist bakterielle Infektion über Mikrotraumen bei lokaler oder systemischer Immunschwäche oder bei Cerumen-Verlegungen
- Badeotitis – meist bakterielle Infektion nach Mazeration der Haut
- seltener Pilze oder Viren
- chronisches Gehörgangsekzem: mikrobiell (Pilze als Superinfektion), allergisch, Beteiligung beim seborrhoischen oder atopischen Ekzem

Symptome
- Schmerzen
- Juckreiz
- Otorrhö
- evtl. Schallleitungsstörung

Diagnostik
- entzündliche Schwellung im Otoskop
- bei chronischen Formen Schuppen oder Krusten
- bei reiner Otitis externa keine Beteiligung des Trommelfells

Therapie
- lokal antibiotisch, antimykotisch
- Glukokortikoide lokal
- in milden Fällen unspezifisch durch Ohrentropfen wie Otalgan®, Otovowen®

12.2 Otitis media

Die Otitis media ist die Entzündung der Paukenhöhle. Sie ist eine typische Erkrankung des **Säuglings- und Kindesalters** und wird bei Erwachsenen nur bei lokalen Anomalien oder einer ausgeprägten **atopischen Genese** gesehen. **Ursachen** für die Bevorzugung des Kindesalters sind die Kürze und relative Weite der **Tuben**, die eine Aszension von Keimen begünstigen, zusätzlich die unmittelbare Nachbarschaft zur häufig entzündeten und vergrößerten Rachenmandel (Adenoide), die darüber hinaus die Nasenatmung und damit den Druckausgleich mit dem Mittelohr behindern kann. Schließlich sind dem Immunsystem die Erreger in diesem Lebensabschnitt weitestgehend unbekannt, sodass noch keine spezifischen Abwehrmaßnahmen (z. B. Antikörper) entwickelt werden konnten.

HINWEIS DES AUTORS

Die wesentliche Ursache von rezidivierenden Tonsillitiden oder Mittelohrbeteiligungen, besonders wenn sie bis ins **Erwachsenenalter** hinein anhalten, ist in einer ausgeprägten **atopischen Genese** mit resultierender „Schieflage" des Immunsystems zu sehen, die durchaus als gewisse Immuninsuffizienz interpretiert werden kann. Zusätzlich begünstigt die veränderte Zusammensetzung der Hautfette (z. B. Mangel an γ-Linolensäure), die an der allgemeinen Trockenhaut der Oberhaut (Sebostase) erkennbar wird, das Eindringen von Keimen. Derselbe Zusammenhang mit der Atopie gilt für die **nasale Polyposis** oder eine **chronische Sinusitis** beim Erwachsenen. In all diesen Fällen sollte grundsätzlich der IgE-Serumspiegel überprüft werden. Die adäquate **Therapie** wird im ➤ Fach Immunologie besprochen.

Krankheitsentstehung

Jeder Infekt des Nasen-Rachen-Raums kann im Kindesalter auf das Mittelohr übergreifen. Auch bei der Otitis media des Erwachsenen besteht der wesentliche Infektionsweg in einer **Keimaszension über die Tuba auditiva**. Eher selten kommt es zur **hämatogenen Streuung** aus einem entfernten Herd oder, bei vorbestehender Trommelfellperforation, zur Einschleppung aus dem **Gehörgang**. Bei Erkrankungen wie z. B. Angina tonsillaris oder Scharlach, Masern und Influenza ist im Kindesalter daran zu denken, dass sie mit einiger Regelmäßigkeit auch das Mittelohr erfassen. Dies gilt jedoch häufig auch für eher unspezifische Beschwerden im Säuglings- und Kleinkindesalter, bei denen z. B. Bauchschmerzen im Vordergrund stehen.

ACHTUNG

Im Kindesalter sollten die Ohren im Rahmen von Infekten, aber auch bei unspezifischen Beschwerden **grundsätzlich** mituntersucht werden.

Begünstigt wird die Keimaszension durch eine **Minderbelüftung des Mittelohrs** bei Zuschwellen der Tube (sog. **Tubenkatarrh**) oder infolge behinderter Nasenatmung (Polyposis, Sinusitis). Die beim Erwachsenen oftmals angeschuldigte Deviation der Nasenscheidewand erhält ursächlich nur bei starker Ausprägung oder bei einer anlagebedingt sehr schmalen Nase eine Bedeutung.

Entsprechend den häufigen viralen Infekten des Kindesalters ist die akute Otitis media zunächst mehrheitlich **viraler Genese**. Entsteht primär oder (meist) sekundär eine bakterielle Entzündung, handelt es sich bei den verursachenden Erregern in der Regel um **Streptokokken** oder **Staphylokokken**. Hämophilus ist seit Einführung der Impfung eher selten geworden. Dasselbe ist hinsichtlich der früher häufigen Pneumokokken zu erwarten.

Symptomatik

Im Vordergrund steht der **heftige Schmerz**. Das **Fieber** ist höher als es der Grunderkrankung entsprechen würde. Dies gilt in erster Linie für eine primäre oder sekundäre **bakterielle Infektion**. Teilweise kommt es im Verlauf zu **Tinnitus** und begleitender **Schwerhörigkeit**. Häufig entsteht im Verlauf der bakteriellen Form, v.a. bei verspätet begonnener Therapie, eine **Trommelfellperforation**, erkennbar an der **Otorrhö**. Im **Säuglingsalter** verläuft die Erkrankung manchmal **unspezifisch** mit Appetitlosigkeit, Übelkeit mit Erbrechen oder allgemeinen Gedeihstörungen, sodass gerade beim Säugling zu **jeder Untersuchung** (einschließlich der Vorsorgeuntersuchungen!) auch eine **Ohrenspiegelung** gehört (s. oben).

Die **chronisch** gewordene Otitis media zeigt als wesentliches **Leitsymptom** eine **Otorrhö**.

Komplikationen

Die wichtigsten Komplikationen stellen neben der **Trommelfellperforation**, eventuell mit bleibenden Hörminderungen, ein **Cholesteatom** sowie das Übergreifen der Entzündung auf das **Mastoid** dar. Daneben kann es bei knöcherner Beteiligung auch zur **Fazialisparese** sowie (sehr selten) zum Übergreifen auf das Innenohr kommen.

Mastoiditis

Die eitrige Entzündung des Mastoids entsteht bevorzugt dann, wenn eine bakterielle Otitis media nicht adäquat behandelt wird bzw. nicht zügig innerhalb 1 Woche abheilt. Entscheidende Hinweise auf das Übergreifen der Entzündung sind **Zunahme der Ohrenschmerzen** – häufig klopfend und pulssynchron –, Fieberanstieg, Verschlimmerung der vorbestehenden Schallleitungsschwerhörigkeit auf dem betroffenen Ohr und ein deutlicher **Druck- oder Klopfschmerz über dem Mastoid**. Der Gehörgang kann im hinteren Anteil nach innen gewölbt sein. Bei Beteiligung lateraler Knochenanteile kann die **Ohrmuschel** wegen eines entzündlichen Weichteilödems **abstehen**, mit sichtbarer Schwellung und Rötung über dem Mastoid. **Serologisch** erkennt man die Zunahme der vorbestehenden **Entzündungsparameter**, also Leukozytose, Senkungsbeschleunigung und CRP-Erhöhung. Im Röntgenbild, v.a. aber im CT, werden neben der Verschattung der Hohlräume des Mastoids Knochendefekte erkennbar.

Die wesentliche Gefährdung des Patienten besteht im Einschmelzen der dünnen Knochenlamellen, die das Mastoid von den angrenzenden Hirnstrukturen trennen, wodurch es zur **bakteriellen Meningitis**, zur **Sinusvenenthrombose** (evtl. unter Beteiligung mehrerer Sinus) oder zum **Hirnabszess** kommt, die mit Lebensgefahr verbunden sind. Die Mastoiditis wird deshalb häufig nicht mehr rein antibiotisch, sondern mittels **operativer Drainage** des Warzenfortsatzes therapiert.

Cholesteatom

Das Cholesteatom („Perlgeschwulst") des Mittelohrs besteht aus einer **Ansammlung von Epithelien** mit **verhornendem** Überzug, die aus einem Einwachsen des mehrschichtigen Plattenepithels von Trommelfell oder Gehörgang hervorgegangen ist. Aufgrund der mechanischen Irritation kommt es sekundär zur **Entzündung**, die bei der üblichen bakteriellen Kontamination **eitrig** wird.

Das Trommelfell kann perforiert oder (scheinbar!) geschlossen sein, sodass selbst in der Ohrmikroskopie nicht unbedingt ein Defekt erkennbar werden muss. Bei einer randständigen Perforation schieben sich die Epithelmassen in die Paukenhöhle, unter entzündlicher Arrosion deren knöcherner Anteile. Die Beteiligung des **Knochens** in Verbindung mit meist multiresistenten Keimen wie **Pseudomonas** schließen eine konservative Heilung weitgehend aus. Das Einwachsen des Plattenepithels bei zunächst geschlossenem Trommelfell wird bei der **chronischen Otitis media** begünstigt durch das Zuschwellen der Tube mit **Minderbelüftung** der Paukenhöhle, wodurch es zu **Einziehungen** des Trommelfells unter randständiger Arrosion des Knochens kommt – und in der Folge dann eben doch zu Lücken, durch die das Epithel in die Paukenhöhle gelangen kann. Ein Cholesteatom kann vereinzelt auch **angeboren** sein oder **posttraumatisch** entstehen.

Leitsymptome sind neben lokalen **Schmerzen** eine meist übel riechende **Otorrhö** in Verbindung mit einer progredienten **Schallleitungsschwerhörigkeit** bis hin zur (einseitigen) Taubheit. Bei einer Knochenarrosion im Verlauf des N. facialis entsteht eine periphere **Fazialisparese**. Seltener greift der Prozess aufs Innenohr über.

Unabhängig von der Ursache besteht die **Therapie** grundsätzlich in der **operativen Entfernung** der Herde mit anschließender **Tympanoplastik** (Rekonstruktion der Strukturen z. B. durch körpereigenes Material), um die Funktion des Ohrs so gut wie möglich zu erhalten oder wiederherzustellen. Begleitend wird antibiotisch therapiert. Rezidive sind allerdings wie bei eitrigen Knochenprozessen üblich nicht ganz so selten.

Diagnostik

Bei der akuten Otitis media ist das **Trommelfell hochrot**, ödematös **verdickt** und durch die Vermehrung entzündlichen oder eitrigen Exsudats **nach außen vorgewölbt** (➤ Abb. 12.1). Bei zunächst viraler Ätiologie und zugeschwollenen Tuben kann das Trommelfell wegen des anhaltenden Unterdrucks auch eingezogen sein. Der **Lichtreflex** ist **aufgehoben**. Das seröse oder eitrige Exsudat kann im Otoskop an der **durchscheinenden Spiegelbildung** erkannt werden. Spontane Perforationen entstehen meist in einem der unteren Quadranten. Den Hinweis darauf liefert die entstehende Otorrhö. Daneben verschwindet im Augenblick der Perforation der heftige Schmerz, wie dies bekanntlich auch für Abszesse gilt, die sich spontan und durch Inzision eröffnen.

Der sicherste Hinweis auf eine Mastoiditis ergibt sich aus Weichteilschwellung und Klopfschmerz über dem Mastoid bereits bei vorsichtiger Perkussion.

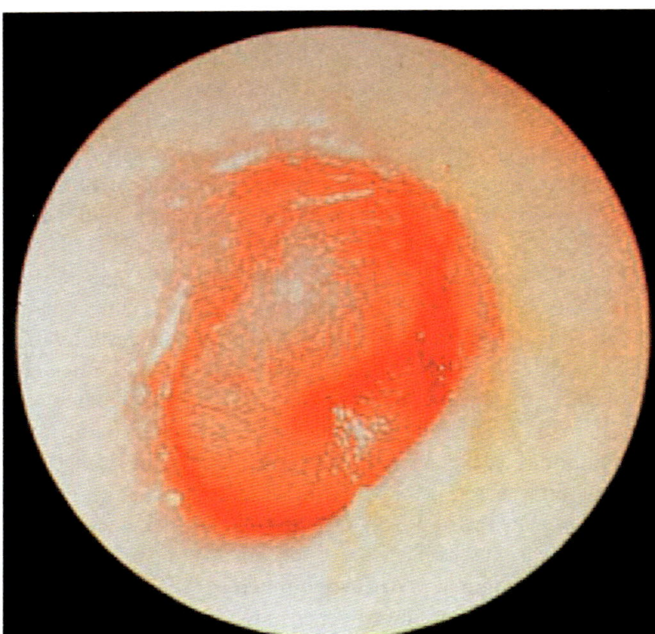

Abb. 12.1 Trommelfell bei Otitis media [G157]

Therapie

Lokal werden **analgetisch** wirkende, **antientzündliche Ohrentropfen** appliziert. **Nasentropfen** werden in der Vorstellung einer besseren Belüftung von Tube und Mittelohr eingesetzt. Systemisch gibt man **Antibiotika**. **Antiphlogistika** wie Ibuprofen hemmen die entzündlichen Vorgänge und ihre Komplikationen und senken das begleitende Fieber – ganz abgesehen von ihrer analgetischen Wirkung. Vor allem bei Kindern wird **Bettruhe** verordnet.

Bei unzureichendem Heilungsfortschritt, vorgewölbtem Trommelfell und fehlender Spontanperforation wird das Trommelfell eröffnet **(Parazentese)**, um einen Abfluss für das eitrige Sekret zu schaffen. Gleichzeitig werden dadurch die Schmerzen erheblich gebessert. Kleine, spontan oder operativ geschaffene **Perforationen schließen** sich nach Abheilen der Entzündung meist **von selbst**. Das sollte selbstverständlich im zeitlichen Abstand kontrolliert werden.

Zusammenfassung

Otitis media

Entzündung der Paukenhöhle, überwiegend im Kindesalter

Ursachen
- Keimaszension durch die im Kindesalter kurze und relativ weite Tuba auditiva
- meist viral im Rahmen eines grippalen Infekts
- primär oder sekundär durch Streptokokken oder Staphylokokken
- begleitend zu Erkrankungen wie Angina tonsillaris (Scharlach), Masern, Influenza
- im Erwachsenenalter bei Anomalien oder bei nasaler Polyposis bzw. chronischer Sinusitis meist auf dem Boden einer ausgeprägten Atopie mit hohen IgE-Serumspiegeln

Symptome
- Schmerzen
- Fieber
- Tinnitus und Hörstörungen
- evtl. Trommelfellperforation mit Otorrhö

Komplikationen
- Mastoiditis mit möglichem Übergreifen auf Hirnstrukturen (→ Meningitis, Hirnabszess, Sinusthrombose) bzw. auf äußere Weichteile (z. B. abstehendes Ohr, Rötung)
- Fazialisparese
- bei Chronifizierung Trommelfellperforation
- Cholesteatom:
  - Einwachsen von Plattenepithel ins Mittelohr aufgrund kleinerer oder größerer Trommelfelldefekte, können in Frühstadien durch die aufgelagerte Verhornung wie kleine Perlen aussehen („Perlgeschwulst“)
  - sekundär eitrige Entzündung unter Beteiligung des Knochens
  - Symptome: Schmerzen, fötide Otorrhö, Schallleitungsschwerhörigkeit, evtl. Fazialisparese
  - operative Sanierung

Diagnostik
- im Otoskop bei bakterieller Infektion gerötetes, nach außen vorgewölbtes Trommelfell, Spiegelbildung (Eiter)
- bei Tubenkatarrh meist eingezogenes Trommelfell
- Leukozytose, BSG-Beschleunigung und CRP-Erhöhung bei bakterieller Genese

Therapie
- lokal mit analgetischen Ohrentropfen
- abschwellende Nasentropfen
- systemisch Antibiotika, Ibuprofen
- Bettruhe
- bei Bedarf Parazentese

12.3 Schwerhörigkeit

In Deutschland leiden rund 11 Millionen Menschen an einer spürbaren Einschränkung des Hörvermögens (EU: 40 Millionen, weltweit > 300 Millionen). Dies entspricht einem Anteil von knapp 20 % an der erwachsenen Bevölkerung. Von den über 65-Jährigen **(Altersschwerhörigkeit = Presbyakusis)** soll jeder Zweite (m) bis Dritte (w) betroffen sein – insgesamt nahezu ⅓ dieser Altersgruppe in einem Ausmaß, dass sie bereits mit einem Hörgerät versorgt sind oder dieser Versorgung bedürften. Hauptursachen sind berufliche Lärmbelastungen, in zunehmendem Umfang auch Störungen bei Kindern und Jugendlichen in der Folge übermäßiger Schalldruckpegel in der Disco oder von tragbaren Tonträgern.

Auch wenn Hörminderungen also prinzipiell in jedem Lebensalter auftreten können, nehmen sie doch mit dem Alter sehr deutlich zu. Von daher unterscheidet sich das Hörorgan in seinen degenerativen Prozessen nicht von nahezu allen weiteren Organen des Menschen.

Krankheitsentstehung

Es lassen sich grundsätzlich zwei Gruppen von Hörminderungen (Hypakusis) gegeneinander abgrenzen, die **Schallleitungsschwerhörigkeit** und die **Schallempfindungsschwerhörigkeit**. Ursachen einer Störung der Schallleitung liegen im Außen- (z. B. durch einen Cerumenpfropf) oder Mittelohr (u.a. Otitis media), diejenigen einer Schallempfindung im Innenohr, prinzipiell auch in der nervalen Leitung oder der Hörrinde, sodass man die Störung der Schallempfindung auch zur sensorineuralen Schwerhörigkeit zusammenfassen kann. Allerdings sind Störungen von Rinde oder N. cochlearis eher selten.

- **Schallleitungsstörungen** durch einen **Cerumenpfropf** (Cerumen obturans), eine stenosierende **Otitis externa** oder eine **Otitis media** sind häufige Ereignisse, jedoch **reversibel**. Dies gilt auch für den meist im Rahmen grippaler (viraler) Infekte auftretenden **Tubenkatarrh**, der über den fehlenden Druckausgleich Hörstörungen verursacht. Andererseits kann eine **eiternde, chronifizierte Otitis** zu mechanischen Schäden an Trommelfell (z. B. Perforation) und Gehörknöchelchen führen, die **bleibende** Hörstörungen verursachen. Häufiger geschieht das durch ein **Cholesteatom** (s. oben) oder die Otosklerose:
  Bei der **Otosklerose** kommt es im jungen bis mittleren Lebensabschnitt (Frauen > Männer) zu zunächst einseitigen **Sklerosierungen** im Bereich des ovalen Fensters unter **Fixierung der Steigbügelplatte**. Seltener findet man otosklerotische Herde im Bereich von **Cochlea** oder **rundem** Fenster, wodurch Schallempfindungsstörungen entstehen oder sich dazugesellen. Häufig erscheinen die ersten Symptome im Verlauf einer **Schwangerschaft**. Dies liegt allerdings wohl auch am bevorzugten **Altersgipfel** für den Beginn der Erkrankung zwischen 20 und 40 Jahren. Dieser Altersgipfel weist auf die Möglichkeit eines **Autoimmunprozesses**, doch ist dies noch nicht definiert. Insgesamt ist die Erkrankung mit mehreren Hunderttausend Betroffenen in Deutschland auffallend häufig, wobei die Anlage **dominant vererbt** zu werden scheint. Bei zunehmender Hörminderung bekommen die Betroffenen mit guten Ergebnissen einen Teilersatz des Stapes (sog. **Stapes-Plastik**). Häufig reicht auch ein Hörgerät oder es ist gar keine Therapie erforderlich.
- Die **Schallempfindungsstörung** besitzt ein breites Spektrum möglicher Ursachen:
  - **Altersschwerhörigkeit (Presbyakusis)** aufgrund langjähriger Einwirkung überhöhter Schallpegel, Ischämie im Bereich des Innenohrs – z. B. infolge arteriosklerotischer Veränderungen bei Hypertonie oder Mangeldurchblutung bei Hypotonie, Stoffwechselerkrankungen wie Diabetes mellitus, Einwirkungen von Medikamenten und genetischer Prädisposition. Häufig lassen sich keine eindeutigen Ursachen festmachen, weshalb man mit dem Hinweis auf einen **physiologisch** ablaufenden, **degenerativen** Prozess als **wichtigste Ursache der Presbyakusis** sicherlich nicht arg danebenliegt.
  - Die häufigste Ursache **nach** der Presbyakusis stellt die **lärmbedingte Schwerhörigkeit** dar. In Frage kommen **langfristige Einwirkungen** mäßig erhöhter Schallpegel (> 85 dB) genauso wie **einmalige akustische Traumen**. Die Lärmschwerhörigkeit gilt trotz der modernen arbeitsrechtlichen Vorschriften immer noch als **häufige Berufskrankheit**. Neueren Daten zufolge können auch langfristige Einwirkungen von Pegeln **unterhalb 85 dB**, die bisher als sicher galten, zur Schwerhörigkeit führen (s. unten).
  - **Hörsturz**
  - **Morbus Menière**
  - **Felsenbeinfraktur**
  - **Medikamente** wie Furosemid, Zytostatika und manche Antibiotika
  - **Tumoren** des Innenohrs, v.a. Akustikusneurinom (Vestibularisschwannom)
  - **virale Infekte** des Innenohrs (sog. Labyrinthitis)
  - **Schlaganfall** im Ausbreitungsgebiet der A. vertebralis bzw. der Hörrinde

Bei der **Lärmschwerhörigkeit** lassen sich in Bezug auf zugrunde liegende Schallpegel und Zeitdauer der Einwirkung feinere Abstufungen definieren:

- Bei Pegeln **oberhalb 130 dB**, wie sie beim sog. **Knalltrauma** z. B. von Schusswaffen erreicht werden, genügen bereits Einwirkzeiten von wenigen **Millisekunden**, um v.a. die äußeren Haarzellen zu schädigen. Während die Folgen dieser extrem kurzen Einwirkzeiten (Schmerzen, Hörverlust) prinzipiell reversibel sind, führen länger anhaltende Pegel dieser Extrembereiche (z. B. beim sog. Explosionstrauma) grundsätzlich zu **bleibendem** Hörverlust. Gerade beim **Explosionstrauma** (Einwirkzeit sehr hoher Pegel > 3 ms) kommt es **zusätzlich** zu Zerreißungen des Trommelfells, eventuell auch zur Schädigung der Gehörknöchelchen.
- **105 dB**, die als Fabriklärm möglicherweise auch heute noch in etlichen Ländern der Dritten Welt erreicht werden, verursachen innerhalb weniger Stunden Schäden an den Haarzellen, die zu bleibendem Hörverlust führen können. Die WHO geht von weltweit mehr als 1 Milliarde Menschen aus (!), die an lärmbedingten Hörstörungen leiden.
- **Pegel oberhalb 85** (bis etwa **100 dB**) werden u.a. in der Disco oder bei Rockkonzerten, aber auch an manchen Arbeitsplätzen erreicht. Sie gelten als kritisch für das Hörorgan – mit der Möglichkeit des Auftretens **irreversibler** Schäden, sofern die Pegel **wiederholt** und jeweils über **Stunden** vorhanden sind. Hörstörungen treten allerdings bereits auf, wenn Geräusche oberhalb 85 dB einmalig über mehrere Stunden einwirken, doch sind die im direkten Anschluss nachweisbaren Hörminderungen in der Regel vollständig reversibel.
- Als **sicher** galten bisher Schalldruckpegel **unterhalb 80–85 dB**. Lärm dieser Größenordnung begleitet zahlreiche Menschen in ihrem beruflichen und privaten Alltag und wird u.a. auch in manchen Großraumbüros erreicht. Nun deuten umfangreiche Versuche mit Mäusen darauf hin, dass bei derartigen Pegeln zwar die Haarzellen intakt bleiben, jedoch übertragende Nerven-

bahnen geschädigt werden, bis hin zu Degenerationen zugehöriger Nervenzellen. In weiteren Tierversuchen und nachfolgenden Untersuchungen beim Menschen wurde gefunden, dass die **Summation** von eigentlich **unterschwelligen Reizen** in jüngeren Jahren im fortgeschrittenen Lebensalter vorzeitig zu nervalen Schäden führt, die dem Verlust an Haarzellen vorausgehen. Dies kann bedeuten, dass solch frühe Schäden mittels der noch unauffälligen Audiometrie nicht erfasst werden. Man muss demnach angesichts der zunehmenden Lärmbelastung junger Menschen davon ausgehen, dass die **Altersschwerhörigkeit** in der Zukunft nochmals deutlich **ansteigen wird**.

Interessant ist, dass die Lärmschwerhörigkeit aufgrund chronisch überhöhter Pegel oberhalb 85 dB in aller Regel zunächst den Frequenzbereich **um 4.000 Hz** betrifft, mithin den Bereich besonderer Sensibilität des menschlichen Gehörs. Von dort aus kann er sich dann in beide Richtungen ausdehnen, um danach zunehmend das gesamte Spektrum hoher Frequenzen zu umfassen. Auffallend ist, dass oft selbst in späten Stadien weitgehender Taubheit die **tiefen** Frequenzbereiche **ausgespart bleiben**.

In der **Kindheit** auftretende Hörminderungen beruhen mehrheitlich auf **angeborenen** Störungen. Dabei handelt es sich in ⅔ der Fälle um isolierte Hörstörungen, beim restlichen Drittel um eine Hörminderung als Teil eines umfangreicheren Syndroms. Man kennt inzwischen zahlreiche **chromosomale Abweichungen**, die mit Hörminderungen oder Taubheit in Kindheit, Jugend oder auch erst im Erwachsenenalter assoziiert sind. Weitere, inzwischen eher theoretische Ursachen bestehen in **kongenitalen Infektionen**, u.a. durch Rötelnviren oder bei der Lues connata. Wesentlich ist, dass selbst Hörminderungen wie die Lärmschwerhörigkeit oder die medikamentös durch z. B. meist ältere Antibiotika (Aminoglykoside, Streptomycin) bedingte durch Chromosomendefekte oder mitochondriale Störungen **getriggert werden können**, also nicht jeden Patienten im selben Umfang betreffen.

Symptomatik

Die **Lärmschwerhörigkeit** beginnt meist im Bereich von **4.000 Hz**. Dagegen weist die **Presbyakusis** zunächst Einschränkungen in der Wahrnehmbarkeit **hoher Frequenzen** auf, bevor sich später mittlere Frequenzen dazugesellen. Typisch für die Altersschwerhörigkeit ist demnach das vollständige Fehlen sämtlicher Frequenzen oberhalb 8–10.000 Hz.

Die Hörminderung geht im vorgerückten Lebensalter zunehmend mit Verständnisstörungen für die gesprochene Sprache einher und betrifft v.a. das Herausfiltern der Worte aus einer lauten Umgebung („Cocktailparty-Effekt"). Auch die Identifizierung von Satzbruchstücken und ihr Zusammensetzen zu sinnvollen Sätzen sind zunehmend erschwert. Die Kommunikationsprobleme sind also weit ausgeprägter als bei jüngeren Menschen mit derselben Hörschwelle, weshalb **Hörgeräte** häufig **keine ausreichende Verbesserung** erzielen.

Das **akute Knalltrauma** (s. oben) oder die **langfristige Einwirkung überhöhter Lärmpegel** verursachen durch Schädigung der inneren Haarzellen zunächst noch reversible Hörstörungen bei **höheren Frequenzen**, bevor bei weiterer Exposition mittlere und tiefe Frequenzbereiche miteinbezogen werden. Meist stehen beim Knalltrauma am Beginn **heftige Schmerzen** und ein lang anhaltender **Tinnitus**. Beim **Explosionstrauma** kommt es durch die zusätzliche **Druckeinwirkung** zur **Trommelfellperforation**, eventuell mit **blutiger Otorrhö**.

Weitere Störungen der Schallempfindung können sehr unterschiedliche Frequenzbereiche betreffen. Sie lassen sich mit verschiedenen audiometrischen Messverfahren erfassen und z. B. in cochleäre und nervale Störungen trennen.

Diagnostik

Die erste Maßnahme im Anschluss an die Anamnese besteht in der Untersuchung von Gehörgang und Trommelfell mit dem **Otoskop**. Die Mehrzahl der **Schallleitungsstörungen** wird bereits durch diese einfache Untersuchung erfasst:

- Zerumenpfropf
- Otitis externa
- Trommelfellperforation
- Otitis media
- Cholesteatom
- Durchlässigkeit der Tube (Valsalva-Manöver)

Beim Valsalva-Manöver atmet der Patient mit zugehaltener Nase kräftig aus. Dabei öffnet der entstehende Überdruck die Ohrtrompete und setzt sich ins Mittelohr fort. Erkannt wird dies im Otoskop an einer Vorwölbung des Trommelfells.

Wird bei diesen Untersuchungen nichts Pathologisches erkannt, folgen im Anschluss **audiometrische Verfahren**, zunächst zur Abgrenzung zwischen Störungen der Schallleitung (v.a. Otosklerose) und Schallempfindung. Für einen ersten Hinweis kann der Stimmgabeltest nach Weber und Rinne benutzt werden. Zusätzlich sollte die ungestörte Funktion von N. facialis und N. trigeminus nachgewiesen werden, um Prozesse in ihrem Verlauf durch das Ohr oder im Bereich des Kleinhirnbrückenwinkels auszuschließen.

Bei diagnostischen Zweifeln folgen abschließend **bildgebende Verfahren**, wobei je nach Fragestellung CT oder MRT bevorzugt werden. Beispielsweise ist beim Verdacht auf Weichteilveränderungen wie einem Akustikusneurinom oder sonstigen Tumoren des Kleinhirnbrückenwinkels die MRT dem CT überlegen.

Therapie

Entsprechend der Vielzahl an möglichen Ursachen unterscheiden sich die Therapieformen. Bakterielle Infektionen werden antibiotisch behandelt. Das Cholesteatom muss zusätzlich operativ ausgeräumt werden. Erkrankungen wie Hörsturz, mit oder ohne Tinnitus, oder Morbus Menière können lediglich empirisch z. B. mit Infusionen therapiert werden – mit durchwachsenem (äußerst bescheidenem) Erfolg. Ein neuer, **medikamentöser Therapieansatz**, der sich noch in klinischer Erprobung befindet, wurde möglicherweise mit **D-Methionin** gefunden. Endgültige Ergebnisse sollen 2018 zur Verfügung stehen.

Mechanische Schäden an Trommelfell oder Gehörknöchelchenkette werden **operativ** korrigiert (sog. Tympanoplastik), bei der Otosklerose erfolgt der vollständige oder teilweise Ersatz des Steigbügels durch ein Implantat (Stapesplastik); auch die Versorgung mit einem **Hörgerät** kann erfolgreich sein.

Die Mehrzahl der Innenohrstörungen kann ursächlich nicht behandelt werden. Hier wird allerdings durch die modernen, sehr kleinen Hörgeräte ein deutlicher Gewinn an Lebensqualität möglich. Bei Patienten mit vollständigem Hörverlust, bei denen ein Hörgerät keine Besserung bewirkt, können elektronische Innenohrprothesen **(Cochlea-Implantate)** eingesetzt werden, sofern N. vestibulocochlearis und Hörbahn erhalten sind. Bei der Mehrzahl der Patienten wird durch diese Implantate ein ausreichendes Sprachverständnis erzielt, bis hin zur Möglichkeit des Telefonierens.

Zusammenfassung

Schwerhörigkeit

Hörminderung aufgrund gestörter Schallleitung oder Schallwahrnehmung

Ursachen und Formen

- reversible Störungen der Schallleitung:
  - Cerumen obturans, stenosierende Otitis externa, Fremdkörper
  - bakterielle Otitis media, Trommelfelldefekte
- Altersschwerhörigkeit (Presbyakusis) infolge degenerativer Prozesse der Haarzellen, Ischämie, Summation überhöhter Schallpegel, Stoffwechselstörungen
- langjährige Einwirkung überhöhter Lärmpegel (> 85 dB) → häufige Berufskrankheit
- Knalltrauma (oft reversibel), Explosionstrauma
- Cholesteatom und Otosklerose
- Morbus Menière
- Medikamente (z. B. Furosemid → Stria vascularis, einzelne Antibiotika, Zytostatika)
- Tumoren (Akustikusneurinom)
- angeborene Störungen

Symptome

- Hörminderung in der Regel zunächst bei höheren Frequenzen (ganz besonders bei der Presbyakusis)
- beim Knalltrauma zusätzlich Schmerzen und Tinnitus (aber relativ günstige Prognose)
- beim Explosionstrauma Trommelfellperforation

Diagnostik

- Otoskopie zur Diagnose von Schallleitungsstörungen
- audiometrische Verfahren (u.a. Weber und Rinne, Tonaudiogramm)
- bei Bedarf CT, MRT

Therapie

- Behandlung der Ursache
- operative Verfahren u.a. bei Trommelfelldefekten, Otosklerose und Cholesteatom
- Hörgerät
- Cochlea-Implantat

12.4 Tinnitus aurium und Hörsturz

12.4.1 Tinnitus

In Deutschland sind viele Millionen Menschen von einem Tinnitus betroffen – akut und einmalig, meist aber **rezidivierend** oder **chronisch anhaltend**, zumindest am Beginn einseitig mit eventuellem Übergreifen auf die kontralaterale Seite. Dieser chronische Befall betrifft nach Angaben der Berliner Charité mehr als 11 Millionen Patienten! Das Symptom war lange Jahre psychosomatisch definiert, weil der Patient von Geräuschen sprach, die vom Untersucher nicht zu vernehmen waren. Diese gern geöffnete Schublade, die in erster Linie für die Hilflosigkeit der Medizin bzw. ihrer Therapeuten steht, wurde wenigstens bei diesem Thema inzwischen wieder geschlossen.

MERKE

Da der Tinnitus teilweise mit Hörminderungen verbunden ist und andererseits der Hörsturz beinahe regelhaft von Tinnitus begleitet wird, kann man das Symptom auch als **Minimalvariante eines Hörsturzes** betrachten.

Ursachen

Die eigentlichen Ursachen sind **unbekannt**. Dies gilt auch für den Hörsturz. Wie immer in solchen Fällen gibt es zahlreiche Theorien und angeschuldigte Ursachen, sodass ein insgesamt sehr breites Spektrum an Möglichkeiten zu bestehen scheint:

- **Hypotonie** mit Minderdurchblutung des Innenohrs
- **Hypertonie**, die über die Druckerhöhung **oder** über die Ischämie der nachfolgenden arteriosklerotischen Veränderungen zur Geräuschentstehung führt
- **Anämie**, v.a. aufgrund eines reaktiv gesteigerten systolischen Blutdrucks
- Veränderungen im Bereich des **Mittelohrs** (Otitis, Tubenkatarrh, Otosklerose)
- Schädigungen des **N. vestibulocochlearis**, z. B. in der Form eines Vestibularisschwannoms (Akustikusneurinoms)
- als Begleitsymptom von **Hörsturz** und **Morbus Menière**
- nach einem **akustischen Trauma**
- nach **Intoxikationen** einschließlich ototoxisch wirkender Medikamente

Aktuelle Vorstellungen

Inzwischen existiert ein **Modell**, das manchen plausibel erscheinen mag. Danach sollen **Lücken im Frequenzspektrum**, die beispielsweise aufgrund einer Schallleitungsstörung (Cerumenpfropf, Otitis media, Tubenkatarrh) oder einer Schädigung der Sinneszellen im Innenohr (Knalltrauma, Infektion) entstanden sind, dazu führen, „dass das Gehirn den akustischen Mangel mit eigenen Geräuschen auszugleichen versucht“. Ebenso scheint das Gehirn absolute Stille nicht besonders zu mögen, denn es „versucht dann, die Lautlosigkeit zu füllen“. Nicht das Hörorgan, sondern das Gehirn soll also nach dieser „modernen Theorie“ die Geräusche produzieren. Zusätzlich angespornt wird es in seinem Bemühen um eine angemessene Geräuschkulisse durch das, was ohnehin jedem bekannt ist als gemeine Ursache aller Krankheiten und Unpässlichkeiten, die man somatisch nicht erklären kann: durch **Stress** in der Schule, bei der Arbeit, in der Familie, mit dem Partner oder Nachbarn (eventuell identisch), beim Aufstehen oder Zubettgehen oder wegen des Wetters. Mangelnde körperliche Bewegung, Fehlernährung, Rauchen und Alkohol können das Gehirn sicherlich ebenfalls zum Meckern bewegen, sodass man anamnestisch glücklicherweise in jedem Fall fündig wird. Und so ist die Schublade nun beim Tinnitus doch wieder ein Stück weit offen.

HINWEIS DES AUTORS

Um den Zusammenhang zu verdeutlichen, wird in der Stiftung Warentest, die gerne medizinische Themen aufgreift, im Heft 11/2013 im Zusammenhang des Themas *Tinnitus* ein Herr R. H. vorgestellt, „in dessen Leben es drunter und drüber ging, mit mehr als 13-stündiger täglicher Arbeitszeit und Scheidungsauseinandersetzung" und als ob das noch nicht genug sei als Erklärung für eine beliebige Zahl an Krankheiten, kam es auch noch „zu einem Auffahrunfall mit dem Auto". Als Folge dieser „turbulenten Zeit" entstand dann der Pfeifton in seinem Ohr, mit dem er seither leben muss.

Dass es im Gefolge eines **Auffahrunfalls** auch ohne „vorausgehende turbulente Zeiten" **grundsätzlich zu Gelenkblockaden** der HWS, in aller Regel **einschließlich C1 und C2** kommt, ist weiten Teilen der Medizin nicht bekannt. Dafür bedarf es noch nicht einmal eines deutlichen HWS-Schleudertraumas. Die Vorgeschichte des Herrn R. H. reduziert sich damit auf den ursächlichen Auffahrunfall und weitere Lebensumstände besitzen nicht die geringste Bedeutung. Genau genommen besitzt selbst der Unfall keinerlei allgemeingültige Bedeutung, denn eine vergleichsweise monströse Zahl an Patienten (Millionen/Jahr) erreicht dasselbe Ergebnis einer Atlasblockade alleine durch Fehlstellungen der Wirbelsäule z. B. im Schlaf – u.a. durch Bauchlage und/oder ein ungeeignetes Kissen.

Ein Druck auf dem Ohr, eventuell in Verbindung mit Hörminderung und Tinnitus, kann bei infektiösen Entzündungen von Mittelohr oder Tube vorausgesetzt werden. Entsprechendes gilt für ein akustisches Trauma. Abgesehen davon hat der Autor für einen Tinnitus in vielen hundert Fällen niemals eine andere Ursache als eine **Atlasblockade**, häufig in Verbindung mit C2 gefunden. Tiefere Ursache für die entstehende Symptomatik ist die Verschaltung des Atlas mit zahlreichen Strukturen – u.a. mit dem Innenohr (über die A. basilaris) und etliche Kerne des Hirnstamms (➤ Chirotherapie, ➤ Fach Bewegungsapparat). Diesbezüglich mag der Umkehrschluss zulässig sein: Wenn ein Tinnitus nach chirotherapeutischer Deblockierung der oberen HWS regelhaft verschwindet, kann eine Ursache-Wirkungsbeziehung hergestellt werden. Allerdings gilt bei der Therapie des Tinnitus im Gegensatz zu Blockaden anderer Lokalisation, dass sie **keinen Aufschub duldet**. Bei einem Tinnitus, der seit Tagen oder wenigen Wochen besteht, liegt die Erfolgsrate bei 100 %. Bestehen die Geräusche dagegen seit Monaten oder Jahren, ist häufig nur noch eine Besserung, aber keine vollständige Heilung mehr erreichbar. Der Prozess hat sich verselbstständigt.

Wenn man das beschriebene Erklärungsmodell der Medizin auf die Füße stellt, könnte man sich beim üblichen, nicht objektivierbaren (z. B. pulsatilen) Tinnitus auch eine **gesteigerte Aktivität** der **äußeren Haarzellen** vorstellen, die z. B. in einem schalldichten Raum selbst von einem Teil Hörgesunder als „Tinnitus" wahrgenommen werden kann. Sehr verwunderlich ist das nicht, wenn man sich daran erinnert, dass die Aktivitäten dieser Zellen sogar apparativ vor dem Trommelfell abgegriffen werden können. Möglicherweise zeigt das in diesen Fällen auch eine vorausgehende Schädigung von inneren Haarzellen einzelner Frequenzbereiche an, weil dabei die **Aktivität** zugehöriger **äußerer Haarzellen zunimmt**.

Der Zusammenhang gesteigerter Aktivität äußerer Haarzellen mit Stimulierung innerer, nicht geschädigter Haarzellen mag auch den Auswirkungen von Atlasblockaden zugrunde liegen, denn der übliche Tinnitus erscheint ja nicht im schallgedämmten Raum, sondern **unter Alltagsbedingungen**. Schließlich könnte man sich vorstellen, dass chronifizierte Prozesse mit möglicherweise noch unterschwelliger Einschränkung einzelner Hörbereiche die zugehörigen Felder der Hörrinde sensibilisieren, also deren Ansprechschwelle erniedrigen, wie dies auch z. B. am Gyrus postcentralis zu beobachten ist (→ Phantomschmerz). In diesem Spätstadium hat sich dann die Hörrinde tatsächlich verselbstständigt und der Tinnitus würde selbst nach Durchtrennung des N. cochlearis nicht mehr vollständig verschwinden. Vorsichtshalber sei nochmals betont, dass dieser Gesamtzusammenhang für frühe Stadien, in denen – idealerweise durch eine Deblockierung der oberen HWS – vollkommene Beschwerdefreiheit erreicht werden kann, selbstverständlich **keine Relevanz** besitzt.

Symptomatik

Tinnitus heißt klingeln. Tinnitus aurium bedeutet also „Klingeln im Ohr". Gemeint sind Ohrgeräusche, die vom Betroffenen u.a. als **Klingeln**, häufiger jedoch als **Pfeifen**, **Rauschen**, **Zirpen**, **Brummen** oder als **Zischgeräusche** wahrgenommen werden. Teilweise entsteht ein **Druckgefühl** im betroffenen Ohr, verbunden mit **Hörminderung**.

Man kann diesen subjektiv lediglich vom Patienten selbst wahrgenommenen Geräuschen das objektiv (messtechnisch) erkennbare Ohrgeräusch gegenüberstellen, das nicht auf einer Fehlfunktion des Ohrs beruht, sondern aus einer Geräuschquelle im Bereich des Ohrs entsteht. Solche Geräusche, z. B. als **Stenosegeräusche** sklerosierter Gefäße, erscheinen für den Patienten häufig **pulsatil**, also im Rhythmus der kardialen Systolen.

Diagnostik

Im Vordergrund steht die HNO-ärztliche Abklärung, um vergleichsweise seltene Ursachen wie Vestibularisschwannom oder Mittelohrveränderungen nicht zu übersehen. Bei einem pulsierenden Tinnitus sollten **Gefäßprozesse** wie Aneurysmen, umschriebene Gefäßstenosen oder ein Glomustumor ausgeschlossen werden. In der weit überwiegenden Zahl der Fälle (99 %) wird nichts gefunden, weil die HWS „übersehen wird".

PATHOLOGIE

Glomustumor

Bei Glomustumoren (Glomus = Knäuel, Knötchen) handelt es sich um seltene, extrem gut durchblutete und deshalb makroskopisch livide gefärbte **Weichteiltumoren**, die überwiegend aus der **Adventitia großer Gefäße** im Bereich **nervaler Ganglien** hervorgehen, bei Lokalisation im Felsenbein z. B. aus der Wand der V. jugularis interna bzw. im N. tympanicus des Mittelohrs. Sie sind meist benigne, wachsen aber teilweise auch maligne infiltrierend in die Umgebung, ohne jedoch in aller Regel zu metastasieren (semimaligne). Glomustumoren entstehen in verschiedenen Geweben – u.a. in der Nebenniere oder im Grenzstrang als Phäochromozytom oder aus dem Glomus caroticum an der Carotisgabelung. In aller Regel entstehen sie als Mischtumoren aus dem Bindegewebe der Adventitia sowie sympathischen oder parasympathischen Nerven bzw. deren Ganglien. Sie werden nach Möglichkeit operativ entfernt.

Therapie

Standard ist eine Infusionstherapie mit **hyperosmolaren Lösungen** (z. B. mit Hydroxyethylstärke = HES oder Mannitol) über mehrere Tage. Der Erfolg ist kaum einzuschätzen, denn in einem Teil der Fälle entsteht keine Besserung der Symptome – manchmal allerdings schon, wobei dies wiederum mit der **Selbstheilungsrate** bei fehlender Therapie **korreliert**, denn typisch für akut entstandene Gelenkblockaden ist, dass sie sich mehrheitlich wieder von selbst lösen. Durchblutungsfördernde Präparate (Pentoxifyllin) oder Ginkgo werden versucht, doch existiert bis heute keine einzige Studie, die den Erfolg irgendeiner Therapie nachweisen konnte. Außerhalb Europas werden demzufolge auch z. B. keine Infusionstherapien durchgeführt.

Interessant ist, dass der nach der Lehrmeinung oft aufgrund übermäßiger psychischer Belastungen (mit hohen Cortisol-Serumspiegeln!) entstandene Tinnitus im Akutfall gerne mit **Glukokortikoiden** behandelt wird, „obwohl noch unklar ist, was dies genau im Körper bewirkt".

HINWEIS DES AUTORS

Man ist versucht, bei diesem absurden Erklärungsversuch der medizinischen Berater u.a. der Stiftung Warentest an ein homöopathisches Prinzip zu denken: Dem durch Cortisol (Stress) verursachten Symptom wird durch die Gabe von Cortisol begegnet (similia similibus curentur). Wenn das Hahnemann noch hätte erleben dürfen! Der Zusammenhang ist allerdings ein anderer: Der Reizzustand eines blockierten Gelenks, das man aus beliebigen Gründen nicht chirotherapeutisch deblockieren kann, lässt sich idealerweise mit einer Kombination aus Diclofenac (oder Alternativen wie Ibuprofen) und **Glukokortikoiden** beheben, wodurch sich nachfolgend sehr häufig die zugrunde liegenden Blockaden lösen bzw. zumindest deren Auswirkungen verschwinden.

Bei Chronifizierung und hohem Leidensdruck des Patienten versucht man eine **psychotherapeutische Verhaltenstherapie** und notfalls die Versorgung mit einem **Tongenerator** („Tinnitus-Noiser"), der konkurrierende Frequenzen zum betroffenen Ohr sendet und dadurch vom eigentlichen Geschehen ablenkt. Ganz besonders wichtig ist auch, dem Patienten „Aufklärung und Beratung" zuteilwerden zu lassen – oder auch das, was man unter *Aufklärung* verstehen mag.

12.4.2 Hörsturz

Beim Hörsturz als **Maximalvariante des Tinnitus aurium** steht die akute **Beeinträchtigung des Hörvermögens** im Vordergrund. Begleitend besteht regelmäßig ein Tinnitus und teilweise auch leichter **Schwindel**. Der Schwindel lässt sich zwanglos einer Atlasblockade zuordnen, denn der Atlas ist **direkt** mit den **Vestibulariskernen** des Hirnstamms verschaltet.

Ursachen

Die vermuteten Ursachen entsprechen denjenigen des Tinnitus ohne bzw. mit nur geringem begleitenden Hörverlust. Da diese Ursachen jedoch mangels fassbarer Zusammenhänge richtig oder (wahrscheinlicher!) falsch sein können, sollten sie lediglich im Hinblick auf die Prüfung gelernt werden. Genauso gut könnte der Hörsturz aufgrund seiner Symptome und seines hochakuten Beginns auch als **Minimalvariante eines Morbus Menière** verstanden werden. **Allgemein angeschuldigte Ursachen** sind

- Durchblutungsstörungen des Innenohrs – lokal, bei Hypotonie bzw. kardialer Insuffizienz
- Embolien oder Blutungen im Bereich des Innenohrs
- Nikotin
- Stress
- virale Infekte
- unklare autoimmune Prozesse
- HWS

Diagnostik

Im **Tonaudiogramm** findet man unterschiedliche Hörminderungen, teilweise im Hochtonbereich, häufig allerdings auch die typische tieffrequente „Hydropskurve" des Morbus Menière!

Therapie

Die Therapie entspricht mit der Infusion hyperosmolarer Lösungen und durchblutungsfördernden Maßnahmen oder Sauerstoffgaben oder Glukokortikoiden denjenigen von Tinnitus und Menière-Krankheit. Während der Hörverlust meist reversibel ist, bleibt der Tinnitus in wechselnder Ausprägung bestehen, sofern nicht an die HWS gedacht wird.

Zusammenfassung

Tinnitus und Hörsturz

Akut auftretende Ohrgeräusche, rezidivierend oder anhaltend, beim Hörsturz verbunden mit ausgeprägtem Hörverlust und eventuell leichtem Schwindel

Ursachen

- Disstress
- Ischämie bei Hypo- oder Hypertonie, Anämie
- Mittelohrveränderungen wie z. B. Otitis media, Otosklerose, Tubenkatarrh
- Embolie, Einblutung
- virale Infekte
- Akustikusneurinom (Vestibularisschwannom)
- Prozesse der oberen HWS (meist Atlasblockade)

Symptome

- zischende, rauschende, pfeifende oder klingende, meist einseitige Ohrgeräusche
- manchmal pulssynchron (→ Gefäßstenosierung)
- teilweise leichte, beim Hörsturz ausgeprägte Hörminderung
- ab und zu Schwindel oder leichte Übelkeit

Diagnostik

- Audiometrie
- Ausschluss erkennbarer Ursachen, evtl. einschließlich MRT

Therapie

- Infusion hyperosmolarer Lösungen
- Glukokortikoide
- Ginkgo-Präparate, Pentoxifyllin, Sauerstoff
- bei Therapieresistenz und hohem Leidensdruck u.a. Verhaltenstherapie und Versorgung mit einem Tongenerator („Tinnitus-Noiser")
- chirotherapeutische Deblockierung der oberen HWS als eigentliche **Therapie der Wahl**

12.5 Morbus Menière

Die Menière-Krankheit besitzt in den westlichen Ländern eine **Inzidenz** von etwa **0,5 %** unter der erwachsenen Bevölkerung (Frauen > Männer), mit Beginn meist im **mittleren Lebensabschnitt**. Sie betrifft damit dieselbe Patientengruppe wie der Hörsturz, ist aber mit rund 400.000 Betroffenen in Deutschland deutlich häufiger. Im **Kindesalter** sind beide Krankheitsausprägungen **sehr selten**. Meist ist nur eine Seite, in etwa 10 % der Fälle sind beide Ohren betroffen.

MERKE

Definiert ist die Menière-Krankheit als **anfallsweise** auftretende **Trias** aus den Symptomen **Schwindel** (oft verbunden mit Übelkeit), **Hörverlust** und **Tinnitus**.

Es sind demnach grundsätzlich **beide Organe** des Innenohrs beteiligt!

Krankheitsentstehung

Man vermutet die Ursache der entstehenden Symptomatik in einer **Druckerhöhung (Hydrops) der Endolymphe**. Nach der derzeit gültigen Theorie kann der Hydrops der Flüssigkeit durch **Entzündungen** (auch im Rahmen von Autoimmunkrankheiten), **Tumoren** oder **Verletzungen** entstehen, doch wird kaum jemals ein derartiger Bezug gefunden, sodass die **idiopathische Genese** sehr weit im Vordergrund steht. Mit „idiopathisch" in Verbindung steht, dass die Anfälle nach Meinung einzelner Autoren angeblich durch all das begünstigt werden, was die Medizin immer dann gebetsmühlenartig heruntergeleiert, wenn sie nicht weiter weiß: Disstress, Nikotin, Alkohol und vegetative Labilität der Betroffenen. Nur die „schwere Kindheit", die nun endlich im 50. Lebensjahr aufs Innenohr projiziert wird, fehlt.

Die angenommenen **Ursachen** des Hydrops sind genauso **spekulativ** wie der **Hydrops** selbst, auch wenn es inzwischen gute Hinweise darauf gibt. Man spricht von einer vermehrten Produktion **oder** einem gestörten Abfluss der Endolymphe. Alternativ sollen zusätzliche, osmotisch wirksame Teilchen in die Endolymphe gelangt sein. Was und woher zeichnet sich noch nicht ab. Der Anfall könnte dann durch Einrisse in der Reissner-Membran oder durch Permeabilitätsstörungen dieser Membran mit anschließender Durchmischung von Endo- und Perilymphe ausgelöst werden, weil die nun erhöhte Kaliumkonzentration auf die Haarzellen angeblich „toxisch" wirken soll, was auch immer damit gemeint sein mag. Diese Aussage erstaunt auch deswegen, weil der hohe Kaliumgehalt der Endolymphe gerade an den Stereozilien mit ihren Ionenkanälen in der Folge einer Durchmischung mit der Perilymphe abnehmen und nicht zunehmen würde. Zumindest aber könnte man sich **Potenzialänderungen** an den Haarzellen bis hin zur vollständigen **Funktionslosigkeit** vorstellen.

EXKURS

Wenn bei der Menière-Krankheit zumindest in deren chronischem Verlauf per definitionem ausnahmslos Hör- **und** Gleichgewichtsorgan betroffen sind, und wenn ein **Hydrops der Endolymphe** zugrunde liegt, geht daraus hervor, dass der Hinweis histologischer Standardwerke (Welsch u.a.), dass der Verbindungsgang zwischen beiden Organen (Ductus reuniens) im Erwachsenenalter häufig obliterieren soll, **nicht stimmen kann**. Denn wenn beide Organe exakt parallel und hochakut ihre Symptome zeigen, muss auch der Hydrops der Endolymphe überall identisch sein. Da es keine weitere Verbindung zwischen den häutigen Labyrinthen gibt, ist ein Verschluss des Ductus reuniens (zwischen basalem Ductus cochlearis und Sacculus) **in keinem Lebensalter möglich**. Dies erhellt sich ohnehin aus einem weiteren Umstand: Der Ductus cochlearis stellt einen häutigen Schlauch dar, der an beiden Enden **blind verschlossen** ist und damit keine Abflussmöglichkeiten bietet. Allerdings wird die **Endolymphe** aus dem basalen Anteil des häutigen „Dreiecks", der als bindegewebiges **Ligamentum spirale** die 2 ½ Windungen der Schnecke hinaufläuft und die **Stria vascularis** beherbergt, **beständig nachproduziert**, sodass sich ohne Abflussmöglichkeit, also Ductus reuniens, grundsätzlich und bei jedem ein Hydrops entwickeln müsste.
Der eigentliche Stau betrifft demnach den Ductus bzw. **Saccus endolymphaticus**, aus dem die gesamte Endolymphe des häutigen Labyrinths über venöse Gefäße der Dura mater ins Blut abgeleitet wird. Erstaunlicherweise ist gerade der zwischen 2 Durablätter eingelagerte Saccus noch wenig erforscht. Man kennt eigentlich nur seinen histologischen Aufbau aus einem Gewirr an beieinanderliegenden Schläuchen, aber noch nicht die Kriterien, die den Abfluss steuern bzw., in diesem Fall, den **Abfluss behindern** und damit beim Menière-Patienten einen beständig zunehmenden Druck im Endolymphraum bewirken. Grundsätzlich scheint dies dem gestörten Abfluss des **Offenwinkelglaukoms** zu ähneln.

HINWEIS DES AUTORS

Man findet bei der Menière-Krankheit, entsprechend Tinnitus und Hörsturz, Blockaden oder degenerative Prozesse der oberen HWS (Atlas, Axis). Der Atlas ist sowohl mit der Cochlea als auch mit dem Vestibularorgan verschaltet, zumindest jedoch mit deren Kerngebieten. Daneben mindert eine Atlasblockade in teilweise erheblichem Umfang die Durchblutung der gleichseitigen A. vertebralis, woraus eine Ischämie im betroffenen Innenohr resultiert. Allerdings besitzt der Autor in der Behandlung des Morbus Menière, im Gegensatz zu Tinnitus und Hörsturz, keinerlei Erfahrung und angesichts des zugrunde liegenden Hydrops erscheint ein (zusätzlicher) Einfluss auf das Geschehen ohnehin wenig wahrscheinlich.

Symptomatik

Im Vordergrund steht die **Trias** aus (meist **Dreh-)Schwindel**, **Tinnitus** und **Schwerhörigkeit**. Dabei muss jedoch die Trias in frühen Krankheitsstadien nicht vollständig sein. Häufig entstehen zunächst nur Teilaspekte aus z. B. Tinnitus und Hörminderung oder es beginnt mit Drehschwindel, sodass zu diesem Zeitpunkt noch **keine Diagnose** gestellt werden kann.

- Die **Schwindelattacken** dauern **Minuten bis Stunden**, sind mehrheitlich mit **Übelkeit** und **Erbrechen** verbunden und oft dermaßen heftig, dass eine aufrechte Körperhaltung unmöglich wird. Durch Ruhe lassen sich die Anfälle meist bessern.
- Die **Schwerhörigkeit** ist einseitig, anfallsweise und sich schnell verändernd (fluktuierend) und betrifft überwiegend den **Tieftonbereich**. Auch deswegen werden **Umweltgeräusche** im erkrankten Ohr **höher** wahrgenommen, wodurch eine Diskrepanz in der Wahrnehmung beider Ohren entsteht. Dies bezeichnet man als **Diplakusis** (= „Doppelthören"). Auffallend ist auch die zunehmende Schwierigkeit zahlreicher Patienten, selbst bei noch problemlos hörbaren Lautstärken, Gesprochenes aus einem Geräuschpegel herauszufiltern bzw. zu verstehen. Unvollständig verstandene Sätze können nicht mehr sinnhaft vervollständigt werden. Das erinnert an die entsprechende Symptomatik der Presbyakusis und dürfte u.a. daran liegen, dass der Verlust der **äußeren** Haarzellen mit einer **Unschärfe** der Frequenzen einhergeht, weil der „cochleäre Verstärker" eben nicht nur verstärkt, sondern auch separiert. Zusätzlich wird dem Gesprochenen der Tieftonanteil entzogen und damit das Gehörte verfälscht.
- Für den begleitenden **Tinnitus** gilt derselbe Zusammenhang wie bei der Hörminderung, indem die Geräusche mehrheitlich im Bereich der vorherrschenden Schädigung, also tieffrequent auftreten, z. B. als **Rauschen**. Ein **Druckgefühl** in der Tiefe des betroffenen Ohrs kann den Anfällen vorausgehen und sie dadurch ankündigen.

MERKE

Die Übereinstimmung der Frequenzen eines Tinnitus mit dem Ort der Schädigung vermag einen guten Hinweis auf das Zustandekommen des Tinnitus im Allgemeinen zu liefern. Er könnte demzufolge als Aktivitätssteigerung der äußeren Haarzellen bei Minderfunktion der inneren Haarzellen verstanden werden.

Als seltene Sonderform kommt es bei einigen Patienten zu abrupten Stürzen (vestibuläre **drop attacks**), bei **erhaltenem Bewusstsein**, die man ansonsten eher mit dem Kleinhirn in Verbindung bringt.

Die Anfälle erscheinen **hochakut** und dauern üblicherweise mindestens **20 Minuten bis hin zu mehreren Stunden**, bevor die Symptome **allmählich und vollständig** verschwinden – abgesehen vom Tinnitus, der in abgeschwächter Form verbleiben kann. **Rezidive** erscheinen in unregelmäßigen Abständen von Wochen, Monaten oder Jahren. Einzelne Patienten erleiden überhaupt nur einige wenige Anfälle. Allerdings ist neben dem Tinnitus auch der **Hörverlust** beim größeren Teil der Patienten nicht fluktuierend, sondern bereits ab dem Zeitpunkt der ersten Anfälle **dauerhaft vorhanden**, um mit jedem weiteren Anfall bzw. dem Intervall zwischen den Anfällen weiter **zuzunehmen**.

MERKE

Nach einem Krankheitsverlauf über mehrere Jahre kommt es regelhaft zu einer sehr ausgeprägten Hörminderung, die aber wenigstens von einem Nachlassen der Anfälle und ihrer Symptomatik begleitet wird (**„ausgebrannter Menière"**). Derselbe Zusammenhang gilt für die Schwindelattacken, indem das Vestibularorgan im Lauf der Jahre zunehmend unsensibler wird, mit schließlich nur noch milden oder fehlenden Symptomen („ausgebrannt").

Die **Abgrenzung zum Hörsturz** (➤ Kap. 12.4.2) oder auch zu **Schwindelanfällen anderer Genese** ist in **frühen** Krankheitsphasen **schwierig**, möglicherweise aber auch gar nicht erforderlich. Grundsätzlich stehen bei der Menière-Krankheit zunächst eher **Drehschwindel und Übelkeit** im Vordergrund der Symptomatik, während Tinnitus und/oder Hörminderung bei den ersten Anfällen oft noch fehlen. Beim Hörsturz beherrscht dagegen der **akute Hörverlust**, verbunden meist mit Tinnitus, das Bild, während Schwindel begleitend vorhanden sein kann und Übelkeit eher selten ist.

Diagnostik

Im Anfall besteht ein **Nystagmus** zur **gesunden** Seite, der jedoch auch wechseln kann. In der Audiometrie kommt es meist zum typischen **Hörverlust** im Bereich **tiefer und mittlerer Frequenzen**. Die Prüfung der Vestibularisfunktion ist anfangs meist unauffällig, um schließlich im Verlauf der Erkrankung eine **verminderte Erregbarkeit** anzuzeigen – passend zum fortschreitenden Verlust an Sinneszellen. Entzündlich-infektiöse Ursachen oder Tumoren im Kleinhirnbrückenwinkel mit den benachbarten Vestibulariskernen bzw. einem vom inneren Gehörgang aus einwachsenden **Vestibularisschwannom** sollte man nach dem ersten Anfall über ein **MRT** ausschließen. Auch Veränderungen des Mittelohrs, eine MS oder weitere Ursachen für Hörstörungen sollten frühzeitig ausgeschlossen werden.

Der Hydrops der Endolymphe kann nicht direkt gemessen werden. Er wird **indirekt** durch den **Glyceroltest** wahrscheinlich gemacht:

Glyceroltest nach Klockhoff

Dieser einfach durchzuführende Test gilt als **wichtigstes diagnostisches Kriterium** zum Nachweis eines erhöhten Drucks (Hydrops) der Endolymphe. Dies bedeutet nicht, dass man damit einen Morbus Menière nachweisen kann, denn es gibt weitere Hörminderungen, die mit einem Hydrops der Endolymphe einhergehen (häufig beim Hörsturz!). Allerdings ist der Umkehrschluss erlaubt: Der **Verdacht** auf eine Menière-Krankheit lässt sich durch einen **negativen Glyceroltest ausschließen**.

Beim **Glyzerin**, international als **Glycerol** bezeichnet (= 3-wertiger Alkohol), handelt es sich gewissermaßen um eine „halbe Glukose". Dementsprechend vermag dieses vollkommen atoxische, physiologische Molekül große Mengen Wasser **osmotisch zu binden**.

Ist es in ausreichend hoher Konzentration in den Blutgefäßen des Innenohrs vorhanden – u.a. in den Kapillaren der Stria vascularis –, vermindert es den Wassereinstrom in den Endolymphraum, der als Folge der Pumpenarbeit (v.a. Natrium-Kalium-Pumpe und Natrium-Kalium-Chlorid-Symporter) entsteht, indem es sozusagen der Hydrathülle der Ionen eine Gegenkraft entgegenstellt. Dadurch nimmt die Flüssigkeitsmenge im Ductus cochlearis ab, der Hydrops verschwindet.

Die **Durchführung des Tests** erinnert an den Glukosebelastungstest beim latenten Diabetes mellitus: Der Patient trinkt nüchtern ein Glas Glyzerin (ca. 100 g), 1:1 mit Wasser gemischt. Davor und mehrmals danach wird ein **Tonaudiogramm** abgenommen. Sofern sich das **Hörvermögen** bei **3 unterschiedlichen Frequenzen** um **mindestens 10–15 dB** verbessert, gilt der Hydrops als nachgewiesen und damit auch der Menière, **sofern** beim Patienten die typische **Symptomen-Trias** vorliegt. Die Wirkung hält lediglich wenige Stunden an, weil danach das Glycerol aus dem Blutkreislauf verschwunden ist (→ Ausscheidung über die Niere, Resorption in Leber und Fettgewebe, geringfügig auch in den Herzmuskel).

EXKURS

Aus dem Glyceroltest geht hervor, dass hinsichtlich der zunehmenden Hörminderung im Verlauf der Menière-Krankheit in erster Linie **nicht die Anfälle**, sondern der **erhöhte Druck der Endolymphe** im Bereich der **Stereozilien** der Sinneszellen den ausschlaggebenden Faktor darstellt, denn die Zellkörper der Haarzellen werden von interstitieller Flüssigkeit ähnlich der Perilymphe umspült und können weder vom Hydrops noch von den Anfällen tangiert werden. Auch die postulierten Einrisse der Reissner-Membran im Anfall haben diesbezüglich keine Bedeutung, weil der Test **im beschwerdefreien Intervall** durchgeführt wird. Die Verbesserung des Hörvermögens beim Glyceroltest wird andererseits desto ausgeprägter, je näher sich der Patient vor dem nächsten Anfall befindet, je stärker demnach der Druck der Endolymphe bereits angestiegen ist, und zeigt direkt im Anschluss an einen Anfall keinerlei Verbesserung, weil in diesem Stadium ja auch kein Hydrops mehr vorliegt.

Man kann aus diesem Zusammenhang heraus eine klare Differenzierung des Geschehens postulieren und kommt damit möglicherweise dem eigentlichen Krankheitsgeschehen sehr nahe:

1. Die Abflussstörung der Endolymphe aus dem Saccus endolymphaticus führt zu einem beständig ansteigenden Druck (Hydrops) der Endolymphe im gesamten häutigen Labyrinth. Abhängig ist der Druckanstieg von der verbliebenen Abflussmöglichkeit aus dem Saccus, sodass sich die Anfälle beim einen Patienten in kurzen Intervallen und beim nächsten eben erst nach Monaten oder Jahren wiederholen. Der beständig zunehmende Druck ausschließlich im Bereich der Stereozilien am oberen Pol der Haarzellen führt zu deren Schädigung bzw. schließlich zum vollständigen Ausfall. Dabei scheinen die Frequenzbereiche nahe der Helicotrema weniger widerstandsfähig zu sein als diejenigen an der Schneckenbasis. Dieselbe Druckschädigung betrifft die Haarzellen des Vestibularorgans.
   Klar ist, dass mit schlechteren Abflussmöglichkeiten aus dem Saccus nicht nur die Anfälle in kürzeren Abständen erscheinen, sondern dass aufgrund der durchschnittlich sehr viel höheren Drücke auch die Funktion der beiden Organe schneller zugrunde gehen muss („ausgebrannter Menière").
2. Die Anfälle aus Drehschwindel, Tinnitus und weiter zunehmendem (vorübergehendem!) Hörverlust bewirken **keine** zusätzliche **Schädigung** von Hör- und Gleichgewichtsorgan. Sie bewirken über die druckbedingten Einrisse in der Reissner-Membran (bzw. an Häuten des Gleichgewichtsorgans) mit Durchmischung von Peri- und Endolymphe lediglich einen **Zusammenbruch des Ruhepotenzials** im Bereich der Stereozilien, wodurch die Funktion der Haarzellen verloren geht, verbunden mit einem **abrupten Hörverlust** bzw. **Schwindelattacken**. In der Folge werden die Einrisse der Reissner-Membran aus deren Epithel und mittigem Bindegewebe verschlossen – möglicherweise unter Hinterlassung kleiner Narben. Dies ist schon deshalb problemlos möglich, weil gleichzeitig mit dem Anfall auch die Druckunterschiede auf den beiden Seiten der Membran vollständig verschwunden sind. Parallel hierzu muss nun aus der Stria vascularis lediglich noch die Endolymphe regeneriert werden, was in Abhängigkeit vom „Verlust" an die Perilymphe bzw. dem erreichten Durchmischungsgrad bei einzelnen Patienten lediglich 20 min dauert, mehrheitlich aber doch einige Stunden. Mit der Wiederherstellung des Ruhepotenzials an den Stereozilien ist der Anfall beendet und auch die Funktion der beiden Organe befindet sich wieder auf dem gleichen Level wie vor dem Anfall.

Als weiteres diagnostisches Verfahren wird die **Elektrokochleographie** eingesetzt, bei der über Mikroelektroden Potenziale der Haarzellen abgegriffen und beurteilt werden. Diese Untersuchung stellt keinen Bezug zu einem Hydrops her, sondern erfasst lediglich eine allgemeine Störung der Potenziale, weshalb man sich diese Untersuchung eigentlich sparen könnte. Der **Glyceroltest** gilt damit als **diagnostischer Goldstandard**.

Therapie

Die Anfälle werden **symptomatisch** mit Medikamenten gegen **Schwindel** und **Übelkeit** (z. B. Dimenhydrinat) behandelt. Entsprechend der Therapie des Hörsturzes werden **hyperosmolare Infusionslösungen** (Mannitol), bei möglichen entzündlichen Ursachen auch **Glukokortikoide** gegeben. Hyperosmolare Lösungen sind im Rahmen des Anfalls natürlich sinnlos, weil es keinen Hydrops mehr gibt, den man bessern könnte. Glukokortikoide werden, sofern es wie üblich keine Entzündung zu behandeln gibt, im schlimmsten Fall die Reparaturvorgänge an der Reissner-Membran behindern.

Spätestens nach den ersten Rezidiven erfolgt eine prophylaktische Therapie mit **Betahistin** (Vasomotal® und Generika), selten auch mit **Ginkgo-Präparaten**. Bei Therapieversagen sind im Fall bereits fortgeschrittener Hörschäden operative Verfahren oder das Einbringen von ototoxischen Substanzen (Gentamicin) ins Innenohr möglich. Der Vollständigkeit halber sei angefügt, dass eine positive Wirkung von Betahistin bis heute nicht nachgewiesen wurde. Außerhalb Europas wird es so gut wie gar nicht eingesetzt.

Zusammenfassung

Morbus Menière

Häufige Erkrankung v.a. ab dem mittleren Lebensalte

Ursachen

- eigentliche Ursache offiziell unbekannt
- (idiopathischer) Hydrops der Endolymphe mit Schädigung der Haarzellen
- selten entzündlich, traumatisch oder durch einen Tumor bedingt

Symptome
- einseitige, anfallsweise erscheinende Symptomatik über Minuten oder Stunden
- Trias aus (Dreh-)Schwindel, Tinnitus und Hörverlust (v.a. für tiefe Frequenzen)
- begleitend dumpfes Druckgefühl, Übelkeit mit Erbrechen, Diplakusis
- im Krankheitsverlauf beständige Abnahme des Hörvermögens, verbunden mit verminderter Sensibilität des Vestibularorgans, jedoch auch nachlassenden Anfällen („ausgebrannter Menière")

Diagnostik
- MRT zum Ausschluss fassbarer Ursachen
- Nystagmus
- Audiometrie
- Glyceroltest (Goldstandard)
- Elektrokochleographie

Therapie
- symptomatisch im Anfall, (Bett-)Ruhe
- wenig (oder gar nicht) wirksame Prophylaxe z. B. mit Betahistin oder Ginkgo-Präparaten

12.6 Akustikusneurinom

Der Begriff „Akustikusneurinom" wurde geprägt, als der N. vestibulocochlearis noch N. statoacusticus hieß. Mit Neurinom wird ein **benigner Tumor des Nervengewebes** bezeichnet. Da es sich beim Akustikusneurinom um einen Tumor der **Schwann-Zellen** des **vestibulären Anteils** des N. vestibulocochlearis handelt, erfolgte bereits vor 20 Jahren (1998) nach der seither gültigen Nomenklatur die Umbenennung in **Vestibularisschwannom**. Wie so häufig in der Medizin hat sich die alte Bezeichnung ungeachtet aktueller Nomenklaturen erhalten und wird parallel zur modernen Namensgebung **weiterbenutzt**.

Der N. vestibulocochlearis entspringt der Brücke (Pons), am Übergang zur Medulla oblongata aus dem Winkel, den der Hirnstamm in dieser Lokalisation mit dem Kleinhirn bildet (→ Kleinhirnbrückenwinkel). Das Schwannom des Nerven entsteht meist am Ende (bzw. Beginn) der nervalen Strecke, im Bereich des **inneren Gehörgangs** (Meatus acusticus internus), direkt vor seiner Aufteilung in N. cochlearis und N. vestibularis, und wächst später in Richtung des Kleinhirnbrückenwinkels. Mit einer Inzidenz von etwa 800/Jahr in Deutschland handelt es sich zwar um die häufigste Neubildung des Kleinhirnbrückenwinkels, gleichzeitig jedoch um einen insgesamt **seltenen Tumor**.

Ursachen

Neurinome bzw. Neurofibrome entstehen ohne erkennbare Ursache, u.a. auch im Rahmen eines **Morbus Recklinghausen**. Bei dieser kongenitalen Erkrankung von Haut, Nerven und weiteren Geweben (➤ Fach Dermatologie) kann das Vestibularisschwannom sogar beidseits auftreten. In aller Regel wachsen diese gutartigen Tumoren **sehr langsam** über viele Jahre.

Symptomatik

Die ersten Symptome bestehen in **Tinnitus**, meist verbunden mit **Hörminderungen** (zunächst für hohe Frequenzen) bis hin zum **Hörsturz** und begleitendem **Schwindel**, sodass die wichtigste Differenzialdiagnose neben dem isolierten Symptom des Tinnitus in der Menière-Krankheit besteht. Später kommt es zu **Gleichgewichtsstörungen** und eventuell durch Kompression des N. facialis im inneren Gehörgang zu Teilausfällen dieses Nerven oder zur kompletten (einseitigen) **Fazialisparese**.

Diagnostik

Mit spezifischen audiometrischen Prüfungen (BERA) kann man die Hörstörung der retrocochleären Ursache zuordnen. Der Tumor selbst lässt sich am besten in der **MRT** darstellen (➤ Abb. 12.2). Im Liquor ist das Eiweiß erhöht. Das Vestibularisschwannom ist der Hauptgrund dafür, dass ein neu aufgetretener Tinnitus, ein Hörsturz oder Morbus Menière zunächst vorsichtshalber mittels MRT abgeklärt werden sollte!

Therapie

Therapie der Wahl ist die **Operation**. Kleine Tumoren werden **bestrahlt**, in fortgeschrittenem Lebensalter aufgrund des langsamen Wachstums oft lediglich **beobachtet**. Die Prognose dieses gutartigen Tumors ist auch deswegen sehr gut, weil die neurochirurgischen Zugangswege problemlos sind.

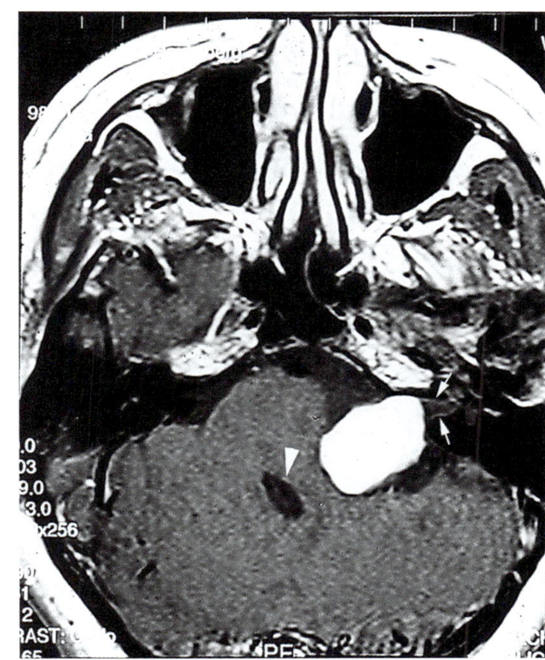

Abb. 12.2 Akustikusneurinom im linken Kleinhirnbrückenwinkel (MRT) [M443]

Zusammenfassung

Akustikusneurinom (Vestibularisschwannom)

Seltener benigner Tumor der Schwann-Zellen des N. vestibularis, entsteht meist im Bereich des inneren Gehörgangs, wächst sehr langsam in Richtung des Kleinhirnbrückenwinkels

Ursachen

- idiopathisch
- im Rahmen einer Neurofibromatose Recklinghausen

Symptome

- Tinnitus
- Hörminderung (zunächst für hohe Frequenzen) bis hin zum Hörsturz
- Schwindel
- evtl. Nystagmus zum gesunden Ohr
- bei großen Tumoren Beteiligung des N. facialis (mechanischer Druck im inneren Gehörgang)

Diagnostik

- Audiometrie
- MRT
- wichtigste Differenzialdiagnose: Menière-Krankheit

Therapie

- Operation oder Bestrahlung, bei kleinen Tumoren evtl. nur beobachten
- gute Prognose

Register

M

N